세상에서 가장 상세한 필라테스 프로그램 가이드

우먼즈헬스
필라테스 대백과

브룩 실러 지음 이정민 옮김

프로제

우먼즈헬스 필라테스 대백과

세상에서 가장 상세한 필라테스 프로그램 가이드

발행일 2019년 9월 27일
1판 1쇄 2019년 10월 3일
지은이 브룩 실러, 우먼즈헬스 편집부
옮긴이 이정민
발행처 프로제
발행인 김영두
편집장 현호영
마케팅 이영옥
디자인 이가민
주 소 부산광역시 수영구 광남로 160-1 2층 편집부
이메일 proje@doowonart.com
팩 스 070-8224-4322
인스타그램 @projebooks

ISBN 979-11-86220-42-9

이 책은 의학 매뉴얼이 아니라 참고용 도서이다. 여기에 제시된 정보는 독자들이 건강 정보에 입각한 결정을 내리는 데 도움이 되도록 고안된 것이며, 의사가 처방했을 수 있는 어떤 치료의 대용이 되지는 못한다. 만약 여러분에게 의학적 문제가 있다고 의심된다면, 유능한 의사의 도움을 받을 것을 권한다. 이 책의 정보는 여러분에게 적합한 다른 운동을 완전히 대체하려는 것이 아니라 보충하는 데 의의를 둔다. 모든 형태의 운동은 몇 가지 내재적인 위험을 내포한다. 편집자와 출판사는 독자들이 스스로의 안전에 대해 책임을 지고 운동의 한계를 인지할 것을 권한다. 이 책에 따라 연습을 하기 전에, 운동 도구들이 잘 유지되고 있는지 확인하라. 경험, 적성, 훈련, 그리고 건강의 수준을 넘어서는 위험을 무릅쓰면 안 된다. 이 책에서 제시하는 운동과 식이요법 프로그램은 의사의 처방에 따른 운동 규칙이나 식이요법을 대체하기 위한 것은 아니다. 건강에 문제가 있다면 다른 운동 및 식이요법 프로그램과 마찬가지로, 시작하기 전에 의사의 허락을 받도록 하자.

The Women's Health® Big Book of Pilates: The Essential Guide to Total-Body Fitness by Brooke Siler and the Editor's of Women's Health
© 2013 Rodale Inc.
All rights reserved.

Women's Health is a registered trademark of Hearst Magazines, Inc. Used under license.
Korean translation edition © 2019 by Proje
This translation published by arrangement with Rodale Books,
an imprint of the Random House, a division of Penguin Random House LLC
Through Bestun Korea Agency, Seoul, Korea.
All rights reserved.

이 책의 한국어 판권은 베스툰 코리아 에이전시를 통하여
저작권자인 Rodale Books, an imprint of the Random House, a division of Penguin Random House LLC와
독점 계약한 도서출판 프로제에 있습니다.

저작권법에 의해 한국 내에서 보호를 받는 저작물이므로 어떠한 형태로든 무단 전재와 무단 복제를 금합니다.

정가는 뒤표지에 기재되어 있습니다.
교환 및 환불은 구입하신 곳에 문의해주십시오.

매일 사랑을 실천하는 것을 중요시하는 이들에게:

성실성과 진실, 동정심을 지니고 살아감으로써 타인에게 용기를 주는 이들에게 이 책을 바친다.

웃음과 눈물이 일상의 일부라는 것을 알아보는 이들에게:

감정을 표현하는 것을 가치 있게 여기는 이들과,

타인의 이야기를 따뜻하고 유머러스하며 열린 마음으로 깊이 있게 듣는

이들에게 이 책을 바친다.

책임감을 느끼는 것을 일상의 습관으로 삼는 이들에게:

깊이 탐구하고 육체와 마음, 감정과 정신을 깨워 스스로 주변의 세상을 유기적으로 보살피는 당신에게
이 책을 바친다.

당신의 일을 하라. 당신의 일을 결코 멈추지 말고 계속하라.

차례

감사의 글		v
들어가며		vi
Chapter 1:	필라테스란?	viii
Chapter 2:	당신의 모든 궁금증에 대한 답	16
Chapter 3:	필라테스는 어떻게 몸을 탄탄하게 만들어 주는가	28
Chapter 4:	필라테스를 위한 식사	34
Chapter 5:	필라테스 입문: 테크닉	46
Chapter 6:	매트 필라테스: 연속 동작	54
Chapter 7:	필라테스 도구	180
Chapter 8:	자세별 필라테스	262
Chapter 9:	정확한 필라테스	292
Chapter 10:	목적별 필라테스	336
Chapter 11:	신체 활동별 필라테스	372
Chapter 12:	치료를 위한 필라테스	388

감사의 글

미셸 프로몰레코의 뛰어난 타고난 능력, 특히 저자를 알아보는 완벽한 취향과 필라테스의 기량에(로렌 보든의 믿음과 서문에 특별히 감사한다).

치아시드 푸딩의 기쁨을 알려준 캐써린 부딕에게.

완벽히 뛰어난 에이전트로서 지지와 응원을 보내준 카랜 카마츠 루디에게.

"나는 잠이 들었고 기쁜 인생을 사는 꿈을 꾸었다. 나는 깨어났고 인생은 봉사하는 것임을 알았다. 나는 행동했다. 그리고 깨달았다, 봉사가 기쁨이었음을."
- 라빈드라나트 타고어

들어가며

나는 어린 시절에 건강과 체력의 중요성을 주입받았다. 나는 믿을 수 없을 정도로 활동적인 여섯 형제중 막내였고, 아버지는 탁월한 육상 경기 기량으로 미국 연감에 등재되었다. 우리 집에서 운동 능력은 타고난 것이었다. 아버지가 의료 전자 분야에서 일을 하신 것과 매일 열정적으로 신체의 치유 능력에 대해 말씀하신 것 또한 나에게 강한 인상을 심어 주었다. 나는 아주 어릴 때부터 우리의 몸은 때로는 도움과 지도가 필요한 기적적인 존재이며, 때로는 우리가 몸이 해야 할 일을 하는 데 관여하지 않고 두어야 한다는 것을 배웠다.

내가 열한 살이었을 때, 어머니께서 진행성 다발성 경화증을 진단받으셨다. 그 이후로 26년간 나는 건강과 체력의 "다른" 측면을 볼 수 있었다. 우리는 대체 치료를 수년간 받았고, 물리치료실에서 수없이 많은 시간을 보냈으며, 어머니가 돌아가시기 직전 몇 년간은 가끔씩 필라테스 세션을 함께 다녔다. 어머니는 왼발을 움직이지 못하고, 왼손은 거의 통제하지 못했으며, 측만증이 심해서 오른쪽 아래 갈비뼈가 엉덩이 뼈 바로 위에 있었지만, 우리는 항상 어머니의 강점(뛰어난 복근!)을 부각하고 신체의 순환을 돕는 창조적인 필라테스 수업을 만들어 냈다. 무엇보다도 필라테스 수업을 들은 어머니가 육체적으로나 정신적으로 더욱 강해졌다고 느끼게 되었다. 나와 어머니는 모두 수업을 통해 깊은 보람을 느꼈으며, 나는 인간 정신의 힘을 확실히 인정하게 되었다.

나는 놀라운 두 사람의 산물로서 온갖 종류가 혼합된 유전적 특징을 갖고 있다. 한편으로 나는 아버지 쪽의 운동 능력과 체격을 지니고 있지만, 안타깝게도 어머니 쪽의 천식과 알레르기, 순환력 저하, 결합 조직 장애 또한 물려받았다. 나는 양쪽에게서 고유한 선물을 받았다고 믿으며, 필라테스는 감사한 마음으로 두 가지 면을 나의 일부로 지니고 살게 도와주었다. 나는 우리가 이 생애를 사는 데 필요한 것을 제공받았다고 강하게 믿는다. 만약 당신이 몸이나 건강, 삶 때문에 어려움을 겪고 있다면, 그 싸움을 나의 훌륭한 영적 선생님이 지칭했듯 "성장을 위한 불편한 기회"로 받아들이는 것이 중요하다. 이것은 고통을 부인하는 것이 아니다. 당신이 장애물을 기회로 볼 때 전체의 패러다임이 바뀐다! 필라테스는 그 패러다임의 변화를 도울 수 있다.

나는 이십 대 중반에 필라테스를 알았다. 나는 자칭 "체육관 쥐"였다. 튼튼하고 건강한 나는 웨이트 트레이닝, 러닝 머신, 스텝 클래스를 좋아했다. 그러나 필라테스가 주는 도전에 겸허해졌다. 나는 갑자기 "파워하우스"라고 불리는 깊고도 신비로운 곳에서 노력하게 되었고, 그것은 까다롭고도 재미있었다. 색다르고 흥미로운 장비에서 하는 개인 필라테스 레슨을 감당할 수 없었기에, 나는 가능한 한 많은 그룹 매트 수업을 들었다.

몇 달 후, 벌써 커다란 변화를 느낀 나는 필라테스의 대모라 불리는 로마나 크리자노브스카(Romana Kryzanowska)의 드라고즈 짐 (Grago's Gym) 문 앞에 찾아갔다. 이미 70대인 로마나는 매일 오전 7시부터 오후 1시까지 필라테스를 성실하게 가르치고 있었다. 조셉 필라테스(Joe Pilates)가 인정한 제자인 로마나(필라테스는 로마나를 "나의 가장 성실한 제자"라 불렀다)는 지식과 이야기, 흥과 열정이 넘쳤다. 나는 내가 가야 할 곳을 제대로 찾아갔음을 알았다. 드라고즈 짐은 수년간 나의 집이 되었고, 나는 로마나를 따라다니며 그녀의 열정과 전념을 최대한 흡수했다.

내가 필라테스에 대해 로마나에게서 배운 것은 스프링이나 스트랩과 같은 소품을 사용하는 것에 그치지 않는다. 로마나는 나에게 진실성, 의리, 유머, 근면성, 일을 감독하는 것, 교육하는 것, 직감과 상상력을 개발하는 것, 친절하고도 단호하게 요구하는 것, 적극적으로 추진하는 것, 그리고 창조적으로 배려하는 것을 가르쳐 주었다. 이 모든 점들이 내가 묘사하는 필라테스 수업의 속성인 동시에, 독자들이 이 책을 사용하면서 발견해 나가길 바라는 점이기도 하다.

작은 비밀을 알려드리겠다: 우리는 모두 우리의 몸에 대해 고심한다. 나는 필라테스 강사로서 "완벽"해 보여야 한다는 압박을 더욱 느낀다. 사실 나는 자신의 몸에 대해 엄격하거나 스스로의 몸을 마음에 들어 하지 않는 모델, 무용가, 또는 강사를 만나보지 못했다. 말랐거나, 근육질이거나, 혹은 둘 다 아니거나, 아무튼 우리는 모두 "무언가"를 향해 노력하고 있다. 우리는 모두 과정 중에 있다. 지금 현재 당신이 있는 곳은 당신이 있었던 곳도 아니고 앞으로 있을 곳도 아니다. 단지 지금 현재의 상태일 뿐이다. 이 개념을 더 자주 의식할수록 우리는 좀 더 내려놓고 과정을 즐길 수 있다. 궁극적으로 "완벽한" 몸을 지니게 될지 아닐지는 그다지 중요하지 않다. 결과에 너무 얽매이지 말길 바란다. 그러면 당신 자신의 변화에 놀라게 될 것이다!

나는 종종 "필라테스가 좋은지는 오직 선생님에게 달려 있다"라고 말해왔다. 그런데 그거 아는가? 바로 당신이 선생님이다! 나의 역할은 당신의 가이드와 치어리더가 되어 주고, 바라건대 당신에게 영감을 주는 일이다. 필라테스는 내가 천식, 두 번의 임신(그리고 출산), 심장 수술, 그리고 감정의 기복을 겪는 동안 도움이 되었다. 필라테스는 나를 하나로 묶어 주는 접착제다. 나는 아직도 필라테스에 처음 매트 수업에서 느꼈던 것만큼의 열정을 느낀다. 아마도 더 강한 열정일지도 모르겠다.

당신만의 여정을 시작하는 시점에 당신을 만나게 되어 영광이다. 당신은 필라테스를 통해 힘, 유머, 동정심, 그리고 많은 땀과 함께 자신의 목표를 향해서 나아갈 것이다! 당신의 몸은 놀랍고도 변화가 가능한 캔버스다. 당신이 브러시를 손에 넣는 용기를 발휘한다면, 당신이라는 진정한 걸작을 창조하고 발견하는 데 장애물은 없을 것이다.

강해져라; 그리고 당신의 몸 안으로 들어가라. 그곳에 당신의 발을 디딜 단단한 장소가 있다. 주의 깊게 생각해 보아라! 다른 곳으로 떠나지 말아라!

... 상상의 것들에 대한 생각을 그냥 버리고, 당신이라는 곳에 단단히 서 있어라.

- 카비르
(신비주의 시인, 1440-1518)

CHAPTER 1

필라테스란?

"필라테스는 다음과 같이 설명할 수 있다:
힘과 컨트롤을 통해 스트레칭하는 것.
컨트롤은 가장 중요한 부분인데
당신의 정신을 사용하도록 만들기 때문이다.
- 로마나 크리자노브스카, 필라테스의 대모(조셉 필라테스의 직계 제자)

당신은 아마도 필라테스에 대해

좋은 평을 듣고, 필라테스를 하는 사람의 탄탄한 복근을 보고, 잡지에서 필라테스에 열광하는 내용을 읽었을 것이다. 필라테스는 피트니스계의 총아가 되었다. 지구상의 모든 셀럽들이 필라테스를 시도해 보고 지지해왔다. 모든 슈퍼모델들이 필라테스를 통해, 조금 과장하자면, 출산 후 몇 분 만에 런웨이로 복귀했다. 모든 운동선수와 스포츠 팀이 필라테스를 성공적인 훈련 과정에 포함시켰다. 결론: 필라테스는 핫하다! …그런데 대체 필라테스란 무엇일까?

필라테스란 무엇인가?

내가 1990년대에 필라테스에 입문했을때, 필라테스는 벌써 70년 넘게 수행되고 있었다. 초기 전성기에는 1960년대 중반 뉴욕의 유명한 헬리 벤델 백화점에서 필라테스 스튜디오를 오픈하기도 했다. 그러나 나는 1994년에는 필라테스에 대해 들어본 적이 없었다 (어쩌면 무용수들을 제외하고는 사람들의 99퍼센트가 들어보지 못했을 것이다). 나는 필라테스 강사로 일하는 초기에 그들이 "필라테스"라고 부르는 것을 하고 싶어하는 사람들을 가르쳤다.

나는 그게 사람 이름이라고 말해주곤 했다. "이걸 만든 사람의 이름이 조셉 필라테스예요."(잘 아는 사람들 사이에서는 "조" 또는 "엉클 조"라고도 알려져 있었고 이 책에서도 종종 '조'라고 부른다) 나는 항상 그의 이름이 필라테스(퍼-라-티즈)라고 발음된다고 알고 있었다. 나는 수년동안 그 이름이 바뀌어 불리는 것을 들으며 즐거워했다는 것을 인정한다. "파이-라트-이스?" 음, 아니다. "퍼라디즈?" 아니다. "파이라테스?" 미안하지만, 아니다. 그리고 마침내, 아이러니하게도, 조의 조카인 메리 필라테스가 등장하여 Pilates 가 "필로츠"라고 발음된다고 말했다. 얼마나 나 자신이 바보같이 느껴졌는지! 학습은 끝나지 않는다는 것을 보여주는 예다. 그렇지만 미국사람들이 크루아상을 "크러송츠"라고 부르는 한, 나 역시 그냥 "필라테스"라고 부를 것이다(필로츠 가족에게는 미안하지만!).

오늘날 필라테스라는 단어는 일반적으로 코어와 관련된 움직임을 묘사하는 데 사용된다. 당신이 헬스클럽이나 스튜디오에서 받는 수업은 조셉 필라테스의 최초의 프로그램을 변형한 것일 수 있다. 사람들이 필라테스를 얼마나 좋아하는지 말하면, 나는 미소짓고 정중히 고개를 끄덕이며 실제로 그들이 무엇을 하고 있는지 궁금해한다! 공정하게 말하자면, 나는 그들이 필라테스 프로그램을 하고 있는지 아닌지는 신경 쓰지 않는다. 하고 있는 운동이 당신을 지능적으로 움직이게 하고 당신의 몸을 긍정적으로 변화시키고 있다면, 그 운동을 계속하기를 바란다! 그렇지만 내가 진짜 필라테스로 다져진 몸을 보는 것은 보통 열 번에 한 번 정도다. 단지 탄탄함이나 비율을 두고 하는 말은 아니다. 필라테스로 다진 신체에는 에너지와 특별한 기운이 있다. 필라테스라고 불리는 운동은 많이 있지만 올바른 철학은 단 하나뿐이다.

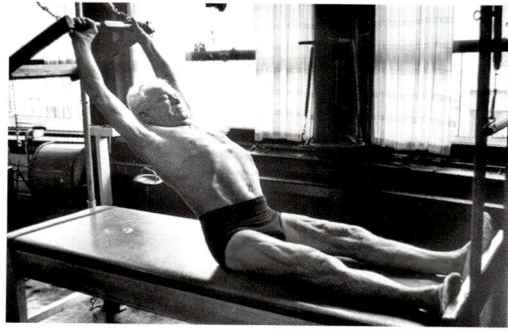

조셉 필라테스

교습법 뒤에 숨은 인물

조의 이념과 성격에 대한 글을 읽을수록, 그리고 보존된 영상에서 그의 움직임을 볼수록, 나는 그의 독창적인 교습법에 담긴 정신을 더욱 잘 깨달을 수 있었다. 조와 그의 과업을 둘러싼 특별한 전설이 있다. 나는 나의 지도자 로마나와 다른 필라테스의 "장로들"(이 지도자들에 대한 얘기는 챕터 2 의 25페이지에 있는 "필라테스 장로들" 부분에서 더 다룬다)로부터 수년간의 이야기를 토대로 간단한 역사를 수집했다. 지금부터의 이야기가 이 다재다능한 사람

뒤에 숨어 있는 힘과 그가 어떻게 오늘날에 와서 단순히 필라테스라고 알려진 것을 개발하게 되었는지 이해하는 데 도움이 되기를 바란다.

조셉 휴베르투스 필라테스는 1883년 독일에서 태어났다. 어린 시절 그는 천식과 구루병(비타민D가 결핍되어 뼈가 약해지는 병)과 같은 질환을 겪었고, 몸이 약해서 다른 남자아이들에게 자주 놀림을 당했다. 조는 "98파운드 약골"의 전형[1]처럼 남자다워지고 신체적으로 발전하기로 결심했다. 그는 여러 가지 운동에 도전했으며, 특히 체조, 레슬링, 복싱, 호신술에 집중했다. 전해지는 이야기로는 가족 주치의가 조셉에게 버려진 해부학 책을 주었고, 조셉은 인체의 근육과 동물의 움직임에 대해 공부하기 시작했다고 한다. 그가 그의 몸을 하도 이상적으로 만들어 몇 년 후에는 그의 뉴욕 스튜디오에 걸릴 해부학 차트를 위한 모델이 되어 달라는 요청까지 받았다는 일화가 전해져 온다. 그는 스스로의 결핍을 극복한 것이다!

조는 30세 생일 무렵에 영국으로 건너가 복싱을 계속하고, 어떤 이들의 말에 따르면 스코틀랜드 야드의 형사들의 호신술 교사로 일하기도 했다. 1914년쯤에는 그의 형 프레드와 영국을 여행했는데, 이때 그의 이상적인 체격을 잘 활용하여 독일 서커스단에서 그리스 동상 역할을 연기하였다. 그러다 제1차 세계 대전이 발발하면서 조는 독일인 노동 캠프에서 "외국인적" 신분으로 억류되었다. 그는 절망하지 않고 캠프 안에서 레슬링과 호신술을 가르쳤고, 그가 "조절학(Contrology)"이라 불렀으며 오늘날에는 "필라테스 매트 워크"라 알려진 운동 동작을 개발하기 시작했다 (그는 나중에 그의 학생들이 캠프에 들어왔을 때보다 더욱 튼튼해져서 떠났으며, 그의 조절학 훈련을 따른 캠프 억류자들은 1918년에 전 세계적으로 약 5천만 명의 사상자를 낸 유행성 인플루엔자가 번졌을 때도 병에 걸리지 않았다고 주장했다!).

조는 다른 캠프로 옮겨졌지만 계속 동료 수용자들과 함께 일했다. 병원과 비슷한 시설에서 일을 구했고 부상으로 누워 있는 병사들을 위해 운동 치료사로 일했다. 조는 침대 프레임에 침대 스프링을 고정시켜 환자들이 침대를 떠나지 않고도 그들의 사지를 지지하여 몸을 강화하고 움직이도록 돕는 방법을 고안했다. 이렇듯 영감을 받아 태어난 번뜩이는 천재성은 조의 복잡한 조절학 시스템의 초석이자 그가 장치를 사용하는 시작점이 되었다.

조는 이후 6년을 독일에서 지냈고 조절학 프로그램으로 헌병대와 한창 떠오르고 있는 슈퍼스타 막스 슈멜링을 포함한 복서들을 훈련시켰다(슈멜링은 1930년에 세계 헤비급 챔피언이었다! 초라하지 않은 경력이다). 조는 1926년에 뉴욕으로 이주하였는데, 아마도 그가 그의 획기적인 프로그램을 공유하기 바랐던 세력 있는 복싱 친구들의 조언을 따른 듯하다. 그는 미드타운 맨하탄, 최초의 매디슨 스퀘어 가든과 많은 운동 선수와 무용수의 스튜디오 근처에 위치한 복서들을 위한 체육관에 정착했다. 유명한 안무가와 무용수가 조와 공부했을 뿐만 아니라 부상당한 무용수들을 재활을 위해 조에게 보내기 시작했다. 17세라는 어린 나이에 발란친 댄스 스튜디오의 특출난 무용수였던 로마나 크리카노브스카가 "엉클 조"의 도움으로 치유되었다. 그리고 그녀는 변화했을 뿐 아니라 결국엔 그의 스튜디오를 물려받게 되었다.

---

[1] "98 파운드 약골"은 보디빌딩 교습법을 개발한 찰스 아틀라스가 스스로가 44kg이 나가는 약골에서 보디빌더로 진화한 예를 마케팅에 사용하며 만들어진 표현.

필라테스란 무엇인가?

오래된 유산

필라테스가 지속된 이유 중 하나는 조가 그의 연구를 사진, 글, 영상 등을 통해 성실히 기록으로 남겼기 때문이다(그는 특히 전-후 비교 사진과 학생들이 그들의 "기형"을 개선하는 모습을 보여주는 영상을 좋아했다). 또 다른 이유는 조의 유산을 자랑스럽게 이어가고 있는 그의 학생들(그리고 나와 같은 운 좋은 선생님!)의 전념적인 노력이다.

조가 뉴욕에 처음 도착한 시점부터 1967년 사망할 때까지, 조와 그의 비서 클라라, 그리고 훗날 지도자가 된 학생들은 수많은 클라이언트와 학생, 지도자들을 오늘날 우리가 필라테스라고 부르는 놀라운 심신 개선 교습법을 통해 훈련시켰다. 조는 자신에 대해 자부심을 가질 이유가 많았지만, 다른 많은 천재 예술가와 마찬가지로 그의 명성은 사후에야 제대로 인정받았다. 단기간의 인기를 제외하면 조는 뉴욕에서의 처음 45년 동안을 주로 부상당한 무용수와 선수들 사이에서만 알려진 숨겨진 지도자로 보냈다.

조는 자신의 노고의 열매가 원하는 만큼 진정으로 활용되고 인정되는 것을 보지 못한 채 죽었지만, 언젠가는 세상이 알아주는 때가 오리라고 확신했다.

이제 존경하는 조의 역사가 우리의 무지했던 과거로 마무리되지 않도록 하자. 그 대신, 지난 40년 이상 우리가 건강과 웰빙 분야에서 달성한 흥미진진한 진보를 축하하며, 그 역사를 이어 나가자. 조에게 축배를 들겠다. 그가 옳았다는 것이 진심으로 기쁘다고!

"조절학"
-움직임에 숨겨진 이념

조는 평생을 통해 자신의 방법을 개발하였고, 그것을 조절학의 예술과 과학이라고 불렀다. 조절학은 마인트 컨트롤이 근육 제어의 상위에 있다는 의견을 설명하기 위해 조가 만든 용어이다. 조절학의 원리는 기구에서 행해지는지의 여부에 상관없이 필라테스 시스템의 모든 운동을 지배한다. 이 책은 조의 시스템 중에서도 스프링을 사용하지 않는 운동에 중점을 두고 있지만, 모든 조절학 운동의 미션은 같다. 혈액 순환을 개선하고, 근력을 향상하며, 지구력을 키우기 위해 몸의 모든 근육을 "올바르게 그리고 과학적으로" 개발시키는 것이다. 그는 이것이 "몸을 완전히 통제하기에 앞서 마음의 통제력을 얻음"으로써 이루어질 수 있다고 말했다. 말이 행동보다 쉽겠지만, 그래도 가능하다.

조는 1945년 ≪조절학을 통한 삶의 복귀(Return to Life Through Contrology)≫라는 책을 출판하여 현대 사회의 "끔찍한" 생활 조건들에 대한 해독제 역할을 하기를 바랐다. 이 책에서 그는 독자들이 각자의 집에서 바로 배우고 실행할 수 있는 34개의 조절학 매트 시리즈 운동을 내어놓았다(이 책에 나온 운동들과 매우 비슷하다!). 조는 사람들이 자신의 의견을 아무런 의심 없이 받아들이기를 기대하거나 원하지 않았다. 대신, 그는 우리 모두에게 자신의 주장을 스스로 시험해 보라고 독려했다. 우리 자신을 위해서, 그리고 세상의 모든 사람들을 위해서 말이다! 그는 그 정도로 열정적이었다.

조는 자기 관찰과 의식적인 동작을 통해 자신의 병약한 몸을 강화함으로써 자신의 신체적 어려움을 극복했다. 그리고 자신의 예를 통해 그런 극복이 가능함

필수 도구들: 필라테스 기구

을 보여주었다. 조절학은 힘과 인내, 그리고 역경을 극복하도록 이끌어 주는 방법이다. 조절학은 많은 사람이 종종 잘못 이해하는 것처럼 명상의 도구나 편안한 스트레칭 시스템으로 고안된 것이 아니다. 모든 필라테스 동작 뒤에는, 필라테스 연구를 단순 반복 운동의 차원을 넘어 건강 문화의 한 영역으로 완벽하게 끌어올리고자 하는 목적이 숨겨져 있다.

조절학은 심신의 회복을 통해 신체가 최고의 효율로 기능하도록 돕는 방법으로서 시작했다. 필라테스는 또한 건실한 신체적 기반을 쌓아 모든 삶의 활동을 돕는다는 의도로 만들어졌다. 당신의 목표가 온종일 에너지 레벨을 높게 유지하는 것이든 혹은 운동 경기를 더 잘하는 것이든, 필라테스는 당신을 다음 단계로 이끌어 줄 것이다. 조의 비전은 당신이 자신을 스스로 돌볼 능력을 향상하는 것이었다. 그는 체력보다는 지성을 선호했다. 그는 우리가 신체를 모든 가능한 방향으로 움직이되, 통제력을 가지고 움직이기를 바랐다. 그는 우리가 손끝과 발끝 그리고 머리 꼭대기로부터 움직이며, 길고 유연한 척추와 강하고 안정된 중심을 가지고 움직이기를 원했다. 그는 우리가 에너지와 활력을 얻고 병에 걸리지 않도록 몸의 순환을 증진하기를 원했다. 그는 우리가 어떻게 숨을 쉬고, 움직이고, 잠자고, 앉는지에 관심을 기울이기를 원했다. 그는 우리가 책임감 있게 자신을 관찰하고, 나쁜 습관을 통찰하며, 부족한 부분은 개선하는 우리의 타고난 능력에 대해 이해하기를 원했다. 조절학은 그 어떤 부분도 빠뜨리지 않았다. 조는 조절학을 부지런히 연구하면 진정으로 효율적인 정신과 몸, 그리고 삶을 창조하게 될 것이라 약속했다. 그러니 이제 진짜 운동을 할 마음의 준비를 해라!

내가 혼자서 가르치기 시작했을 때, 나의 작은 아파트의 거실에 큰 필라테스 기구 몇 점을 들여놓았다. 어느 날, 한 클라이언트가 "데이트하는 남자들이 집에 오면 뭐라고 생각해요?"라고 물었다. 나는 그들이 "딱 맞는 여자를 찾았다"고 한다고 말해 주었다. 오늘날까지, 새 학생이 스튜디오에 들어와서 필라테스 기구를 처음으로 마주하는 것을 관찰하는 것만큼 재미있는 일은 없다. 침대와 도드래, 스프링과 스트랩, 기요틴(단두대)과 전기의자 같은 이름 때문에 기구들은 고문 장치나 가학적 성행위를 위한 도구처럼 보인다! 그러나 나를 믿고 시도해 보면 필라테스 기구는 즐거움과 기능으로 가득하다는 것을 반드시 알게 될 것이다.

나의 선생님 로마나는 절대로 기구를 기계라 부르지 않았다. 그 이유는 뉴욕 데일리 뉴스에 실린 그녀의 말을 빌리자면, "기구가 당신을 작동하는 게 아니라 당신이 그것을 작동하는 것"이기 때문이다. 조셉 필라테스는 미국 발명가 협회(Chartered Institute of American Inventors)의 공인된 회원이었고, 학생들의 필요를 충족시키기 위해 새로운 기구를 디자인하곤 했다. 그는 통틀어 20개가 넘는 기구와 가구를 설계했으며 그중 많은 것들이 오늘날까지도 유통되고 있다. 그라츠 필라테스(Gratz Pilates)는 공식적 필라테스 장비 제작자로 로마나를 포함한 수천 명을 위해 기구를 제작하고 있다. 이 회사의 인기 원인은 조의 (그리고 로마나의) 기준과 규정을 따르고, 진정으로 몸을 지지하고 강화하며 극적으로 향상시키는 믿을만한 기구를 만드는 데 있다.

조의 대부분 장비는 기둥, 막대, 고리 등에 여러 가지 높이와 각도로 부착된 다양한 크기와 힘의 스프링을 사용한다. 따라서 각 장비는 고유의 저항력을 제공한다. 어떤 장비는 전신 운동을 허용하는 반면, 다른 장비는 신체의 한 부분을 안정화하면서 다른 부분을 움직이도록 한다. 스프링이 없는 기구로는 다양한 높이와 굴곡의 호(혹은 "배럴")가 있는데, 그것들은 척추의 유연성 정도에 따라 몸을 지지해 주어 안전한 신전(몸을 뒤로 젖혀 스트레칭하는 동작)에 중점을 둔다. 나를 포함한 모두가 점점 더 컴퓨터 앞에서 몸을 구부정하게 굽히며 살아가기 때문에, 뒤로 젖히는 자세를 약간만 취해도 큰 도움이 될 수 있다.

필라테스란 무엇인가?

필라테스 기구들은 몸의 지지와 강화를 도와주어, 학생이 매트 운동으로 매일매일 몸의 상태를 유지하고 점검할 수 있도록 설계되었다. 내가 이 책에서 소개하는 모든 운동과 연속 동작은 집에서 할 수 있는 것들이지만, 가능하면 필라테스 장비를 갖춘 믿을만한 스튜디오를 찾아 직접 기구들을 사용해 보는 것을 권한다. 그것은 경험해 볼 가치가 있다! 그때를 대비하여, 당신의 기구에 대한 이해를 돕기 위해 핵심을 추려서 설명하겠다. 더 큰 통제력과 정확성을 갖추기 위해, 운동 시퀀스를 실행하는 동안 기구를 사용하는 것을 상상해 보기를 권한다.

유니버설 리포머(UNIVERSAL PERFORMER)

로마나는 이 기구를 "움직이는 매트"라고 불렀다. 리포머에서 할 수 있는 많은 동작이 집에서의 매트 운동에 적용될 수 있다.

- 최대 45kg의 스프링 저항이 근육을 의식하도록 돕는다.
- 캐리지가 특수 바퀴위에서 미끄러지듯 움직인다.
- "적을수록 좋다." 일반적으로 리포머에서 가장 어려운 동작은 하나의 스프링을 사용하거나 스프링을 전혀 사용하지 않고 수행하는 동작이다.

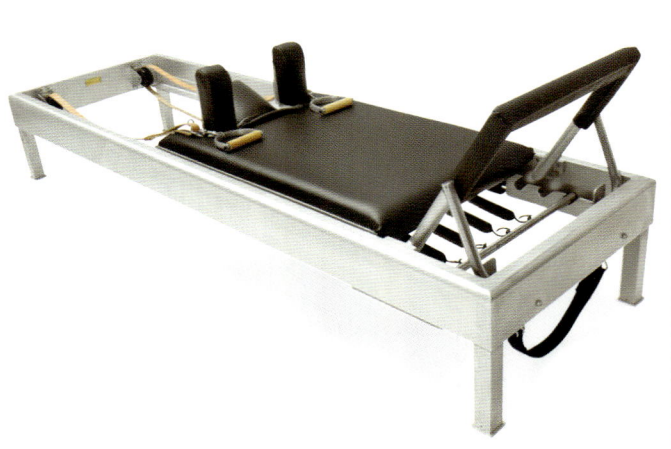

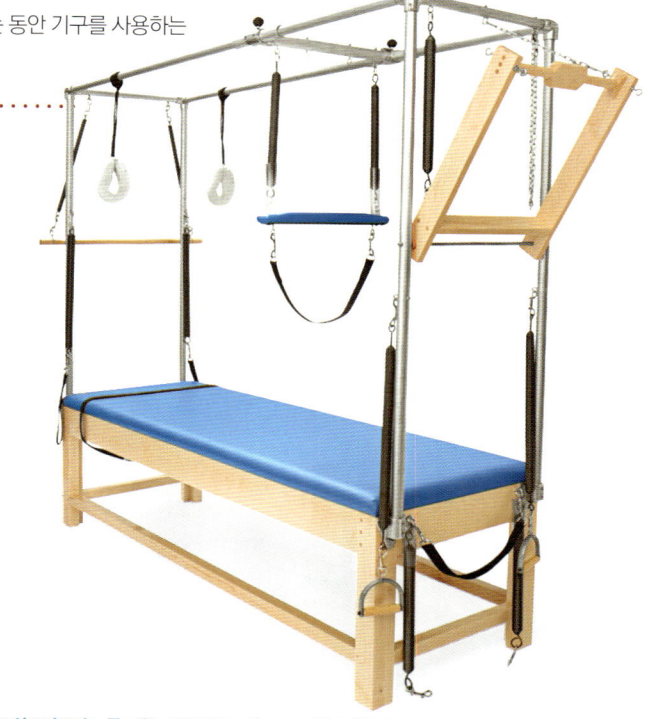

캐딜락 혹은 트라페즈 테이블
(CADILLAC / TRAPEZE TABLE)

동시대에 나온 비슷한 종류 중 최고로 여겨지는 기구이다. 조의 클라이언트가 스튜디오에 들어오면서 "조가 새 캐딜락을 갖고 있네요!"라고 말한 것을 계기로 그 이름이 정해졌다.

- 거꾸로 매달리는 것을 포함하여 모든 방향으로 운동할 수 있다.
- 훅과 다양한 크기의 스프링이 효과적으로 배치되어 있어 여러 레벨의 저항력으로 운동할 수 있다.
- 푸시루 바(push-through bar)가 안정적인 프레임을 제공하여 척추의 분절을 돕는다.

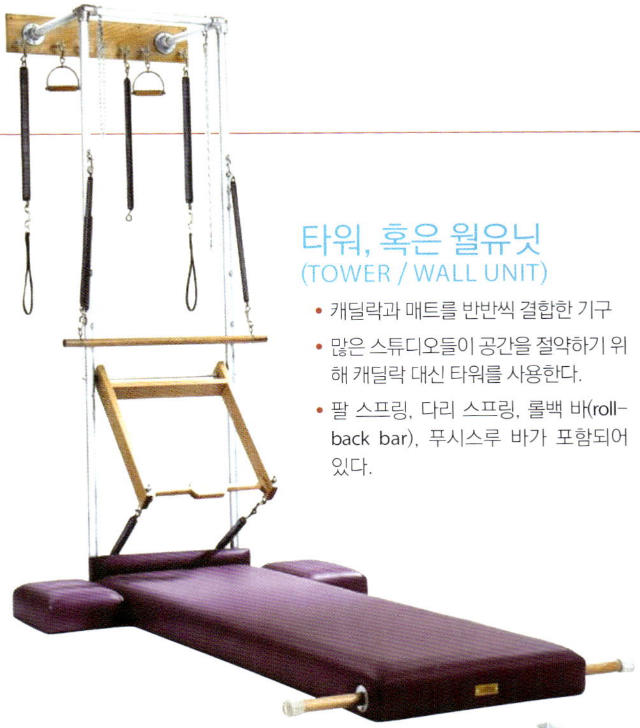

Chapter 1

타워, 혹은 월유닛
(TOWER / WALL UNIT)
- 캐딜락과 매트를 반반씩 결합한 기구
- 많은 스튜디오들이 공간을 절약하기 위해 캐딜락 대신 타워를 사용한다.
- 팔 스프링, 다리 스프링, 롤백 바(roll-back bar), 푸시스루 바가 포함되어 있다.

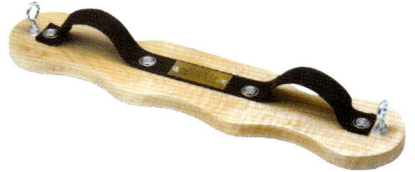

에어플레인 보드(AIRPLANE BOARD)
- 다리 스프링과 함께 사용되며, 운동 사슬을 닫는다.[1]
- 몸의 좌우 근력 불균형을 강조한다.

---

1 운동 사슬: 몸의 분절들이 관절과 근육을 통해 유기적으로 연결되어 상호 의존적인 관계를 맺고 있는 것.

기요틴(GUILLOTINE)
- 조는 이 기구를 통해 천장에 고정되는 "문지방의 체육관"을 만들었다.
- 위, 옆, 아래에 스프링이 있어 캐딜락이나 타워에서의 운동을 수행할 수 있다.
- 세로로 된 스프링의 각도가 타 장치에서와는 다른 근육의 움직임을 가능하게 한다.

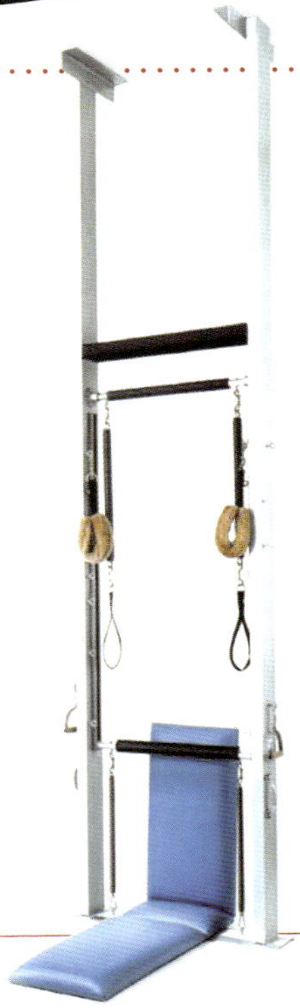

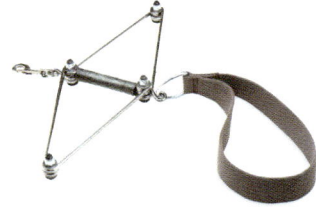

넥 스트레쳐(NECK STRETCHER)
- 조는 복서들과 함께 일했고(그 역시 복서였다!) 머리에 가해지는 충격을 견뎌낼 견고한 목 근육을 만들 필요가 있었다.
- 훅을 캐딜락, 타워, 또는 기요틴의 다리 혹은 팔 스프링에 부착하여 사용한다.

필라테스란 무엇인가?

매트와 장비

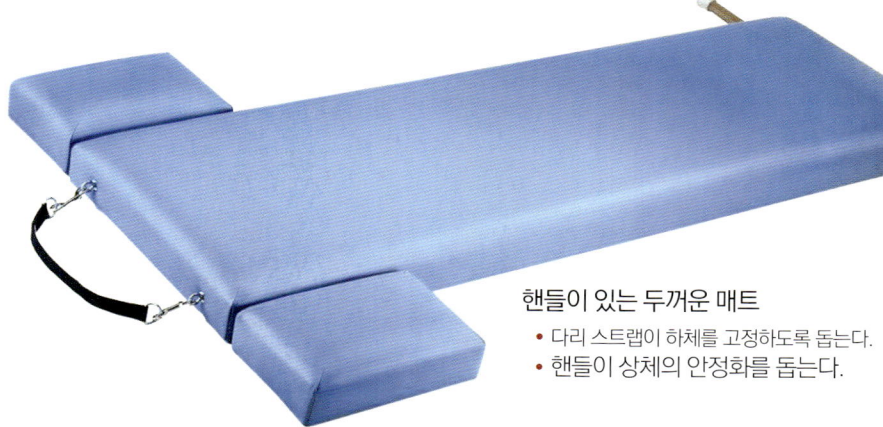

핸들이 있는 두꺼운 매트
- 다리 스트랩이 하체를 고정하도록 돕는다.
- 핸들이 상체의 안정화를 돕는다.

매직 서클(MAGIC CIRCLE)

전해지는 이야기에 의하면, 매직 서클은 맥주 통의 둥근 테로부터 만들어졌다고 한다!

- 휴대용의 탄성 링이 저항과 안정을 제공하여 조절학 매트 운동의 효과를 증대시킨다.

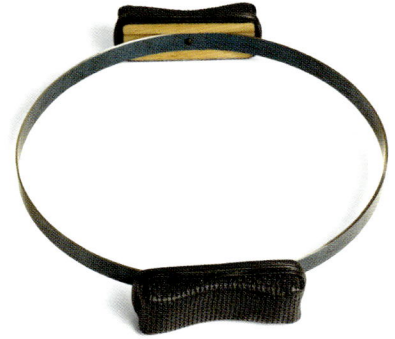

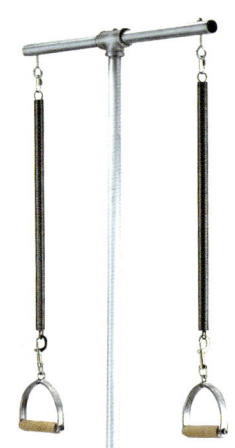

페디폴 혹은 페도풀
(PEDI-POLE / PED 'O PULL)
- 스프링이 있는 불안정한 벽과 같이 작용하여, 균형감 그리고 코어의 힘을 사용하여 몸을 곧게 세우는 것을 가르친다.
- 일반 벽에서는 얻을 수 없는 척추의 기준점을 만들어 준다.

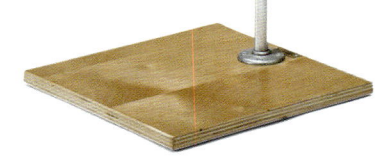

Chapter 1

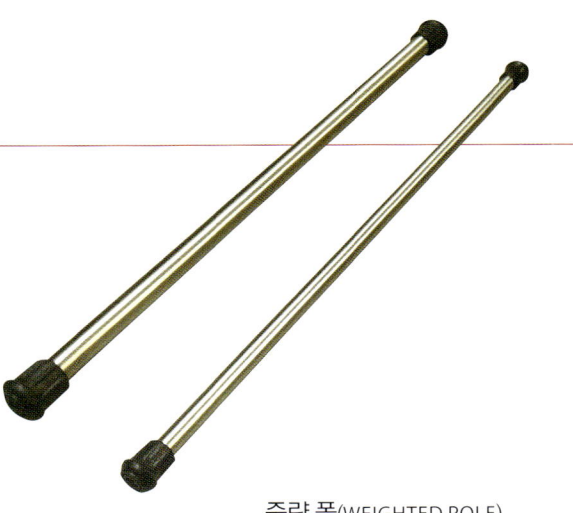

샌드백
- 이 손목 및 팔뚝 강화 장치는 막대기, 밧줄, 모래주머니로 만들 수 있다. 독창성을 발휘하여 단순한 소도구를 만든 예이다.

중량 폴(WEIGHTED POLE)
- 필라테스 매트 운동 시 사용하여 무게와 저항을 더하고 신체 정렬의 기준을 제공한다.

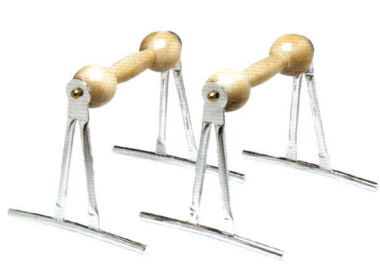

토 엑서사이저
(TOE EXERCISER, 발가락 운동기)
몸의 어떤 부분도 제외되지 않는다!
- 발과 발가락을 강화하고 건막류를 완화한다.
- 다리의 움직임이 강한 근육, 특히 둔근에서 시작하도록 돕는다.

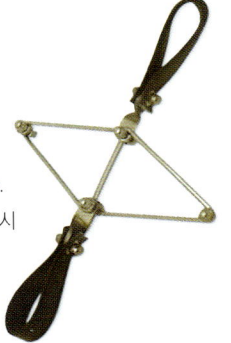

푸시업 핸들
- 손목의 통증 완화를 돕는다.
- 더 넓은 범위로 움직일 수 있고 더 많은 근육 조직의 활성화가 가능하다.
- 물구나무서기와 스윙 스루(swing-throughs)에서 체조 운동을 하듯이 사용할 수 있다.

풋 코렉터(FOOT CORRECTOR, 발 교정기)
조의 천재성이 발현한 예이다. 필라테스는 근본부터 훈련한다!
- 발의 근육을 강화하고 자극한다.
- 발을 교정하고 근육의 움직임을 다리, 무릎, 엉덩이, 그리고 신체의 더 윗부분까지 연결한다.

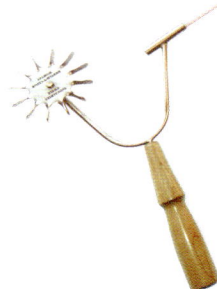

브리사이저(BREATH-A-CISER)
어린 시절 천식을 앓은 조는 브리사이저와 같은 도구를 통해 호흡의 중요성을 그의 조절학에 적용했다.
- 상체를 앞으로 숙이며 빨대에 숨을 불어넣으면 이 소도구의 위력을 알 수 있다.

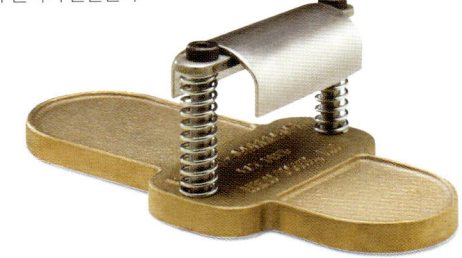

필라테스란 무엇인가?

필라테스 체어 (PILATES CHAIR)

의자의 비율이 정해져 있기 때문에 대부분의 운동에서 코어 근육의 사용이 촉진된다.

분다체어 (WUNDA CHAIR)

- 이 기구는 등쪽으로 뒤집으면 매우 편안한(그리고 완벽하게 정렬된) 의자가 된다.

하이 체어, 일명 전기 의자 (HIGH CHAIR)

- 플러그는 없다-전기를 만드는 것은 바로 기구를 사용하는 학생의 에너지이다.
- 조는 휠체어의 디자인을 연구하다가 이 의자의 초기 모델을 만들었다.

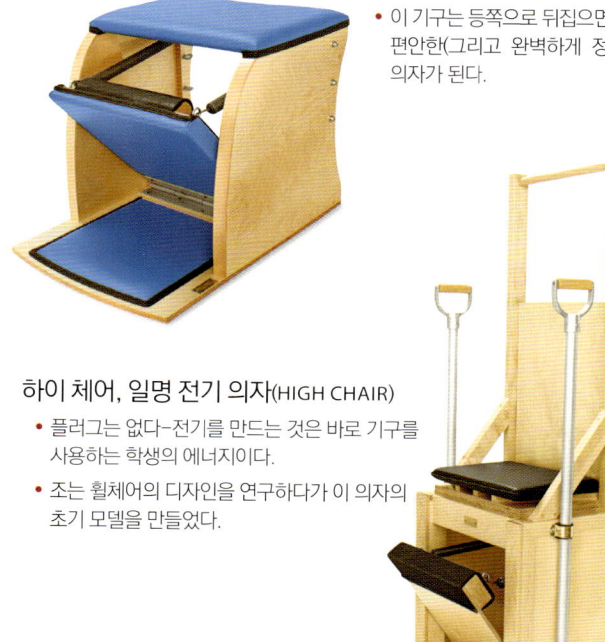

암 체어, 일명 아기 의자 (ARM CHAIR)

- 움직이는 등받이가 안정화를 어렵게 한다.

필라테스 배럴 (PILATES BARRELS)

배럴의 활 모양이 안전하고 효과적인 신전 운동을 돕는다.

작은 배럴 (SMALL BARREL)

- 크기가 작아 배럴 중 가장 휴대성이 높고, 기능면에서도 제약이 없다.

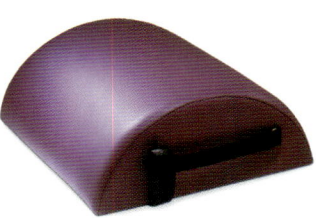

스파인 코렉터 (SPINE CORRECTOR, 척추 교정기)

- 매트 운동의 시퀀스 전부를 몸의 곡선을 지지하도록 설계된 이 놀라운 도구와 함께(혹은 위에서) 실행할 수 있다.

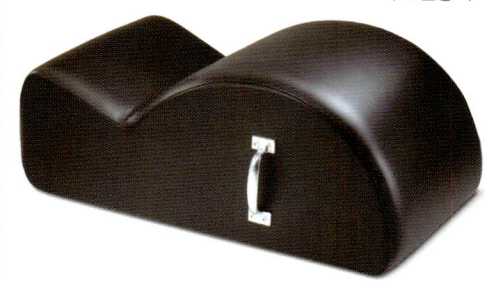

래더 배럴 (LADDER BARREL)

- 래더 배럴 특유의 높이와 디자인이 엄청난 가동 범위를 허용하여 서 있기, 매달리기, 굽히기, 기어오르기가 전부 가능하다.

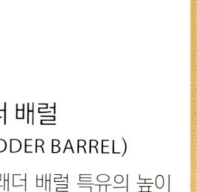
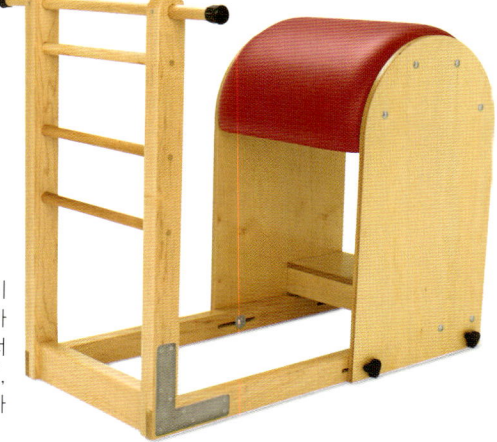

Chapter 1

필라테스는 어떻게 삶을 변화시키는가

나는 운이 좋게도 수년에 걸쳐 수백 명의 클라이언트를 가르쳤다. 그들 자신에 대한 전념이 신체뿐 아니라 자아의식을 변화시키는 것을 보며 경외감을 느꼈다. 나는 그들이 필라테스로 다져진 강한 신체가 뒷받침되어야만 가능했을 중요한 결정을 내리는 용기를 기르는 것을 목격했다. 이상하게 들릴지는 모르지만, 나는 몸을 뒤집고 비트는 등의 동작들을 잘 해내는 것이 인생을 변화시키는 힘이 된다고 확신한다! 당신이 필라테스 운동을 하면서 기대할 만한 것들은 다음과 같다.

몸이 변화할 것이다

나는 필라테스 수업에 참여하기 전에도 이미 힘이 셌고, 더구나 나의 심혈관 상태는 최고였다. 그러나 키가 183센티여서 헬스클럽에서 만든 근육은 나를 거대하고 둔하며, 심지어 약간 남성적이게까지 보이게 했다. 놀라운 점은, 나의 몸이 필라테스를 하면 할수록 점점 더 강해졌지만, 우아함, 신체 조정력, 순발력 또한 생겼다는 점이다. 뛰어난 발레리노 바리시니코프(Baryshnikov)처럼, 나는 발걸음이 가벼워졌고 한달음에 고층 건물의 계단들을 뛰어오를 수 있었다. 몸을 움직이는 데 있어 새로운 민첩성이 생겼으며, 무엇보다도 나는 내 몸을 완전히 제어할 수 있었다.

긍정적이고도 중요한 점은, 조셉 필라테스는 우리에게 늘 최고를 요구했다는 점이다. 그는 우리가 항상 앉아서 지내는 현대적인 생활 방식에 순응하는 것과 자기 관리 책임을 소홀히 하는 것에 당황해했다. 그가 정크 푸드를 먹으며 비디오 게임을 하는 세대에 대해서 뭐라고 말할지 생각하면 몸서리쳐진다. 자기 관리란 자신의 몸에 대해 통제권을 갖는 것이며, 그러려면 몸에 대해 의식하고 있어야 한다. 즉 당신의 몸에 귀를 기울여 몸이 말하려는 것을 이해해야 한다. 이러한 예술을 행하면 행할수록, 당신은 몸의 메시지를 더욱 잘 파악하게 될 것이다. 나는 항상 몸의 통증과 감각을 문 앞에 서 있는 메신저라 상상한다. 처음에는 문을 가볍게 두드리고, 다음에는 강하게 두드리며, 그 다음에는 완전히 제압해 버린다!(경고: 몸의 소리를 듣지 않으면 건강에 좋지 않을 수 있다)

특정한 방식으로 운동을 한 후에 신체가 어떻게 반응하는지에 관심을 기울이면, 체력을 기르고 몸매를 다듬을 수 있을 뿐 아니라 스트레스, 긴장감, 소화 불량, 두통, 통증, 경직, 낮은 에너지 등 건강에 문제가 있을 수 있음을 알려주는 모든 신호를 알아차릴 수 있을 것이다. 운동을 더 하면 할수록, 몸을 더 잘 제어하고 편안하게 느낄 것이다. 그것은 체중계가(혹은 당신의 상사나 파트너가) 뭐라고 말하는지에 대한 문제가 아니다. 당신은 자신의 몸을 인식함으로써 힘을 얻을 것이다.

> "좋은 수업은 전신을 안팎으로 마사지할 것이다. 수업이 끝날 즈엔 상쾌하고, 기운이 나야 한다. 기분은 더 나아지고, 활기차 보이며, 잠을 잘 자게 될 것이다. 필라테스는 운동 방법 그 이상이다. 그것은 삶의 방식이다."
> - 제이 그라임즈, 필라테스 장로

필라테스란 무엇인가?

"우리의 신체와 연결하는 것은 우리 자신을 믿는 것이며, 그것으로부터 힘이 나온다."
- 미르카 내스터 (Mirka Knaster) 박사, ≪Discovering the Body's Wisdom≫의 저자

마음이 변화할 것이다

필라테스는 집중력(concentration), 통제(control), 그리고 전념(commitment) 이렇게 세 가지 "C"를 통해 당신의 마음을 연마하며, 피트니스의 세계에서 당신이 가고 싶은 곳이 어디든지 가도록 도와준다.

집중력

필라테스의 장점은 운동에 마음을 집중하면서 세상의 근심으로부터 약간의 정신적 휴가를 보내게 된다는 점이다. 운동을 실행하는 동안은 그 순간 하고 있는 동작보다 더 중요한 것은 없다. 필라테스는 그 자체가 "움직이는 명상"이다. 스무 가지가 아닌 하나 혹은 두 개의 일에 집중할 수 있을 때, 마음은 평온해진다. 하지만 이것은 분명히 여전히 일하면서 취하는 휴식이다. 동작을 정확히 실행하는 것은 온전한 정신 활동을 필요로 하며, 동작을 수행하기 위한 조정력에 집중하는 것은 마음을 위한 훌륭한 사료이다. 내가 필라테스를 가르치고 실행할 때, 조의 부트캠프 비디오(이제는 유튜브에서 모든 사람이 편안하게 감상할 수 있음)의 이미지를 떠올리는 것이 도움이 된다는 것을 알았다. 조의 비디오는 필라테스가 강인한 정신력을 요구하는 근육 통제 운동이라는 것을 상기시켜 준다.

통제

나는 스키를 타 본 적이 없다. 스키를 연습하는 동안 몸이 너무 추워지는 게 싫다. 하지만 언젠가 한 번 사촌과 유타로 스키 여행을 간 적이 있다. 첫날은 힘들었다. 추위보다도, 스키와 장갑과 스키 폴을 사방으로 휘둘러 대는 나의 완벽한 서투름 때문이었다. 내가 리프트 동승자의 스키 폴을 붙드는 바람에, 그 불쌍한 사람은 리프트에서 내리는 동시에 숲속으로 날아가 버렸다(혹시 이 글을 본다면, 정말로 죄송하다!). 그날 밤, 나는 지치고 좌절한 채 내일은 숙소에서 더 많은 시간을 보내리라 맹세하며 잠이 들었다. 그런데 이상한 일이 일어났다. 꿈에서 스키를 탔는데, 그것은 재미있었다. 나는 편안하고 부드럽고 침착하게 슬로프를 휙휙 내려가고 있었다. 흥분해서 잠에서 깨었고, 놀랍게도 실제로 스키를 탈 수 있게 되었다! 올림픽급으로 타게 된 것은 아니지만, 나는 사촌들과 블랙 다이아몬드 슬로프를 타고 내려갔고, 그것을 정말로 즐겼다. 그럴 수 있었기 때문이다!

필라테스는 운동에 대해 생각하는 방식을 바꾼다. 운동을 하면서 당신의 마음을 사용하여 근육들을 마치 작은 병사들처럼 당신이 원하는 대로 정확히 반응하게 만들 수 있다는 것을 알게 될 것이다. 그것은 엄청난 힘이다. 하지만 우선 할 수 있다고 믿어야 한다. 필라테스는 물어본다: "당신은 그 몸을 원하는가? 당신이 그 몸을 만든다. 당신은 할 수 있다!" 나의 낙관주의에 눈을 굴리며 안구 근육을 강화시키는 중이라면, 그것도 좋다. 효력이 있다!

전념

전념하는 것을 두려워하는 모두 사람들을 환영한다! 나 역시도 극복하는 중이다. 나는 새로운 것에 열정적으로 달려들지만, 그 열정은 단기간만 유지되었다는 것을 기꺼이 인정하겠다. 그러나 나의 첫 필라테스 수업으로부터 20년이 지난 지금, 나는 그 어느 때보다도 필라테스에 전념하고 있다. 어떻게 된 걸까? 나는 굉장히 단호한 사람이다. 일단 무엇인가를 마음에 두면, 나는 쉽게 단념하지 않는다(나의 남편에게 물어보라!). 전념은 성공에 대한 단호한 결심으로부터 시작된다. 긍정적인 결과가 나오면 중독이 되는 것이다.

Chapter 1

누군가와 사귄다고 결심할 때 당신은 마음이 열려 있고, 긍정적이고, 미래에 대한 희망으로 가득하다. 물론 그 모든 것은 첫 번째 데이트부터 시작된다. 데이트가 성공적이면, 데이트를 한 번 더 약속하고, 또 한 번 약속하고, 점점 관계가 깊어진다. 이제 질문은 이것이다. 당신은 필라테스와 데이트를 해 보겠는가? 조가 추천한 계획을 참작해 보자. "조절학 운동을 반드시 한 세션당 10분씩 실행하겠다고 결심해 보라. 놀랍게도, 조절학이라는 건강으로 가는 길을 여행하기 시작하면 당신은 무의식적으로 그 여행을 10분에서 20분 혹은 그 이상 늘리게 될 것이다."

그는 당신이 이 방법의 장점을 진정으로 경험할 수 있도록 일주일에 네 번씩, 3개월 동안 전념하기를 제안했다. 기본적으로 그는 당신이 필라테스를 잘 알게 되기를 진심으로 원했다. 필라테스를 시도할 때까지는 당신이 얼마나 건강해질 수 있을지 알기 어렵다. 한번 필라테스의 영역 안에 들어가면 완전히 놓아 버리기가 불가능하지는 않더라도, 더욱 어려워진다. 그리고 당신의 전념이 커질수록, 결과는 기하급수적으로 증가한다.

영혼이 변화할 것이다

당신은 필라테스책에서 "영혼"이라는 단어를 보고 놀랐을지도 모르겠다. 필라테스는 복근에 대한 것일 거라 생각했을 것이고, 더군다나 이것은 요가도 아니기 때문이다. 필라테스의 영적인 부분이 종종 육체적인 부분에 가려지곤 하지만, 조는 단연코 우리 몸의 근육뿐 아니라 우리의 내면까지도 보살피기를 원했다. 그는 우리가 육체의 건강, 마음의 침착함, 그리고 영적인 평온함의 삼위일체를 통해 행복을 성취할 수 있을 거라고 믿었다.

필라테스가 어떻게 우리를 가르치는가?

연결

물론 필라테스가 육체적인 것이기는 하지만, 그것은 또한 정신적이고, 감정적이고, 깊이 직관적이기도 하다. 나에게 매트에서 필라테스를 연습하는 시간은 나 자신에게 접근하여 나의 감정과 감각을 되돌아보는 신성한 방법이었다. 나는 심장 수술을 받기 전에 머리를 비우고 몸에 스며드는 두려움을 몰아내기 위해 매일의 움직이는 명상으로서 필라테스를 수행했다. 왜 나는 앉아서 하는 명상이 아닌 필라테스를 했을까? 나는 필라테스 동작들이 기운을 북돋아 주고 위로가 됨을 깨달았다. 잘 숙지된 운동은 뇌가 메시지를 보내지 못하도록 꺼두고 대신 감정과 연결되도록 도왔다. 조셉 필라테스는 우리가 매트 워크의 동작들을 무의식적으로 할 수 있을 정도로 숙달하여, 몸에 집중하는 것이 주변의 세상을 의식하는 것을 방해하는 것이 아니라, 오히려 세상을 더 잘 의식하는 마음의 여유를 만들기를 기대했다. 우리는 물리적으로뿐만 아니라 여러 방면으로 자신 그리고 타인과 연결되어 있다. 우리의 건강과 웰빙에 대한 전념이 인류 보편적 정신으로서 우리 모두를 연결해 준다.

> *"조의 스튜디오에서 한 수행과 나의 수행에 기반한 경험에 의하면, 이 방법은 마음을 전념하기로 선택한 사람들에게 효과가 있다. 그 원칙은 조가 만든 마음이 몸을 통제한다는 뜻의 조절학으로 거슬러 올라간다. 누군가 운동할 때 마음은 쓰지 않기를 원한다면, 그 사람은 다른 모든 일에서와 마찬가지로 큰 효과를 거둘 수 없다. 진실한 이득은 이 운동에 기꺼이 전념하는 사람의 몫이다. 몸이 발전하면서 영혼이 전체적으로 회복되고, 자신에 대한 적응력과 궁극적으로는 세상에 대한 적응력이 향상된다."*
>
> *- 조와 1955년부터 함께 공부한 필라테스 장로, 브루스 킹 (Bruce King)*

필라테스란 무엇인가?

영혼에 대한 또 다른 관점

나는 조의 스튜디오에 있는 "뒷방"에 대한 여러 가지 얘기를 들었다. 그곳은 조가 우울해하는 학생을 데리고 가 약간의 술을 주거나 생선으로 된 간식을 먹이는 장소였다.

조는 운동이 영혼에 주는 영향에 대해서 그 자신이 어떻게 생각하는지에 대해 많은 기록을 남기지 않았다. 따라서 나는 조 그리고 클라라 필라테스와 함께 일했으며 50년 이상 그의 교수법을 가르치고 수행한 필라테스 장로 메리 보웬(Mary Bowen)의 말을 빌리겠다. 보웬은 말한다. "필라테스 교수법을 실행하고, 가르치고, 관찰하는 경험을 통해 영혼이 고양되고 쾌활해진다. 게다가 영혼은 어디에나 깃들어 있지 않은가? 몸은 영혼의 집이다. 조세프와 클라라 필라테스는 그것을 알았고, 그 신념을 따르며 살았다."

호흡

나는 영혼과 호흡의 신비로운 관계를 좋아한다. 영혼을 뜻하는 라틴어 스피리투스(spiritus)는 실제로 "호흡"이라는 의미가 있다. 나는 숨을 들이쉬는 것을 공기로 자신에게 생기를 불어넣는 것에 비유한다. 만약 당신이 숨을 쉬는 것에 대해서 생각해 본 적이 없다면, 당신은 혼자가 아니다. 나는 언젠가 라디오에서 "올해 더 행복해지기 위한 10가지 방법"에 대한 방송을 들었다. 그중 한 가지는 하루에 1분씩 호흡에 집중하는 것이었다. 방송진행자 중 한 명이 투덜거리며 말했다. "아, 난 그건 절대로 안 할 거예요. 난 도 닦는 것 같은데는 관심이 없어요." 나는 우리가 온종일 2만 번은 하는 호흡을 도 닦는 것에 비유하는 모순에 실소가 나왔다. 호흡은 도 닦는 것이 아니라, 건강에 대한 것이다! 그것은 삶에 대한 것이다!

나는 "호흡 프로젝트"(실제로 존재하는 곳이다!)라는 비영리 교육 기관에서 해부학을 공부하기 시작하고서야 호흡이 신체를 조절하는 정도에 대해 진정으로 알게 되었고(천식을 앓는 피트니스 전문가로서 매우 아이러니하게도 말이다), 그때야 그 깊은 관련성에 관해서 연구하게 되었음을 고백한다. 호흡은 그저 우리가 몸을 여러 자세로 비틀고 뒤집을 수 있도록 몸에 산소를 가득 채우는 것이 아니다. 나는 우리가 호흡에 집중하기를 꺼리는 이유가 두려움, 슬픔, 불안, 또는 실망과 같이 미해결된 감정이 상기될 거라는 막연한 직감에서 온다고 믿는다. 이런 감정들은 우리 몸 안에 근육이 긴장되는 형태로 남겨지며, 우리는 그러한 징후들을 무시하는 데 굉장히 능숙할지도 모른다.

동작과 함께 실행되는지와 상관없이 집중된 호흡은 신체적이든, 정신적이든, 정서적이든 간에 우리의 잠재의식 패턴의 어두운 구석을 비춰 주는 손전등과도 같다. 결국 호흡에 대한 인식과 움직임과 감정에 대한 인식이 합쳐지면, 그것은 우리를 우리의 정신과 더욱 깊게 연결하는 엄청나게 강력한 도구가 된다.

행복

호흡을 마스터 하는 것이 자신과 외부 세상을 더 잘 연결해 준다면, 행복은 자신을 받아들이는 것에서 온다. 그것은 우리의 모습 그대로를 받아들이는 것일 수도 있고, 혹은 우리가 변화할 때가 왔음을 인정하는 것일 수도 있다. 조셉 필라테스가 "신체의 건강은 행복의 첫 번째 필수 조건이다"라고 말했을 때 그는 스키니 진에 어울리는 몸매에 관해 얘기하는 것이 아니었다. 우리의 몸, 마음, 정신이 건강하지 않을 때 우리는 얼마나 많은 평온함과 행복감을 느끼는가? 별로 느끼지 못할 것이다. 건강과 체력은 행복과 깊이 관련되어 있다. 온전히 건강하고 튼튼하게 느끼는 것만큼 우리의 정신을 고양하는 것은 없다.

이제 준비가 되었는가?

조가 한 말 중에 내가 가장 좋아하는 것은 바로 이것이다. "신체의 건강은 그저 원한다고 얻을 수 없고 돈을 주고 살 수도 없는 것이다." 다르게 말하자면 당신이 행동해야 한다!

시작할 준비가 되었는가? 필라테스 혹은 다른 운동을 함으로써 얻고자(혹은 없애고자) 하는 것이 무엇인지에 대해 스스로 솔직해지자. 목적을 가지고 계획을 시작하는 것이 실제 결과를 얻는 데 중요하다.

Chapter 1

시작하기 전에

1. 내 몸에 대해서 어떤 점이 좋은가?

2. 현재 나의 건강 상태나 몸의 어떤 부분이 불만족스럽지만 정기적인 운동 프로그램을 통해 긍정적인 영향을 받을 수 있는가?

3. 내 몸의 어떤 부분에 변화를 주고 싶은가? 왜 그런가?

4. 변화를 만들기 위해 현재의 나쁜 습관이나 일과를 기꺼이 포기할 것인가?

5. 변화하려는 의욕이 있는가?

6. 과거에 건강, 운동, 습관에 변화를 주었을 때 어떤 것이 성공적이었는가? 어떤 것이 성공적이지 않았는가?

7. 나의 건강 혹은 체력 목표는 무엇인가? (긍정문으로 답변)

8. 이 목표가 나에게 중요한 이유는?

9. 이 목표를 달성하기 위해, 내가 해야 할 일은 무엇인가?

10. 목표를 달성하는 데 있어 잠재적 방해물은?

11. 방해물을 극복하기 위한 방책은?

12. 나의 목표에 도달하기 위해 취해야 할 중요한 행동 세 가지는 무엇인가?

13. 나의 목표가 현실적이고도 도전 의식을 북돋는 이유는?

14. 체력과 건강 관리에 있어 내가 잘하는 것은?

15. 체력과 건강 관리에 있어 내가 더 노력해야 할 부분은?

16. 개선을 위한 나의 계획은?

17. 계획이 잘 진행되지 않는 경우, 나는 어떻게 할 것인가?

18. 계획이 잘 진행되고 있음을 어떻게 알 수 있는가?

19. 개선을 원하는 이유는?

20. 내가 개선하도록 도와줄 수 있는 사람들은 누구인가?

"목표는 항상 도달할 수 있는 것은 아니지만, 종종 단순히 나아갈 방향을 제시해 준다."

- 브루스 리(Bruce Lee)

CHAPTER 2

당신의 모든 궁금증에 대한 답

"방법은 많지만 원칙은 몇 가지에 불과하다.
원칙을 이해하는 사람은
자신만의 방법을 선택할 수 있다."
- 랄프 왈도 에머슨(RALPH WALDO EMERSON)

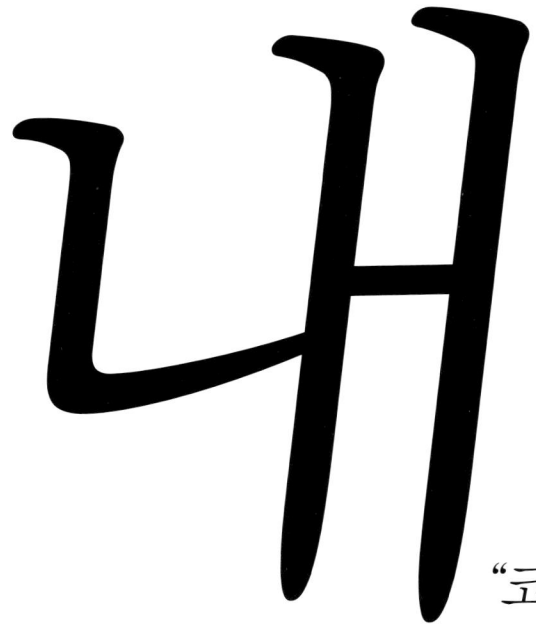

"코어"는 무엇일까?

"코어"라는 단어를 들으면, 사과의 중심이 떠오르는가? 아니면 지구? 다른 어떠한 것의 중심? 글쎄, 어느 정도 근접하다. 대부분의 피트니스 종사자들은 "코어"를 복부라는 의미로 사용한다. 복부 근처에 서로 협력하는 많은 근육이 있기에 우리가 "파워하우스"라고 부르는 필라테스 버전의 "코어"에 대해 알려주겠다. "파워하우스"는 앞가슴뼈 밑부분부터 정면의 치골까지 이어지고, 엉덩이 일부 그리고 안쪽과 바깥쪽 허벅지를 포함하는, 등을 감싸는 띠라고 생각하면 된다. 이 "거들" 내부의 근육 조직은 필요한 경우 척추와 골반을 안정화하는 데(움직이는 데에도) 사용된다. 당신의 코어는 신체의 힘의 중심이다. 마치 몸의 전력 회사처럼 말이다. 필라테스를 진행하기 전에 발전소의 스위치를 켜야 한다! 필라테스의 모든 움직임은 이 코어 근육을 포함하고 있다. 이 근육들을 사용하지 않는다면 그것은 필라테스가 아니다.

당신의 모든 궁금증에 대한 답

내가 필라테스를 할 수 있을 정도로 강한가? 필라테스는 어려운가 쉬운가?

필라테스의 장점은, 그것이 매우 많은 동작을 포함한 진보적인 기술이기 때문에 쉽게 할 수 있는 동작들이 항상 있고, 나머지는 실력을 늘리면서 서서히 실행할 수 있다는 점이다. 운동 시리즈는 힘, 유연성, 조정에 초점을 두어 기본 동작부터 어려운 동작까지 전반적으로 실행된다. 당신은 당신만이 가진 재능을 가지고 있으므로 생각한 것보다 더 강할 수도 있다. 필라테스 운동은 적은 수의 반복(10회 이하)을 통해 행해지며, 대신 여러 방향으로 몸을 움직이는 데 더 초점을 둔다. 따라서 50회씩 3세트의 윗몸일으키기를 하는 대신에, 열 가지 다른 유형의 윗몸일으키기 동작을 3~5회씩 하게 될 것이다. 이런 방식의 운동은 더 많은 근육을 사용하며 다양한 방법으로 유사한 근육들을 움직이게 하는 조정력, 제어력, 유연성이 필요하다.

    필라테스가 어려운가? 당신에게 어려운 것이 무엇인가에 달렸다. 나는 무의식적인 반복이 어렵다. 그래서 달리기가 어렵다. 또한 구체적이고 집중된 목표가 없이 움직이기 어렵다. 피트니스 센터에 있을 때 내 머릿속에서 들리는 소리는 이렇다: "하나, 둘 셋, 넷.".

    내가 달릴 때 듣는 소리는 이것이다: "후, 후, 후, 후…" 나에게 필라테스는 좋은 종류의 어려움이다. 창의력과 상상력을 발휘할 수 있으며, 반복적이지 않고, 레벨과 목표가 있고, 전략을 쓰고, 집중하게 한다. 당신이 더 많은 에너지와 집중력을 쏟을수록 더 어려워지지만, 더 만족스러울 것이다. 얼마나 많은 노력을 기울일지는 당신의 선택이며, 그것이 어려운 정도를 결정한다. 나는 종종 "필라테스는 쉬워요, 그것을 정확하게 알기 전까지는."이라는 말을 들었다. 그것은 사실이다. 그러나 필라테스는 큰 재미도 준다. 그것은 연습을 기반으로 한 예술이다. 하면 할수록 더 잘하게 될 것이다.

필라테스를 하면 살이 빠질까? 칼로리가 얼마나 소모되는가?

아, 중대한 질문이다. 간단하게 대답하자면, 그렇다! 당신이 꾸준히 필라테스를 하면, 체중이 줄어들게 될 것이다. 하지만 필라테스는 체중 감량을 위해 고안되지 않았다. 체중 감량은 다면적인 시스템의 행복한 부산물일 뿐이다. 필라테스는 신체 순환을 최적화하도록 몸을 움직인다는 궁극의 목적을 추구한다. 순환을 최적화하면서 더 나은 소화력과 더 효과적인 림프계라는 이득을 얻지 않는 것은 불가능하다. 그리고 이것들은 건강한 체중 감소의 중요한 요소이다. 나는 열량 소모량을 확인하려 한두 번 심장 모니터를 부착하고 필라테스를 해 보았다. 고급 단계의 매트 운동을 멈추지 않고 함으로써 30분에 300칼로리를 태울 수 있었다. 이것은 열량 소모 측면에서 피트니스 센터에서 충실하게 운동하는 것과 필적했다. 물론 운동과 운동 순서 그리고 연결 동작을 충분히 잘 배워야만 심장 박동을 체중 감량 구역에서 유지할 수 있다(옆 페이지의 "심혈관 운동 목표"를 참고하라). 어쨌든 나는 많은 클라이언트가 즐겁게 새 옷을 살 수 있도록 도와주었다!

필라테스는 심혈관 운동인가? 땀을 흘리게 되는가? 헬스장에서의 운동을 병행해야 하는가?

필라테스에 빠지기 전에 나는 피트니스 클럽 운동 중독자였다(아직도 좋아한다). 1980년대에 운동이라고 하면 심혈관 운동이 전부였다. 나에게 있어 피트니스와 심혈관 운동은 같은 것이며 필라테스는 둘 다 포함한다. 당신은 필라테스가 얼마나 활동적인 운동인지 알면 놀랄 것이다. 필라테스는 느린 스트레칭 위주의 움직임 혹은 물리치료라는 어이없는 명성을 가지고 있다. 그렇지만 필라테스 창시자인 조셉 필라테스를 보라. 그런 근육질의 몸은 격렬한 운동 없이 얻어지는 것이 아니다!

나는 운동을 하면서 땀을 흘리는 것을 좋아하지만, 매번 얼마나 노력해야 땀을 흘리게 되는지는 또 다른 이야기이다. 어떨 때는 내 안의 점잖은 자아를 내려놓고 입에 거품을 물때도 있고, 어떨 땐 가벼운 속보로도 충분할 때도 있다. 나는 나의 선생님이 "우아한 충족"이라고 부르던, 운동을 적당히 마무리할 순간을 측정하는 법을 배웠다. 그 순간이 언제인지는 오로지 당신에게 달려 있다.

필라테스는 다양한 난이도에 맞게 조정되어 있어 누구나 자신의 능력 범위 안에서 성공할 수 있다. 그 다음에 알아야 할 것은 당신에게 심혈관 운동이 얼마나 필요 한지이다(오른쪽의 "심혈관 운동 목표"를 참고하라). 물론 나는 헬스클럽에 가는 것을 좋아하지만, 필라테스는 연습하는 것 외에는 대단한 멤버십이 필요하지 않다. 이미 헬스클럽에 다니고 있다면, 필라테스 훈련이 다른 운동의 효율성을 높여줄 것이다.

필라테스 운동이 키 크는 데 도움이 될까? 슈퍼모델처럼 될 수 있을까?

정확히 말하자면, 아니다. 필라테스가 하는 일은 당신의 몸에서 공간 혹은 길이가 있어야 할 곳을 찾아 그 공간과 길이를 만들도록 도와주는 것이다. 만약 당신이 온종일 상습적으로 컴퓨터를 향해 몸을 굽힌다면, 척추 근육은 그 자세에 익숙해진다. 그러나 필라테스는 나쁜 습관 때문에 형성된 근막층을 스트레칭시킴으로써 몸을 반대로 펴줄 수 있다. 나쁜 근육 패턴이 재발하지 않는 데 필요한 근육 조직(정신의 근육을 포함)을 기르다 보면, 실제로 몸의 각 부위가 길어지게 된다. 따라서 맞다. 당신은 2~3cm 정도 "커질 수" 있다. 중요한 것은 그 2~3cm는 항상 몸에 있었다는 것이다. 단지 당신이 수축시켰을 뿐이다.

많은 유명인사와 슈퍼모델들이 이 놀라운 효과를 위해 필라테스를 한다. 하지만 당신의 키가 182cm가 아니거나 혹은 끊임없이 운동할 시간과 돈이 없다면, 당신이 잡지에서 보고 동경하는 여성과 자신을 비교할 필요는 없다. 많은 연예인이 외모를 토대로 그들의 경력과 삶 전체를 쌓으며, 그들의 목표를 달성하는 데 도움을 줄 조력자 부대를 갖고 있다. 필라테스를 이용하여 당신의 체격을 향상하는 것은 매우 훌륭하지만, 나는 필라테스가 당신이 런웨이에 있건 아니건 간에 당신의 기분을 매우 좋게 만들 수 있기 때문에 시도해보라고 권하고 싶다. 운동은 기분을 좋게 하고 삶의 질을 높여주는 것이다.

심혈관 운동 목표

최대 심박수를 계산하려면 대략 여성은 227, 남성은 220에서 나이를 뺀다. 그런 다음 아래의 지침을 사용하여, 당신의 목표에 맞는 타겟 심박수를 계산하면 된다.

- 일반적인 건강 유지: 최대 심박수의 50~60%로 하루에 약 30분간 운동
- 체중 감량: 최대 심박수의 60~70%로 하루에 약 60분간 운동
- 심폐지구력 강화: 최대 심박수의 70~80%로 하루에 약 20~40분간 운동

당신의 모든 궁금증에 대한 답

부상 중에도 필라테스를 할 수 있을까?

부상의 심각도와 부상 이후의 시간에 따라 다르다. 나는 팔과 다리에 깁스하고 무릎관절 보호대를 한 클라이언트도 운동을 시켰는데, 그것은 그 시점에 그들의 몸에 효과가 있도록 운동을 변형시킬 수 있었기 때문이다. 가장 우선 당신에게 필요한 것은 의사의 허락이다. 만약 의사나 물리치료사가 운동을 허락한다면, 필라테스 운동을 변형시켜 당신의 몸이 적응하도록 할 수 있다. 필라테스는 결코 "고통 없이 얻는 것은 없다" 같은 정신에 따른 테크닉이 아니다. 도전해야 하고 땀을 흘려야 하는 것은 맞다. 그러나 절대로 꼬집어지는 느낌이 들거나, 쑤시거나, 무리하거나, 격렬한 고통을 느껴서는 안 된다. 노력과 고통에는 큰 차이가 있다. 몸의 상태가 나쁠 때 운동을 하면, 당신의 몸의 수용체에서 뇌에 "너무 힘들어!" 혹은 "내 허벅지가 타오르고 있어!" 등의 신호를 보낸다. 그러나 당신이 강해질수록 몸은 운동에 익숙해지고, 곧 당신 스스로 그 느낌을 찾으려 할지도 모른다. 필라테스는 다행히도 항상 당신의 증가하는 힘을 수용할 방법을 지니고 있다.

유연하지 않아도 필라테스를 할 수 있을까?

할 수 있고, 해야 한다! 필라테스는 몸의 균형을 찾아주어 고착되고 유연하지 않은 부분들이 움직일 수 있도록 돕는 훌륭한 방법이다. 혈액 순환을 위해서는 움직임이 필요하며, 몸의 특정 부위가 "갇혀" 있을 때는 부상의 위험이 있을 뿐 아니라 몸의 내부 시스템에 부정적인 영향을 끼친다. 몸의 무의식적인 긴장 때문에 둔해지고, 피곤하고, 스트레스를 받거나 긴장할 수 있다. 움직이는 것이 해결책이며, 당신 몸의 모든 것은 움직일 수 있고 움직여야만 한다! 움직임을 돕는 마력의 물건들에 대해서 알아보려면, 챕터 7의 "필라테스 도구"를 참고하면 된다.

임신 중이거나 모유 수유 중 필라테스를 해도 될까?

임신하기 최소 몇 달 전부터 필라테스를 수행해왔다면, 대답은 "예"이다. 당신이 필라테스를 한 번도 해본 적이 없다면 지금은 시작할 시기가 아니다. 필라테스에서는 당신이 아기를 키우려는 곳을 둘러싼 부분, 즉 가장 깊은 코어 근육들을 단련시킨다. 일반적으로 임신 기간은 좋은 몸매를 위해 운동을 시작하는 기간이 아님에도, "왜 지금 시작하세요?"라고 물으면 종종 좋은 몸매를 갖기 위해서라는 대답을 듣게 된다. 특히 임신 중 첫 석 달은 미친 듯이 복근 운동을 할 시기가 아니다. 말하자면, "후회하는 것보다 조심하는 것이 낫다." 그렇긴 하지만 나는 클라이언트들이 예정일 직전까지 힘든 운동을 하는 것을 봐왔다. 제대로 된 스튜디오에서의 행해지는 필라테스 시스템의 장점은, 기구들이 변화하는 신체에 맞춰 체중을 지탱하고 움직임을 돕도록 설계되었다는 점이다. 임신 중이라면 필라테스가 당신의 체력 수준을 유지하고, 발생 가능한 어떠한 불편함이라도 없애도록 도와주며, 당신이 "결승선"을 향해 가고 그곳에 도달할 때까지 응원한다.

모유 수유를 하는 동안에는 릴렉신 호르몬이 아직 몸에 남아 있어서 관절이 느슨해지고 부상의 위험성이 더 커진다. 이 기간 동안은 유연성보다는 균형과 힘에 집중해야 한다. 또한 유방의 예민함 때문에 엎드려 하는 운동은 피하는 것이 좋다.

운동 전에 먹어야 할까, 아니면 운동 후에 먹어야 할까?

필라테스에는 몸의 중심부에 집중되는 동작이 있고, 자주 다리를 머리 위로 올려야 하므로 운동 전에 많이 먹는 것은 권하지 않는다. 하지만 공복으로 운동하는 것 역시 추천하지 않는다. 필요한 음식의 양은 당신이 계획하는 운동의 강도에 따라 다르다. 만약 내가 오전 6시에 운동을 한다면, 나는 야식을 즐기기 때문에 아침에도 30분짜리 매트 운동을 할 정도의 연료가 아직 몸에 남아 있어서 보통 운동 전에 무언가를 먹어야 할 필요가 없다고 느낀다. 만약 내가 더 길거나 강한 운동을 계획하고 있다면, 특히 기구나 중량을 사용하는 운동을 하게 된다면, 나는 과일과 호두 버터를 꼭 챙겨 먹는다(내가 좋아하는 것은 바나나와 호두, 혹은 현미 빵 한 조각과 아몬드 버터이다). 탄수화물은 운동을 위한 연료 대부분을 제공하므로, 만약 당신이 오후 늦은 시간에 운동하는 사람이라면, 점심에 건강한 탄수화물이 포함되어야 한다. 그리고 나는 가능한 한 운동을 마친 직후, 꼭 30분 이내에 먹으려고 노력한다. 이 시간은 당신의 몸이 운동 중 잃어버린 글리코겐(근육에 저장된 탄수화물의 종류)을 보충하려 하는 때이다. 탄수화물과 단백질의 조합은 글리코겐을 복원하기 위한 최선의 방법이며, 많은 운동선수들이 몸에 영양소를 빨리 흡수시키기 위해 음식 대신 셰이크를 섭취한다.

하루 중 운동하기 가장 좋은 때는 언제일까?

이건 완전히 주관적인 문제이다. 당신이 필라테스를 지속적으로 하는 습관을 만들 수 있는 시간을 찾는 것이 좋다. 개인적으로, 나는 아침에 운동한다. 나는 아주 일찍, 무엇이 나를 깨웠는지도 알기 전에 침대에서 나와 내 매트에 올라가는 것을 좋아한다. 이런 습관은 내가 다른 사람들이 깨어나기도 전에 하루를 시작하여 운동시간을 나만의 시간으로 만들도록 도와준다. 나는 내 자신을 가꾸는 시간을 가졌다는 것이 매우 자랑스러워서 자신감과 의식을 가지고 하루를 보낸다.

만약 당신이 아침에 운동을 한다면, 몸의 온도가 낮기 때문에 충분한 예열 시간을 가져야 한다. 밤에 운동한다면 유의해야 한다. 운동이 심박 수를 높이고 체온을 높이기 때문에 잠이 드는 데 어려움이 있을 수 있다. 운동과 수면시간 사이에 몸을 정상화하기 위한 시간을 충분히 남겨놓도록 하라.

일주일에 몇 번 정도 운동해야 할까?

조셉 필라테스는 당신이 이상적인 신체를 가지려면 석 달 동안 한 주에 네 번씩 조절학 운동을 "충실히" 해야 한다고 했다. 나는 "이상적"이라는 단어에 넓은 폭을 두어야 한다고 생각한다. 다음과 같은 질문을 해보고 싶다: 당신이 새로운 언어를 배운다고 가정하고 (실제로 당신은 새로운 언어를 배우는 것이다!), 일주일에 1시간만 수업을 듣는다면, 유창하게 말할 수 있을 때까지 얼마나 걸릴까? 그렇다면 일주일에 네 번 수업을 듣고 온종일(일하는 동안, 차에서, 길거리에서, 머릿속으로) 연습을 한다면, 얼마나 빠르게 결과를 볼 수 있을 것이라 생각하는가? 필라테스의 장점은, 언어와 마찬가지로 한 번 당신의 몸에 습득되면 결코 잊히지 않는다는 점이다. 연습이 부족하여 녹이 슬지언정 당신과 당신의 몸은 항상 필라테스를 하는 법을 기억할 것이다!

당신의 모든 궁금증에 대한 답

무엇을 입어야 할까?

만약 당신이 조셉 필라테스라면(혹은 그의 기록에 남겨진 대부분의 학생이라면), 당신은 최소한으로 옷을 입었을 것이다. 그리고 작은 치수의 옷을 입었을 것이다. 조는 그의 꼭 끼는 하얀 유니폼으로 유명했다. 반바지인지, 수영복인지 확실하지는 않지만 그는 그것들이 피부가 숨 쉬도록 해주었기 때문에 좋아했다. 당신이 적절히 판단하여 편안하고 움직임을 도와주며, 몸을 너무 압박하지 않으면서도 몸에 잘 맞는 옷을 입어야 한다. 지퍼, 똑딱이, 주머니가 있는 옷은 피해야 한다. 장식이 붙은 옷도 피하도록 하자. 대부분의 운동을 뒤로 눕거나 배를 대고 누워서 하므로 옷의 돌출된 부분이 몸을 누를 것이다. 나는 다리 부분이 너무 느슨한 바지(시작 동작부터 있는, 다리를 공중으로 올리는 동작을 할 때 흘러내리는 바지), 혹은 헐렁한 셔츠를 입지 않는다(몸이 거꾸로 되었을 때 셔츠가 머리 쪽으로 벗겨진 적이 있었다). 옷자락을 바지에 끼워 넣을 수도 있으므로, 큰 옷이 좋다면 나의 충고를 반드시 따르지 않아도 된다.

매트가 필요한가?

꼭 그렇지는 않다. 솔직히 말하면 그렇다. 이런 의견이 나에게 이득이 되지 않는다는 것은 알지만, 진실이 항상 인기 있는 것은 아니다. 여행 중에 나는 그냥 수건 한 장 혹은 두 장을 카펫이나 양탄자가 깔린 바닥에 깔고 운동한다. 당신이 만약 나무바닥에서 운동을 해야 하거나, 또는 몸이 민감하거나 뼈가 유난히 도드라져 있다면, 두꺼운(1cm 이상) 매트를 장만하거나 혹은 두 개의 요가 매트를 겹쳐서 사용하는 것이 좋다. 엉덩이와 척추를 대고 구르는 동작이 있기 때문에 딱딱한 바닥으로부터 당신의 뼈를 보호하는 것이 중요하다. 조셉 필라테스는 가능한 한 신선한 공기, 혹은 "자연 강장제"를 얻기 위해 땅바닥이나 눈밭에서와 같이 밖에서 운동하는 것을 좋아했다. 나도 몇 번이나 땅바닥에서 해봤지만, 내가 할 수 있는 말은… 막대기와 돌은 실제로 뼈를 부러뜨린다!

다른 도구가 필요한가?

조셉 필라테스는 매우 독창적이었고 용수철, 나무 블록, 금속 파이프, 심지어 맥주 통 받침대로도 도구를 만들었다. 챕터 7, "필라테스 도구"에서 우리는 훈련을 강화하는 다양한 소품들에 대해 다룰 것이다. 여기서는 당신이 시도해 볼 만한 간단한 소품 목록을 소개한다. 불필요한 지출을 피하고 싶은 분들을 위해, 운동 효과를 위해서 돈을 쓰지 않아도 되도록 집에서 만들 수 있는 대안을 제시할 것이다.

매직 서클(Magic circle) / 텐사토너(Tensatoner): 이 저항 도구는 안쪽 허벅지 힘을 유지하여 하복부 근육을 더욱 잘 사용하기 위해 쓴다. 이 도구를 살 여유가 없다면, 20cm 정도 크기의 공이나 속이 꽉 찬 베개를 사용해 보자.

0.5kg에서 1.5kg짜리 아령: 필라테스를 하다 보면 생각보다 무겁게 느껴질 테니, 영웅심을 발휘하느라 더 무거운 것을 사용하지 않도록 하자.

발목/손목 웨이트: 이것은 당신이 아령을 들고 있을 수 없거나 혹은 운동에 일관적으로 저항력을 더하고 싶을 때 쓰기 좋은 도구이다. 이 도구는 결코 필수는 아니다.

스테빌리티 볼 / 짐 볼(Stability ball): 모든 크기의 공들이 각각 다른 기능이 있지만, 우리가 할 운동에는 스위스 볼 혹은 스테빌리티 볼이 가장 적합하다. 다음은 일반적인 가이드이다.

키 155cm 미만: 44cm 볼을 사용
키155~170cm: 55cm 볼을 사용
키 170~188cm: 66cm 볼을 사용
키188cm이상: 77cm 볼을 사용

신장은 다리와 몸통의 비율을 반영하지 않으므로, 다리 길이가 특별히 길거나 짧을 경우엔 공의 크기를 늘리거나 줄여야 할 수도 있다.

탄력 밴드: 여러 가지 다른 강도를 지닌 저항성 밴드이다(강도는 보통 상표에 따라 다른 색깔로 구별된다). 몸을 지탱할 수 없을 정도로 느슨하지 않되 너무 탄탄해서 당기기 힘들지 않은 정도의 강도를 찾는다. 챕터 7에 나오는 대로 스프링 역할을 대신할 탄력 밴드를 설치하려면 문 고정 장치(도어 앵커)를 구매해야 할 것이다.

패드/베개: 등을 대고 누울 때 베개를 사용하면 운동할 때 통증이 없도록 몸을 정렬해 준다. 일자목으로 인한 통증의 경우(경추의 만곡이 사라진 경우), 작은 베개 혹은 말은 수건을 목 아래에 놓으면 불편함을 줄이고 몸을 올바르게 정렬할 수 있다. 머리를 뒤로 젖힐 때(목을 늘일 때) 통증을 느끼는 경우, 머리 아래에 작은 베개를 혹은 또는 접은 수건을 놓는 것이 해결책이 될 수 있다.

폴(Pole): 무게감 있는 장대를 드는 것은(긴 빗자루의 자루로도 가능) 몸의 정렬을 위한 시각적인 피드백과 몸의 어느 쪽이 약한지를 찾아낼 수 있는 촉각적인 피드백을 준다. 배관 파이프도 다양한 무게와 각자의 그립에 맞는 여러 크기가 있어서 폴(pole)로 사용할 수 있다.

몸이 아플까? 운동 사이사이 근육들을 쉬게 해야 할까? 그렇다면 얼마나 자주 쉬어야 할까?

필라테스 운동을 하는 데 익숙하지 않다면 처음에는 아플 것이다. 그리고 난이도를 올리거나 새로운 방법으로 운동할 때마다 아플 것이다. 이 통증은 근섬유 세포의 미세한 찢어짐, 즉 운동하면 할수록 동작이 수월해지도록 강한 근육을 만드는 과정에서 오는 "지연성 근통증" 때문이다. 영리한 몸이지 않은가? 근육을 "쉬게"하는 것은 찢어진 세포가 스스로 회복하도록 두는 것이다. 보디빌더는 가능한 한 많은 근육을 만들려고 노력하며, 따라서 운동의 강도와 무게를 지속해서 증가시켜 그 과정에서 많은 근섬유를 찢는다. 치유 시간은 근육 조직의 회복을 위해 필수이다. 그 과정 동안 근육은 평소보다 약해지며, 다시 비슷한 힘을 발휘할 수 있을 때까지 며칠이 걸릴 수도 있다. 필라테스는 가능한 한 많은 근육을 만드는 것보다도 몸의 건강하기 위해 필요한 만큼의 근육을 만드는 데 중점을 두므로, 근섬유가 찢어지고 회복하는 것이 덜 필요하다. 따라서 당신의 운동 강도에 따라 필라테스를 매일 할 수도 있다. 운동한 후에 통증이 매우 심하면, 2~3일 정도 근육을 회복할 시간을 가져도 좋다. "휴식"의 정의를 맑은 공기를 마시며 산책을 하는 것 정도로 바꾸

당신의 모든 궁금증에 대한 답

어 보자.

필라테스와 요가는 무엇이 다른가?

필라테스와 요가는 팔촌 정도 된다. 둘은 몇 가지 가족적 특성의 흔적을 공유하지만, 엄연히 다른 부족이다. 첫 번째로, 필라테스는 창립자 조셉 H. 필라테스(1883-1967)의 이름을 따라 명명되었다. 원래 "컨트롤로지(조절학)"라 불렸던 필라테스는 앉아서 하는 긴 명상을 준비하는 것보다 신체를 숙련하고 제어하는 수단으로 개발되었다. 완전한 필라테스 시스템은 대부분 용수철을 사용해 저항을 만들고 대략 45kg 정도의 중량을 제공하는 기구에서 실행된다. 필라테스에서는 3초 이상 멈추는 동작이 없어서, 만약 필라테스 매트 운동과 요가를 비교한다면 필라테스는 아마도 빈야사 플로우 요가와 가장 비슷할 것이다. 필라테스의 상당 부분이 소화기관에 무리를 주지 않도록 등을 대고 누운 상태에서 행해지고 코어 근육에 강한 초점을 둔다. 필라테스는 아래에서 위로(눕기, 앉기, 무릎 꿇기 순으로) 진행되며, 서서 하는 운동은 요가와 비교하면 적다. 필라테스는 저항에 반하는 역동적인 동작을 요구하므로, 척추를 지탱하고 안정화하기 위해 운동하는 내내 복부가 "안쪽과 위쪽으로" 당겨진 상태를 유지하는 것이 필수다. 복부가 계속 긴장되어 있기 때문에 필라테스에서의 호흡은 흉곽의 움직임을 따라 구 모양으로 분리되어, 들숨에 가슴, 몸의 옆, 뒷부분은 확장하지만 허리는 팽창하지 않는다. 반대로 특정 요가 스타일은 신체의 완벽한 이완을 강하게 강조하고, 요가에서의 호흡은 복강의 확장과 이완을 허용하며 흔히 "배꼽 호흡"이라고도 한다. 필라테스와 요가 모두 각자의 목표를 달성하는 데 탁월하다.

필라테스는 신체에 그 뿌리를 두고 있다. 조의 조절학에 대한 믿음과 목표가 본질적으로 치유에 중점을 둔 것임에도, 사람들은 그리스인들의 "이상적인" 신체에 대한 비전을 모방하려는 필라테스의 열정과 가능성에 가장 많은 관심을 보여 왔다. 필라테스가 추구하는 세계 최상급의 복근과 기능적인 힘은 오늘날 사람들이 일상생활을 원활하게 하도록 돕기 위해 고안되었다. 그러나 이 방법의 표면적인 부분을 걷어내면 요가와 같은 정신적 평온과 영적 평화와 같은 풍부함을 발견할 수 있을 것이다.

요가와 같이 필라테스에도 많은 종류가 있는 것 같은데 무엇이 나에게 적합할까?

요가는 누가 누군가로부터 언제 배웠는지를 토대로 많은 가르침과 운동 방법이 나누어져 있다. 필라테스도 오늘날 비슷한 길을 걷고 있다. 여러 스타일의 필라테스는 조셉 필라테스의 운동을 배운 "장로"들에 의한 다양한 해석을 보여 준다. 우리는 그들이 보통 조와 직접 조절학을 공부한 후 그것을 가르치는 일을 맡은 1세대 필라테스 지도자이기 때문에 "장로"라고 부른다. 많은 장로들이 자신의 몸에 맞게 교육을 받았기 때문에(반드시 일관된 방법으로 교육받은 것이 아니었다), 많은 운동이 그들에 의해 변형되고 수정되었다. 조와 충분히 긴 시간을 보내고 철저히 배운 소수의 사람만이 그의 운동의 참된 지도자로 여겨질 수 있다.

많은 사람들이 조셉 필라테스가 의도한 것과는 매우 다른 버전을 배우고 있다는 사실을 알지 못하고 필라테스를 "공부"한다. 나의 의견은, 당신에게 적합

필라테스의 장로들

한 필라테스가 바로 "옳은" 종류의 필라테스라는 것이다. 최대한 조의 조절학의 철학에 충실하되, 당신과 당신의 몸을 최고로 이끌어 내는 필라테스 말이다. 그러나 조절된 동작, 대립의 힘, 운동성, 척추 유연성, 집중력, 호흡, 저항, 성실성, 자신의 건강에 대한 책임감 등과 같은 핵심 원칙이 희생되어서는 안 된다. 이제, 조와 같이 작은 흰색 수영복을 입고 운동하기로 하는지는 당신에게 달려 있다!

이 책에서 계속 언급하는 이 "장로"들은 누구인가? 필라테스 세계에서 그들은 조와 클라라 필라테스와 함께 공부한 1세대 교사들이다. 즉 그들은 조에게서 직접 필라테스 방법론의 기술과 원리에 대해 배웠다. 이 책의 많은 부분에서 그들의 말을 인용하거나 그들에 대해 언급한 것을 볼 수 있을 것이다. 그들은 이 분야에서 매우 존경받는다. 많은 사람이 필라테스를 활성화하는 데 도움을 주었지만, 몇몇 핵심 인물에 대해서 잠시 논해 보겠다.

로마나 크리자노브스카(ROMANA KRYZANOWSKA)

조셉 필라테스는 로마나를 그의 가장 성실한 학생이라고 불렀다. 로마나는 1941년, 그녀가 17세이던 해, 조지 발란친(George Balanchine)이 발목을 부상당한 자신의 젊은 댄서를 치료해 달라며 "엉클 조"에게 데려간 때부터 조와 클라라와 공부하기 시작했다. 자녀를 키우려 1944년에 페루로 떠난 이후 로마나는 집에서 필라테스를 가르치고 조와 클라라와 편지를 주고받았다. 1959년 로마나는 미국으로 돌아와 1970년에 필라테스 스튜디오의 디렉터가 될 때까지 조절학(그리고 발레)을 가르쳤다. 그녀는 클라라가 1976년에 죽기 전까지 클라라와 함께 일했으며 이후로 그 일을 지속적으로 지켜 왔다. 조의 비전에 대한 그녀의 충성심은 그녀를 필라테스의 대모이자 세계에서 가장 존경받는 필라테스 강사로 만들었다(그리고 나의 스승이다!).

카롤라 트리에르(CAROLA TRIER, 1913–2000)

댄서, 곡예사, 그리고 무엇보다도 롤러스케이트 곡예사로서 유명했던 카롤라는 등에 끔찍한 부상을 입고 조셉과 클라라 필라테스를 만나게 되었다. 그녀의 부상은 너무 심해서 그녀는 자신이 평생 동안 정형 외과적 보조장치를 이용해야 할 것이라고 생각했다. 필라테스를 시작한 이후 그녀는 힘과 안정성을 회복했다. 그녀는 1950년대 후반에 조와 클라라의 도움으로 그녀의 조절학 스튜디오를 열었다. 카롤라는 균일한 발전이 건강한 신체의 비결이라는 조의 철학을 강조했다. 후일, 그녀는 뉴욕의 레녹스 힐 병원에서 헨리 조던(Henry Jordan) 박사의 환자들 재활 및 연구를 도우며 해부학적 지식을 더욱 쌓아 갔다.

당신의 모든 궁금증에 대한 답

이브 젠트리(EVE GENTRY, 1909–1994)

이브는 현대무용과 움직임의 마스터였으며 과도한 춤 때문에 얻은 무릎과 등 통증을 앓은 후 조셉 필라테스와 함께 20년 이상 함께 일했다. 이브는 다음과 같이 말했다. "나는 이 감각을 절대 잊지 않을 것이다. 조와 함께 운동 한 후에 등과 무릎을 포함한 나의 모든 통증이 사라졌다. 3년 만에 처음으로 고통을 겪지 않았고, 정말 기분이 좋았다." 이브는 조와 하냐 홈(Hanya Holm), 루돌프 본 라반(Rudolph von Laba)과의 작업을 토대로 그녀만의 신체 관리 기술을 개발했다. 그녀는 1968년 뉴멕시코 주 산타페에 필라테스 메소드 스튜디오를 열어 강력한 재활 방법을 발전시켰다.

캐시 그랜트(KATHY GRANT, 1921–2010)

캐시는 무릎 부상을 입기 전에 브로드웨이와 텔레비전에서 활동하는 무용수, 코러스 걸이자 안무가였다. 그녀는 오랜 기간 조셉 필라테스의 학생이었고, 조가 승인하고 감독한 뉴욕 주 직업 교육부 산하 연방 정부 보조금 교육 프로그램을 통해 필라테스 공인 자격증을 받은 유일한 두 사람 중 하나였다. 캐시는 카롤라 트리에르의 스튜디오에서 가르쳤고 1972년부터 1988년까지 유명한 헨리 벤델 백화점에서 필라테스 스튜디오를 관리했다. 그때부터 그녀가 죽기 전까지 뉴욕 대학교의 티쉬 예술학교(Tisch School of the Arts)에서 필라테스를 가르쳤다.

론 플레쳐(RON FLETCHER, 1921–2011)

론은 그의 댄스 커리어 초기에 무릎 부상을 얻은 후 1948년부터 조와 클라라와 함께 주기적으로 운동했다. 조는 그가 무릎에 과도한 압력을 피하면서 주변 근육에 대한 강화 치료 및 연장 운동에 집중할수 있도록 리포머(Reformer) 기구에서 그를 운동시켰다. 론은 잠깐 운동을 중단했지만, 1967년 조와 클라라 필라테스와 함께 일하기 위해 스튜디오로 돌아왔다. 조가 그 해 말에 죽었지만 론은 클라라와 계속 일했다. 1971년, 그는 클라라의 축복 하에 베벌리힐스에 론 플레쳐 신체 조절학 스튜디오(Ron Fletcher Studio for Body Contrology)를 개설했다. 그는 또한 1980년대 초 론 플레쳐 워크에서 강사들을 가르쳤는데, 그는 그것을 마사 그레이엄(Marth Graham), 거트루드 셔(Gertrude Shurr), 예이치 니무라(Yeichi Nimura)와 같은 춤의 대가들의 가르침과 조절학으로 양념된 "놀라운 유기농 조리법"이라 불렀다. 론은 조의 기구 운동을 기반으로 하는 새로운 마루 운동과 자신이 "타올 운동"과 "충격 호흡"이라고 불렀던 기술들을 개발했다.

제이 그라임스(JAY GRIMES)

제이는 그가 발레단과 브로드웨이에서 프로 댄서로 활동하던 1964년, 조셉과 클라라 필라테스와 함께 공부하기 시작했다. 그는 18년 동안 부상 없이 전문적으로 춤을 추었는데, 그는 그것이 필라테스로 몸을 관리한 덕이라고 했다. 제이는 1974년 필라테스를 서부로 전파하는 것을 돕기 위해 클라라에 의해 로스앤젤레스로 파견되었다. 제이는 조와 클라라에게 직접 배웠던 전통적인 방법과 기술을 강사들과 그들의 학생들을 위한 워크숍과 세미나에서 가르치며 세계 곳곳에서 마스터 클래스를 진행하고 있다.

롤리타 산 미구엘(LOLITA SAN MIGUEL)

롤리타는 1950년대 후반에 춤 분야에서 탁월한 경력을 쌓는 도중 부상을 입어 몸이 약해지자 카롤라 트리에르의 스튜디오에 보내졌다. 롤리타에 따르면, 그녀는 트리에르의 클라이언트로 7년 동안 간헐적으로 교육을 받았다고 한다. 마침내 카롤라는 그녀에게 필라테스를 가르쳐보면 어떻겠냐고 물었다. 그녀는 카롤라가 인증한 유일한 학생이었고, 트리에르의 조수였던 캐시 그랜트가 롤리타를 조와 클라라에게 데리고 갔다. 조, 클라라, 그리고 그들의 조수들과 함께 성실히 연구한 끝에 롤리타 산 미구엘과 캐시 그랜트는 조셉 필라테스의 공식 인증을 받은 유일한 필라테스 수행자가 되었다. 그들은 1967년 2월 2일에 뉴욕의 주립대학에서 인증서를 받았다.

조나단 윈터스(JONATHAN WINTERS)

극장 파이프 오르간 연주자였던 존은 제 2차 세계 대전 동안 군에 복무하였다. 그가 체육관을 다녔음에도 30파운드가 찌고 난 이후 조를 소개받았다. 그는 조와 클라라의 스튜디오의 단골손님이 되었고 조가 죽은 이후에 로마나의 조수가 되었다.

메리 보웬(MARY BOWEN)

메리는 1959년 조셉 필라테스와 함께 연구를 시작했으며 조와 클라라와 함께 6년 동안 공부했다. 그녀는 1970년부터 융 분석심리학자로 활동했으며 1975년 이후 필라테스를 가르쳤다. 보웬은 그녀가 65세 정도가 되고서 그녀의 두 직업인 필라테스 강사와 분석 심리학자로서의 일을 합치기 시작했다고 회고한다. 그녀는 필라테스 플러스 프시케(Pilates Plus Psyche)를 등장시킨 이 접근 방식을 "필라테스 공동체에 대한 그녀의 특별한 공헌"이라고 말한다.

브루스 킹(BRUCE KING, 1926–1993)

현대 무용수인 브루스 킹은 1955년 조셉 필라테스의 첫 번째 수업을 들었다. 댄스 커리어를 유지하기 위해 그는 한 주에 1~2번 수업을 받았다. 브루스는 몇 년 동안의 수행 끝에 필라테스 강습법을 배울 기회를 제안 받았다. 클라라가 그의 주 스승이자 영감이 되었다. 브루스는 1966년에 그의 작은 스튜디오가 있는 필라테스 부부의 건물에서 살게 되었다. 건물의 화재 때문에 조와 클라라의 스튜디오가 손실되고 브루스의 스튜디오는 파괴되자, 그는 필라테스 스튜디오에서 가르쳤고 1967년 조가 사망한 후에는 클라라를 도왔다. 그는 무용수이자 안무가, 그리고 존경받는 작가로 인정받았다(그는 1970년대 Bruce King Dance 회사를 설립했다). 브루스는 1972년 조와 클라라의 스튜디오로부터 리포머 기구를 사서 그의 아파트에서 필라테스를 가르쳤고, 죽기 전까지 여러 곳을 돌아다니며 워크숍을 통해 가르쳤다.

밥 시드(BOB SEED, 1921–1987)

한국 전쟁 당시 육군 중령이었던 밥이 전쟁으로부터 받은 상처는 광범위했다. 두개골에는 철판이 들어 있었고, 내장에는 포탄의 파편이 있었다. 그는 몸이 마비되었기 때문에 요가, 명상, 쿵푸, 가라테, 스모를 통해 동양 철학을 탐구하면서 걷는 법을 다시 배웠다. 그가 다니던 병원은 그가 운동하는 습관을 갖도록 이끌었다. 그는 간호사 자격증을 땄으며, 한국에서 배웠던 기술인 침술을 자신에게 실습했다. 밥은 전쟁이 끝나고 몇 년 후 조를 만났다. 그 둘 사이가 불화 때문에 멀어졌다는 것 말고는 실제로 그들이 함께 한 시간에 대해서 별로 알려진 것이 없다. 둘은 수년간 길 하나를 사이에 두고 있었는데, 밥을 찾는 사람들이 많아진 것이 조의 유명한 자존심을 악화시켰을 가능성이 크다. 사람들이 시드(Seed) 스튜디오를 떠나면, 밥은 "그렇게 하세요."라고 말하곤 했다.

메리 필라테스(MARY PILATES)

그녀가 18살이었던 1940년대, 메리의 부모님은 그녀를 뉴욕으로 향하는 버스에 태웠다. 그녀의 말이다: "나의 아버지는 세인트루이스에 필라테스 스튜디오를 가지고 있었지만 나는 조 삼촌과 살기 위해 뉴욕에 가기 전까지 필라테스 대해 별로 관심이 없었다." 그녀는 뉴욕에 도착한 후 3년 동안 필라테스를 배웠고 그녀 삼촌의 스튜디오에서 클라이언트들에게 운동을 지도했다. 메리는 1960년대에 플로리다 남부로 이주했다. 그녀는 여전히 사람들에게 헌드레드(Hundred) 동작의 "정석"을 보여주는 것을 좋아한다. 64쪽을 보고 직접 시도해 보길 바란다!

CHAPTER 3

필라테스는 어떻게 몸을 건강하게 만들어 주는가

*"우리는 나비의 아름다움에 즐거워하지만
좀처럼 그 아름다움을 달성하기 위해 겪는
변화들을 인정하지 않는다."*

– 마야 안젤루 (MAYA ANGELOU)

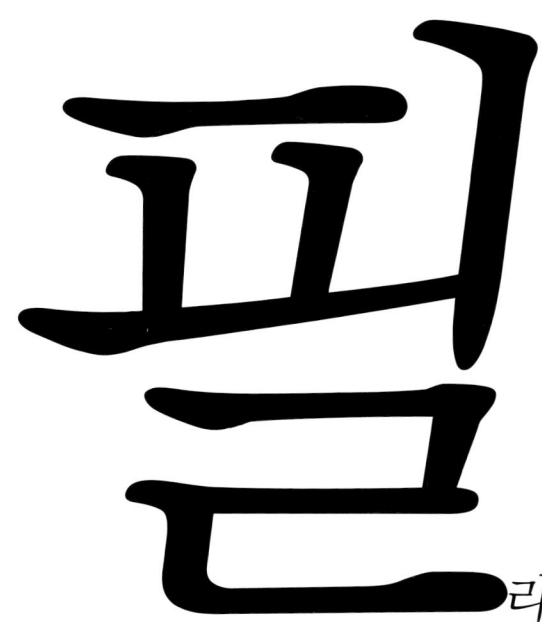
라테스는 당신의 마음과 몸을
향상시키는 특별한 방법이다. 필라테스는 종종 요가나 매트를 이용한 다른 운동과 혼동되지만, 그것은 사실이 아니다. 필라테스는 견고한 코어 근육, 바른 자세와 유연성, 그리고 강한 근육 등 당신의 마음과 몸을 향상시킬 여러 가지 이점을 제공하는 독특한 방법론이다. 그뿐 아니라 스트레스와 몸의 독소를 낮추고 전반적인 신체에 대한 의식과 통제력을 가르친다. 이제 필라테스가 어떻게 우리 몸과 마음을 향상시키는지 알아보자.

필라테스는 어떻게 몸을 건강하게 만들어 주는가

당신의 두뇌 활동을 도와준다

신경과학 분야의 최신 연구에 따르면 사고력에는 사고 자체보다 운동이 더욱 도움된다고 한다. 이해가 되는가? 조는 그것을 확실히 이해했다. 그는 이미 1934년에, 우리가 몸이 적절하게 통제하는 법을 모르고 지내는 기간이 길면 길수록 우리의 활력이 감소하고 정신력은이 쇠퇴하게 되어 점점 "움직이는 옷걸이"에 가까워질 것이라고 주장했다. 지독한 모습이다(당신도 분명히 이런 사람들을 만난 적이 있을 것이다)! 조의 설명에 따르면, 필라테스가 두뇌 강화에 끼치는 영향은 수천 개의 휴면 근육 세포들을 깨움으로써 궁극적으로 정신력과 뇌의 기능을 향상시킨다는 것이다. 멋진 생각이지 않은가!

조는 시대를 앞서 가고 있었다. 2011년에 일리노이 대학의 연구팀은 쥐를 네 그룹으로 나누어 여러 가지 생활 환경에 집어넣고 실험을 진행하였다. 하나의 그룹은 맛있는 음식과 호화로운 우리, 하나의 그룹은 일반적인 사료와 적당한 환경, 나머지 두 그룹은 앞의 두 그룹과 같은 환경에 쳇바퀴를 추가하였다. 과학자들이 쥐들을 검사한 결과 그들의 인지 능력에 차이를 만든 단 한 가지는 쳇바퀴였다는 것을 발견하였다. 운동하는 쥐는 운동을 하지 않은 쥐보다 더 건강한 뇌를 가졌고 인지력 테스트에서 훨씬 뛰어난 능력을 보였다.

스트레스에 강해진다

요즘은 운동이 스트레스를 감소시킨다는 주장을 펼치지 않는 건강 잡지를 찾아보기 힘들다. 그러나 당신은 운동이 스트레스를 감소시켜 줄 뿐만 아니라 더 큰 스트레스에도 잘 대처할 수 있도록 도와준다는 것을 아는가? 신경 과학 협회의 연구원들은 쥐가 스트레스에 노출 되었을 때 스트레스를 받기 전 달리기를 한 쥐들이 달리지 않은 쥐들보다 더 잘 견딘다는 것을 알아내었다. 운동은 부정적인 스트레스에 효과적으로 대처할 수 있도록 두뇌를 재구성하는 것으로 드러났다. 운동 중에 발생하는 모든 의식적인 호흡, 근육의 긴장 해소, 그리고 "행복 호르몬"(엔도르핀, 세로토닌, 도파민)의 방출은 필라테스가 완벽한 스트레스 해소 운동임을 증명한다.

안정된 신체를 갖게 된다

힘의 상징은 보통 근육이 불룩 튀어나온 우람한 보디빌더들이지만, 당신이 그 힘을 가지고도 움직이거나 활기차게 돌아다닐 수 없다면 무슨 소용이 있겠는가? 몸의 부피가 커질수록, 움직이거나, 속도를 늦추거나, 멈추거나, 방향을 바꾸는 것이 더 어려워질 것이다. 만약 당신이 탱고 파트너를 고른다면 헐크를 고르겠는가 아니면 스파이더맨을 고르겠는가? 누가 차에 더 빨리 탈 수 있을까? 기차를 타기 위해 계단을 뛰어 올라가거나 등을 쉽게 긁는 것은? 이런 것들이 일상생활에서 실제로 가치가 있는 움직임의 예이다.

필라테스는 몸의 중심인 코어(파워하우스)를 몸의 사지가 만나는 부분으로 취급하여 근육과 움직임의 균형을 형성한다. 안정된 중심을 가진 신체는 운동, 스포츠, 실생활에서 발생하는 갑작스럽게 변화하고 비트는 움직임을 견디는 데 훨씬 능숙하다. 필라테스는 보다 효율적인 발(15cm짜리 하이힐을 신고 서 있을 때와 맨발로 서 있을 때 무언가에 부딪히는 것을 상상해 보라)과 완벽한 자세를 통해 얻어진 균형 잡힌 척추를 만듦으로써 더 안정된 기반과 강력한 중심을 연결한다. 이제 당신이 선호하는 슈퍼히어로는 누구인가?

난공불락의 신체를 갖게 된다

잘못된 습관들은 반복된 움직임의 패턴(다리를 꼬거나, 매일 같은 어깨에 가방을 메거나, 몇 시간 동안 컴퓨터를 하며 앉아 있거나 하는 행동)에 우리의 몸을 가둔다. 그 패턴의 나쁜 결과를 상쇄할 대항 운동이 없으면 어떤 근육들은 과도하게 발달하고 어떤 근육들은 고착된다. 신체가 지나치게 불균형해지면 일부 근육이 모든 부담을 지고 나머지 근육은 쇠퇴하며, 이것이 부상을 초래한다. 당신은 "사용하지 않는 것은 잃는다"라는 말을 들어보았겠지만, 불균형 때문에 얻은 부상에 더 어울리는 어구는 "사용하지 않는 근육은 고쳐야 한다"이다.

필라테스는 큰 근육과 작은 근육의 강도와 길이를 일률적으로 발전시킨다. 균형이 잡힌 근육은 민첩하고, 서로 협력이 가능하고, 유연하며, 부상에 쉽게 노출되지 않는 신체를 만든다.

중력에 저항한다

시간이 우리의 아버지이고 대자연이 어머니라면, 아마도 중력은 우리의 조부모일 것이며 우리를 천천히 땅으로 빠져들게 할 것이다. 우리는 중력을 피할 수 없다. 중력은 매일매일 우리에게 미치며, 그것에 대항하지 않는다면 우리의 몸은 무의식적으로 중력에 몸을 내맡기게 될 것이다.

중력이 몸을 누를 때 1차 방어선은 충격 흡수에 필요한 척추의 추간판이다. 척추의 압축은 매일 척추 원반의 수분을 빼앗아 가며, 매일 밤 그것을 회복하지만 100퍼센트 회복하지는 못한다. 이 때문에 평생에 걸쳐 소중한 키를 몇 센티미터 잃어버릴 수 있다.

로마나는 필라테스가 중력에 저항한다고 말하는 것을 좋아했다. 필라테스에서는 어떠한 것도 내리누르지 않는다! 바닥으로 몸을 낮추고 있을 때조차도 항상 동시에 근육을 위로 끌어올려야 한다. 그렇게 하면 신체의 근육 조직, 특히 코어 근육의 조직으로 하여금 디스크와 소화 기관을 압축하는 압력을 없애도록 할 수 있다. 필라테스는 새로운 방향으로 피가 전달될 수 있도록 신체를 온갖 방향으로 움직여 몸에 변화를 준다. 특히 다리가 머리 위로 올라갈 때 이런 효과를 볼 수 있다. 또한 뒤로 기대는 동작들은 소화기관이 적절하게 배치되도록 돕고 심장에 가해지는 불필요한 압력을 없애도록 설계되었다.

관절을 촉촉하게 유지한다

당신은 신체의 관절을 논할 때 쓰이는 "관절 가동 범위(ROM: Range of Motion)"라는 용어를 들어보았을 것이다. 관절 가동 범위가 줄어들수록 동작은 더욱 뻣뻣해지고 제한된다. 반대로 관절의 범위가 자유로워지면, 그 주변의 가동성이 더 커진다(가동성이 너무 과한 경우는 하이퍼모빌리티, 과운동성이라 불린다). 의사와 전문가가 관절의 기능성을 결정하는 데 쓰이는 관절 가동의 "일반적인" 범위가 있다.

다행히도 필라테스 운동은 각자가 이미 가지고 있는 "정상적"이고 관절 가동 범위를 최대한으로, 그리고 통증을 느끼지 않을 정도로 활용하도록 하여, 범위를 늘릴 곳은 늘리고 제한할 곳은 제한한다.

방법은 다음과 같다. 손목, 어깨, 엉덩이, 무릎, 팔꿈치, 발목 등에는 모두 관절 연골(뼈 끝에 위치하여 뼈들이 미끄러지듯 움직이도록 하는 하얀 물질)이 활액(synovial, 라틴어로는 "달걀 같은 성질의"라는 뜻이다)이라 불리는 액체로 덮여 있는데, 이 액체는 뼈에는 영양분을, 관절에는 윤활액을 제공한다. 위의 관절들은 활액에 의지하여 건강을 유지한다. 덜 활동적

"중심에서부터 확장하고, 중심으로 돌아오라"
- 부처님

필라테스는 어떻게 몸을 건강하게 만들어 주는가

일수록 관절의 액체가 걸쭉해지고 유동성이 줄어든다. 의학 연구자, 생화학자 및 척추 지압사인 데이빗 윌리암스 박사는 "관절 운동은 루브리신(관절액에 포함된 단백질)의 생산을 증가시킨다. 그것이 바로 운동이, 특히 관절 유동성을 위한 운동이 관절 건강 유지에 절대적으로 중요한 이유이다"라고 말한다.

뼈를 강화한다

밀도는 우리가 몸 대부분의 영역에서 원하는 특성은 아니지만, 뼈에는 밀도가 최고로 좋다! 뼈에는 실제로 작은 구멍이 많지만, 그 구멍이 너무 많은 것은 좋지 않다. 뼈의 다공성이 심해지면(골 "다공"증을 떠올려 보라) 뼈가 약해지고 부서지기 때문에 "가득 찬" 뼈를 유지하는 것이 건강에 매우 중요하다. 특히 나이가 들수록 더욱 그렇다. 뼈는 부서지기도 하고 재생성되기도 하는 등 항상 변화한다. 운동 중에서도 특히 필라테스와 같은 저항 운동은 뼈에 대한 물리적 스트레스를 증가시키는데, 이것은 긍정적이다. 근육이 뼈를 당길 때 생기는 힘은 뼈 재건 과정을 자극하는 데 필요한 스트레스를 만든다. 그렇다면 특히 체중 부하가 있을 때 필라테스를 통해서 골밀도를 성공적으로 유지할 수 있으니 기쁘지 않은가!

호흡이 편해진다

당신은 폐를 상상할 때 공기로 가득 찬 풍선 모양의 물체가 호흡에 따라 팽창하고 수축하는 모습을 상상하는가? 부분적으로는 맞다. 진실은 폐가 스스로 확장하는 것은 아니며, 폐에 작용하는 외력에 의해 "호흡 된다." 폐는 밀도 있는 조직으로 이루어져 있어 그 조직을 통해 산소와 이산화탄소가 교환되며, 가슴과 복강 내의 체적 변화로 공기가 문자 그대로 흡입되고 밀려 나오는 곳이다. 폐 주변의 공간을 넓힐수록 내부에서 작용할 수 있는 공기의 부피와 힘이 증가한다.

필라테스 운동은 분절 운동 그리고 최대치의 호흡을 통해 늑골 및 복부의 호흡기 근육을 늘리고 강화하여, 공간을 확보하고 혈류가 최고조에 달하게 한다. 조는 올바르게 호흡하고 신선한 산소로 몸 전체를 채우는 것의 효과를 열이 보일러에서 생성되어 난방기를 통해 집 전체에 분배되는 효과와 비교했다.

심장에 도움이 된다

당신의 심장은 심혈관 장치라는 커튼 뒤에 있는 위대하고 강력한 오즈와도 같다. 꾸준한 펌프질이 몸이 제대로 움직이는 데 필요한 산소와 양분을 신체의 모든 부위에 공급한다. 건강한 순환은 신체가 최고의 효율성을 발휘해 작동하도록 하는 중요한 요소이다. 순환은 허약함과 피로를 물리치고 질병을 퇴치하도록 한다. 예일대 의과 대학의 공중 보건학 교수 데이비드 카츠(David Katz) 박사가 발표한 바로는, 활발하지 못한 순환은 치매, 당뇨병, 인플루엔자에서 간경변에 이르는 모든 질병의 원인이 된다고 한다. 조는 필라테스가 "혈액 순환을 개선하기 위해 몸 안에 있는 모든 근육을 운동하는 것"이라는 생각에서 시작되었다고 기록했다. 그리고 우리는 그의 접근 방식이 매우 철저하다는 것에 감사한다!

또한 활발한 순환은 에너지를 증진하는 데 도움이 되는데, 필라테스는 이 효과를 열 배로 늘려준다! 나의 모든 클라이언트들은 늘 필라테스를 한 후 자신들이 얼마나 많은 에너지를 느끼는지에 대해 놀라워한다. 필라테스는 당신의 신체 시스템을 자극하여 활기차고 생동감 있게 느끼도록 한다. 조셉 필라테스가 쓴

책 제목인 "조절학을 통한 삶의 복귀(Return to Life Through Contrology)"는 과장이 아니다. 그것은 이 방법론의 최대 장점에 대한 영리한 힌트였다.

독소를 제거한다

림프 시스템은 우리 몸의 에코 클리닝 서비스와도 같다. 림프샘을 통해 박테리아, 독소 및 세포 찌꺼기를 제거하고 질병으로부터 보호하는 데 필요한 곳에 신선하고 깨끗한 면역 세포를 보관한다. 조는 이 순환 효과를 "신체의 대청소"라고 말하고 "내부 샤워"에 비유했다. 림프 시스템은 혈액의 균형을 유지하고 신체 면역을 강화하기 위해 심장 시스템과 함께 작동하지만, 작동을 유지하려면 약간의 자극이 필요하다. 림프계의 주요 기관 중 하나는 흉골 바로 뒤, 폐 사이에 있는 흉관이다. 들숨과 날숨은 스포이트의 둥근 부분을 압축하고 놓는 것과 비슷하게 폐를 작동시켜서, 혈관에서 더 많은 림프액을 끌어 당겨 몸 전체를 돌아다닐 수 있도록 자극한다. 나는 조가 올바른 호흡법을 고집했다는 사실이 놀랍지 않다. 그에 의하면 우리는 "완벽하게 숨을 들이쉬고 내쉬어서 우리의 폐에서 나오는 불순한 공기를 마지막 한 톨까지 짜내기 위해 항상 열심히 노력해야 한다."

림프액은 모세 혈관이라고 하는, 점점 더 작은 단위의 관을 통해 혈액에서 압착되기 때문에 운동, 중력, 호흡, 압력과 같은 자극에 영향을 받을 수 있다. 로마나는 우리들에게 "필라테스는 몸을 위한 내부 마사지이다"라고 말하곤 했다. 실제로 필라테스에서 사용하는 신체를 앞으로, 옆으로, 그리고 뒤로 굴리는 움직임, 파동이나 분절을 통한 움직임, 완벽한 호흡 등은 림프계를 자극하기 위한 완벽한 방법이다.

CHAPTER 4

필라테스를 위한 식사 / 접시 위의 필라테스

"우리의 생각은 전기 화학적으로 변환되어 생리 반응으로 나타난다.
그러므로 생각하는 것이 영양에 대한 선택이다.
음식과의 관계를 형성하는 것이
곧 신체 화학을 형성하는 것이다."

- 마크 데이비드(MARC DAVID), ≪THE SLOW-DOWN DIET≫의 작가

사

람들은 피트니스 종사자들이라면 음식을 관리하는 것에 있어서는 타고났다고 단정하곤 한다. 또 우리는 트레이너들이 음식과의 싸움을 이해하지 못하리라 생각한다. 트레이너들의 몸이 우리의 몸보다 더 튼튼해 보이고, 그들이 자신의 몸을 더 혹독하게 관리할 것이라 생각하기 때문이다. 아마 그것은 사실일지도 모른다. 그러나 깊이 들여다보면 항상 보이는 것보다 더 많은 이야기가 숨어 있기 마련이다. 운동의 세계는 그 "모든 것을" 얻기 위해 고군분투했거나, 아직도 분투하고 있는 프로로 가득 찬 곳이다. 얼마나 많은 훌륭한 트레이너들의 이야기가 "나는 어렸을 때 과체중이었다" 또는 "나는 스트레스 때문에 몸이 약해지고 건강이 나빠진 후에야 운동을 찾았다"로 시작하는가?

필라테스를 위한 식사

"많은 면에서 음식은 당신이 섭취하게 될 가장 강력한 약이다. 하루에 적어도 세 번은 이 약을 사용하기 때문이다."
- 배리 시어스 (Barry Sears) 박사, 《The Zone Diet》의 작가

피트니스 전문가를 포함한 거의 모든 미국인이, 특히 어렸을 때 건강한 습관을 훈련 받지 못한 사람이라면 도리토스(프리토레이사의 또띠아 칩) 그리고 딩동스(속에 크림이 들어간 초콜릿 케이크)의 유혹을 겪는다. 매일 같이 감각을 자극하는 마케팅 전문용어와 근사하게 전시된 음식의 맹공격으로부터 안전한 사람은 없다. 나는 종종 나의 아이들에게 "파란색 라즈베리" 사탕과 프루티 페블(쌀로 만든 오색의 달콤한 시리얼)의 세계로 손짓하는 시리얼 캐릭터들에 대한 진실을 말해 주곤 한다. 심지어 나의 남편조차도 텔레비전에서 보이는 "신선한" 바닷가재 꼬리에 화려하게 부어지는 "버터"의 모습에 사로잡힌다. 나는 남편에게 이런 광고들을 위해 음식을 스타일링을 하던 친구가 사람들의 식욕을 자극하기 위해 그 "음식"들에 무엇을 했어야 했는지 상기시켜 줘야 한다. 그 음식 준비 과정은 역겹다.

진짜 음식 중에 반짝이는 것은 없고 무지개 색깔은 거의 없다(무지개 근대는 예외다!). 중요한 것은 대부분 사람들이 자신을 위해 더 나은 선택을 하고, 매 선택의 순간마다 건강한 식사, 운동, 생활 방식을 향해 나아가려 한다는 것이다.

나의 첫 번째 영양에 대한 경험

19세의 나이에 나는 고등학교 시절 내내 나를 괴롭힌 피부 문제의 원인을 밝히는 데 도움을 줄 영양사를 추천 받았다. 그 당시 나는 영양사가 무엇을 하는 사람인지 전혀 몰랐다! 나는 단순히 친구의 추천을 신뢰하고 약속을 잡았다. 나는 음식과 건강에 대한 광범위한 설문지를 작성했고, 의사는 혈액 검사를 했다. 결과가 나왔을 때, 의사가 나에게 긴 음식 알레르기 리스트를 전해 주었다. 그것이 내 피부 문제의 주범이었다. 나는 충격을 받았다. 굴? 하지만 나는 굴을 한 번도 먹어본 적이 없었다!

바로 그 자리에서 나는 식이요법을 위해 효모, 우유, 달걀노른자, 그리고 내가 가장 좋아하지만, 염증을 일으키는 다른 20가지 음식을 식단에서 빼야만 했다. 나는 매 식사마다 울었다. 나는 박탈감을 느꼈고, 배가 고팠고, 내가 나 자신인 것이 슬펐다. 그런데 신기한 일이 일어났다. 기분이 좋아지기 시작했다. 피부가 좋아졌을 뿐만 아니라, 내가 먹는 음식이 나와 직접 연결되는 것을 느꼈다. 나는 또한 먹지 말아야 하는 음식들을 몰래 먹으면 나에게 어떤 영향을 생기는지 인식하기 시작했다. 일부 증상은 다른 증상보다 더 심했다. 일부는 더 빨리 없어졌다. 나는 입안에 넣는 음식을 조절함으로써 내가 나의 몸 상태에 스스로 발휘할 수 있는 힘을 깨닫기 시작했다. 그래서 음식을 제한하는 것에 대한 최초의 괴로움에도, 나의 영양학적 투자는 나를 현명하게 만들었고 자기 관리를 더 잘 할 수 있게 하였다.

음식을 먹는 방식은 삶을 사는 방식이다

그때 이후로 나는 스포츠와 여성 영양학에 대한 여러 수업을 들었고 건강한 음식물 섭취에 관련된 피트니스 수련회에 다녔다. 내가 배운 모든 것에 근거하여, 나는 당신이 균형 잡힌 식단을 통해 완전하게 치유되고, 활력을 찾고, 면역력을 갖출 수 있다고 믿는다. 나의 음식 습관에 대한 이상적인 계획은 매일 그리고 매끼에 신선한 유기농, 무농약, 비학대(cruelty-free), 완전식품을 먹는 것이다. 항상 그렇게 먹을 수는 없지만, 나는 결코 포기하지 않는다! 여느 사람과 마찬가지로 나는 건강한 식습관과 나의 바쁜 일정 사이에서

균형을 맞추기 위해 애를 쓴다. 온종일 아무것도 안고 밤에 게걸스럽게 폭식하기? 해 봤다. 온종일 침대에서 누워서 먹기? 체크. "단백질 바"를 입에 물고 택시를 잡으러 뛰어 가기? 예스, 그게 나였다. 연속적으로 몇 달 동안 깨끗하고 건강한 식생활 패턴을 지키는가? 예스! 그것 역시 나다!

나는 종종 변화를 주는 것을 좋아하고, 내 인생의 과업 중 하나는 이러한 극단적인 상황들 사이에서 균형을 찾는 것이다. 나는 내가 자신의 기준에서 너무 멀리 벗어나면 그것을 알아차린다. 나는 나의 직감의 소리를 듣는다. 항상 그것을 따르지는 않더라도 말이다. 내 선택이라는 인식 없이 내 한계를 넘지 않는다. 나는 완벽보다는 과정을 중요시하기 때문에 나 자신의 불일치를 받아들인다. 요즘 나의 진언인, 내가 가장 좋아하는 구절은 존 레넌(John Lennon)이 남긴 이 말이다. "모든 것이 좋게 끝날 거예요. 그리고 그것이 좋지 않다면 그것은 끝이 아닙니다."

필라테스로 몸을 만들려면 영양소가 필요하다

우리는 에너지와 행복감을 증진하고 건강한 방법으로 몸을 움직이기 위해 운동을 한다. 또한 우리는 좋은 기분과 건강한 신체를 유지하고 싶어 한다. 그렇다면 우리는 같은 목적을 위해서 먹어야 하지 않겠는가? 건강한 식습관을 갖는다는 것은 우리가 먹는 음식이(심리적인 만족감 외에도) 어떻게 신체의 정상적인 기능과 최상의 상태를 지속시켜 주는지에 대해서 이해한다는 것을 뜻한다.

필라테스를 통해 균형 잡힌 방식으로 몸의 모든 근육(큰 근육, 작은 근육, 정신적인 근육들을 작동시키는 것과 마찬가지로, 우리는 우리가 섭취하는 음식물의 특성이 서로 균형을 이루도록 하여 몸에 쌓인 모든 영양분이 필요한 곳에 사용될 수 있도록 해야 한다. 우리의 몸을 행복하고 건강하도록 해 주는 영양소의 특징을 알아보자.

다량 영양소

- 단백질은 모든 근육, 내장기관, 피부, 그리고 일부 면역 체계를 이루는 조직을 형성하는 데 필요하다. 또한 신체는 단백질을 에너지로 사용하거나 지방으로 전환한다.

- 지방은 정상적인 뇌와 신경의 기능, 그리고 호르몬 신호 전달을 위하여 체내의 모든 세포막을 지지하는 데 필요하다. 여분의 지방은 신체의 연료로 사용되거나 지방으로 저장된다.

- 탄수화물, 즉 설탕과 전분은 신체가 매일 작동하기 위한 필수 에너지를 제공하는 데 필요하다. 여분의 탄수화물은 지방으로 변환된다.

미량 영양소

- 비타민 A는 눈과 면역체계를 건강하게 유지하고, 유전자의 발현을 조절하며, 건강한 적혈구를 만든다.

- 비타민 B는 신체가 음식을 분해하고 에너지를 효율적으로 사용하도록 도우며, 적혈구의 형성 또한 다소 돕는다(B 복합체에는 8가지 종류가 있다: B1/티아민, B2/리보플라빈, B3/니아신, B5/판토텐산, B6, B7/비오틴, B9/엽산 및 B12).

- 비타민 C는 결합 조직 및 뼈의 콜라겐 생성, 조직 복구, 그리고 상처 치료에 도움을 주며, 체내에서 음으로 하전된 손상 세포를 보호한다.

- 비타민 D는 골밀도에 필수인 칼슘 흡수를 촉진하고, 세포 성장을 조절하며, 면역 체계를 지원하고 염증을 줄인다.

- 비타민 E는 면역 기능에 중요하다.

- 비타민 K는 혈액 응고에 중요한 역할을 하며 뼈가 골밀도에 필수적으로 필요한 칼슘을 효과적으로 사용하도록 도와준다.

필라테스를 위한 식사

주의 깊은 식사를 위한 팁

- 보통 5분 안에 식사를 마친다면, 그 시간을 10분으로 늘려 보자. 시간을 재어 보라. 앉아서 음식을 즐기며 식사를 하려면 시간이 얼마나 걸리는지 기억한다.
- 앉아서 식사한다. 자신이 기분 좋고 편안하게 느끼는 장소에서 먹으면 더욱 좋다.
- 다른 일을 하면서 먹지 않도록 한다. 특히 컴퓨터를 두드리면서 먹지 않는다!
- 먹을 때 음식에 집중하라. 음식의 맛과 질감에 대해 생각해 보아라.

- 다량 미네랄은 튼튼한 뼈를 만들고, 신경 조직 간에 신호를 전달하고, 소화액을 생성하는 데 도움을 주며, 혈액에서 나오는 이물질을 제거한다. 다량 미네랄에는 칼슘, 염소, 나트륨, 칼륨, 인, 마그네슘 및 유황이 포함된다.
- 미량 미네랄은 단백질 생산, 산소 운반, 세포 성장 촉진 및 손상된 세포의 복구와 같은 다양한 기능을 수행한다. 신체는 크롬, 아연, 망간, 구리, 철, 불소, 코발트, 주석, 요오드, 셀레늄, 바나듐, 니켈, 몰리브덴 및 붕소와 같은 미네랄들을 100 밀리그램 이하 정도의 소량만 필요로 한다.

식물영양소

"피토(Phyto)"는 식물을 가리키며, 이들 화학 영양물의 대부분은 화려한 색의 껍질과 과육을 가진 과일과 채소에서만 발견된다. 그 중 일부는 활성산소로 인한 손상으로부터 신체의 세포를 보호하고 면역을 강화시키는 항산화 물질로 기능한다.
전반적으로 식물 영양소는 노화 과정을 늦추는 데 도움을 주며, 일부 암, 심장병, 고혈압 및 기타 만성 건강 문제와 같은 질병으로부터 몸을 보호할 수 있다. 우리에게 익숙한 두 가지 식물 영양소는 카로티노이드와 플라보노이드이다.

- 카로티노이드(예: 베타카로틴)는 기본적으로 과일과 채소에 적색, 주황색 및 황색을 부여한다. 이 화합물은 특정 암, 심장 질환, 심지어 시력 상실까지도 예방하는 것으로 알려져 있다. 매일 적어도 다섯 가지 색의 음식을 먹을 수 있도록 한다. 음식의 색상이 선명할수록 좋다. 이것은 필수 영양소로 신체에 연료를 공급하는 데 도움을 준다.
- 플라보노이드는 항알레르기, 항염증 및 항암 성질이 있으며 일부(적포도주 또는 다크 초콜릿에서 발견되는 종류)는 혈류 및 심장 건강을 향상시킬 수 있다. 그 외 플라본은 파슬리, 셀러리, 감귤류의 껍질에서 발견된다.

긍정적인 변화를 위한 계획

많은 사람이 "체중 감량"을 목적으로 필라테스 스튜디오에 찾아온다. 그러나 우리가 깨달은 것은, 그들은 결국 자신의 몸에 대해 긍정적인 기분을 갖기를 원한다는 것이다. 그것은 체중계에 뜨는 숫자보다는 체내에 무엇이 들어가고, 왜 들어가며, 어떻게 사용되는지에 대한 문제이다. 궁극적으로 그것은 자신을 사랑하는 것과 현실적인 자기 관리를 통해 건강해지는 것에 관한 문제이다. 우리는 이미 필라테스가 어떻게 우리로 하여금 긍정적인 마음과 신체에 대한 자신감을 갖도록 도와주는지에 대해 살펴보았다. 그리고 우리는 같은 가치와 원리로 음식으로부터 도움을 받는다.

건강한 식습관을 갖고 규칙적으로 운동하다 보면 멋진 몸매와 체중 감량은 자연스레 따라오게 될 것이다.

이제 집중, 조절, 호흡, 유동성 및 책임감과 같은 필라테스의 원리를 어떻게 우리의 식사에 적용할 수 있는지 알아보자.

식사에 집중하라!

인정하자, 우리 대부분은 너무 바빠서 식사조차도 해야 할 일의 목록 중 하나가 되어 버린다. 우리는 먹는 동안 우리가 무엇을 먹는지도 생각하지 않고 먹는다. 음식을 쳐다보지도 냄새를 맡지도 않고, 맛보지도 않으며, 심지어 무엇을 먹었는지 기억하지도 않는다. 나는 심지어 가끔 내가 점심을 먹었는지 안 먹었는지조차 까먹는다. 그것은 무서운 일이다.

수많은 미국인들이 운전하거나 텔레비전을 보거나 컴퓨터를 하면서 밥을 먹는다. 매사추세츠 대학의 연구원은 텔레비전을 보면서 식사를 하는 사람들이 텔레비전을 보지 않으며 먹는 사람들보다 평균 288칼로리를 더 섭취한다고 밝혔다. 그러나 더 충격적인 사실이 있다. 신체 음식 소화 능력의 30~40퍼센트는 우리가 식사에 충분히 집중했는지에 직접 영향을 받는다.

그 말은 즉 신체가 음식이 들어왔는지 100 퍼센트 확신하지 못하기 때문에 더 많은 열량을 섭취하게 될 뿐 아니라 음식을 비효율적으로 소화한다는 의미이다!

두뇌는 음식을 적절하게 소화하기로 결정 하기 위해서 먹는 감각(맛, 냄새, 즐거움, 만족감)을 완전히 경험해야 한다. 두뇌가 어떤 영양소를 어디로 보내고 언제 그만 먹도록 신호를 보낼지에 대한 최선의 결정을 내리기 위해서 주의 깊은 식사라는 평가의 시간이 필요하다. 당신이 집중하지 않으면, 두뇌는 음식을 인지하지 못한다. 결과적으로 당신은 항상 배가 고프다고 느끼게 된다.

필라테스와 마찬가지로 의식적인 식사를 하면 체중 감량의 효과가 보다 더 높아질 것이다.

첫 번째 규칙은 지금 이 순간부터 입으로 들어오는 것에 주의를 기울이는 것이다. 식사에 대해 궁금해해야 한다. 다음과 같은 질문을 하라. 나는 식사에 들어간 모든 재료를 분간할 수 있는가? 입안에 있는 음식의 식감은 어떠한가? 삼키기 전에 몇 번이나 씹었는가? 음식이 목구멍을 넘어서 위장으로 들어가는 것을 느낄 수 있는가? 배부르다고 느끼기 전에 접시 위의 음식을 얼마나 먹었는가? 이러한 질문들은 우리가 음식을 음미할 수 있도록 속도를 늦추는 데 도움이 된다.

그뿐 아니라 우리가 신체의 한 곳에 집중할 때 그 부분의 혈류를 증가시킬 수 있다. 혈류의 증가는 더 많은 산소를 의미하고, 그것은 결국 소화가 더욱 잘되도록 한다!

조절: 미리 생각하고 미리 계획하라

나의 나쁜 식습관들은 내가 시간에 쫓기고 준비되지 않은 상황에 맞닥뜨릴 때 마치 발진이 생기듯 나타난다(예를 들자면 신선하고 건강한 식사가 훨씬 더 좋은 선택이지만 스스로 에너지 바가 괜찮은 선택이라고 설득시킨다).

"이번만은 다를 거야"라고 자신에게 되뇌면서도 위험 지대에서 자신을 실망하게 하기는 너무나도 쉽다. 준비가 필요하다.

가장 중요한 것부터 시작해야 한다. 나는 내 아파트의 책상과 부엌을 정리해 줄 정리 전문가를 고용했다(세 시간에 75달러 정도 들었는데, 가치 있는 투자였다). 친구에게 부탁해도 된다. 나는 우선 다섯 가지 이상의 재료가 들어간 상자나 캔에 들어 있는 음식은 버렸고, 의도는 좋았지만 전혀 사용하지 않은 재료들, 고과당 옥수수 시럽(high-fructose corn syrup) 혹은 화학 첨가물이 들어간 것들은 전부 버렸다. 그런 후에 찬장과 냉장고를 음식 그룹(소스, 글루텐 프리 파스타, 간식거리 등)으로 나누어 정리하고 라벨을 붙였다(라벨을 붙이는 것은 건강한 부엌을 만드는 데 혁신적이었다. 우리고 가지고 있는 물건과 필요한 것을 한눈에 볼 수 있다).

우리 집의 필수 식품을 선별한 후에는, 그것들을 대체할 수 있는 더욱 건강한 재료들로 모두 교체했다. 파스타는 글루텐 프리나 유기농 파스타로, 밀가루는 아몬드 가루와 검은 쌀 가루로 바꾸고, 유기농을 구할 수 있는 모든 재료는 유기농으로. 심지어 대부분은 글루텐 프리로 교체했다.

나의 새로운 일과는 다음과 같다. 나는 매주 월요일 아이들을 학교에 데려다 주고 난 후 장을 보러 간다. 신선한 유기농 식품과 보충해야 할 필수 재료들을 산

> "우리의 생활을 자율 주행이 작동되듯 두어 버리면... 우리는 우리가 먹는 것, 사는 곳, 일하는 방식, 행동, 생각 및 감정이 우리에게 미치는 영향을 세심하게 느끼지 못한다. 이러한 연관성을 인지하지 못하면 우리는 우리가 왜 아픈지, 긴장하는지, 만성통증을 느끼고 우울해하는지에 대해 당황할 것이다."
>
> — 미르카 내스터 (Mirka Knaster), 《Discovering the Body's Wisdom》의 저자

필라테스를 위한 식사

걱정 없이, 행복하게

스트레스를 줄여주는 음식:

- 아몬드
- 아보카도
- 베리
- 레몬
- 근대
- 호두
- 고구마

다. 집에 돌아와서 음식 준비를 한다. 채소와 과일을 씻고, 치즈를 자르거나 찢고, 단백질류 식재료는 주사위 모양으로 썰고, 달걀의 흰자를 분리해 놓는다. 물병은 집안 곳곳 손이 닿기 쉬운 곳에 놓는다. 나는 매주 페스토, 아몬드 버터 혹은 후무스를 만든다. 이것들은 푸드 프로세서를 사용해서 만드는 데 10분도 걸리지 않는다! 나는 준비시간을 최소한으로 줄였고, 이것은 내가 건강하게, 집중해서 한 주를 보내는 데 도움이 된다.

유동성

몸이 필요로 하는 것 중 산소 다음은 물이다. 물은 관절의 윤활제 역할을 하고 몸의 각 세포의 건축 자재로 쓰인다(근육 세포의 70~80 퍼센트는 물이다). 그렇다면 제대로 수분을 유지하는 것이 왜 이토록 어려울까? 배고픔이 갈증을 감추기 때문에 많은 사람들은 탈수의 징후를 인식하지 못한다. 우리는 실제로 물이 필요할 때 음식에 손을 뻗는다. 게다가 카푸치노나 칵테일 같은 음료수는 이뇨제로 작용하여 그것들을 마시면 몸은 더욱 심한 탈수 상태가 된다.

물이 노폐물을 제거하고 영양분을 운반하는 데 중요한 역할을 하므로 몸은 물 부족을 스트레스로 인지한다. 그리고 신체의 방어기전 중 하나는 지방과 물을 보존하는 것이다. 갈증을 느끼기 시작하면 이미 탈수

호흡은 더하고, 음식은 덜 먹어라

산소가 신진대사를 극대화하는 핵심 영양소라는 것을 알고 있는가? 몰랐다면, 사실이다! 몸이 음식을 대사하는 효율은 열량을 태우기에 충분한 산소가 있는지에 달려 있다. 산소 섭취량이 많을수록 칼로리 연소가 더 잘 된다.

그러나 그런 작용이 일어나게 하려면 실제로 호흡을 해야 한다. 불행히도 우리의 몸은 많은 스트레스 때문에 너무 자주 전투기 비행 모드로 들어간다. 그렇게 되면 우리의 소화 시스템이 꺼진다. 해결책은 의식적으로 호흡을 시작하여 얕고 불규칙한 호흡의 패턴을 느리고 완전한 필라테스 호흡으로 바꾸는 것이다. 간단히 말하자면 한 입 먹고 한 번씩 호흡하라! 로드 아일랜드 대학교의 연구원은 음식을 한술 뜨기 전에 의식적으로 행동을 늦추면 칼로리 섭취를 10퍼센트 줄일 수 있다는 것을 발견했다. 그리고 그 감소량은 신진대사가 상승함으로써 연소된 열량을 고려하지 않은 것이다.

호흡은 음식 섭취를 줄이도록 도와줄 뿐 아니라, 그 자체로 지방을 태우는 운동이기도 하다! 산소는 몸 속에서 연료인 체지방과 결합할 때 더욱 효율적으로 사용된다. 그러니 창문을 열거나 밖으로 나가서 숨을 쉬어

"음식 없이 4주 동안 살 수 있고, 물 없이 4일 동안 생존할 수 있지만, 산소 없이는 4분 밖에 살 수 없다." – 마크 데이비드(Marc David), ≪*The Slow-Down Diet*≫의 작가

라. 왜냐하면 실외 공기 중 산소의 비율이 실내 공기의 산소 비율보다 높기 때문이다. 조셉 필라테스는 "신선한 공기는 자연의 강장제"라고 말했다. 얼마나 정확한가! 대부분의 운동이 우리 몸의 산소 지수를 높인다는 것은 알지만, 먹는 것도 그렇다는 것을 알고 있는가? 엽록소는 청록색의 채소(시금치, 브로콜리, 케일)에 있는 생체분자로, 피가 세포에 산소를 더 전달할 수 있도록 한다. 과일, 채소, 곡물, 콩류와 같은 복합 탄수화물 또한 세포로 산소를 운반하는 혈액의 능력을 크게 향상시킨다. 채소와 과일에서 추출한 주스는 혈류에 항산화 물질을 더하여 세포가 산소를 효율적으로 흡수할 수 있도록 한다. 항산화 물질은 신체가 산소를 보다 효율적으로 사용하도록 도와주기 때문이다. 철분(콩과 아티초크), B12(생선, 치즈, 달걀), 구리(초콜릿, 견과류, 해바라기 씨)와 같은 영양분이 풍부한 식품은 산소 농도를 높일 뿐 아니라 근육 활동에 필요한 산소를 잘 전달할 수 있는 건강한 피를 만드는 데 도움이 된다.

가 진행 중이다. 두통과 현기증, 건조한 입, 근육 경련이 모두 탈수의 신호일 수 있다. 몸이 탈수 상태인지 모르겠는가? 자신의 수분 상태를 확인하는 방법은 소변을 확인하는 것이다. 소변의 색이 어두울수록 몸이 건조하다는 뜻이다(그 반대도 마찬가지이다).

당신이 물 마시는 것을 좋아하지 않는다고 걱정하지 마라. 탈수 증상에 대한 해결책은 물 뿐만 아니라 과일, 채소, 수프 및 스무디에 있는 전해질을 섭취하는 것이다.

나는 레몬, 신선한 박하 또는 자연적인 맛이 더해진 전해질 알약을 물에 넣는 것을 좋아한다. 운동하는 많은 사람들이 그들이 마시는 음료수에 최대한의 비타민과 미네랄을 채워 넣는 것을 좋아한다. 사람들은 종종 음식으로부터 자연적으로 얻어지는 물의 양을 무시한다. 43쪽에서 비타민과 영양분으로 가득한 과일과 채소 목록을 확인하라.

식사에 관한 자신과의 약속 만들기

당신은 만약 모든 식사와 간식을 신선하고 유기농이며, 화학 물질이 없고 영양이 풍부한 재료로 즉석에서 만들 수 있다면, 그래도 자동차 주문 창구(drive-thru window)를 선택할 것인가? 당신이 패스트푸드의 "푸드"가 "패스트"로 인해 파괴적이 된다는 것을 안다면, 속도를 늦추고 자신의 입에 무슨 음식이 들어가는지 신경 쓰겠는가? 자기 관리는 처음에는 희생 같아 보일지라도 결국에는 당신을 위한 최선의 선택에 관한 것이다. 여기에 더 건강한 식습관을 유지하기 위한 다섯 가지 방법이 있다.

1. 부엌, 찬장 혹은 당신이 저품질의 식료품을 저장하는 곳은 어디든 청소한다. 화학 첨가물은 영양 억제제이다. 즉 그것들은 당신의 몸에 나쁜 것을 넣을 뿐 아니라 좋은 것을 빼앗아 간다!

2. 당신이 가장 좋아하는(혹은 정기적으로 먹을 만큼 좋아하는) 고품질 음식 목록을 만든다. 그리고 매일 그것들로 요리할 독창적인 방법을 찾아 보자.

3. 음식 일기를 작성하여 무엇을 먹는지 확인한다. 필라테스는 책임감과 더불어 신체를 인식하는 법을 가르쳐서 우리가 스스로와 다른 사람들을 더 잘 돌볼 수 있도록 한다. 또한 필라테스는 우리가 나쁜 습관을 알아차리고 좋은 습관으로 바꿀 수 있도록 자각하는 법을 가르쳐 준다. 그렇게 함으로써 우리는 자신을 통제할 힘을 얻는다. 항상 옳은 선택이 아니라 매번 조금씩 더 나은 선택을 하는 것이다.

4. 영양 전문가의 도움을 받아 당신의 몸을 괴롭히는 음식을 가려내어, 몸을 깨끗하게 정화하는 안전한 "제거 다이어트"(28일 가량 유제품, 글루텐, 효모, 콩, 옥수수 등 일반적으로 위험하게 여겨지는 식품을 제외한 다이어트)를 실시해 보자.

5. 여유를 갖고 커피의 냄새를 맡아 보라. 앉아서 먹는 데 시간을 더 할애하고, 기쁜 마음으로 의식하며 먹는다. 신진대사의 작용 속에서 식사의 리듬을 찾도록 노력해 보라.

Chapter 4

주방에서의 "조절학"

일에 매우 집중하다 보면 다른 것들은 뒷전이 되곤 한다. 가장 똑똑한 대처 방법은 그런 상황에 미리 대비하는 것이다. 다음이 당신이 부엌에서 준비해야 할 것이다.

- 냉장고 및 주방 찬장을 비우고 정리하기
- 한주 시작 전에 필요한 모든 것을 쇼핑하고 준비하기
- 매일 아침, 점심과 간식을 계획하는 시간을 잠시 갖기
- 들고 나갈 수 있는 간단하고 건강한 아침 식사를 준비하여 다니기

필라테스를 위한 식사

먹는 시간

양질의 음식을 섭취하는 것은 중요하다. 그러나 그 좋은 음식을 섭취하는 정확한 타이밍 또한 중요한 역할을 한다.

매일 아침 일어나 몸의 체온이 상승하기 시작하면 신진대사가 준비되었다는 뜻이다. 신진대사를 활성화하기 위해 오전 6시 30분에서 9시 30분 사이에 음식을 먹도록 해 보라.

신진대사는 오후 12시에서 1시 30분에 최고조에 이르므로, 이때가 하루 중 가장 많은 음식을 먹기 좋은 시간이다.

오후 2시와 5시 사이에는 활력이 줄어들어 약간 게으름을 피우게 된다(맨날 낮잠을 잘 수만 있다면!).

오후 4시에서 6시에는 활기를 다시 회복하여 이때는 저녁을 먹기에 좋은 시간이다. 오후 9시에 신진대사는 수면을 위해 느려진다. 수백만 명이 이때에 배고픔을 느끼지만 이때 먹으면 몸이 쉬고, 재건하고, 회복하는 시간에 소화해야 하므로 숙면과 체중 감량을 방해할 것이다.

정신을 위한 식사: 각성, 정신 에너지, 활력

배가 잔뜩 부를 때까지 먹으면 몸은 그 모든 음식을 소화하기 위해 신진대사를 끌어올려야 한다. 그렇게 하기 위해 몸은 머리와 몸의 말단으로부터 혈류를 끌어모은다. 이것은 우리를 지치고 게으르게 만든다. 이러한 침체를 방지하기 위해 에너지를 천천히 방출하여 기운을 오랫동안, 점진적으로 주는 음식을 선택해야 한다. 즉각적이고 일시적인 힘을 주지만 궁극적으로 지치고 나태하게 만드는 음식, 주로 밀가루, 설탕 혹은 기타 단순 탄수화물로 이루어진 식품(고혈당 식품)은 피해야 한다. 흡수가 느린 음식은 다음과 같다:

- 아스파라거스, 브로콜리, 콜리플라워, 오이, 케일, 양파, 시금치, 토마토와 같은 탄수화물이 적은 채소
- 사과, 베리, 체리, 멜론, 배와 자두(흡수가 빠른 과일 주스, 말린 과일, 통조림 과일은 피하라)
- 고구마는 흰 감자를 대체하는 굉장히 좋은 음식이다
- 견과류와 견과류 버터는 탄수화물 함량이 매우 적다. 섬유질과 단백질 및 건강한 지방 함량이 높아서 이 탄수화물들은 매우 느리게 소화된다.
- 아침 식사로 먹는 시리얼을 귀리나 퀴노아와 같이 흡수가 느린 탄수화물로 대체해 보자.

설탕이 든 음식은 몸이 필요한 에너지원인 비타민 B를 고갈시킨다. 설탕은 갑상선, 췌장 및 부신(에너지를 생산하는 분비선)을 지치게 한다. 설탕을 먹을 때 췌장은 잉여 인슐린을 생산하여 혈당을 건강 수준 이하로 낮추게 한다. 이것은 혈당을 정상으로 되돌리기 위해 코티솔이라는 호르몬을 생성해야 하는 부신(아드레날)에 스트레스를 가하게 된다. 단 음식과 정제된 밀가루 식품을 몇 년 동안 먹으면 췌장과 부신은 약화하고 저혈당증 및 피로로 이어지게 된다. 여기서 교훈은 무엇일까? B 복합 비타민뿐 아니라 비타민 E와 철분이 풍부한 음식을 섭취해야 한다(모든 B 비타민은 몸에서 탄수화물을 몸이 필요로 하는 설탕인 포도당으로 바꾸는 데 도움을 준다).

철분이 풍부한 식품

- **동물성 단백질**
- **아티초크**
- **병아리 콩**
- **색이 진한 잎채소(콜라드, 시금치)**
- **달걀 노른자**

팁: 철분이 많은 식품을 섭취하는 동시에 비타민 C가 풍부한 음식을 먹으면 몸이 철분을 더 잘 흡수할 수 있다.

비타민 B군이 풍부한 음식

- **아몬드**
- **콩**
- **비트**
- **현미**
- **당근**
- **감귤류**
- **계란과 고기**
- **녹색채소(브로콜리, 방울 양배추, 시금치)**
- **렌틸콩**
- **와일드 라이스**

비타민 E가 풍부한 음식

- 아몬드
- 데친 시금치
- 말린 살구
- 말린 허브(바질, 오레가노)
- 파프리카
- 땅콩
- 절인 녹색 올리브
- 잣
- 해바라기 씨

건강한 지방은 감정을 조절하고, 정신을 집중시키고, 피로를 해소하고, 체중을 조절하는 데 큰 역할을 한다. 우리의 몸은 지방을 사용하여 세포 조직을 만들고 호르몬을 생성시킨다. 지방은 또한 에너지를 만들기 위해 신체에서 사용하는 연료 중 하나이다.

좋은 지방질은 다음과 같다.

- 아보카도
- 기름진 생선(연어, 참치, 고등어, 청어, 송어, 정어리)
- 아마씨
- 견과류와 견과류 버터(아몬드, 호두, 마카다미아 너트, 헤이즐넛, 피칸, 캐슈)
- 오일(올리브, 카놀라, 참깨)
- 올리브
- 풀을 먹고 자란 동물로부터 나오는 유기농 유제품
- 유기농 달걀
- 해바라기, 참깨, 호박 씨앗

여기에 기억해야 할 점이 있다. 오일, 생선, 아마씨에 함유된 오메가3 지방산은 뇌에 매우 집중되어 있다. 연구 결과에 따르면 오메가 3 지방산은 인지 기능(기억력, 문제 해결 능력 등)은 물론 감정적인 건강에도 중요한 역할을 한다. 오메가3 지방산을 더 많이 섭취하게 되면 피로감을 해소하고, 기억력을 선명하게 하고, 기분을 균형 있게 유지하는 데 도움이 될 수 있다. 연구에 따르면 오메가3는 우울증, 주의력 결핍 과잉 행동 장애(ADHD) 및 양극성 장애의 치료에 도움이 될 수 있다고 한다.

수분 함량이 높은 과일과 채소

85% 이상이 수분인 채소:
피망
브로콜리(날것)
당근
셀러리
 (수분 공급에 물보다도 더 효율적이다!)
오이
로메인 상추
 (수분은 적지만 엽산은 3배, 비타민 C는 6배, 베타 카로틴은 8배 이상 함유되어 있어 탁월한 식재료이다)
시금치(날것)
토마토
주키니 호박

80% 이상이 수분인 과일:
사과
블루 베리
멜론
자몽
망고
오렌지
배
산딸기
씨 없는 적포도
 (여름에 얼려서 간식으로 먹기 좋고, 껍질에는 강력한 항산화 성분인 레스베라트롤이 함유되어 있다)
딸기(유기농)

Chapter 4

필라테스를 위한 식사

필라테스 전후에 먹는 단백질 쉐이크

이 셰이크는 힘을 내기 위해 먹는 것이다. 열량은 340칼로리이며, 영양이 풍부하고 균형 잡힌 탄수화물, 지방 및 단백질을 제공한다. 아래의 재료들을 믹서기 혹은 푸드 프로세서에 넣어 섞은 후 즐기면 된다! 1인분 기준이다.

얼음(한 큰 술 혹은 한 줌)

1/2컵 아몬드 우유

1/2 중간 사이즈 바나나

1컵 베리(나는 블루베리, 산딸기(라즈베리), 블랙베리 중 하나를 선택하거나 때로는 세 가지를 모두 섞는다!)

1/2큰술(16g)의 유기농 바닐라 단백질 분말

1큰술 Vibrant Health Rainbow Vibrance 슈퍼푸드 분말

2티스푼 아마씨 오일

몸을 위해 먹기: 체중 감소, 에너지, 순수 근육, 관절 건강

소화는 사실 당신이 음식을 보거나 생각한 바로 그 순간에 뇌에서부터 시작한다. 당신이 스포츠를 더욱 잘 하는 것을 상상하는 것만으로도 실제로 실력이 향상되는 것과 같이, 음식을 먹지 않고 생각만 하는 것으로도 체중이 늘어날 수 있다. 얼마나 잔인한가!

지구에 있는 수십억의 영혼들(그러나 대부분 미국에 있는 영혼들)과 같이 나 또한 설탕에 상당히 중독되어 있고, 눈앞에 보이는 과자를 먹어야 할지 말아야 할지 끊임없이 고민하곤 한다. 그러나 음식에 대해 상상하거나, 부정적 자기 대화 혹은 몰아서 먹는 습관 때문에 먹는 것을 제한하면, 몸은 실제로 먹지 않아도 음식이 들어올 때를 대비해 인슐린을 생성하게 된다. 인슐린이 작용할 음식이 없는 상태에서 생성되면 지방을 저장하고 근육의 성장을 억제한다.

제한, 두려움, 수치심에 의한 체중 감량은 실패할 수밖에 없지만, 좋은 소식은 체중 관리에 성공하기 위해서 영양가 높은 음식을 먹으면 된다는 것이다! 다음은 그 과정을 시작하는 방법이다.

- 먹자! 너무 적은 칼로리(하루 1,400 미만)를 섭취하면 역효과를 낳는다. 식사 자체가 신진대사를 높여주며, 이것은 지방을 태우는 데 필요한 것이다.

- 이미 잘 알고 있겠지만, 다시 말하겠다. 아침을 먹어야 한다! 오전 9시 30분 전에 활력을 불어넣는 식사를 통해 하루의 리듬을 되살려야 한다. 매일 아침잠에서 깰 때마다 기회를 얻는 것이므로, 꾸준히 시도하라.

- 커피만 마시지 말자. 커피는 식사가 아니다. 그것은 억제제이다! 특히 뱃살이 찌지 않으려면 이것을 지키자. 음식의 부족, 불안감, 거기에 더해진 카페인은 소화 기관의 신진대사를 억제하고 체중 축적을 촉진하는 호르몬 스트레스 반응을 일으킨다.

- 에너지는 에너지를 생산한다. 체중 감량을 돕고 양질의 근육을 만드는 데는 연료가 필요하며, 비타민 B 복합체는 신체가 음식을 연료로 전환하는 데 매우 중요한 역할을 한다(비타민 B가 풍부한 식품 목록은 43쪽 참조).

당신의 영혼을 위해 먹기: 위로, 평화, 갈망, 스트레스, 즐거움

스트레스는 하루를 망칠 뿐 아니라 허리둘레에도 부정적인 영향을 줄 수 있다. 두뇌는 실제 스트레스 요인과 상상 속의 스트레스 요인을 구분하지 않는다. 무거운 중량을 들어올리는 척하는 것이 신체에 신호를 보내어 근육을 만들도록 하는 것처럼, 음식에 대한 어떤 죄책감이나 몸에 대한 수치심, 건강에 대한 부정적 판단은 즉시 스트레스에 상응하는 화학적 반응으로 전환된다. 만약 당신이 기진맥진하고 지쳐 있다면, 심호흡하고, 그 도넛을 내려놓고, 건강하고 맛있는 식사를 하길 바란다. 약간의 자기애와 함께 말이다.

- 음식을 즐겨라! 우리가 단순 탄수화물을 우리 몸에 밀어 넣을 때 우리는 즐거움을 위해 먹는다고 합리화하지만, 사실은 음식에 대한 즐거움을 떨어뜨리는 스트레스 반응을 유발하고 있는 것이다. 천천히 그리고 의식적으로 먹는 것을 즐기면 소화관에 더 많은 피와 산소를 가져오고 지방 연소를 자극하는 데 도움이 되는 엔도르핀(행복 호르몬)을 촉진한다.

- 천천히 먹어라! 천천히 먹을수록 신진대사가 빨라진다. 스트레스를 받으면 몸이 공격/도피 상태로 돌입해 소화 시스템이 종료된다. 불행히도 우리의 공격 도피/반응은 마감 시간, 전화 회의, 청구서, 이별 등으로 너무나도 자주 유발된다. 혼란 가운데서도 여유로운 식사를 하는 것이 중요하다고 스스로 말할 수 있다면, 그 모든 것을 상대할 수 있는 능력을 향상할

준비가 되었다는 뜻이다.

- 산소는 우울증을 해제하는 열쇠이다. 격렬한 운동과 산소 함유량이 많은 음식은 최대산소섭취량(단위 시간당 신체가 섭취하는 산소의 최대치)을 높여준다.

- 칼륨이 풍부한 식품을 섭취하라. 나트륨과 칼륨 수치를 균형 있게 유지함으로써 신체의 부신 기능을 강화할 수 있다. 부신은 과도하게 스트레스를 받으면 몸 전체에 걸쳐 호르몬 반응을 보내고 피로감, 우울, 불안, 집중력 저하로 이어질 수 있다(칼슘, 마그네슘 및 비타민 A, C 및 B군은 스트레스 조절과 부신 기능에도 중요하다).

- 강한 뼈를 유지하라! 뼈 손실은 우울증을 일으킬 수 있다. 여성들이 특히 위험군에 속해 있으며, 연구 결과에 따르면 우울증을 겪는 여성들은 다른 여성들보다 13퍼센트 정도 골밀도가 낮은 것으로 나타났다. 칼슘은 매우 중요한 미네랄이다.

칼슘을 고갈시키는 원인으로는 카페인, 알코올, 대기 오염, 담배 연기, 다량의 설탕, 다량의 동물성 단백질, 인산 (많은 탄산음료에서 발견됨)등이 있다.

완벽한 단백질

단백질은 근육, 혈액, 면역 체계 등을 형성하는 재료로, 신체의 근육 제조기라 할 수 있다. 식단에 단백질이 너무 적으면 근육이 위축될 수 있다. 그렇다면 얼마큼이 충분한 걸까? 다음이 일반적인 가이드이다.

- 체중이 55kg인 경우 하루에 약 42g의 단백질이 필요하다.
- 체중이 73kg인 경우 하루에 약 56g의 단백질이 필요하다.
- 체중이 90kg인 경우 하루에 약 70g의 단백질이 필요하다.

다음은 당신의 식사에 단백질이 얼마나 포함되어 있는지를 알려준다.

소고기
170g 당 ⟩⟩⟩⟩⟩⟩⟩⟩⟩⟩⟩⟩⟩⟩⟩ 54 g

칠면조 가슴살
170g 당 ⟩⟩⟩⟩⟩⟩⟩⟩⟩⟩⟩⟩⟩⟩⟩ 51.4 g

식물성 버거(베지 버거)
170g 당 ⟩⟩⟩⟩⟩⟩⟩⟩⟩⟩⟩⟩⟩⟩⟩ 51.4g

참치
170g 당 ⟩⟩⟩⟩⟩⟩⟩⟩⟩⟩⟩⟩⟩⟩⟩ 40.1g

닭고기 가슴살
170g 당 ⟩⟩⟩⟩⟩⟩⟩⟩⟩⟩⟩⟩⟩⟩⟩ 37.8g

연어
170g 당 ⟩⟩⟩⟩⟩⟩⟩⟩⟩⟩⟩⟩⟩⟩⟩ 33.6g

아몬드 버터
2큰술 당 ⟩⟩⟩⟩⟩⟩⟩⟩⟩⟩⟩⟩⟩⟩⟩ 7g

계란 (큰 것)
1개 당 ⟩⟩⟩⟩⟩⟩⟩⟩⟩⟩⟩⟩⟩⟩⟩ 6.3g

오렌지 (큰 것)
1개 당 ⟩⟩⟩⟩⟩⟩⟩⟩⟩⟩⟩⟩⟩⟩⟩ 1.7g

바나나 (중간 것)
1개 당 ⟩⟩⟩⟩⟩⟩⟩⟩⟩⟩⟩⟩⟩⟩⟩ 1.2g

당근
1/2컵 당 ⟩⟩⟩⟩⟩⟩⟩⟩⟩⟩⟩⟩⟩⟩⟩ 0.8g

CHAPTER 5

필라테스 입문:
테크닉

"나는 새로운 학생들에게 지금까지 운동에 대해 배웠던
모든 것을 잊어버리라고 말한다.
고유의 언어와 운동에 대한 접근을 가진
완전히 새로운 세계에 들어가는 것이라고 말한다."
- 제이 그라임스(JAY GRIMES), 필라테스 장로

당신은 지금까지 필라테스는

정신과 신체 사이의 깊은 관계를 기본 원칙으로 한다는 것에 대해 배웠다. 이제 운동을 만날 시간이다. 각각의 근육 그룹을 제한적으로 운동시키는 역기나, 움직임 자체가 목적인 에어로빅 수업과 달리 필라테스 매트 운동 시리즈 동작들은 다양한 방식으로 신체에 도움이 되도록 설계되었다. 앞으로 배울 모든 동작은 몸의 방향(누워서, 앉아서, 무릎을 꿇고, 서서 하는 등)과 강도를 지속적으로 변화시킬 수 있도록 특정 순서로 구성되었다. 운동 간의 연결 동작조차도 운동 과정의 일부가 되며, 운동에 할애하는 시간이 얼마이든 그 이점을 극대화하도록 짜여졌다. 복잡하게 들릴지도 모르지만, 결국 사람이 몸을 움직이는 방법은 한정되어 있다.

필라테스 입문: 테크닉

"열 번째 수업에서 차이를 느끼게 될 것이고, 20번째 수업에서는 차이를 직접 보게 될 것이며, 30번째 수업에서는 완전히 새로운 몸을 갖게 될 것이다."

– 조셉 필라테스

많은 사람들이 집중, 조절, 중심, 약속, 호흡, 유동성 및 정밀성이라는 필라테스의 원리들을 들어봤을 것이다. 하지만 그것은 조에게서 나온 것이 아니다. 그는 자신의 방법의 원리가 지렛대 효과, 근육 긴장과 이완의 범위와 제한, 평형, 중력과 호흡을 포함한다고 설명했다(호흡이 두 목록에 모두 언급되어 있다. 중요하다는 뜻이다!). 그러나 이 모든 것들이 인정할 가치가 있는 원칙들이다. 그것들을 더 생각하고 적용할수록 이 운동 방법의 비범한 섬세함을 익힐 수 있을 것이다.

그러나 처음에는 그저 최선을 다 하고, 각 동작에 더욱 노력을 기울이면 기울일수록 더 큰 효과를 얻을 수 있다는 것을 기억하라!

왜 어떤 사람들은 다른 사람들보다 운동 효과를 더 많이 거두는 것처럼 보일까? 나는 그것이 유전적인 특성보다는 디테일에 주의를 기울인 결과라고 확신을 갖고 말할 수 있다. 필라테스는 정밀한 운동이다. 트레이너로서 일한 20년 동안 나는 지속적으로 생각하며 운동을 한 사람들이 가장 큰 효과를 얻는 것을 확인할 수 있었다. 때때로 당신은 디테일을 기억하지 못할 때도 있고, 약간의 조정이 큰 차이를 만든다는 것을 믿기 어려울 수도 있다. 정말로, 디테일은 굉장히 중요하다. 하지만 내 말을 무턱대고 믿지 말고, 스스로 실험해 보라.

필라테스 용어

조는 외국 억양이 강한 짧은 영어를 썼으며, 전해지는 이야기로는 그가 수업에서 사용하는 지시는 "배를 당겨", "척추 길게!"와 같이 짧고 날카로운 명령을 동반한 재촉에 가까웠다고 한다. 이후 수년간 필라테스는 다양한 선생님들의 독창적인 표현을 통해 학생들을 고무시킬 독자적인 용어와 어휘를 얻게 되었다. 52쪽에 이 책과 필라테스 스튜디오에서 통용되는 필라테스 표어와 표현 목록이 있다.

그저 사랑스럽고 재미있는 표현들이 아니다. 그것들은 적절한 근육의 사용, 안정된 폼, 필라테스 움직임의 원리를 통해 운동의 효과를 극대화하도록 가르치려는 의도로 만들어졌다. 몇몇 표현은 바로 이해가 안 될지도 모르지만 읽은 것을 실제로 동작에 적용해 보아라. 도움이 된다면, 당신만의 표현을 만드는 것도 좋다! 결과적으로 안전하게 최상의 결과를 얻는 것이 중요하다.

흐름 만들기:
전환, 순서, 반복, 템포

필라테스 운동에서는 흐름, 혹은 지속적인 움직임을 만드는 것이 목표이다. 여러 가지 이유로 그러한데, 첫 번째 이유는 이러한 유동성이 심장을 일정한 속도로 뛰게 하기 때문이고, 두 번째는 한 동작에서 다음 동작으로 유동적으로 이동하는 것이 집중력과 근육 간의 조화를 요구하기 때문이다. "최소 동작(Minimum of motion)"은 이러한 부드러운 전환 동작을 뜻하는 문구이다. 제대로 하게 된다면, 이러한 전환 동작 자체가 운동이 된다. 무의식적인 습관을 조심해야 한다.

예를 들어 당신이 몸을 앞에서 뒤로 뒤집을 때 항상 오른쪽으로 돌아 뒤집는다면, 왼쪽으로 돌아서 뒤집어 보라. 당신이 일어날 때 항상 왼발로 짚고 일어난다면, 오른발로 짚고 일어나 보라. 이러한 습관들이 신체의 불균형으로 발전하지 않도록 나타날 때마다 고치려 노력하여야 한다.

운동의 순서와 그 순서의 원리를 이해하면 전환 동

작은 점점 쉬워질 것이다. 몸을 앞으로 숙이는 동작 다음에는 자연스럽게 몸을 뒤로 숙이는 동작이 따른다. 한 동작에서 상체 운동을 했다면, 다음 동작에서는 하체 운동을 할 가능성이 높다. 한두 동작 연속으로 등을 바닥에 대고 했다면, 그 다음 동작들은 다른 자세에서 하게 될 것이다. 이러한 구성의 역할은 운동이 일상생활을 위한 연습이 되도록 신체를 다양한 패턴과 면에서 움직이도록 하는 것이다. 물론 "일상 생활"이 한 곳에서 몇 시간 동안 꼼짝도 않고 컴퓨터 스크린을 들여다보는 것을 뜻하기 전에 얘기이다. 그것을 변화시켜 보자, 지금부터 말이다!

사람들은 종종 운동 반복 횟수가 적은데도 큰 효과를 얻을 수 있을지 궁금해한다. 효과가 있는 이유는, 동일한 근육 군을 계속 같은 방법으로 운동하는 게 아니라 50가지의 다른 운동을 일정 기간 다른 방향과 다른 방법으로 순환해서 운동하기 때문이다.

근육은 일반적으로 같은 운동을 반복할 때 효율성이 떨어지기 때문에 같은 운동을 너무 여러 번 반복하는 것은 이치에 맞지 않는다. 조는 이러한 반복이 근육의 피로를 일으킨다는 것을 알고 있었다. 사실 그는 학생들이 궁극적으로는 단 한 번의 시도에도 형태와 기능적인 면에서 완벽하게 움직이는 경지에 오르기를 바랐다!

필라테스 운동의 템포는 리듬을 가지고 계속 움직이는 한 당신에게 달려있다(19쪽의 "심혈관 운동 목표" 지침을 참고하여 목표로 하는 심장 박동수를 결정하라). 운동할 때 자신의 몸, 호흡, 심장 박동의 리듬을 정하고 따르라. 운동할 때 가장 좋아하는 음악을 들어서 움직임의 숙달 과정을 방해하는 요소를 더하는 것은 현명하지 않다. 특히 운동을 처음 시작할 때면 더욱 그렇다. 게다가 이미 정신을 집중하여 기억해야 하는 필라테스에 관한 정보가 많다. 훗날 동작들이 무의식 속에까지 깊게 기억되고 나면, 그때 음악에 관해서 얘기해 보도록 하자!

진위성을 위해, 밝혀야 할 것이 있다. 챕터 6의 매트 운동을 하게 되면, 등을 대고 누워서 하는 복근 운동 다섯 가지가 연속적으로 있고 옆으로 누워서 하는 사이드 킥 시리즈 운동이 최소한 서너 개 연달아 나온다. 중요한 점은 복근 운동의 처음 두 동작과 사이드 킥 운동의 첫 번째 동작만 조의 원래 매트 운동이었고 나머지는 나중에 더해진 것이라는 점이다. 일부는 1945년 34개의 최초의 동작들을 발표한 이후에 조에 의해 변형되어 추가된 것이고 또 다른 일부는 그의 학생들이 매트 운동에 특정 동작을 추가하기 위해 만든 것이다.

운동할 때 일반적인 상식을 따르고 한 자세로 너무 오래 있지 않도록 한다. 변형 동작을 추가로 하고 싶으면 반복 횟수를 적게 하여 짧게 하고 다음으로 넘어가라.

안전 및 수정

안전하고 통증 없이 필라테스를 하는 가장 좋은 방법은 집중하는 것이다! 필라테스 지시어(52쪽)를 공부하면 운동 전반에 걸쳐 그 의도하는 바와 지시를 알 수 있다. 지시대로 운동하고 당신의 몸이 보내는 신호를 들어라. 그리고 챕터 12 "치료를 위한 필라테스"를 읽어 안전하게 운동하는 법에 대해 배우도록 하라.

또한 상식을 따르는 것이 고통 없이 운동하는 데 큰 역할을 한다! 가장 먼저 의사나 재활치료사로부터 운동해도 된다는 허락을 확실히 받아야 한다. 만약 몸에 무리가 없을지 확신이 서지 않는 동작과 마주친다면,

필라테스 입문: 테크닉

반복 혹은 기회?

조절의 연구라 알려진 "조절학"의 이름에 걸맞도록, 반복할 때마다 몸의 더 많은 것들을 통제해야 한다. 나는 반복이라기 보다 기회와 가능성이라는 관점에서 생각하기를 좋아한다. 나는 나 자신과의 경쟁을 위해 다음과 같은 게임을 한다. 어쩌면 당신에게도 잘 맞을지도 모른다! 운동을 반복하는 횟수를 세는 대신, 자신에게 세 번에서 다섯 번 정도 올바르게할 "기회"를 주는 것이다. 모든 반복이 완벽에 가까워지는 기회가 된다. 자신의 최고 점수를 이기기 위해 노력하는 것처럼, 바로 전의 것보다 조금 더 잘하도록 노력해보라.

나는 로마나 선생님으로부터 받은 현명한 충고를 전하고 싶다. "의심되면, 하지 마라!"

다음은 운동할 때 기억해야 할 일반적인 안전 규칙이다.

- 통제가 핵심이다! 엉성하게 수행하지 않는다. 주의력과 의도를 가지고 움직여라. 이것은 천천히 움직여야 한다는 뜻이 아니다. 평온하고 흐트러짐 없이 움직이는 것이 경주에서 가장 안전하게 이기는 길이다.
- 코어! 코어! 코어! 당신의 엉덩이, 배 그리고 허벅지 안쪽 근육을 사용하라. 코어 근육에서 움직임을 제어할 때 다칠 가능성이 가장 적다.
- 급하거나 거친 움직임은 없애라. 격정적인 동작은 클럽을 위해 남겨 두어라.
- 관절 가동 범위(ROM)를 제한하여 자신의 몸의 "골격" 내에 머물러라. 힘을 키울 때 관절의 범위를 자신의 통제하에 두어야 하며 팔과 다리가 스스로의 통제권 밖으로 벗어나지 않도록 해야 한다.
- 허리 신전을 요구하는 동작을 할 때 복근을 단단하게 끌어올리듯 힘을 주어 척추를 지지해야 한다.
- 목으로 구르지 마라! 필라테스에는 구르는 동작과 다리를 머리 위로 올리는 재미있는 동작이 많지만, 몸의 무게가 섬세한 경추에 실리거나 목으로 착지하지 않도록 한다. 필요한 경우 체중을 위 등, 어깨, 삼두근에 분산시켜야 한다.
- 자신의 한계를 알아라! 필라테스는 점진적인 운동 시스템이므로 기초적인 동작을 숙달한 후에 복잡한 레벨의 운동에 도전해야 한다. 부상 때문에 퇴보하는 것보다 안전하게 조금씩 발전해 나가는 것이 훨씬 더 만족스러울 것이다.

그리고 운동을 시작하기 전에, 개인의 필요에 따라 운동을 변경하는 방법들을 소개한다.

등 하부 안전을 위한 변형:

- 동작 범위를 제한한다. 머리가 매트에서 뜨지 말아야 한다.
- 무릎을 공중으로 들지 않고 가슴 쪽으로 접는다.
- 골반을 안정시키기 위해 손바닥을 아래쪽으로 향하게 하여 손을 꼬리뼈 밑에 놓는다.

목의 안전을 위한 변형:

- 머리를 들지 않고 매트에 내려놓는다. 목 뒷부분을 길게 유지한다.
- 베개를 머리 뒤나 목 아래에 두어 목과 척추가 일직선 상에 놓이도록 한다.
- 위가 아닌 뒤로 구른다. 몸을 일으키려고 머리를 들 때 통증이 느껴진다면 목을 길게 유지하고 상체를 뒤로 굴려 코어의 힘으로 몸을 통제할 수 있는 위치로 돌아간다.

무릎의 안전을 위한 변형:

- 구부리는(접는) 운동의 범위를 제한한다. 관절 가동 범위를 제한하기 위해 무릎 뒤에 공 또는 수건을 둔다.
- (싱글 레그 스트레치 같은 동작에서) 무릎 위에 손을 올리는 대신 무릎 아래에 손을 둔다.
- 운동을 멈추고 몸의 정렬을 확인한다. 서 있을 때 무릎 관절을 잠그지(lock) 않도록 하며, 슬개골이 앞을 향하고 엉덩이뼈와 발목에 정렬되었는지 확인한다. 구부릴 때는 무릎이 돌아가지 않도록 주의한다(무릎이 두 번째 또는 세 번째 발가락을 향한 상태로 유지한다).

어깨의 안전을 위한 변형:

- 관절의 가동 범위를 제한한다. 회전 범위를 줄이고 팔을 어깨 높이 이상 들어올리지 않는다.
- 운동을 멈추고 몸의 정렬을 확인한다. 엎드렸을 때는 어깨가 팔

꿈치 및 손목에 맞게 정렬되어 있는지 확인한다. 푸쉬업 또는 플랭크를 할 때 팔꿈치가 잠기지 않았는지 확인한다.

팁: 팔꿈치의 안쪽이 서로 마주 보아야 한다.

손목의 안전을 위한 변형:

- 손목을 사용하지 않는다. 손목에 체중을 싣는 대부분의 운동은 팔꿈치를 대신 사용하여서 할 수 있다(예를 들어 사이드 밴드는 사이드 플랭크로, 푸쉬업은 팔꿈치로 지탱하는 플랭크로 대체한다).

- 주먹을 쥔다. 주먹을 쥐면 손목이 접히는 것을 방지하여 에너지가 수직으로 흐를 수 있다. 주먹으로 지탱하면 새끼손가락 쪽으로 무게가 실리는 경향이 있는데, 그것은 결코 안 된다! 균형을 잡기 위해 첫 번째 손가락 마디에 힘을 넣어야 한다(챕터 6, 165쪽의 "올바른 자세" 참조).

필라테스 입문: 테크닉
필라테스 지시어

지시어	뜻	사용하는 이유
"파워하우스 가동"	"코어" 혹은 힘의 중심부. 복근(배와 등), 엉덩이, 허벅지 안쪽.	"파워하우스"라는 단어는 코어 주변의 모든 근육을 활성화 시키라는 뜻의 약칭이다.
"필라테스 자세로 서기", "필라테스 브이(V)"	발꿈치를 붙이고 발가락은 약간 떨어뜨린 자세. 골반과 허벅지와 자연스럽게 연결된 발의 위치.	발꿈치를 단단하게 모으면 안쪽 허벅지에 힘이 들어가서 몸의 중심선을 찾을 수 있다.
"반대쪽으로 움직이기", "양방향 스트레치"	몸의 한 부분을 다른 부분의 반대방향으로 당겨라. 몸을 반대방향으로 동시에 움직여라.	신체를 동적으로 스트레칭하기 위해서. 몸의 모든 근육을 여러 방향으로 잡아당기는 느낌을 얻는다.
"저항하며 움직이기"	수동적으로 움직이지 마라. 마음속에서 능동적으로 저항감을 상상하여 몸이 반응하도록 하라.	건강한 긴장감은 근육을 강화시킨다.
"배를 안과 위로", "오목하게", "움푹 꺼지게"	복근을 척추를 향해 당기고 동시에 위로 끌어올려라.	옆구리를 길게 늘이고 내장 기관을 위한 공간을 만들며 척추를 안정시킨다.
"척추를 분절한다", "한 번에 척추 한 마디씩"	상체를 앞으로 숙이거나 올릴 때 톱니바퀴 구르듯 척추의 마디마디를 느끼며 움직인다.	척추를 서서히 서 있는 자세로 되돌리고 유연성을 늘릴 수 있다.
"C 커브를 만들어라"	척추로 큰 C 모양을 만든다.	몸을 굴곡시킬 때 파워하우스의 활성화를 돕기 위한 시각적인 표현.
"허리를 길게", "척추를 길게", "정수리까지 길어지도록"	앉을 때 최대한 상체를 길게 늘여 척추를 신장시킨다.	내장 기관을 위한 공간을 만들고 중력에 저항한다.
"팔꿈치를 부드럽게"	팔꿈치를 과도하게 신전 시켜 관절에 압박에 가지 않도록 한다.	관절 주변 근육을 운동, 강화시킨다.
"엉덩이를 조이고 끌어올려라"	마치 핀에 찔린 듯 엉덩이가 들릴 정도로 둔근에 힘을 강하게 준다.	둔근과 골반기저근(골반바닥근육)에 힘을 주어 코어를 지지한다.
"엉덩이를 꽉 조여라", "사용하라", "작동시켜라", "가동하라"	근육을 활성화한다.	의도를 가지고 능동적으로 동작을 실행한다.
"허벅지를 말아 돌려라"	고관절을 바깥쪽으로 회전시키며 동시에 허벅지의 안과 뒤의 근육을 강하게 모은다.	허벅지 앞쪽 근육(대퇴사두근)이나 고관절 굴근보다 둔근과 내전근을 더 강하게 쓰도록 한다(너무 많이 회전시키지 않도록 한다!).
"날개를 내려라"	견갑골을 귀에서 멀어지도록 내린다.	상부 승모근이 짧아지지 않도록 한다. 목을 길게 하면 움직임이 자유로워진다.
"배꼽을 척추로 당겨라"	플랭크나 다른 배를 바닥에 대고 하는 운동에서 배꼽을 등쪽으로 잡아당긴다.	복벽을 작동시켜 척추가 과도하게 휘지 않도록 한다.

Chapter 5

지시어	뜻	사용하는 이유
"가슴을 열어라", "가슴을 넓게"	쇄골을 양 옆으로 잡아당긴다. 들숨을 깊게 쉬어 가슴을 확장시킨다.	어깨가 앞쪽과 안쪽으로 말리는 것을 방지한다. 견갑골의 안정을 유지한다.
"갈비뼈를 조여라", "갈비뼈를 닫아라", "갈비뼈를 모아라"	갈비뼈를 흉골 바로 아래로 "끌어들여" 닫는다.	위 복근이 작동되고 척추가 안정된다.
"꼬리 내리기"	골반이 앞으로 회전(골반 전방경사, anterior) 해야 할 때.	특정 동작에서 앞 몸통이 갈비뼈와 골반 사이에 길게 유지되도록 한다.
"호두를 깨라"	견갑골을 후인 시킨다(양쪽 어깨뼈를 중심을 향해 가깝게 움직인다).	등의 중간 부분(견갑골, 마름모근)이 작동되고 가슴을 펴준다.
"숨을 짜내라"	폐 속 공기를 모두 내보내듯이 강하고 길게 숨을 내쉰다.	흉강 아랫부분 주변의 근육을 움직인다. 더욱 깊은 호흡 반응을 유도한다.
"네모를 유지하라", "박스를 유지하라"	양쪽 어깨와 골반의 높이를 맞추고 어깨와 골반을 정렬시킨다.	몸의 한쪽으로 무게가 쏠리지 않도록 한다.
"반대로 스트레치"	몸을 반대 방향으로 움직인다.	근육의 균형을 유지한다.
"프레임 안에서 움직여라", "관절 내에서 운동하라"	운동하고 있는 부위의 관절 가동 범위 내에서 움직인다.	안전한 범위 내에서 근육의 힘과 통제력을 기른다.
"중심으로 당겨라"	몸의 중심을 세로로 관통하는 선을 상상한다.	내전근을 활성화시킨다.
"최소 동작으로 움직여라"	한 운동에서 다음 운동으로 매끄럽게 전환한다.	심장 박동을 일정하게 유지하고 근육을 조화롭게 움직인다.
"무릎을 부드럽게"	무릎을 과도하게 신전 시켜 관절에 압박에 가지 않도록 한다.	관절 주변 근육을 운동, 강화시킨다.
"고정해라", "붙박아라", "바닥에 밀착하라"	해당 부위를 안정시킨다.	몸의 한 부분을 능동적으로 안정시키면 그 주변의 움직임이 수월해진다.
"골반에서 접어라", "골반에서 분리해라"	고관절을 접는다.	척추를 바르게 유지한 상태로 고관절을 접는다.
"눈을 목적물에 고정해라"	운동하고 있는 부분에 시선과 주의를 기울여 통제한다. 보통 코어 부분에 사용한다.	머리의 정렬을 유지한다.

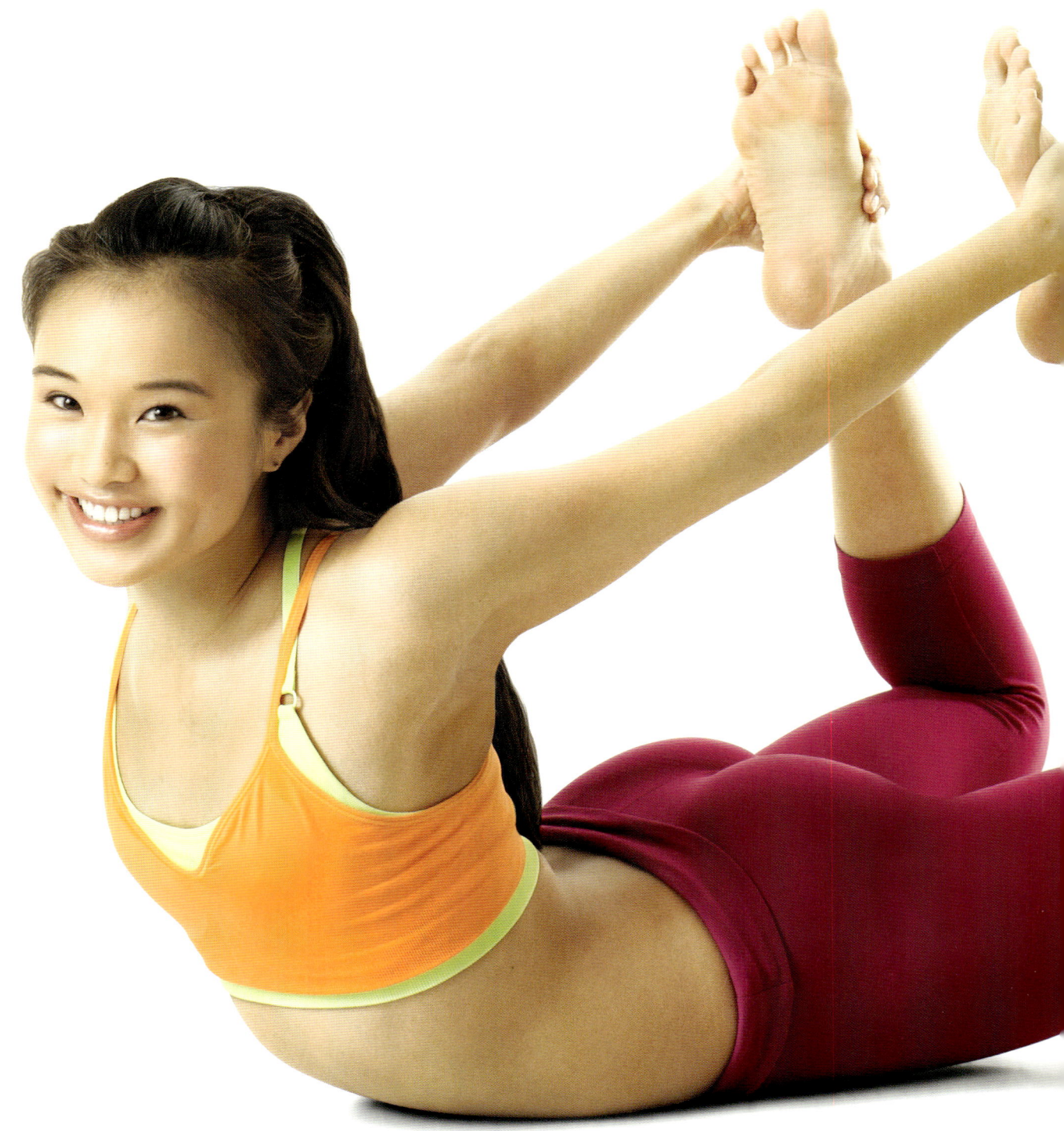

CHAPTER 6

매트 필라테스: 시리즈

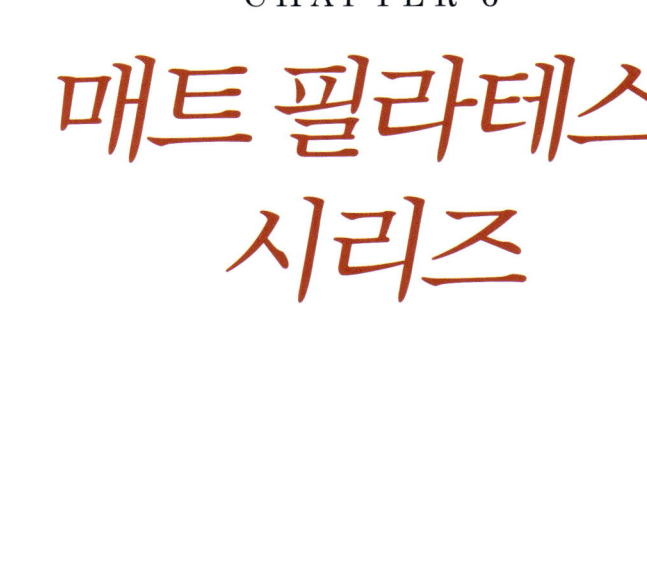

매트 필라테스

당신의 레벨을 알아보자

조셉 필라테스는 초급, 중급 혹은 고급 과정을 구별하지 않았다. 그는 전문적인 시각과 지식, 직감을 바탕으로 학생들에게 필요한 것을 가르쳤다. 학생들은 할 수 있는 것을 하고 나머지를 위해 노력했다. 우리는 오늘날 스튜디오에서 여전히 이런 방법으로 가르치려고 한다. 학생이 첫 방문을 하면, 우리는 그 학생의 목표, 체력, 문제, 경험, 그리고 필요한 것에 관해 이야기를 나누고 운동을 시작한다. 선생님으로서 나는 레벨이 아닌 능력에 대해 생각한다. 만약 학생이 운동 신경이 좋고 가르침에 귀를 기울이고 열정적이면 우리는 바로 그 학생에게 "고급 과정" 운동을 시킬 것이다. 나는 당신과 직접 만날 수 없지만, 책을 통해서 기초적인 지침을 줄 수 있다. 당신이 자신에게 정직하다면, 최소한의 위험 요소를 가지고 최대의 보상을 얻으며 원하는 것을 이룰 수 있다.

필라테스는 예리한 자의식을 발달시키는 운동이므로, 짧은 의식 테스트로 시작하는 것이 합리적일 것이다. 나는 우리가 함께 수업했다면 당신의 운동을 선택하기 위해 물어보았을 질문을 준비했다. 이 질문들이 당신이 어떤 단계에서 시작해야 할지 알려주기 위해 계획되었다는 것을 기억하자. 이건 판결이나 선고가 아니다! 운동을 진행하면서 당신의 의식 정도와 꾸준함, 그리고 몸과 마음이 연결된 정도에 따라 레벨을 조정할 수 있다.

의식 테스트

- 나는 오랫동안 집중하는 것에 능하지 않다.
- 나는 보통 내 몸의 어느 부분에서 내가 감각을 느끼고 있는지 확실하게 모른다.
- 나는 나의 신체가 불편할 때 무엇을 해야 하는지 잘 모른다.

이것들이 당신의 상태를 표현하는가? 그렇다면 **매트 운동 1단계**부터 시작하면 된다.

- 나는 나의 몸이 움직이는 것을 보고 느끼는 것을 좋아한다.
- 나는 내가 온종일 어떻게 앉고, 서고, 걷는지 순간순간 의식한다.
- 나는 깨어 있는 동안 나의 호흡을 의식하며 내 의지대로 조절할 수 있다.

이것들이 당신의 상태라면, **매트 운동 2단계**를 시도해 보자.

- 나는 운동신경이 꽤 발달했으며(육체적으로) 잘 아파지지 않는다.
- 나는 새로운 것에 도전하는 것을 좋아하며 빠르고 쉽게 배운다.
- 나는 나의 힘과 유연성이 건강한 균형을 유지하고 있다고 느낀다.

이것들이 당신의 상태라면, **매트 운동 3단계**를 해 보자(만약 필라테스를 처음 시도해 보는 것이라면 동작들을 천천히 안정적으로 진행한다).

- 강한 집중력과 상상력이 필요한 신체적 도전을 즐긴다.
- 나는 내 세계의 주인이다.
- 나는 머리를 문지르고 배를 두드리고 휘파람을 불면서 한발로 뛰어다닐 수 있다.

당신은 이런 정력가인가? 그렇다면 **매트 운동 4단계**로 바로 직진하면 된다!

당신의 운동을 구성하는 방법

필라테스는 진보적인 기술이다. 각 운동에는 조정력, 힘, 유연성과 위험도에 있어 보통 수준부터 어려운 수준까지 각 단계가 있다. 운동은 점차적으로 난이도가 올라가도록 짜여져 있는데, 위험할 수도 있는 동작은 완전히 제외하는 대신 그와 비슷하지만 좀 더 편안한 버전으로("1" 이나 "프렙 (준비 동작)"이라고 표시) 대체하여 다음 동작에 익숙해지는 동시에 최대한 본래 시리즈에 가깝게 동작이 흐를 수 있도록 하였다.

모든 서서 하는 운동을 할 때에는 시작하기 전에 253쪽에 있는 "당신의 발과 만나기" 부분을 읽기를 추천한다. 단계를 바꾸지 않고 더 난이도를 올리는 방법은 다음과 같다.

- 전환 운동을 함으로써 유동성에 집중한다.
- 반복 횟수를 늘리거나 줄인다.
- 속도를 올리거나 줄인다.
- 현재 하는 동작에 상응하는 다음 레벨의 동작을 시도한다.

우리가 어떻게 움직이고, 무엇이 우리에게 동기를 부여하며, 왜 운동이 더욱 풍부하고 효율적이게 되는지를 이해하면, 우리의 운동은 더욱 유익해진다. 조셉 필라테스는 평생 이 운동을 연마했고, 나는 그의 연구를 읽을 때마다(지금까지 읽은 것만 해도 거뜬히 수십 편은 된다) 새로운 것이 눈에 띈다. 그것은 보통 그때그때의 나의 관심사를 반영한다. 운동하기 위해서 이 책을 열어 볼 때마다 관심 있는 하나의 요소를 선택하고 그날의 운동에 사용해 보라. 이것을 기억해야 한다--정신이 참여하지 않으면, 당신은 왕국으로 들어가는 열쇠를 잃어버리는 것이다. 현재 하는 동작에 집중하고, 급하게 진행하느라 그 순간의 경험을 희생시키지 말아야 한다. 당신이 "넋 놓는" 타입이라 지금 당황하고 있다면, 너무 걱정 안 해도 된다. 저항은 무의미하니까! 필라테스라는 산에 오르기 위해서는, 단순히 정상에 오르는 것이 아니라 그 과정에서 안전하게 오르려면, 약간의 지성도 필요하다.

나는 당신에 대한 확신이 있다! 당신에게 매 순간 길을 안내하겠지만, 궁극적으로는 당신이 당신 자신의 스승이다. 당신의 신체가 중단해야 한다거나 혹은 더 할 수 있다고 할 때 귀를 기울이고, 몸의 정렬과 형태에 신경 쓰고, 계속하게 할 동기를 찾고, 상상력과 독창성을 발휘해 이 시스템이 당신에게 도움이 되도록 만들어야 한다. 만약 괜찮아 보이는 동작을 발견했는데 당신이 준비되어 있지 않다면, 현재의 당신의 몸에 맞게 움직임을 수정하여 이점을 취할 방법을 찾아보라. 아니면 당분간 그 동작을 건너뛰고 나중에 다시 시도하는 것도 현명한 방법이다. 이러한 선택은 당신에게 달렸고, 그것은 당신이 자신의 몸을 익히고 존중하도록 도와줄 것이다.

호흡 방법

운동 가이드에 호흡에 관한 지시가 없다고 해서, 그것이 숨을 참거나 호흡을 멈추라는 뜻이 아니다! 움직임에 맞추어 자연스럽게 호흡하도록 한다. 만약 당신이 숨을 내 쉬어야 할 순간에 들이쉬라는 지시가 있다면, 그 순간에는 당신의 목적에 맞는 최적의 호흡 패턴을 사용하고, 다음에 그 지시를 따르도록 하라. 만약 당신이 주로 입을 이용해 숨을 쉰다면(즉 코로 숨 쉬지 않는다면), 잠시 멈추고 그 습관을 없애는 데 집중해 보자. 궁극적으로 코로만 숨을 쉬는 것이 좋지만, 코와 입으로 동시에 호흡해도 괜찮다!

매트 필라테스:

레벨 I
>시작 운동

Chapter 6

롤 백 (ROLL-BACK, 상체 내리기)

롤 백은 롤링 라이크 어 볼, 롤 업, 더블 레그 스트레치 등 복부의 속 근육을 수축하고 분절시키는 운동을 준비하는 데 최적의 동작이다. 위의 운동을 단순화하고자 할 때도 롤 백을 실시하면 된다.

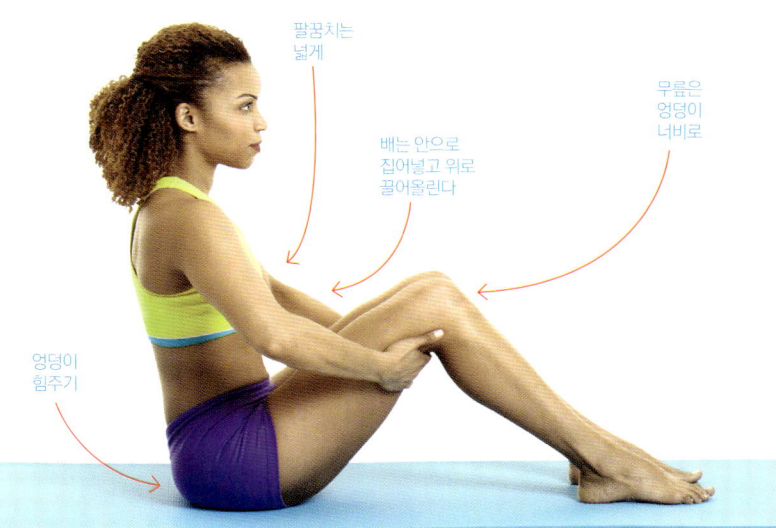

A
- 무릎을 굽히고 앉아 발을 엉덩이에서 60센티미터 정도 떨어진 위치에 놓는다.
- 팔꿈치를 넓게 벌려 양손으로 허벅지 아랫부분을 잡는다.

팔꿈치는 넓게
배는 안으로 집어넣고 위로 끌어올린다
무릎은 엉덩이 너비로
엉덩이 힘주기

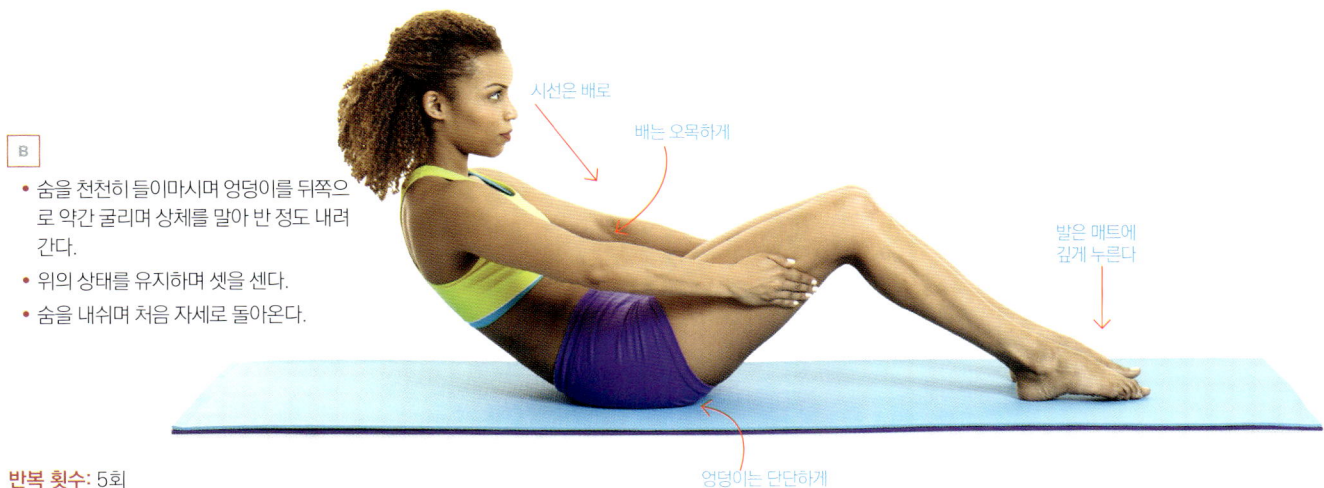

B
- 숨을 천천히 들이마시며 엉덩이를 뒤쪽으로 약간 굴리며 상체를 말아 반 정도 내려간다.
- 위의 상태를 유지하며 셋을 센다.
- 숨을 내쉬며 처음 자세로 돌아온다.

시선은 배로
배는 오목하게
발은 매트에 깊게 누른다
엉덩이는 단단하게

반복 횟수: 5회

매트 필라테스: 레벨 I 초보자

펠빅 리프트 (PELVIC LIFT, 엉덩이 들기)

이 동작은 하체(발, 허벅지, 엉덩이, 고관절) 근육을 집중적으로 단련하도록 도와주어 선 자세를 준비하는 데 효과적이다.

A
- 등을 대고 누운 후 무릎을 굽혀 발바닥을 바닥에 닿게 하고, 발뒤꿈치를 엉덩이 가까이에 둔다.

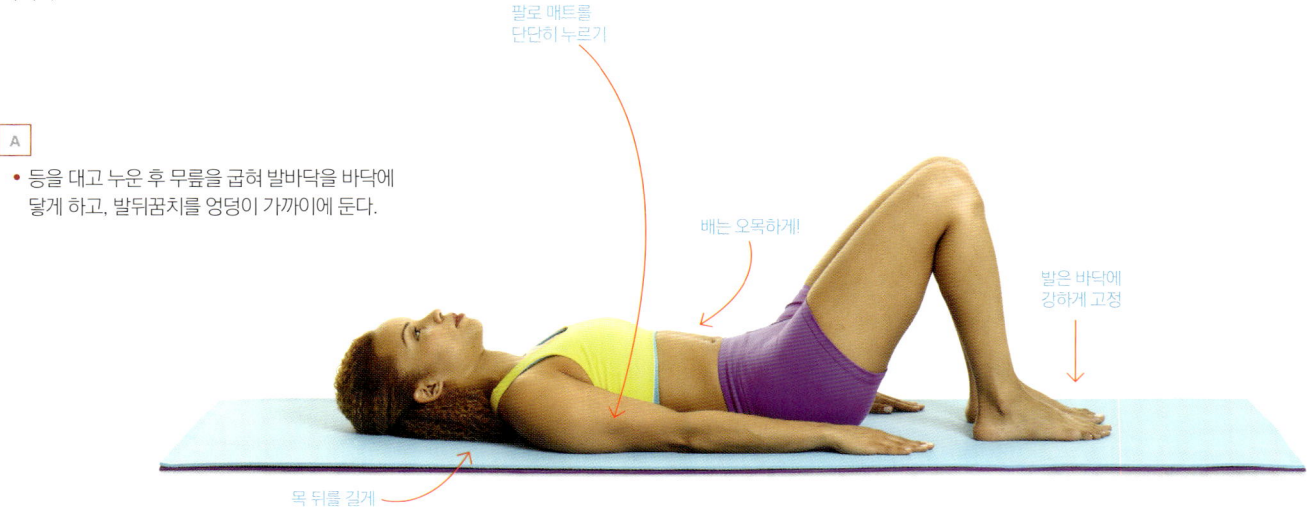

팔로 매트를 단단히 누르기
배는 오목하게!
발은 바닥에 강하게 고정
목 뒤를 길게

B
- 숨을 고르게 들이쉬며 엉덩이를 말아 골반을 사선 방향으로 끌어올린다.
- 세 호흡 동안 자세를 유지한다.
- 숨을 내쉬며 천천히 등을 굴리듯 내려와 기본자세로 돌아온다.

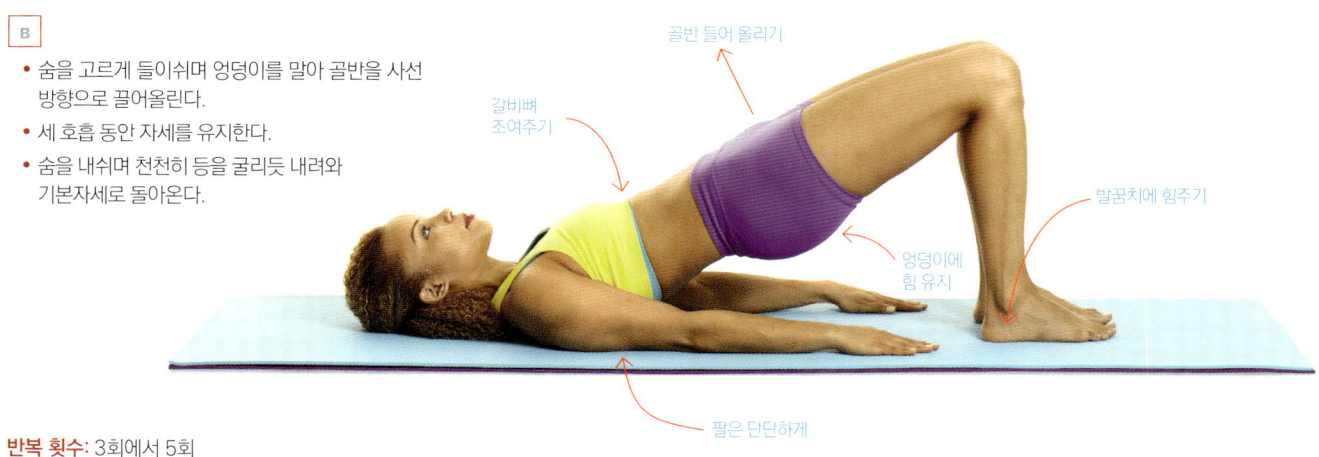

골반 들어 올리기
갈비뼈 조여주기
발꿈치에 힘주기
엉덩이에 힘 유지
팔은 단단하게

반복 횟수: 3회에서 5회

모디파이드 헌드레드 X50
(MODIFIED HUNDRED, 다리 들고 팔 흔들기)

심장을 펌핑시켜 근육을 예열한다.

A
- 롤 백(상체 내리기) 자세에서 시작한다.

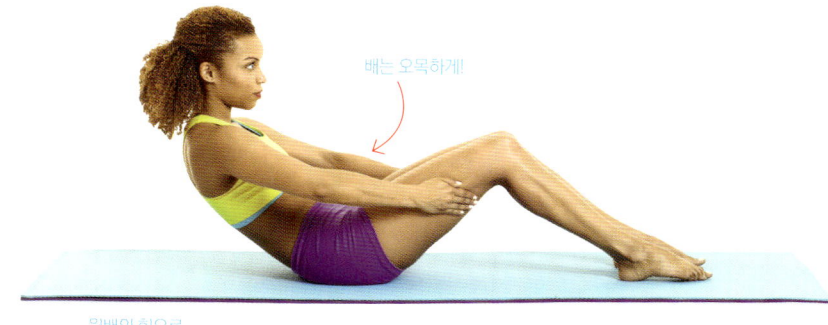
배는 오목하게!

B
- 몸의 위치를 유지하며 무릎을 가슴으로 끌어당긴 후(머리는 든 상태) 팔을 앞으로 뻗는다.

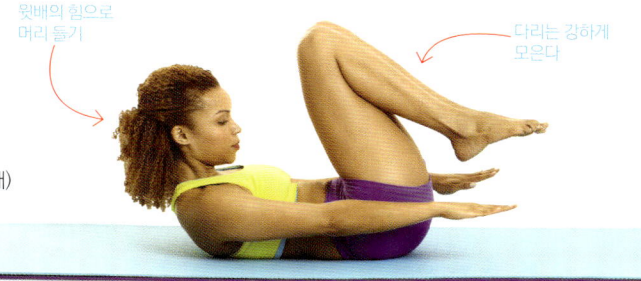
윗배의 힘으로 머리 들기
다리는 강하게 모은다

C
- 길고 힘 있게 뻗은 양팔을 몸통 옆에서 위아래로 강하게 흔든다(팔이 엉덩이 아래까지 내려가도록 한다).
- 양쪽 무릎은 가슴 쪽으로 끌어당긴 상태에서 벌어지지 않도록 조여준다.
- 들숨을 길고 일정하게 쉬며 팔을 다섯 회 흔들고, 날숨을 길고 일정하게 쉬며 팔을 다섯 회 흔든다.

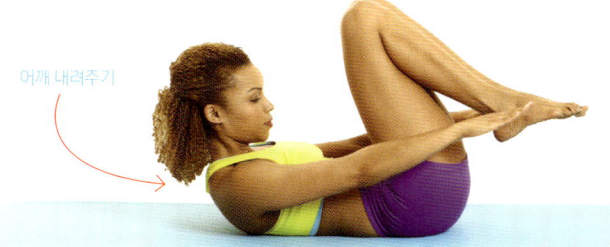
어깨 내려주기

반복 횟수: 5회 (팔 흔들기 50회)

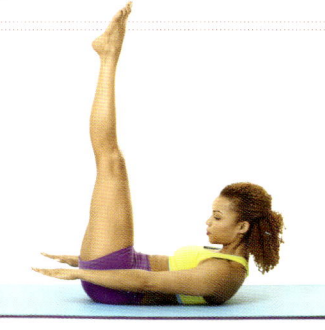

변형 동작:
다리를 곧게 뻗어 몸과 수직이 되도록 들어 올린 후 팔 흔들기를 실시한다.

매트 필라테스:

레벨 I
> 주요 운동

Chapter 6

헌드레드(THE HUNDRED, 다리 들고 팔 흔들기)

A
- 등을 대고 누워 다리를 강하게 모으고 팔을 몸 옆으로 길게 단단히 지탱하여 놓는다.

코어가 이미 활성화된다.

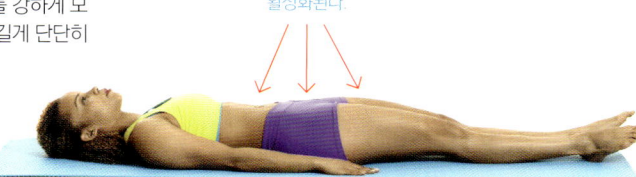

변형 동작
팔을 몸통 옆에 두기

허벅지 위에서 팔을 흔드는 대신, 팔을 가능한 한 신체의 옆에 가까이 두고 팔이 엉덩이 쪽에서 점점 더 멀어지도록 강하게 위아래로 흔든다.

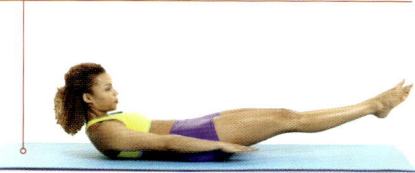

B
- 양다리를 매트에서 10센티미터 정도 들어 올린 후, 엉덩이는 쥐어짜듯 힘을 주고 배는 오목하게 집어넣는다.
- 머리를 들어 발가락을 본다.

동작 확인: 다리를 매트에서 들어 올릴 때, 몸의 중심으로부터 올리는 느낌이 드는가, 아니면 고관절에 힘이 들어가는가? 다리를 복근과 둔근에 힘을 줌으로써 들어 올릴 수 있는지 실험해 보라.

앞으로 쭉 뻗기

엉덩이는 단단하게

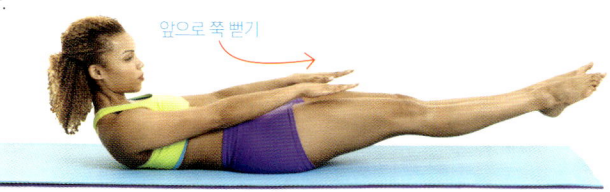

변형 동작
웨이티드 폴(중량 있는 장대) 사용하기

A
허벅지 아래쪽에 웨이티드 폴을 놓아 폴의 양 옆을 잡고 팔을 흔든다.

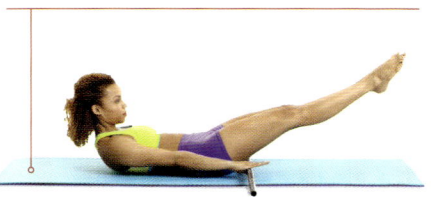

C
- 팔을 허벅지 위로 들어 올리고 위아래로 힘차게 흔든다.
- 들숨을 길고 일정하게 쉬며 팔을 다섯 회 흔들고, 날숨을 길고 일정하게 쉬며, 팔을 다섯 회 흔든다.

배는 오목하게

허벅지 안쪽을 꼭 붙인다.

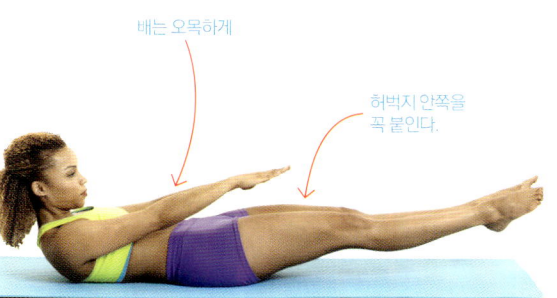

B
동작을 더욱 어렵게 하려면, 허벅지 위에서 폴의 양 옆을 잡고 팔을 흔든다.

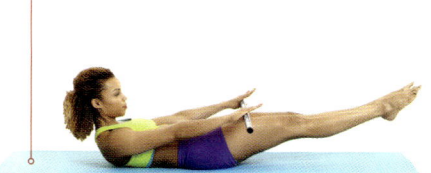

반복 횟수: 2-5 세트(팔을 10회 흔들기가 한 세트)로 시작하여 팔 흔들기 100회까지 실시

매트 필라테스: 레벨 I 주요 운동

롤 업 (ROLL-UP, 상체 들어 올리기)

A
- 매트에 등을 대고 누워 다리를 꼭 붙이고 발끝을 세운다. 팔을 머리 위로 올려 귀 옆에 붙여준다.

B
- 숨을 고르게 마시며 두 팔을 어깨너비를 유지한 채 몸 앞으로 가져온다. 어깨 뒤가 매트에 단단히 고정되고 등은 납작하게 되도록 한다.
- 들숨을 유지하며 팔 사이로 머리를 들고 척추 마디마디를 느끼며 위로 올라온다.

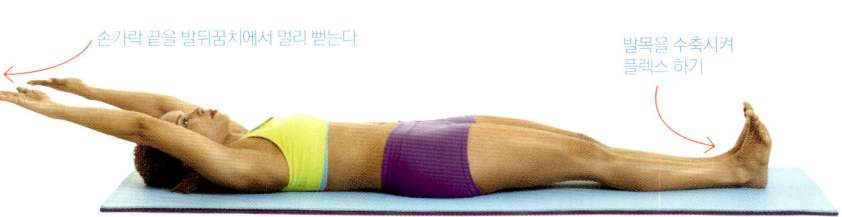
손가락 끝을 발뒤꿈치에서 멀리 뻗는다
발목을 수축시켜 플렉스 하기

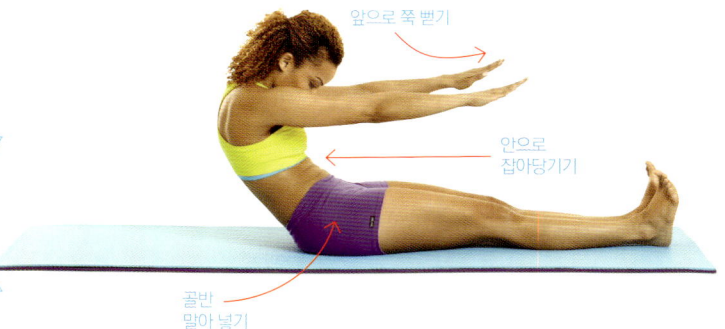
앞으로 쭉 뻗기
안으로 잡아당기기
골반 말아 넣기

동작 확인: 발가락을 만질 수 있을 정도로 팔을 뻗어본다. 이번에는 발가락을 만질 정도로 팔을 뻗으며 배는 등 쪽으로 당긴다. 저항하는 동작으로 인해 몸의 근육이 다르게 반응하는 것이 느껴지는가? 두 동작이 다 스트레칭으로 느껴지는가? 어느 쪽이 좀 더 능동적인 동작으로 느껴지는가? 저항은 근육의 컨트롤 능력과 힘을 증진시키는 동시에 유연함을 키워준다.

C
- 숨을 내쉬면서 계속 앞으로 나가면서 호흡을 통제하며 팔을 뻗고 이마가 무릎까지 닿이도록 한다.
- 숨을 들이쉬면서 호흡을 통제하여 A 위치로 되돌아오도록 한다.

반복 횟수: 3-5회의 롤 업 완료하기

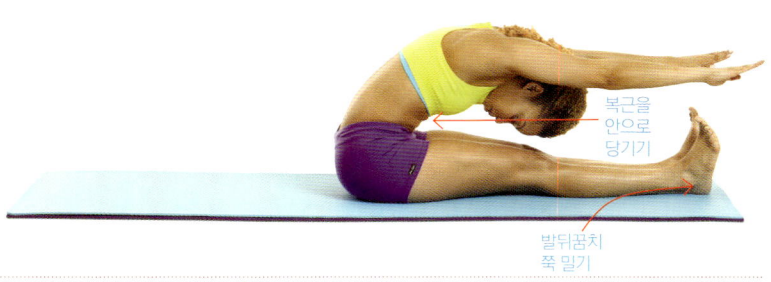
복근을 안으로 당기기
발뒤꿈치 쭉 밀기

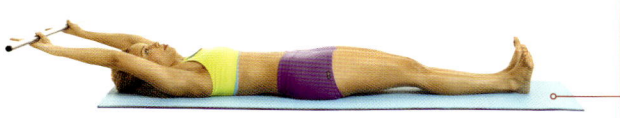

변형동작
웨이티드 폴 사용하기
웨이티드 폴을 잡고 위의 운동을 하되, 폴의 수평이 유지되도록 한다. 폴을 기준점으로 잡아 몸을 움직이며, 운동의 모든 단계에서 복근이 폴에서 멀어지도록 오목해진 상태를 유지한다.

Chapter 6

싱글 레그 서클 I
(SINGLE-LEG CIRCLES I, 다리 한쪽 위로 뻗어 돌리기)

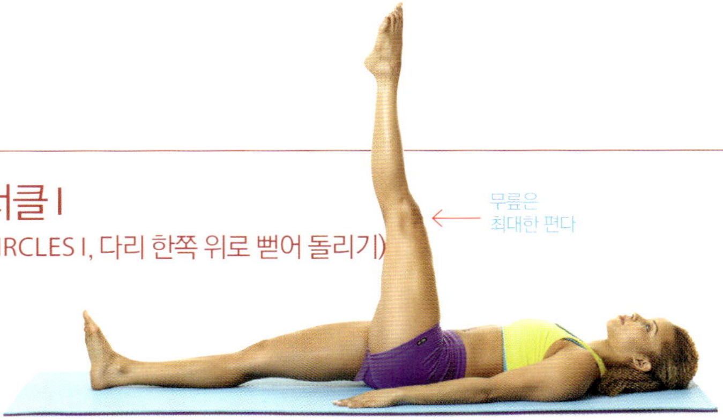

A
- 매트에 등을 대고 누워 다리를 꼭 붙이고 팔을 몸 옆으로 길게 단단히 지탱하여 놓는다(양쪽 어깨의 뒷면은 매트에 고정한다).
- 한쪽 다리를 가능한 한 굽히지 않은 채로 바닥과 수직이 되도록 천장으로 뻗는다.

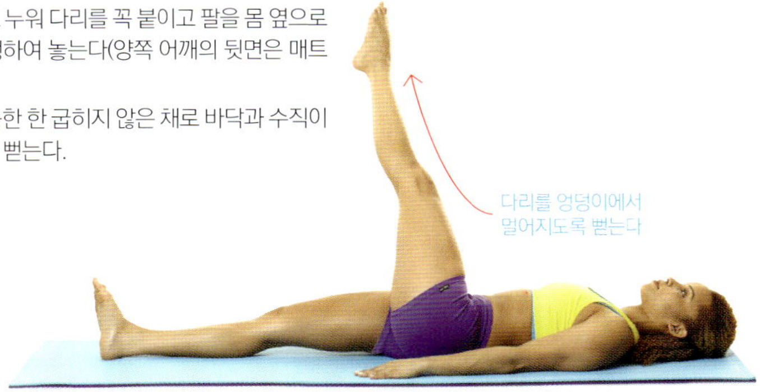

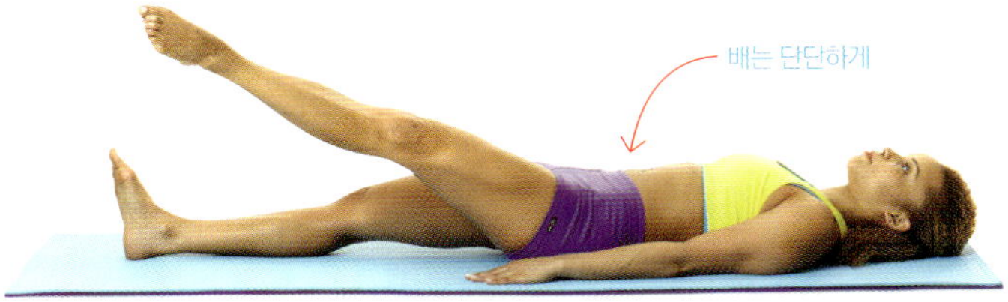

B · C · D
- 다리로 공중에 원을 그린다. 몸을 가로질러 이동하기 시작하여 발목 쪽으로 내려갔다가 바깥쪽으로 돌리고 다시 올린다.

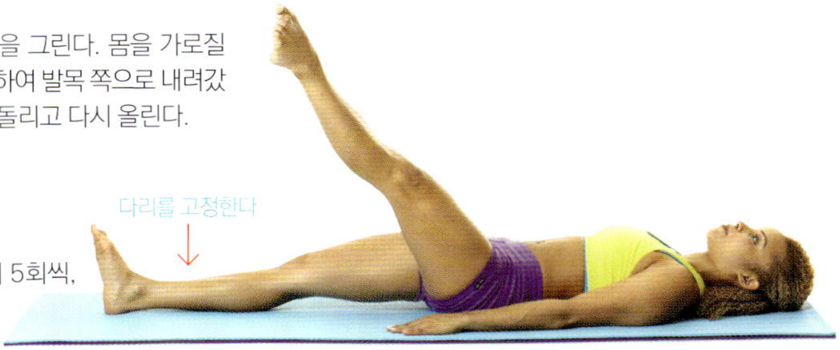

반복 횟수: 한쪽 다리 5회씩, 양쪽 모두 실시한다.

변형동작
기구를 사용한 스트레칭

수건이나 밴드, 혹은 매직 서클을 발가락 아래 둥근 부분에 두고 다리를 뒤로 들어 올린다. 엉덩이를 매트를 지그시 누른다. 다리를 서서히 몸의 중심부로 가져와 골반에서부터 허벅지를 바깥쪽으로 회전시킨다. 엉덩이가 뜨지 않도록 한다.

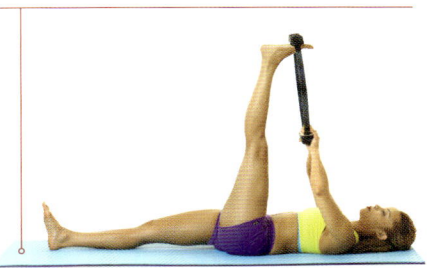

변형동작
엉덩이 들기

점차 원의 크기를 크게 하여, 복근의 힘을 사용해 엉덩이가 매트에서 떨어져 움직일 정도까지 진행한다.

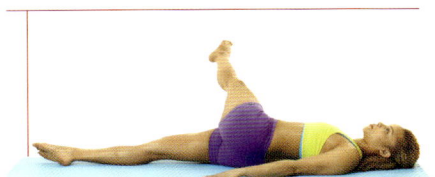

호흡: 한쪽으로 원을 그리기 시작할 때 천천히 숨을 들이마시고 원을 완성하며 숨을 내쉰다. 반대 방향으로 원을 그리며 숨을 들이마시고 내쉰다. 어느 쪽이 더 안정되고 쉬운지 느껴보고 한동안 그 방향으로 운동을 진행한다.

매트 필라테스: 레벨 I 주요 운동

롤링 라이크 어 볼 프렙 1
(ROLLING LIKE A BALL PREP I, 공처럼 구르기 준비 동작)

필라테스에서는 구르는 동작을 마사지로 간주한다. 구르면서 복근을 매트 쪽으로 깊게 눌러 등과 소화기관을 안마시킨다.

A
- 다리를 접고 매트에 앉아 발을 붙이고 손바닥을 허벅지 아래쪽에 둔다.
- 발을 매트에서 약간 들어 척추로 C 모양의 커브를 만든다. 허리는 길게 유지한다.

> **참고:** 이번 운동에 필요한 근육에 대해 더 깊게 이해하기 위해 롤 백(상체 내리기)의 시작 동작을 사용해 보자. 이처럼 동작들 사이의 연관성을 찾으면, 동작을 실행하기가 더 수월해진다.

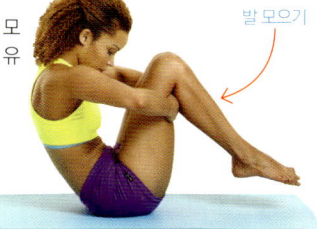
발 모으기

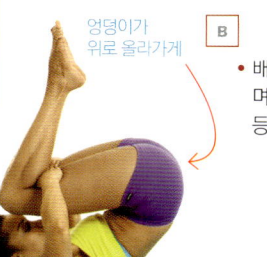
엉덩이가 위로 올라가게

B
- 배를 응시하고 앞뒤로 구르며 엉덩이부터 견갑골까지 등 전체를 마사지한다.

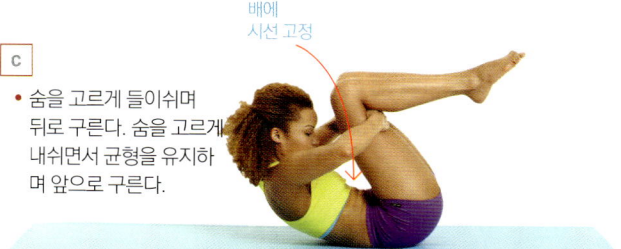
배에 시선 고정

C
- 숨을 고르게 들이쉬며 뒤로 구른다. 숨을 고르게 내쉬면서 균형을 유지하며 앞으로 구른다.

반복 횟수: 6회. 몸의 위치가 매트 중앙에 유지되도록 하고 구르기를 반복하면서 배를 점점 더 강하게 조인다. 내려가고 올라갈 때 척추의 마디마디가 느껴지는가?

싱글 레그 스트레치
(SINGLE-LEG STRETCH, 누워서 한쪽 다리 뻗기)

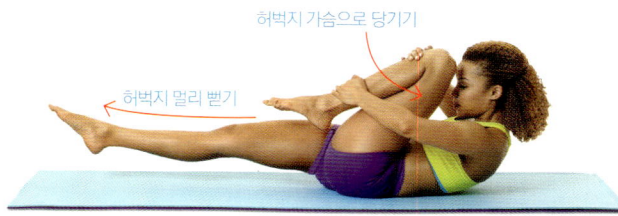
허벅지 가슴으로 당기기
허벅지 멀리 뻗기

A
- 앉은 자세에서 뒤로 굴러, 한쪽 무릎을 가슴 쪽으로 당겨 고정하고 반대쪽 다리는 앞으로 쭉 뻗어 매트로부터 5센티미터 정도 띄운다. 머리를 든 상태를 유지하고, 시선은 배에 고정하며, 꼬리뼈는 바닥에서 떨어지지 않도록 한다.
- 배를 오목하게 만들어 코어 근육들을 강하게 자극한다.
- 숨을 고르게 들이쉬며 접은 무릎을 가슴에 최대한 가깝게 당긴다.

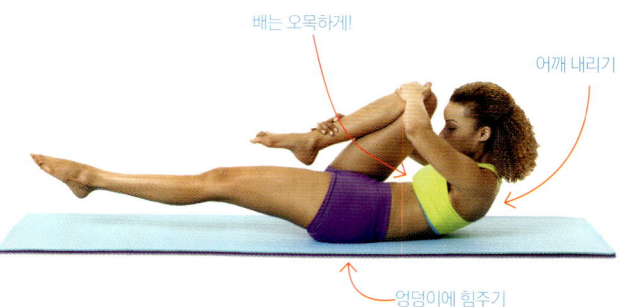
배는 오목하게!
어깨 내리기
엉덩이에 힘주기

B
- 천천히 숨을 내쉬면서 다리를 바꿔준다. 상체를 무릎 쪽으로 최대한 강하게 움직인다.
- 접힌 무릎은 어깨를 향해 곧바로 잡아당기고 앞으로 내민 다리는 골반으로부터 바로 뻗어 상체의 정렬을 유지한다.

반복 횟수: 5회씩 한쪽 다리를 상체로 당긴다. 반복하면서 접은 다리를 당기는 힘과 내민 다리를 뻗는 힘의 반대 작용을 더욱 강하게 느낀다.

Chapter 6

더블 레그 스트레치
(DOUBLE-LEG STRETCH, 양쪽 다리 앞으로 뻗기)

필라테스 장로 제이 그라임스는 모든 필라테스 동작이 궁극적으로는 "강한 코어를 중심으로 한 양방향 스트레칭"을 요구한다고 말했다. 이 동작을 사용해 그의 이론을 직접 체험해 보고 강한 코어가 무엇인지 자신에게 일깨워 주자.

A
- 양쪽 무릎을 접어 가슴 쪽으로 당긴다. 머리는 앞을 향해 들고 팔꿈치를 넓게 벌린다.

B
- 고르게 숨을 들이쉬며 양다리는 앞으로, 양팔은 머리 뒤로 뻗어 다리와 팔을 반대 방향으로 스트레칭한다. 배를 깊숙하게 끌어당겨 척추를 지지해 준다.

C
- 고르게 숨을 내쉬면서 몸을 둥글게 만든다. 두 무릎을 배쪽으로 배와 가슴 쪽으로 당기고 폐로부터 숨을 깊게 짜낸다.

반복 횟수: 6회. 동작을 반복할 때마다 호흡을 더욱더 깊게 한다.

> **참고:** 조는 이 동작을 할 때 팔을 뒤로 뻗지 않도록 가르쳤다. 그 대신 팔을 앞으로 쭉 내밀어 손바닥을 뻗은 다리 허벅지에 강하게 붙이도록 했다. 몸을 둥글게 만드는 동작은 같다.

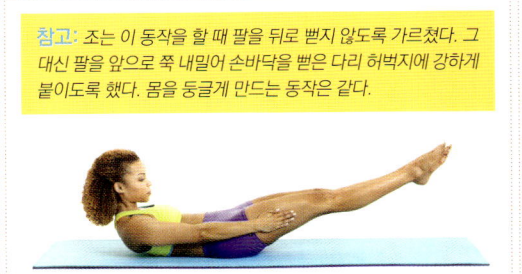

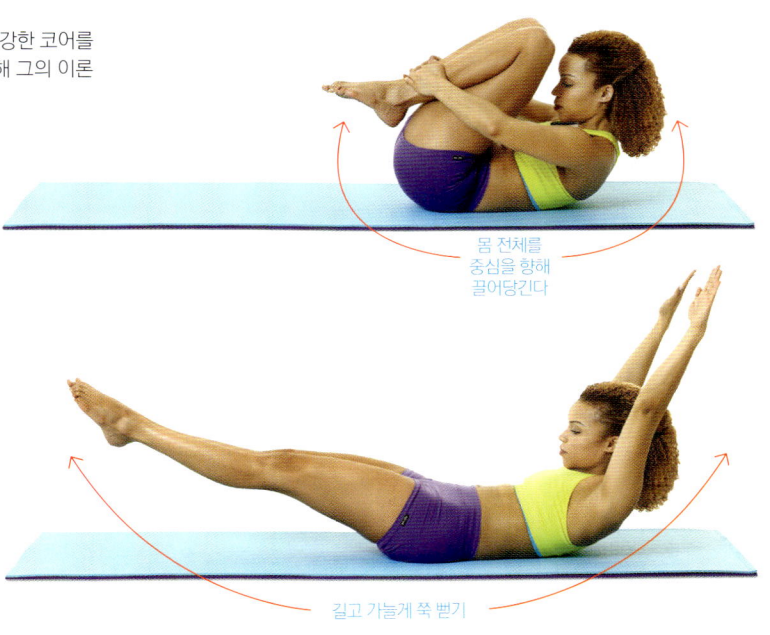

몸 전체를 중심을 향해 끌어당긴다

길고 가늘게 쭉 뻗기

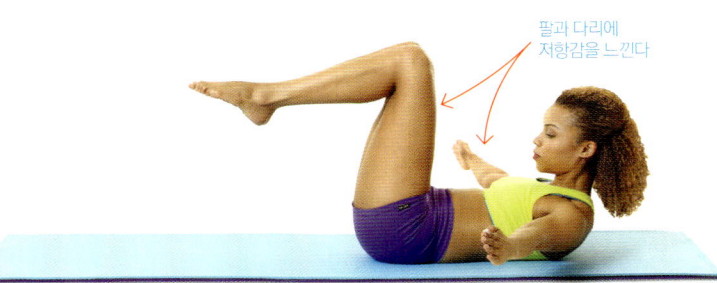

팔과 다리에 저항감을 느낀다

동작 확인: 골반에 집중한다! 골반이 앞으로 혹은 뒤로 기울어 있는 것을 느낄 수 있는가? 다리를 앞으로 뻗는 동작을 할 때 골반이 앞쪽으로 함께 빠지지 않도록 한다. 몸이 균형을 잡기 위해 어떤 근육이 사용되는지 느낄 수 있는가? 그렇다면 당신은 코어를 조정할 수 있게 된 것이다.

67

매트 필라테스: 레벨 I 주요 운동

스파인 스트레치(SPINE STRETCH, 척추 늘이기)

A

- 다리를 매트 넓이 정도로 벌리고 몸이 척추를 따라 머리끝까지 길어지는 느낌으로 바로 앉는다.
- 팔을 가슴 높이에서 앞으로 쭉 뻗는다. 어깨는 견갑골 위에 편안히 있도록 두고 발끝은 수직으로 세운다.
- 고르게 숨을 들이쉬어 가슴, 등, 옆구리를 풍선처럼 부풀린다.

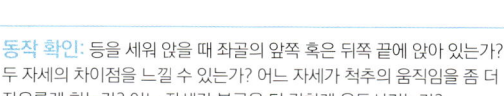

동작 확인: 등을 세워 앉을 때 좌골의 앞쪽 혹은 뒤쪽 끝에 앉아 있는가? 두 자세의 차이점을 느낄 수 있는가? 어느 자세가 척추의 움직임을 좀 더 자유롭게 하는가? 어느 자세가 복근을 더 강하게 운동시키는가?

B C

- 천천히 숨을 내쉬면서, 척추 마디마디를 느끼고 등의 윗부분으로 C 자를 그리듯 상체를 앞으로 굽힌다.
- 단순히 엉덩이에서부터 몸을 앞으로 숙이지 않도록 한다. 그 대신 배를 팔과 반대 방향으로 끌어당기고 골반을 바로 세운다.
- 숨을 완전히 내뱉고 나면, 천천히 숨을 들이쉬며 척추의 마디를 하나씩 쌓으며 처음 자세로 되돌아온다.

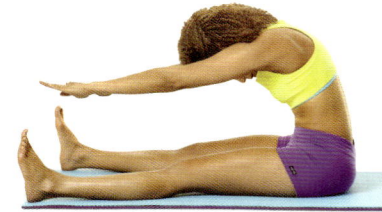

참고: 조는 이 동작을 손바닥을 바닥에 두어 다리 사이에서 앞으로 미끄러지도록 가르쳤다. 어깨 통증이 있는 사람들에게 매우 좋은 변형 동작이다.

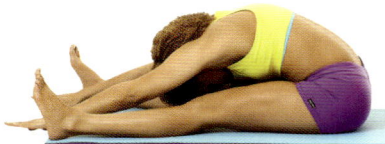

반복 횟수: 3~5회. 날숨이 점점 깊어지도록 한다.

변형 동작:
팔 돌리기

상체를 올리고 척추를 세워 앉을 때, 팔을 위로 올려 옆구리가 길어지도록 한 후 팔을 몸 뒤로 돌려 시작 자세로 돌아온다.

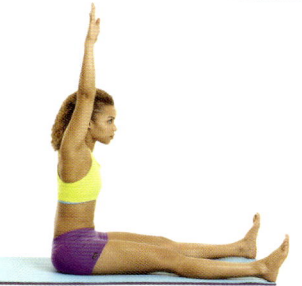

동작 확인: 발을 수직으로 만들 때, 발목 관절부터 수축시키는가 아니면 발가락을 세우는가? 발목부터 수직으로 만들면, 다리의 뒤 라인이 몸 전체와 연결되는 것을 더욱 잘 느낄 수 있다.

Chapter 6

오픈 레그 로커 프렙 1
(OPEN-LEG ROCKER PREP 1, 다리 벌리고 구르기 준비 동작)

참고: "프로"들은 이 동작을 실행할 때 스파인 스트레치 자세에서 시작해 등을 뒤쪽으로 둥글게 만 후 복근을 사용하여 양다리를 동시에 매트에서 들어 올린다. 그다음 발목을 잡으면 된다.

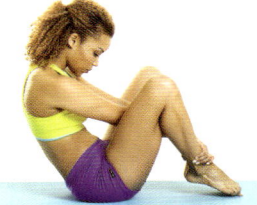

A
- 매트 위에 발을 모은 채 양 무릎을 접고 앉는다. 한 손씩 발목을 잡는다.
- 배를 오목하게 만들고 옆구리는 긴 상태를 유지하며 발꿈치를 들어 엉덩이로 균형을 잡는다.

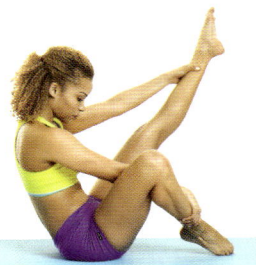

B
- 시선을 배에 두고 등의 움직임이 최소한이 되도록 하며 다리를 한쪽씩, 혹은 양쪽을 동시에 어깨높이로 뻗는다.

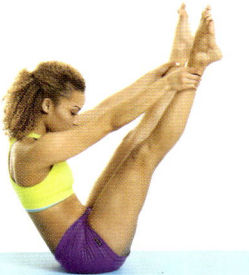

C
- 균형을 유지하면서 다리를 굽혀 발끝이 매트에 닿도록 한 후, 다리를 앞으로 다시 뻗는다. 바로 내려오는 대신 균형을 잡은 채로 세 번의 호흡을 깊고 느리게 해도 좋다.

흥미로운 사실: 전해져 오는 바에 의하면 조는 인터뷰를 하는 내내 책상 의자 끝에서 이 자세로 균형을 유지하고 있었다고 한다. 확실하게 강한 인상을 주는 방법이다!

반복 횟수: 3회. 매번 점점 더 안정성을 늘려간다.

콕스크루 프렙 1
(CORKSCREW PREP 1, 두 다리 돌리기 준비 동작)

두 다리를 하나로 강하게 모으기 → ← 팔은 매트에 고정

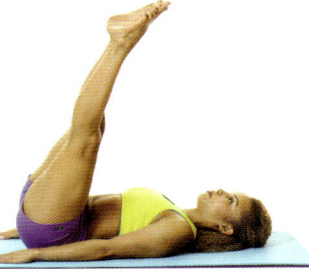

A
- 등을 대고 누워 팔을 몸 옆에 길고 단단하게 둔다.
- 다리를 공중으로 길게 뻗어 몸과 최대한 직각이 되도록 한다. 배는 오목하게 만든다.
- 두 다리를 꽉 조여 하나로 모은다.

상체는 움직이지 않도록 →

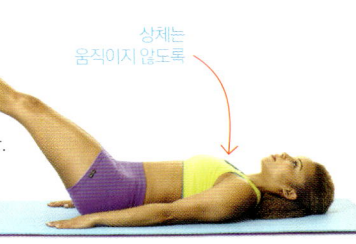

B C D
- 발가락을 길게 뻗어 포인트하고 다리로 공중에서 원을 그리기 시작한다.

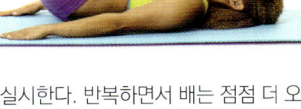

- 숨을 고르게 들이쉬며 다리를 오른쪽으로 움직였다가 몸에서 멀어지도록 내린다. 숨을 천천히 내쉬며 다리를 왼쪽으로 움직이고 다시 중심으로 가져온다(반대 방향으로 이 호흡 패턴을 실행해도 된다).

반복 횟수: 양쪽으로 원을 그려가며 3회 실시한다. 반복하면서 배는 점점 더 오목하게 만들고, 척추는 더욱 안정되게 유지한다.

매트 필라테스: 레벨 I 주요 운동

스완 다이브 프렙 1
(SWAN DIVE PREP I, 엎드려 상체 들기 준비 동작)

A
- 엎드려서 이마를 바닥에 대고 골반은 매트에 단단히 고정한다. 허벅지를 강하게 붙여 두 다리를 하나로 모아준다.
- 어깨 바로 아래에 손을 두고 손바닥을 매트에 놓는다. 배를 척추 쪽으로 끌어당기며 팔꿈치를 옆구리 쪽으로 모아준다.

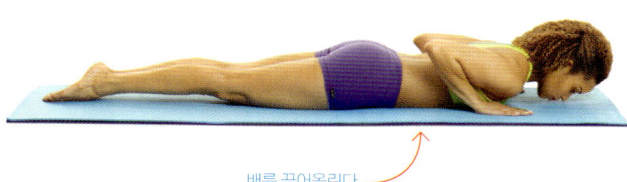

배를 끌어올린다

B
- 고르게 숨을 들이쉬며 머리와 가슴을 매트로부터 멀어지게 앞쪽과 위쪽으로 든다. 치골에서부터 시작하여 가슴을 통과해 턱까지 뻗어 나가는 느낌을 찾는다.
- 천천히 숨을 내쉬면서 매트 위에 몸을 길게 내려놓는다.

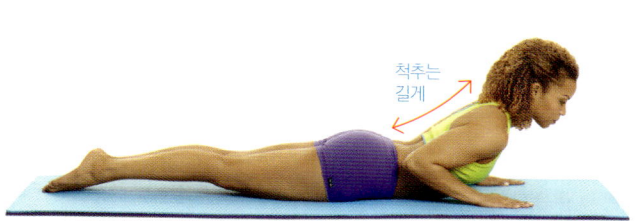

척추는 길게

동작 확인: 신전(후굴) 자세를 실행할 때 허리가 과도하게 젖히는가? 그 부분에 통증이 있다면 과도하게 젖히고 있다는 뜻이다. 신전 동작에서 골반의 위치를 조절해 보고 어느 근육을 사용하면 통증이 없어지는지 찾아보라 (힌트: 코어 근육을 떠올려라!).

반복 횟수: 3~6회. 반복을 통해 척추 사이의 공간을 점점 더 늘리도록 노력해 보자.

싱글 레그 킥
(SINGLE-LEG KICKS, 엎드려 한 다리씩 차기)

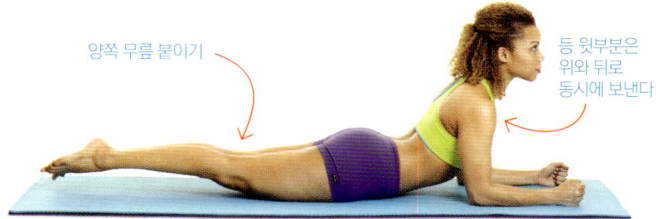

양쪽 무릎 붙이기

등 윗부분은 위와 뒤로 동시에 보낸다

A
- 매트에 배를 대고 누워서 주먹을 쥔 상태로 팔꿈치로 일으킨 상체를 지탱한다.
- 팔은 어깨너비로 벌리고 팔꿈치는 어깨 바로 아래 혹은 그보다 약간 앞에 있도록 둔다.
- 가슴은 위로 높이 끌어당기고 치골은 매트에 단단하게 고정한다. 허벅지를 강하게 붙여 두 다리를 하나로 모아준다.

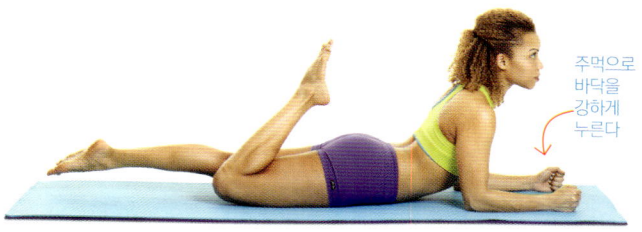

주먹으로 바닥을 강하게 누른다

B
- 이 동작을 유지한 상태로, 양쪽 무릎을 매트에서 5센티미터 정도 떨어뜨린 후 양쪽 뒤꿈치를 번갈아 가며 엉덩이 쪽으로 찬다.
- 다리를 바꿀 때마다 복근이 가슴과 턱을 향해 스트레칭 되는 느낌을 반복적으로 의식하며 유지한다.

반복 횟수: 양쪽 번갈아 가며 6세트. 반복할 때마다 몸의 앞면, 즉 발가락의 위로부터 엉덩이, 골반의 앞쪽부터 정수리에 이르는 선을 따라 스트레칭 되는 느낌을 더욱 강하게 느낀다.

Chapter 6

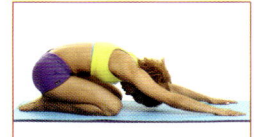

싯 투 힐즈
(SIT TO HEELS, 발뒤꿈치 위에 앉기)

이 동작은 허리를 위한 능동적인 스트레칭이며, (휴식이 필요한 경우가 아니라면) 휴식 동작으로 사용되지 않는다. 신전 동작에 반대되는 동작이 필요할 때마다 상체를 앞으로 늘리는 이 동작을 취하면 된다.

배를 바닥에 대고 누운 자세에서 시작하여, 배를 오목하게 안쪽으로 당기고 손바닥은 매트에 평평하게 놓는다. 무릎을 굽히며 몸을 뒤쪽으로 끌어당겨 뒤꿈치 위에 앉는다. 이마는 매트 위에 내려놓고 팔은 앞쪽으로 내밀거나 몸 옆에 편안히 둔다. 이 동작에서 나오려면, 복근을 등을 향해 끌어당겨 몸의 무게중심을 뒤로 가져온 후 척추 마디마디를 쌓듯이 등을 둥글게 말며 올라온다.

사이드 킥 시리즈 (SIDE KICKS SERIES, 옆으로 누워 다리 차기)

몸의 위치: 몸통의 측면을 바닥에 대고 누워 균형을 유지한다.

A

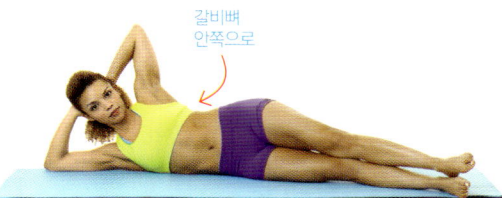

갈비뼈 안쪽으로

- 몸의 한쪽 측면으로 누워 정수리, 척추, 엉덩이, 발꿈치까지 일직선을 만든다.
- 양쪽 다리를 몸의 앞쪽으로 가져와 안정감이 느껴지는 위치에 다리를 둔다(몸의 비율에 따라 다르지만, 보통 매트의 앞쪽 가장자리에 발을 두면 된다). 균형 잡기를 조금 더 어렵게 하려면 몸이 일직선에 가까워지도록 한다.
- 머리를 들고 두 손을 겹쳐 머리 아래에 둔다. 팔꿈치는 넓게 벌리고 머리가 척추와 정렬되도록 한다.
- 양쪽 어깨뼈를 꽉 조여 팔꿈치의 넓이를 유지한다.

변형동작

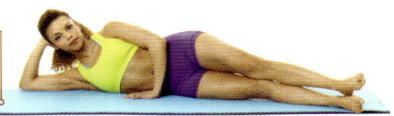

아래에 있는 손은 머리 뒤에 놓고 위에 있는 손은 배 앞 매트 위에 둔다.

SIDE KICKS: FRONT/BACK

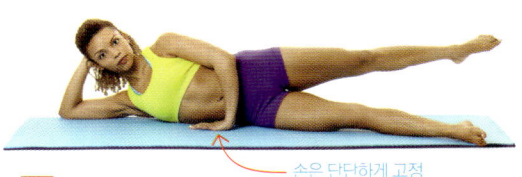

손은 단단하게 고정

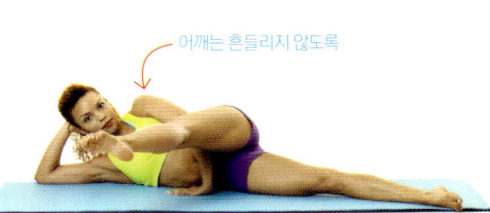

어깨는 흔들리지 않도록

A

- 위에 있는 다리를 골반 높이로 든다. 다리를 쭉 뻗어 복근과 연결되는 느낌을 찾는다.
- 숨을 고르게 내쉬며 발가락이 정수리에서 멀어지는 느낌으로 다리를 뒤로 보낸다. 무릎이 엉덩이 높이에서 유지되도록 한다. 몸통의 앞면을 활짝 열기 위해 척추를 미세하게 신전시킨다.

B

- 숨을 고르게 내쉬며 다리를 어깨높이에서 앞으로 가져온다. 옆구리를 길게 유지하고 상체를 안정시킨다.

반복 횟수: 3~5회. 조가 말했듯이 매번 다리를 흔들 때마다 "첫 번째 시도 보다 더 잘하도록" 노력하라.

매트 필라테스: 레벨 I 주요 운동

사이드 킥: 업/다운
(SIDE KICKS: UP/DOWN, 옆으로 누워 위아래로 다리 차기)

A
- 숨을 고르게 들이쉬며 위에 있는 다리를 천장을 향해 위로 찬다.

B
- 숨을 천천히 내쉬면서 옆구리를 길게 유지하고 상체를 안정시키며 다리를 내린다. 다리 뒤와 허벅지 안쪽을 운동하려면 허벅지를 골반으로부터 바깥쪽으로 회전시키고, 엉덩이 옆쪽을 운동하려면 허벅지가 앞을 향하게 둔다.

동작 확인: 몸이 현재 상태보다 얼마나 더 길어질 수 있는가? 활동성과 유연성을 늘리기 위해 뼈들이 만나는 위치마다 조금씩 확장할 수 있다면, 어떻게 그 위치들을 찾고 공간을 유지하겠는가?

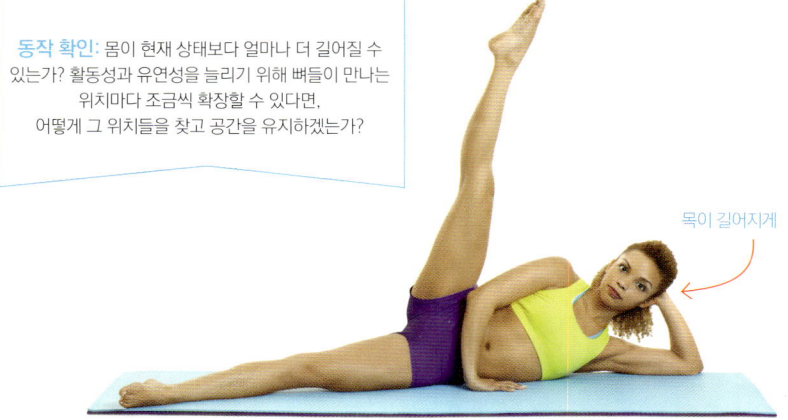

목이 길어지게

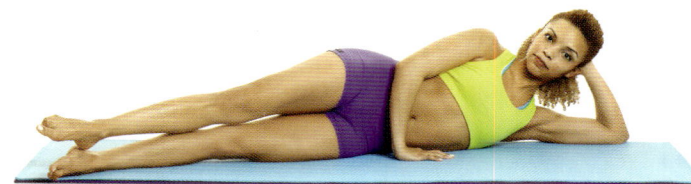

반복 횟수: 3~5회. 조가 말했듯이 다리를 흔들 때마다 "첫 번째 시도 보다 더 잘 하도록" 노력하며 반복한다.

사이드 킥: 서클
(SIDE KICKS: CIRCLES, 옆으로 누워 다리 돌리기)

목이 길어지게

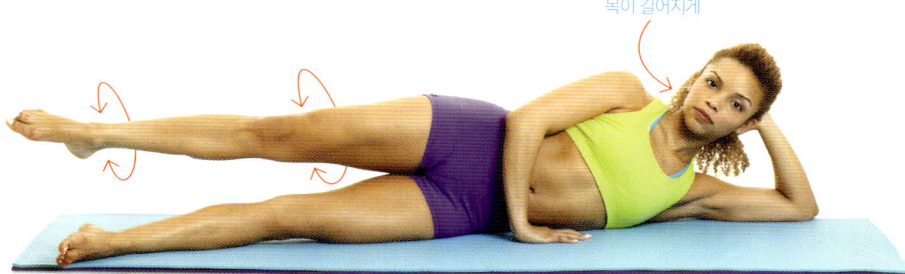

참고: 다리 뒤와 허벅지 안쪽을 운동하려면 허벅지를 골반으로부터 바깥쪽으로 회전시키고, 엉덩이 옆쪽을 운동하려면 허벅지가 앞을 향하게 둔다.

A
- 위에 위치한 다리를 골반 높이로 든다. 다리를 곧게 뻗어 복근과 연결되는 느낌을 찾는다.
- 다리가 농구공 정도 넓이의 긴 원통 안에 있다고 상상하며 돌린다.

반복 횟수: 앞으로 6회, 뒤로 6회 회전시킨다. 원통의 길이와 넓이를 모두 활용한다는 느낌으로 돌린다.

티저 프렙 1
(TEASER PREP I, 상하체 동시에 들기 준비 동작 1)

A
- 등을 대고 누워 무릎을 굽히고 발바닥을 매트에 놓는다. 두 다리를 강하게 모은다.
- 두 팔을 머리 위로 올려 귀에 붙이고 한쪽 다리를 손가락에서 멀어지도록 뻗는다. 무릎이 벌어지지 않도록 힘을 준다.

B
- 고르게 숨을 들이쉬면서, 두 팔을 어깨너비로 벌리고 앞으로 뻗는다. 허벅지를 강하게 모은다.

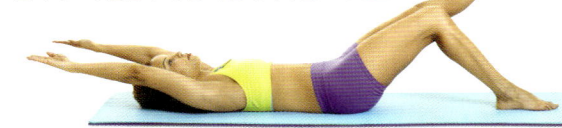

C **D**
- 팔이 허벅지와 평행이 되면 뻗은 다리를 향해 척추 마디마디를 분절시키며 상체를 들어 올린다.

- 천천히 숨을 내쉬며 상체를 내린다. 척추의 각 마디가 처음의 위치에서 2센티미터 정도 더 멀어지는 느낌으로 내려온다.

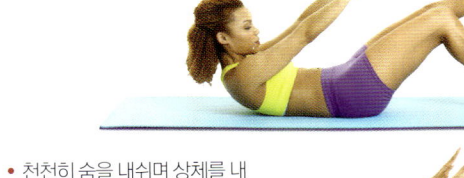

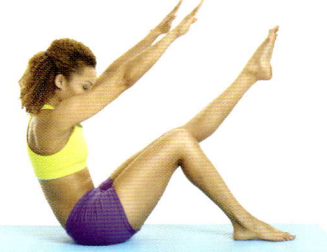

반복 횟수: 하체를 안정시킨 상태에서 복근을 깊게 자극하며 2회 반복 후, 다리를 바꾸어 2회 더 실시한다.

티저 프렙 2
(TEASER PREP II, 상하체 동시에 들기 준비 동작 2)

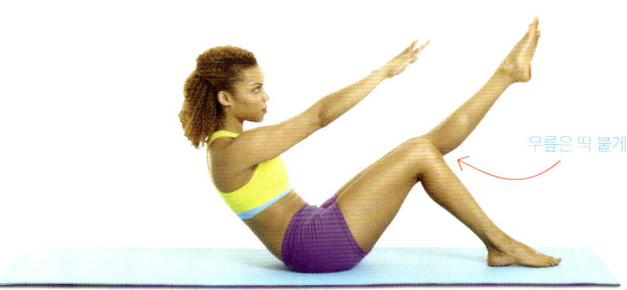

무릎은 딱 붙게

A
- 티저 프렙 1 의 상체를 일으킨 자세에서 시작한다.

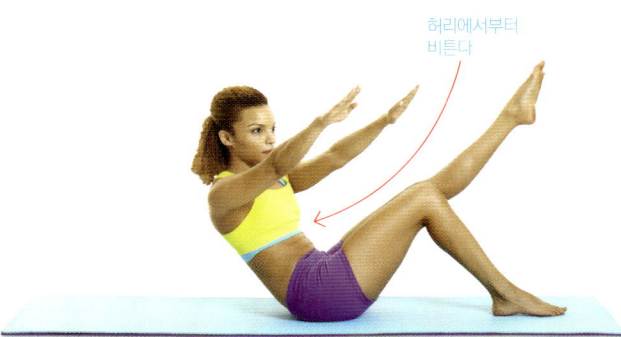

허리에서부터 비튼다

B
- 뻗은 다리의 반대 방향으로 상체를 비튼다(팔은 자연스럽게 따라온다). 상체를 중심으로 돌아오게 한 후 서서히 내려간다. 다리를 바꾸어 동작을 반복한다.

반복 횟수: 한쪽에 두 번씩, 4회 실시한다. 하체를 안정시킨 상태에서 상체를 돌릴 때 허리가 길어지도록 한다.

매트 필라테스: 레벨 I 주요 운동

사이드 밴드 프렙 1
(SIDE BEND PREP I, 옆구리 자극 운동 준비 동작 1)

A
- 한쪽 엉덩이 위에 앉아 두 무릎을 접어 다리를 한 방향으로 보낸다. 양쪽 무릎과 양쪽 발목을 각각 최대한 겹쳐 놓는다.
- 다리가 있는 쪽의 손으로 발목을 엉덩이에 가깝게 끌어당긴다. 천천히 숨을 들이쉬며 반대쪽 손을 들어 이두근이 귀에 닿도록 한다.

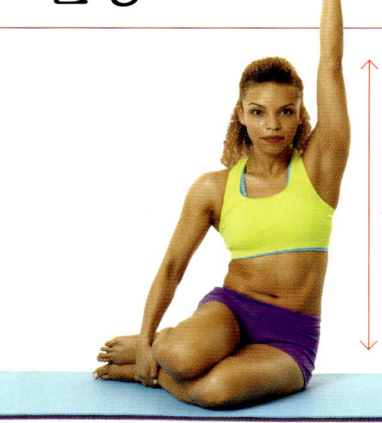

몸통 늘리기

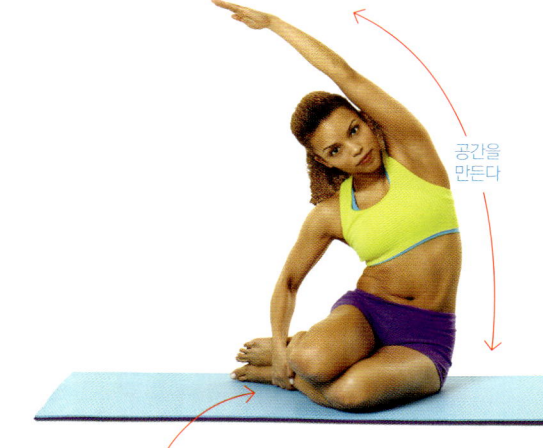

B
- 천천히 숨을 내쉬며 몸을 다리가 위치한 쪽으로 구부린다.

공간을 만든다

발목 당기기

참조: 이 운동은 종종 "머메이드(Mermaid, 인어)"라고 불리며, 좀 더 어려운 사이드 밴드 버전의 변형 동작이다. 조의 명성에 걸맞게 "포세이돈(고대 그리스의 바다의 신-역주)" 운동이라고 부르는 게 나을지도 모르겠다.

C
- 숨을 마시며 중심으로 돌아온 후 숨을 천천히 내쉬며 상체를 반대 방향으로 기울인다. 반대쪽 손을 어깨 아래 매트 위에 올려놓고 팔꿈치를 몸 쪽으로 접는다. 올린 손은 항상 머리 위에 있도록 하며 허리선과 일직선이 되도록 한다.

반복 횟수: 들숨과 날숨을 3회 반복할 동안 실시한다. 반복할 때마다 흉곽 주변에 공간을 더 많이 만들도록 노력한다.

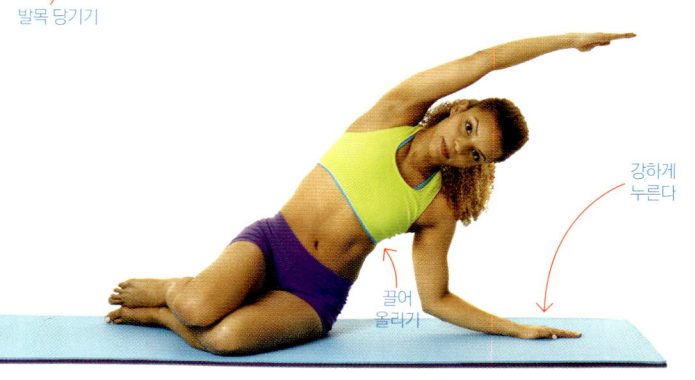

강하게 누른다

끌어 올리가

Chapter 6

스위밍 프렙 1
(SWIMMING PREP I, 수영하기 준비 동작 1)
어깨와 골반을 위한 동작

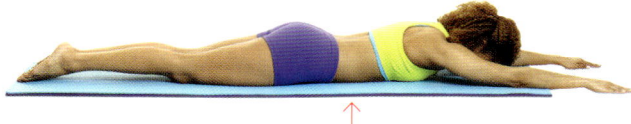
배를 등 쪽으로 끌어당긴다

A
- 엎드려 누워서 이마가 바닥을 향하도록 하고 골반은 매트에 단단히 고정한다. 허벅지를 강하게 붙여 두 다리를 하나로 모아준다(말지 않고 그대로 모은다). 배는 척추를 향해 끌어올린다.
- 양팔을 앞으로 내밀어 손바닥이 바닥에 닿도록 하고, 발끝을 길게 뻗는다.

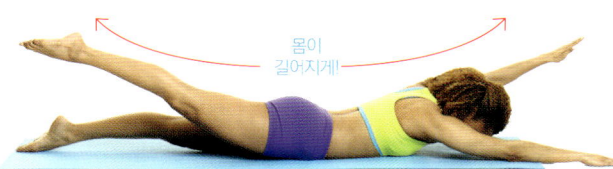
몸이 길어지게

B
- 숨을 고르게 들이쉬며 왼팔과 오른 다리를 동시에 매트에서 들어 올린다(어깨 관절의 운동 범위와 골반 운동 범위가 비슷하도록 한다). 숨을 천천히 내쉬며 팔과 다리를 매트 위로 내려놓는다.
- 숨을 천천히 들이쉬며 오른팔과 왼 다리를 동시에 들어 올린다. 숨을 천천히 내쉬며 팔다리를 내린다.

참고: 팔다리를 들 때 머리를 함께 들어도 된다(머리를 들어 올리면 척추에 영향이 간다). 머리도 함께 들으려면 머리와 척추가 정렬되도록 하고, 가슴 윗부분이 함께 올라가지 않으면 머리를 들지 않는 것이 좋다.

반복 횟수: 2~3세트. 천천히 움직인다.

스위밍 프렙 2
(SWIMMING PREP II, 수영하기 준비 동작 2)
척추를 위한 동작

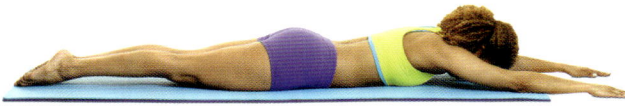

A
- 엎드려 누워서 이마를 바닥에 대고 골반은 매트에 단단히 고정한다. 허벅지를 강하게 붙여 두 다리를 하나로 모아준다.
- 양팔을 앞으로 내밀어 손바닥이 바닥에 닿도록 하고, 발끝을 길게 뻗는다. 배는 척추를 향해 끌어올린다.

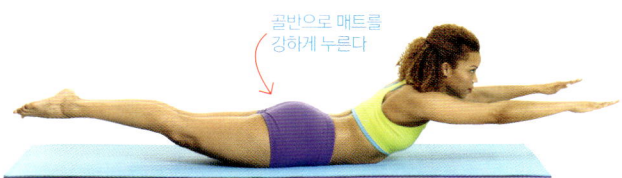
골반으로 매트를 강하게 누른다

B
- 숨을 고르게 마시며 가슴, 팔, 허벅지를 매트에서 들어 올려 몸의 앞면을 활짝 연 후 그 상태에서 숨을 1초간 멈춘다. 숨을 천천히 내쉬면서 몸 전체를 길게 늘이며 매트로 내려온다.

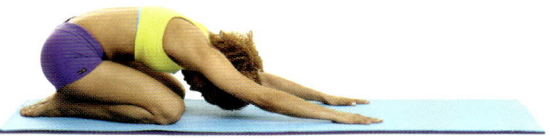

C
- 뒤꿈치 위에 앉아 몸을 늘인다(71쪽 참조).

반복 횟수: 3회. 반복할 때마다 점점 더 몸이 길게 뻗어, 발은 매트 뒷가장자리를 넘어가고 손은 앞 가장자리를 넘어가는 느낌을 갖는다(키가 매트보다 크다면 방의 앞뒤를 향해 뻗는다는 느낌으로 실행한다).

매트 필라테스: 레벨 I 주요 운동

실(SEAL, 물개 동작)

A
- 매트에 다리를 굽히고 앉아 발가락을 모으고 발목을 바라볼 수 있을 정도로 무릎을 벌린다.
- 다리 사이로 손을 집어넣어 안에서 밖으로 발목을 감싼다.

B
- 발을 매트에서 떼어 엉덩이로 균형을 잡는다. 배는 오목하게 당기고, 허벅지 안쪽에 힘을 주며, 이두근을 활성화한다. 숨을 고르게 들이쉬면서 배를 더욱 끌어당기며 등 위쪽까지 구른다.
- 숨을 내쉬며 다시 굴러 올라와 엉덩이로 중심을 잡는다.
- 기본 실 동작을 세 번 반복한다. 매트 중앙을 벗어나지 않도록 하고 반복할 때마다 복근을 더욱 강하게 끌어넣는다. 내려가고 올라올 때 척추의 각 마디가 매트에 닿는 것을 느낄 수 있는가?

C D
- 그다음 엉덩이로 균형을 잡은 상태에서 발로 두세 번 박수를 친다(파워하우스의 깊은 근육을 사용하여 다리를 벌렸다가 닫는다). 굴러 내려간 후 어깨의 뒷부분이 바닥에 닿은 상태에서 발로 두세 번 박수를 친다. 어느 경우에서도 체중이 목에 실리지 않도록 한다.

반복 횟수: 6회

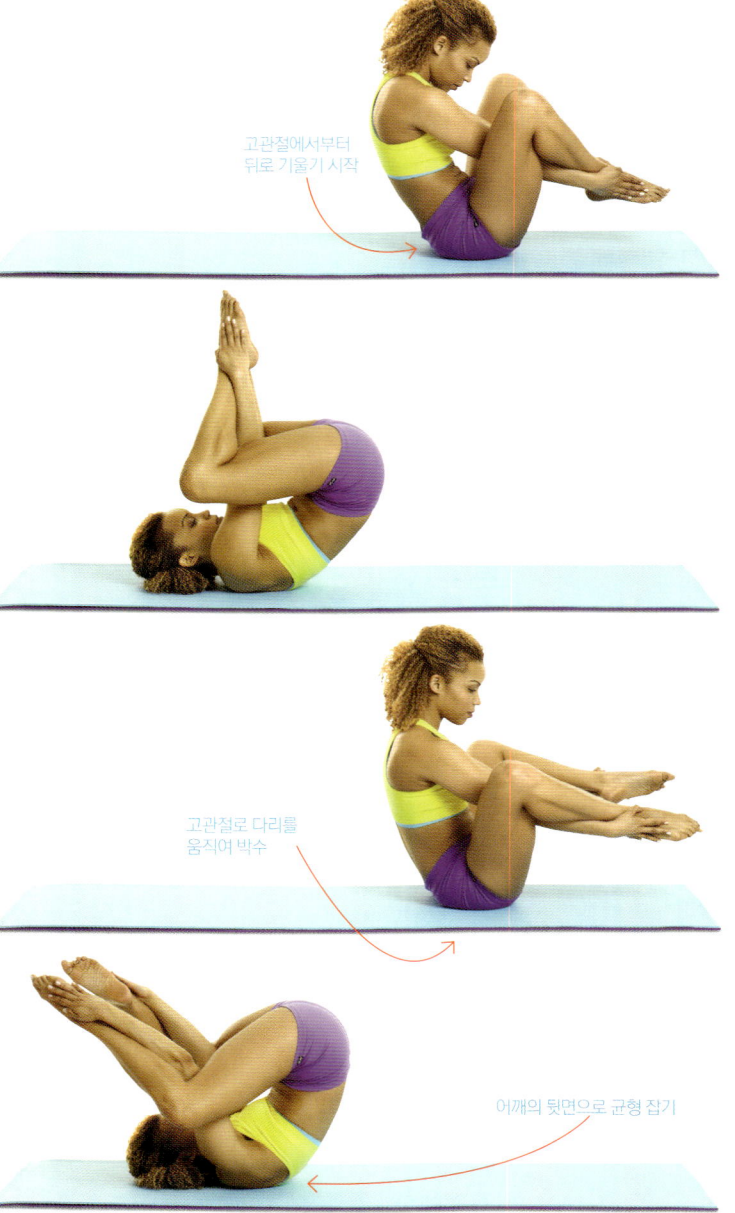

고관절에서부터 뒤로 기울기 시작

고관절로 다리를 움직여 박수

어깨의 뒷면으로 균형 잡기

Chapter 6

푸쉬업 프렙 (PUSHUP PREP, 팔 굽혀 펴기 준비 동작)

필라테스 스타일의 푸쉬업을 하기 위해 내려가는 동작은 롤 업(상체 들어 올리기)의 수직 버전이라고 볼 수 있다.

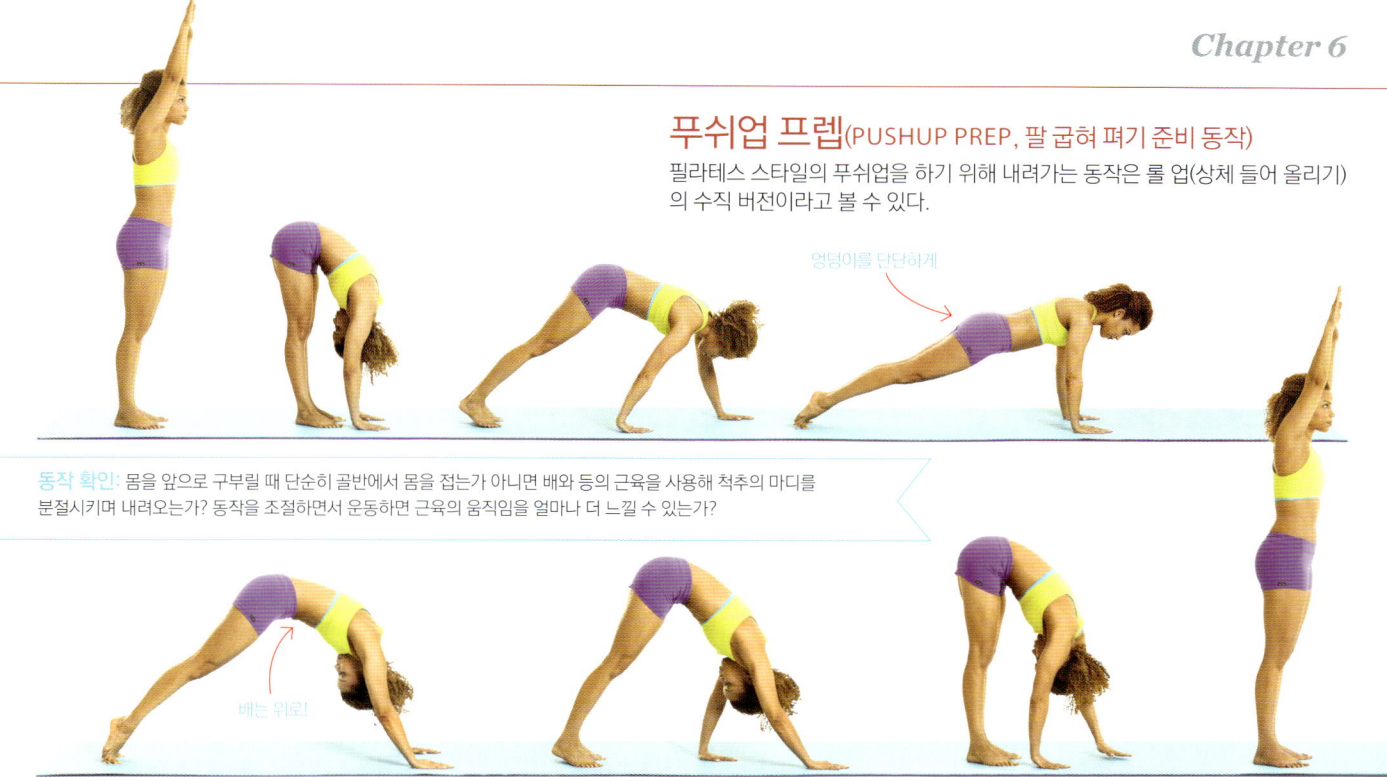

동작 확인: 몸을 앞으로 구부릴 때 단순히 골반에서 몸을 접는가 아니면 배와 등의 근육을 사용해 척추의 마디를 분절시키며 내려오는가? 동작을 조절하면서 운동하면 근육의 움직임을 얼마나 더 느낄 수 있는가?

A
- 매트의 한쪽 끝을 바라보고 곧게 선다.
- 숨을 고르게 들이쉬며 손을 머리위로 든다. 옆구리를 길게 늘이고 허벅지 안쪽에 힘을 주어 두 다리를 강하게 모은다.

B
- 숨을 천천히 내쉬며 머리를 숙이고 팔을 어깨 너비로 벌려 앞으로 내민다. 척추를 둥글리며 상체를 내려 손을 매트로 가져온다(골반을 접는 것이 아니다). 배는 오목하게 유지한다.
- 손바닥을 매트에 대고 머리를 무릎에 댄다(필요하다면 무릎을 굽힌다).

C D
- 손으로 앞을 향해 크게 세 걸음 정도 걸어 나와 상체의 무게를 손보다 조금 앞에 둔다. 발가락 끝으로 균형을 잡으며 견고한 플랭크 자세를 만든다.

E
- 코어 근육을 위로 잡아당기고 가슴을 허벅지를 향해 접어 거꾸로 된 티저 자세를 만든다.

F G
- 발뒤꿈치를 매트에 내려놓고 손바닥으로 매트를 밀어 다시 손 걸음으로 세 걸음 정도 되돌아간다(팔이 접히지 않게 한다). 다리가 최대한 곧게 펴진 상태에서 이마가 무릎에 닿도록 한다.

H
- 동작을 반대로 실행해 손을 위로 들고 옆구리를 길게 유지한 선 자세로 되돌아간다.

동작 확인: 무릎 관절이 잠겨 있는 상태와 잠기지 않은 상태에서 근육의 움직임을 비교해 본다. 어떤 자세에서 코어의 근육이 더 잘 사용되는가?

반복 횟수: 3회. 반복할 때마다 동작의 다른 부분을 개선하려고 노력한다.

매트 필라테스:

레벨 I
> 마무리 운동

Chapter 6

벽 운동: 암 서클(ARM CIRCLES, 팔 돌리기 동작)

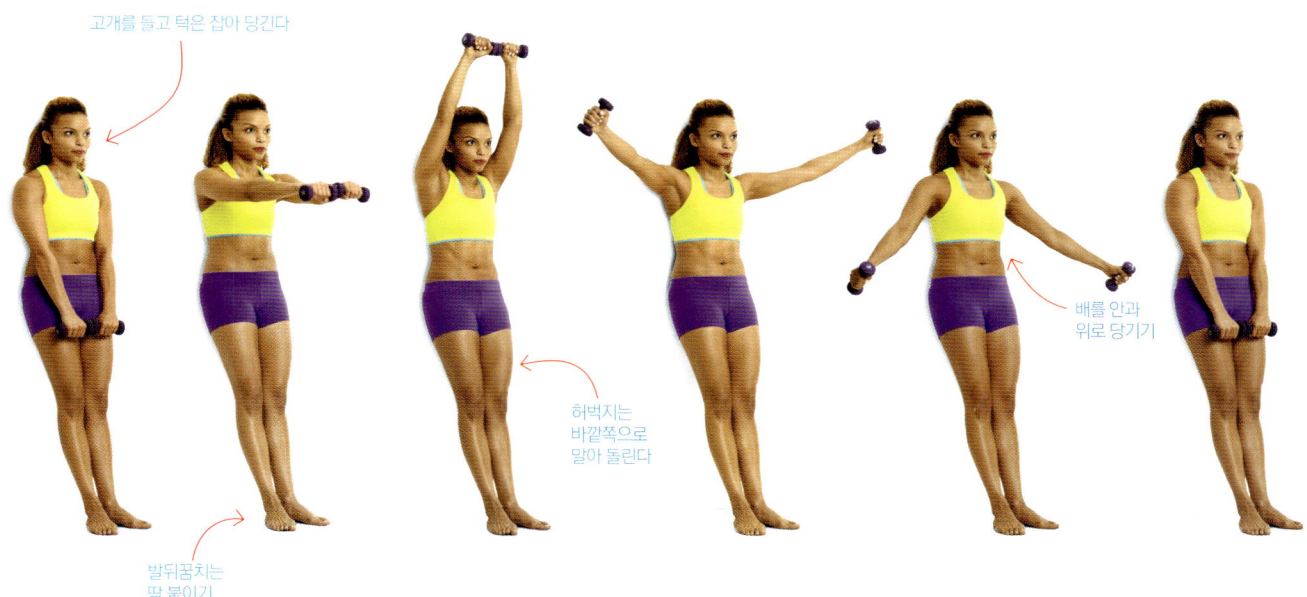

A
- 벽에 등을 평평하게 대고 기대어 몇 걸음 걸어 나온다. 골반의 뒷면, 어깨뼈 그리고 어깨의 뒷부분이 벽에 닿은 상태를 유지한다.
- 양쪽의 발꿈치를 서로 딱 붙이고 발가락을 주먹 정도 넓이로 벌린다. 허벅지는 바깥쪽으로 회전시킨다.

B C
- 숨을 천천히 들이쉬면서 아령이 서로 닿도록 팔을 앞을 향해 나란히 뻗는다. 팔과 등이 연결된 느낌이 유지되는 정도의 높이까지만 팔을 든다.

D E
- 숨을 고르게 내쉬면서 팔을 옆으로 가능한 한 넓게 벌린다. 등이 벽에서 떨어지지 않도록 한다.

F
- 팔을 내려 중심으로 모은다.

반복 횟수: 원을 몸의 앞쪽에서 그리기 시작하여 5회, 반대 방향으로 5회 실시한다. 열 번 반복하는 동안 팔이 등과 옆구리에 깊이 연결되는 것을 느껴본다. 팔을 들 때마다 옆구리가 길어지도록 한다.

매트 필라테스: 레벨 I 마무리 운동

벽 운동

벽의 개념을 완전히 바꾸어 세워진 매트로 생각하도록 해 보라! 매트에서 사용되는 원칙들을(등을 매트에 연결하기, 어깨를 매트에 고정하기 등) 비슷하게 적용하면 벽이 선 자세를 개선하도록 돕는 훌륭한 도구가 된다. 벽 운동의 목표는 벽에 등을 최대한 가깝게 유지하는 것이다. 하체가 큰 사람들은 벽에 골반의 뒷부분을 붙이기가 어려울 수 있다(8쪽에 소개된 조 페디-폴 기구는 이런 경우에 사용된다). 하지만 배를 최대한 납작하게 만들고 꼬리뼈를 바닥을 향해 끌어당겨 최대한 붙이도록 노력해 보라.

아령은 선택적으로 사용한다. 아령의 사용 여부와 상관없이 손목의 정렬을 유지하고 팔이 파워하우스에 연결되도록 한다.

벽 운동: 스쾃(SQUATS, 벽에 기대앉기)

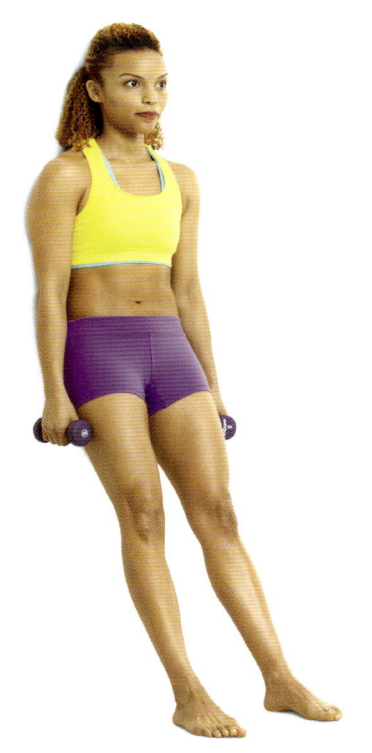

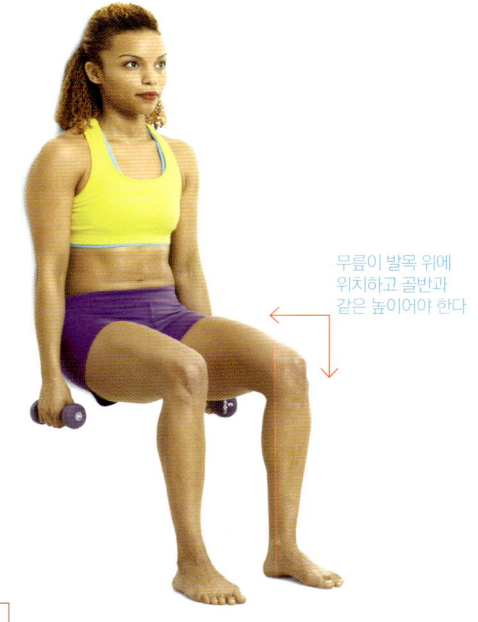

무릎이 발목 위에 위치하고 골반과 같은 높이어야 한다

A
- 양쪽 발을 골반 너비로 벌리고 등을 벽에 기댄 채 앞으로 걸어 나온다. 무릎을 굽혔을 때 골반과 허벅지가 직각이 되고 무릎이 발목 바로 위에 위치할(정강이가 바닥과 직각이 되는) 지점에서 멈춘다.

B
- 숨을 고르게 들이쉬며 허벅지가 바닥과 평행이 될 때까지 벽에서 미끄러져 내려온다(무릎에 부담되면 처음에는 반만 내려오고 운동을 반복하면서 서서히 더 아래로 내려온다).
- 자세를 유지하며 삼 초간 호흡을 멈춘다.
- 숨을 고르게 내쉬며 벽에 기대서 올라와 시작 자세로 돌아간다.
- 갈비뼈를 벽 쪽으로 깊게 밀어 넣으며 폐에 있는 공기를 전부 뱉어내듯 숨을 완전히 내 쉰다.

반복 횟수: 5회 더 반복하고, 매번 반복할 때마다 숨 멈추는 시간을 1초씩 늘린다.

Chapter 6

벽 운동: 롤 다운(ROLL-DOWN, 상체 숙이기)

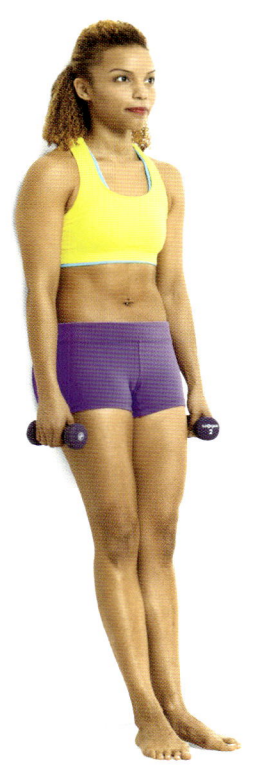

팔은 무겁게,
목은 긴장을 풀고

참고: 등에 무리가 가지 않는다면, 배를 오목하게 유지하고 등을 벽에 고정한 채 상체를 더욱더 깊게 숙여도 된다.

A
- 벽에 등을 평평하게 대고 기대어 몇 걸음 걸어 나온다. 골반의 뒷면, 어깨뼈 그리고 어깨의 뒷부분이 벽에 닿은 상태를 유지한다.
- 발꿈치를 딱 붙이고 발가락은 주먹 정도 넓이로 벌린다. 허벅지는 바깥쪽으로 말아 돌린다.
- 숨을 깊게 들이쉬며 머리를 앞으로 숙여 가슴 너머로 발을 바라본다.
- 숨을 천천히 내쉬며 척추 마디 하나씩 벽에서 떼어내며 상체를 서서히 숙인다. 복근에 힘을 주어 동작을 조절한다.

B
- 어깨뼈의 아랫부분이 벽에 단단히 고정된 시점에서 멈춘다(헌드레드 동작을 서서 하는 것으로 생각하면 된다).
- 팔이 어깨에 무게감 있게 매달려 어깨 관절에서부터 추처럼 흔들리도록 한다. 숨을 편안하게 쉬며 팔을 한 방향으로 5회, 반대 방향으로 5회 돌린다.
- 숨을 천천히 들이쉬며 시작 자세로 돌아온다.

반복 횟수: 1회만 하면 되므로 매 순간 집중하여 즐기며 실행한다(시간이 있다면 더 실행해도 좋다).

매트 필라테스: 레벨 I 마무리 운동

아령 사용하기

서 있을 때 팔의 무게는 파워하우스를 작동시키는 한 방법이다. 그것은 자세와 태도와 관계가 있다. 필라테스에서는 가벼운 중량을 가지고 운동하기 때문에 올바른 자세를 유지하고 상상력을 발휘하는 것이 원하는 결과를 얻는 데 중요한 요소이다. 운동 자체는 간단하지만, 그것의 효과를 보는 것은 쉬운 일만은 아니다. 코어에 더 큰 효과를 얻으려면 다음 두 가지 팁을 시도해 보자. 팔을 앞으로 똑바로 내밀어 손목이 축 처지게 한다. 위치를 바꾸지 않고 손목을 곧게 펴고 손가락을 힘있고 길게 뻗는다. 팔뚝과 팔의 근육이 활성화되는 것을 느낄 수 있는가? 복부 깊은 곳에서 오는 에너지가 손가락 끝까지 전해지는 것을 상상할 수 있는가? 관절의 형태를 적절하게 유지하면 신체를 흐르는 힘의 라인이 자연스럽게 연결되어 운동 효과를 빼앗아가는 에너지 "누출"을 중단한다. 이제 아령 대신에 스프링에 부착된 핸들을 잡고 있다고 상상해 보자. 당기는 강도에 따라 스프링이 벽이나 바닥에 부착되어 있다고 상상할 수도 있다. 기억하라, 단 1kg을 들고 있어도 20kg을 들었다고 상상을 하면 효과는 기대 이상일 것이다!

바이셉스컬 I (BICEPS CURLS, 이두근 운동)

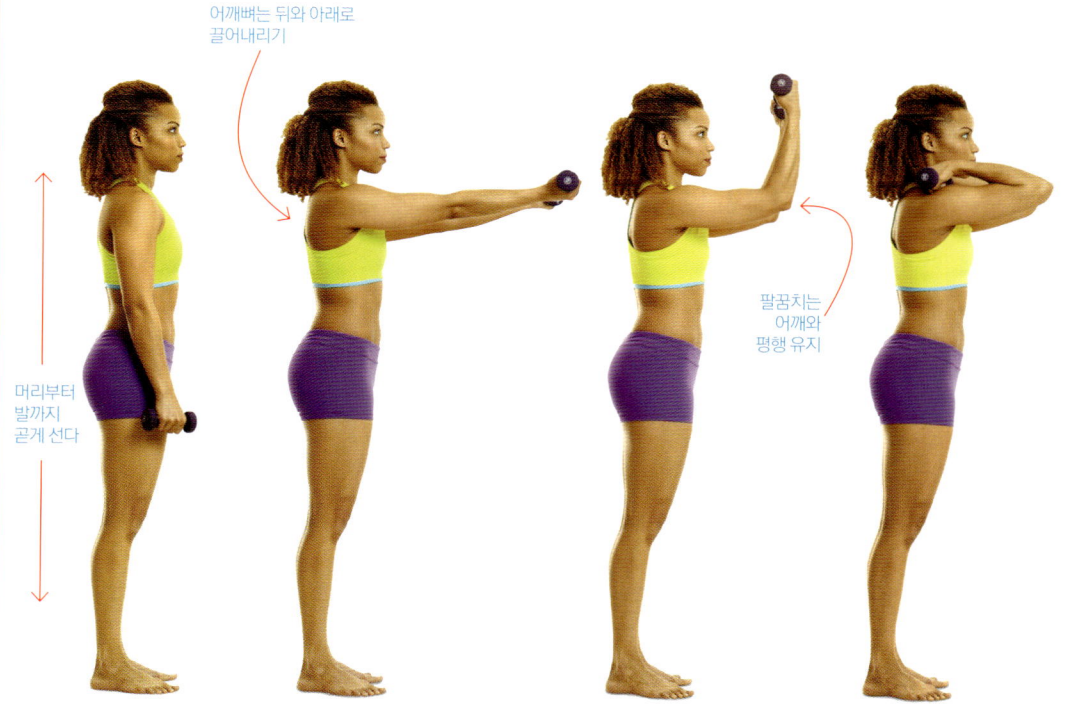

A
- 발꿈치를 붙이고 발가락은 주먹 정도 넓이로 벌린다. 허벅지는 바깥쪽으로 말아 돌린다.
- 몸의 무게 중심을 앞으로 이동하여 체중이 발의 앞부분에 실리도록 한다. 배를 안과 위로 끌어당긴다.

B
- 아령을 든 손바닥이 위를 향하게 하여 손이 어깨높이로 올라올 때까지 팔을 앞으로 곧게 뻗는다.

C
- 숨을 고르게 들이쉬면서 팔꿈치를 접어 아령을 어깨 근처로 가져온다.

D
- 그 자세에서 잠시 멈추었다가 고르게 숨을 내쉬며 아령이 몸에서 멀어지도록 팔을 뻗는다.

반복 횟수: 6회 반복하면서 팔이 등에, 팔을 접는 동작이 파워하우스에 연결되는 느낌을 찾는다.

바이셉스컬 2 (BICEPS CURLS, 이두근 운동)

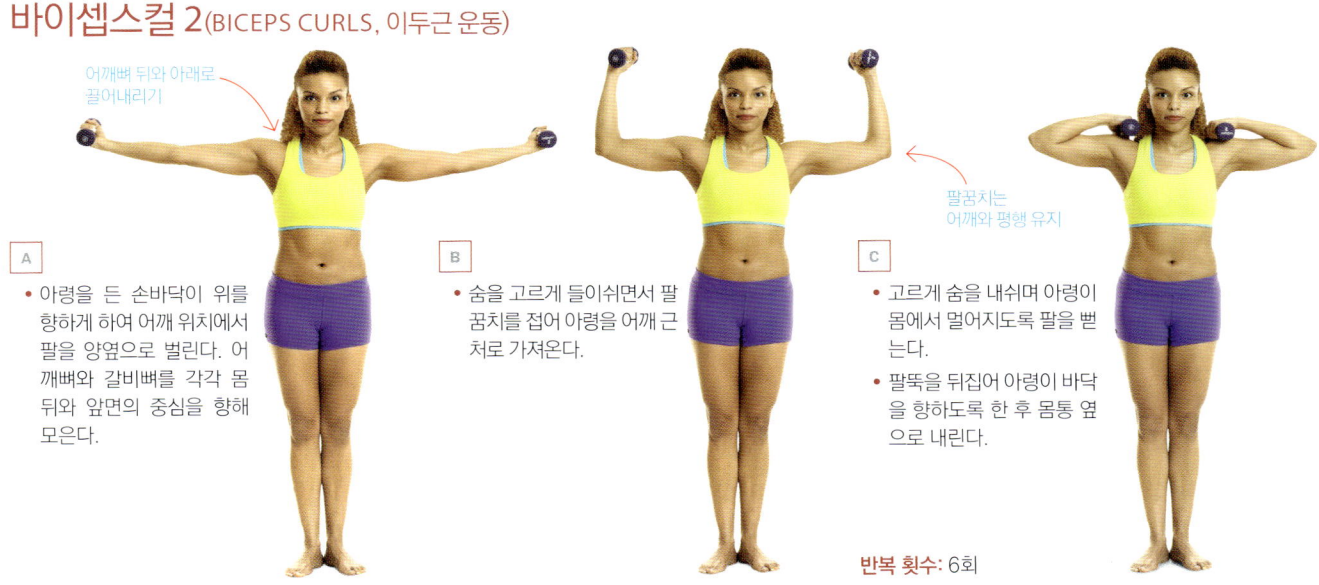

어깨뼈 뒤와 아래로 끌어내리기

A
- 아령을 든 손바닥이 위를 향하게 하여 어깨 위치에서 팔을 양옆으로 벌린다. 어깨뼈와 갈비뼈를 각각 몸 뒤와 앞면의 중심을 향해 모은다.

B
- 숨을 고르게 들이쉬면서 팔꿈치를 접어 아령을 어깨 근처로 가져온다.

팔꿈치는 어깨와 평행 유지

C
- 고르게 숨을 내쉬며 아령이 몸에서 멀어지도록 팔을 뻗는다.
- 팔뚝을 뒤집어 아령이 바닥을 향하도록 한 후 몸통 옆으로 내린다.

반복 횟수: 6회

바이셉스컬 3 (BICEPS CURLS, 이두근 운동)

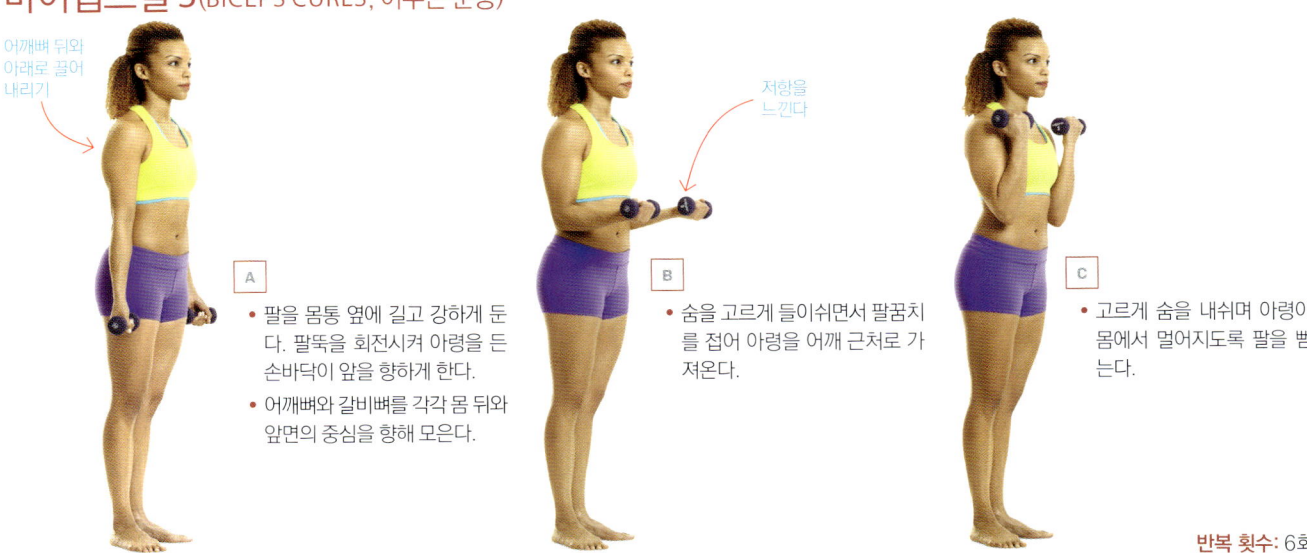

어깨뼈 뒤와 아래로 끌어 내리기

A
- 팔을 몸통 옆에 길고 강하게 둔다. 팔뚝을 회전시켜 아령을 든 손바닥이 앞을 향하게 한다.
- 어깨뼈와 갈비뼈를 각각 몸 뒤와 앞면의 중심을 향해 모은다.

저항을 느낀다

B
- 숨을 고르게 들이쉬면서 팔꿈치를 접어 아령을 어깨 근처로 가져온다.

C
- 고르게 숨을 내쉬며 아령이 몸에서 멀어지도록 팔을 뻗는다.

반복 횟수: 6회

매트 필라테스: 레벨 I

매트 시퀀스
>레벨 1

시작 >>
헌드레드
(The Hundred, 63쪽)

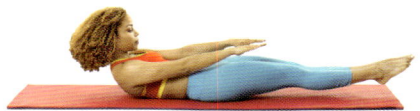

5
싱글 레그 스트레치
(Single-Leg Stretch, 66쪽)

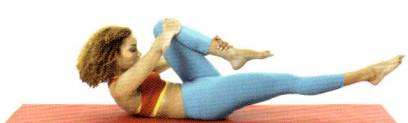

6
더블 레그 스트레치
(Double-Leg Stretch, 67쪽)

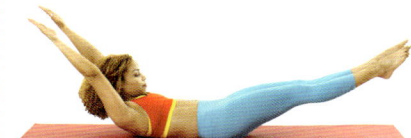

7
스파인 스트레치
(Spine Stretch, 68쪽)

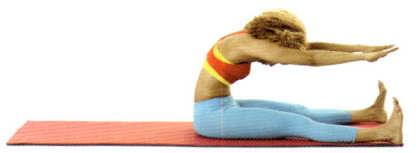

11
싱글 레그 킥
(Single-Leg Kick, 70쪽)

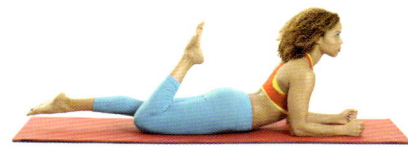

12
싯 투 힐스
(Sit to Heels, 71쪽)

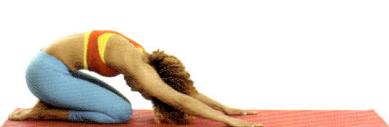

13
사이드 킥: 프론트/백
(Side Kicks: Front/Back, 71쪽)

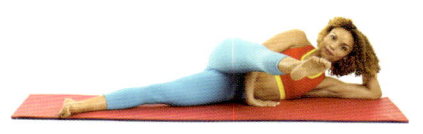

17
티저 프렙 2
(Teaser Prep II, 73쪽)

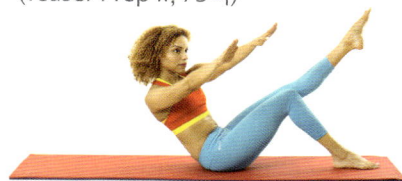

18
스위밍 프렙 1
(Swimming Prep I, 75쪽)

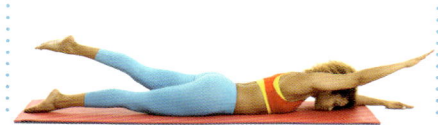

19
스위밍 프렙 2
(Swimming Prep II, 75쪽)

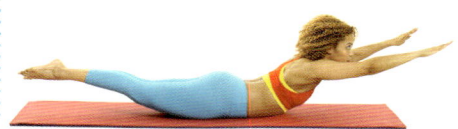

Chapter 6

2
롤업
(Roll-Up, 64쪽)

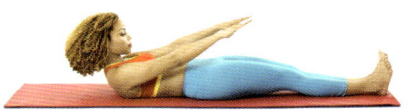

3
싱글 레그 서클
(Single-Leg Circles, 65쪽)

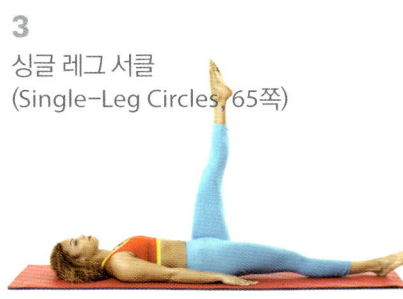

4
롤링 라이크 어 볼 프렙
(Rolling like a Ball Prep, 66쪽)

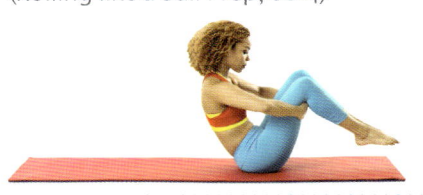

8
오픈 레그 로커 프렙 1
(Open-Leg Rocker Prep I, 69쪽)

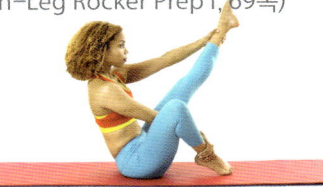

9
콕스크루 프렙 1
(Corkscrew Prep I, 69쪽)

10
스완 다이브 프렙 1
(Swan Dive Prep I, 70쪽)

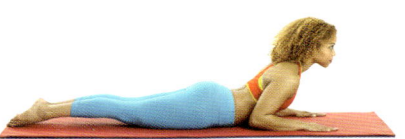

14
사이드 킥: 업/다운
(Side Kicks: Up/Down, 72쪽)

15
사이드 킥: 서클
(Side Kicks: Circles, 72쪽)

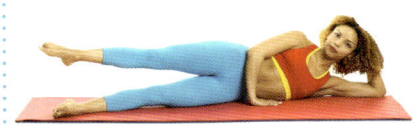

16
티저 프렙 1
(Teaser Prep I, 73쪽)

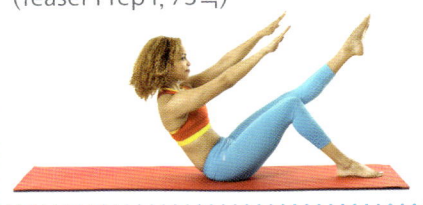

20
사이드 밴드 프렙 1
(Side Bend Prep I, 74쪽)

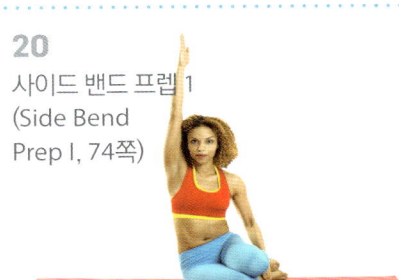

21
실 (Seal, 76쪽)

마무리 ≫ 푸쉬업 프렙
(Pushup Prep, 77쪽)

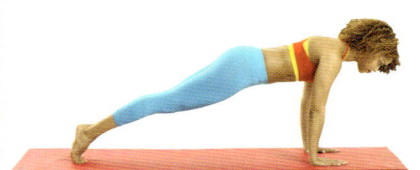

85

매트운동:

레벨 II
> 시작 운동

Chapter 6

엘리펀트 플랭크 (ELEPHANT PLANKS)

필라테스 스타일의 푸쉬업을 하기 위해 내려가는 동작은 롤업(상체 들어 올리기)의 수직 버전이라고 볼 수 있다.

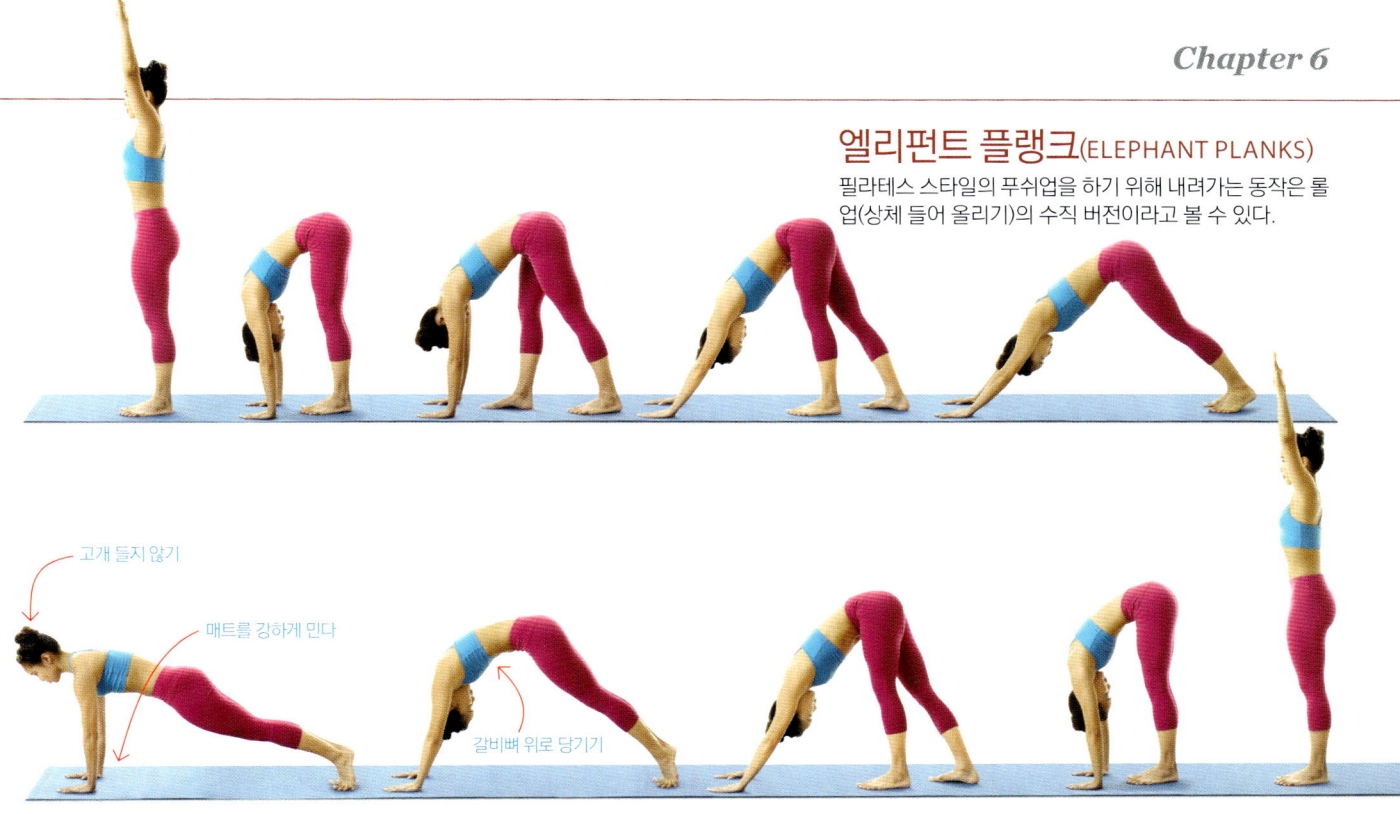

A
- 매트 끝에 똑바로 서서(매트의 남을 공간을 등지고) 숨을 고르게 들이쉬며 팔을 머리 위로 가져온다. 허벅지 안쪽에 힘을 주어 두 다리를 강하게 모으고 배를 깊숙이 끌어올린다.

B
- 천천히 숨을 내쉬면서 천천히 몸을 앞으로 숙여 손바닥을 매트에 댄다. 이마를 무릎에 댄다.

C D
- 다리와 발을 뻣뻣하게 하여, 손으로 앞을 향해 크게 세 걸음 정도 걸어 나와 견고한 플랭크 자세를 만든다(머리부터 발끝까지 "강철 같은 단단함"을 유지한다).

E
- 셋을 셀 동안 플랭크 자세를 유지하면서 가슴을 펴고 바닥을 누르며 버틴다.

F G
- 코어 근육을 들어 올리고, 갈비뼈를 끌어당기면서 허벅지 쪽으로 가슴을 접어 거꾸로 된 티저 자세를 만든다.

H I
- 발뒤꿈치를 매트에 내려놓아 발목을 수축(플렉스)하고, 무릎을 쫙 편 채 최대한 손에 가까이 걸어온다. 배를 오목하게 집어넣어 다리가 움직일 수 있는 공간을 만든다.

J
- 시작 자세로 돌아온다.

반복 횟수: 5회. 코끼리가 뻣뻣한 다리로 움직이려면 배의 근육을 얼마나 많이 열심히 사용할지 상상하면서 반복한다.

매트 필라테스: 레벨 II 시작 운동

스탠딩 소우(STANDING SAW, 서서 상체 비틀고 숙이기)

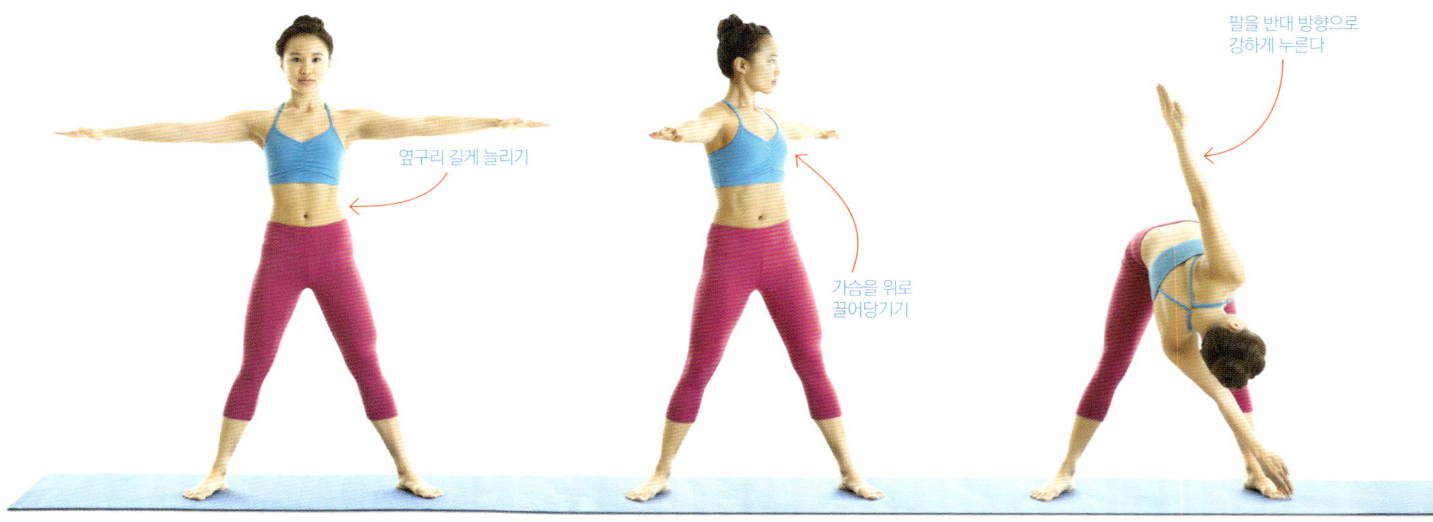

A
- 매트에 가로 방향으로 서서 팔을 어깨높이에서 양쪽으로 쭉 편다. 다리를 골반보다 넓게 벌리고 엉덩이, 무릎, 발을 바깥쪽으로 약간 회전시킨다.

B
- 숨을 고르게 들이쉬며 가슴을 약간 들어 어깨뼈가 서로 가까워지도록 모은다. 골반은 움직이지 않은 채 상체를 왼쪽으로 회전시킨다.

C D
- 숨을 고르게 내쉬며 갈비뼈를 모으고 상체를 오른쪽 무릎을 향해 내려 오른손을 왼쪽 발목보다 멀리 보내고 이마가 무릎에 가까워지도록 한다. 반대 팔은 머리 위로 들어 반대 방향으로 뻗는다.
- 배를 오목하게 유지한 상태로 이마가 무릎에 닿도록 한다.

E
- 숨을 천천히 들이쉬면서 척추를 분절하며 상체를 일으켜 시작 자세로 돌아온다.
- 상체를 오른쪽으로 회전시켜 동작을 반복한다. 반복 횟수: 3회. 반복해서 상체를 회전하여 내려갈 때마다 척추의 분절을 더욱 잘 느끼도록 한다.

참고: 모든 방향으로 3세트를 수행하라. 매트 운동을 위한 준비로 척추 접합 부위를 이어주는 스트레칭을 하는 것이다.

Chapter 6

무릎 올려 제자리 뛰기/엉덩이 차며 제자리 뛰기
(JOGGING KNEES UP/HEELS UP)

멀리 떨어져 있지만 관절에 영향을 미치는 핵심은 강한 발과 강력한 코어 근육이다.
이 두 가지가 푸시오프를 하고 다리를 들어 올리고 있을 때 자세를 통제하게 해준다.

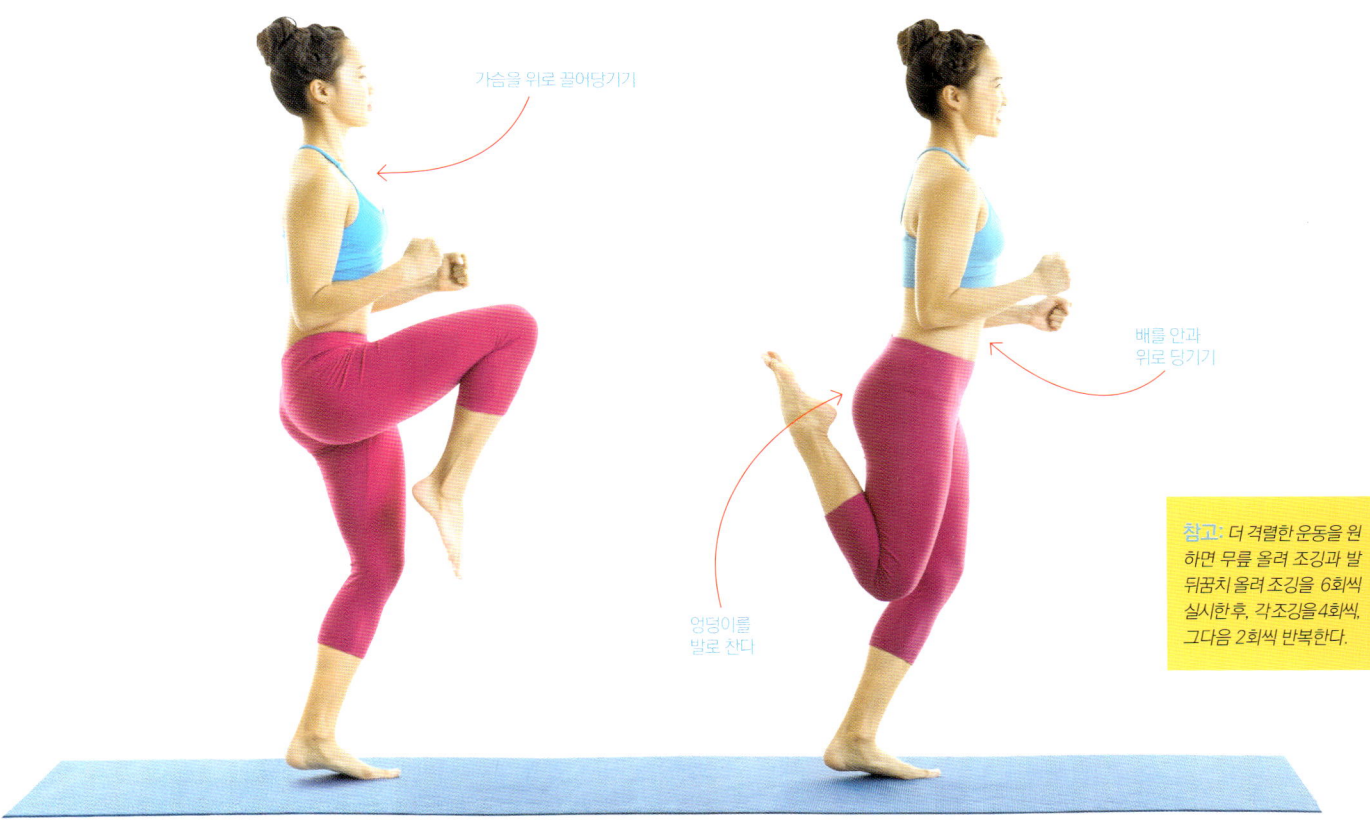

가슴을 위로 끌어당기기

배를 안과 위로 당기기

엉덩이를 발로 찬다

참고: 더 격렬한 운동을 원하면 무릎 올려 조깅과 발 뒤꿈치 올려 조깅을 6회씩 실시한후, 각조깅을 4회씩, 그다음 2회씩 반복한다.

A
- 가슴을 끌어올리고 곧게 서서 주먹을 쥐고 팔꿈치를 접어 몸 옆에 둔다.
- 무릎을 배를 향해 최대한 높이 들며 제자리 뛰기를 한다(싱글 레그 스트레치를 서서 하는 것과 같다).

B
- 10회 뛴 후, 연속해서 뒤꿈치가 엉덩이를 차도록 하면서 10회 뛴다(싱글 레그 킥을 서서 하는 것과 같다).
- 조깅을 하는 동안 가슴을 계속 높이 들고 배는 안쪽과 위쪽으로 끌어당긴다.

매트 필라테스:

레벨 II
> 주요 운동

Chapter 6

전환: 매트로 내려가기 (매트로 내려가기)

무릎 부상을 앓고 있다면 이 동작은 피한다.

A
- 매트의 한쪽 끝에 남은 공간을 등지고 선다.
- 한쪽 발목을 다른 쪽 발목 위에 엇갈리게 놓고 양팔을 어깨 앞에서 팔짱 끼듯 접는다.
- 발목과 팔의 교차를 바꾸어 보아 덜 편한 쪽으로 운동을 진행한다(나쁜 습관을 없애는 것이 우리의 목적이다!).

B C D
- 갈비뼈를 끌어모으며 숨을 완전히 내쉬어 폐를 비운 후 숨을 천천히 들이쉬며 서서히 엉덩이를 매트를 향해 낮춘다. 앉으면서 배를 더 강하게 안과 위로 끌어당긴다.

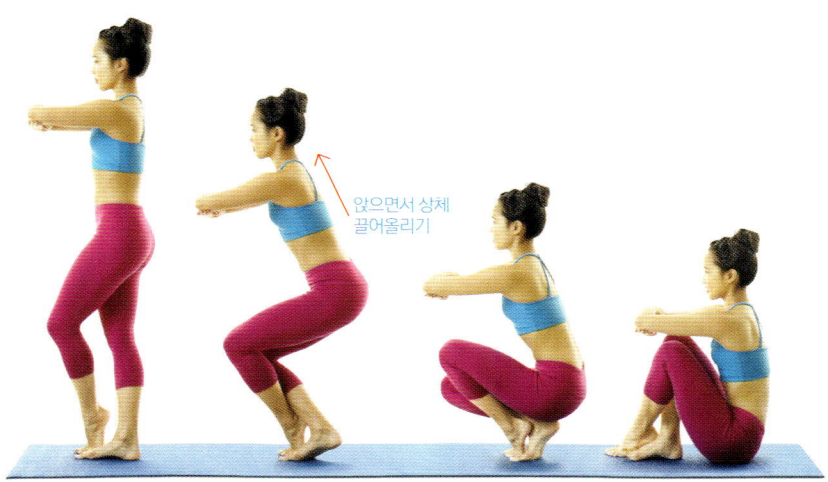

앉으면서 상체 끌어올리기

롤링 라이크 어 볼 (ROLLING LIKE A BALL, 공처럼 몸 굴리기)

필라테스에서는 구르는 동작을 마사지로 간주한다. 구르면서 복근을 매트 쪽으로 깊게 눌러 등과 소화기관을 안마시킨다.

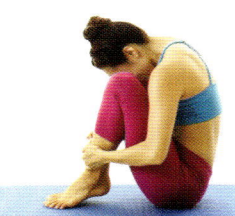 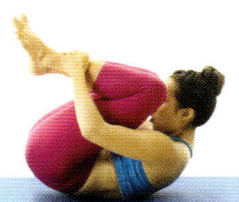 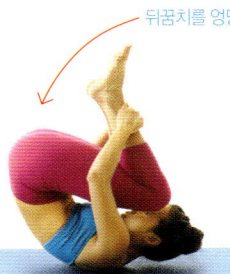 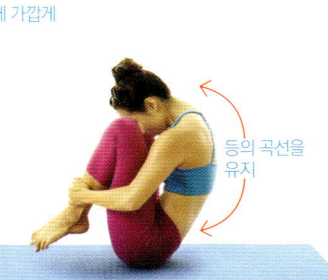

뒤꿈치를 엉덩이에 가깝게

등의 곡선을 유지

A
- 매트에 앉아 무릎을 가슴 쪽으로 끌어당기고 손으로 발목의 앞을 단단하게 감싼다.
- 머리를 무릎 사이에 넣고 배가 허벅지에서 멀어지도록 안과 위로 끌어당긴다.

B C
- 등의 윗부분이 매트에 닿도록 뒤로 구른다. 체중이 절대로 목에 실리지 않도록 한다.

D
- 굴러 일어나 엉덩이로 중심을 잡는다. 갈비뼈를 조인다.

반복 횟수: 6~10회. 반복할 때마다 배를 더 오목하게 만들고 뒤꿈치를 엉덩이에 더 가까이 붙인다.

매트 필라테스: 레벨 II 주요 운동

싱글 스트레이트-레그 스트레치
(SINGLE STRAIGHT-LEG STRETCH, 누워서 한쪽 다리 뻗기)

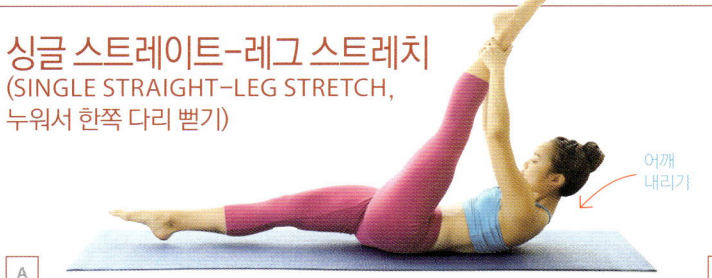

- 등을 대고 누워 고개를 들고 갈비뼈를 모은다. 무릎을 가슴 쪽으로 당기고 시선은 오목하게 끌어당긴 배를 바라본다.
- 다리 한쪽을 천장을 향해 뻗고 발목이나 정강이를 양손으로 잡는다. 반대쪽 다리를 길게 앞으로 뻗어 매트에서 몇 센티미터 떨어뜨린다.

- 숨을 천천히 들이쉬며 다리를 두 번 교차한다. 어깨뼈와 꼬리뼈를 매트 위에 단단하게 지지한다.
- 숨을 천천히 내쉬며 다리를 두 번 교차한다. 위로 뻗은 다리를 같은 쪽 어깨 바로 위로 가져오고 앞으로 뻗은 다리는 골반과 정렬시켜 상체가 흔들리지 않도록 한다.

반복 횟수: 들숨과 날숨을 3회 쉬는 동안(다리 교차 12회) 실시한다.

더블 스트레이트-레그 스트레치 프렙
(DOUBLE STRAIGHT-LEG STRETCH PREP, 두 다리 동시 들기 준비 동작)

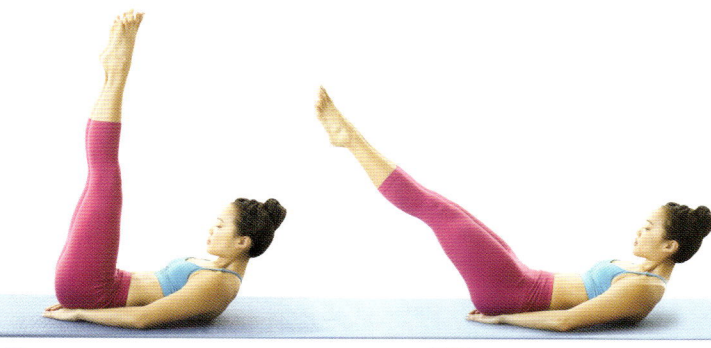

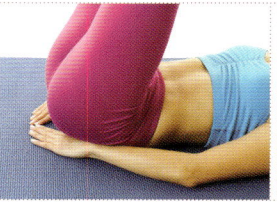

세부 설명: 손바닥을 바닥으로 향하게 하여 두 손으로 삼각형 모양을 만들어(손가락은 닿고 손목은 떨어뜨려) 엉덩이 아래에 둔다. 팔목을 넓게 벌리되 인위적으로 팔을 굽히지 않는다.

- 등을 대고 누워 고개를 들고 갈비뼈를 모은다.
- 골반 아래에 손으로 쐐기 모양을 만들어 몸을 안정시킨다(세부 설명 참조).

- 숨을 천천히 내쉬며 양쪽 다리를 몸에서 멀어지도록 쭉 뻗는 동시에 배를 안과 위로 잡아당겨 대립하는 에너지를 느낀다.

- 허리를 매트에 단단히 고정한 상태에서 다리를 몸에서 최대한 멀어지게 하면서 내린다.
- 숨을 고르게 마시면서 다리를 곧게 편 채 90도로 올린다.

반복 횟수: 6회. 반복할 때마다 갈비뼈를 더 강하게 끌어당기고 허리를 길게 스트레칭한다. 운동하는 동안 허리를 강하게 매트에 고정하도록 한다.

Chapter 6

콕스크루 프렙 2
(CORKSCREW PREP II, 두 다리 돌리기 준비 동작)

A
- 등을 대고 누워 팔을 몸 옆에 길고 단단하게 둔다(팔의 뒷면과 어깨를 매트에 단단히 고정한다). 배는 오목하게 끌어넣는다.
- 두 다리를 꽉 조여 하나로 모으고 허벅지를 바깥쪽으로 강하게 한다. 다리를 동시에 공중으로 들어 올려 바닥과 최대한 직각이 되도록 한다.

B C
- 발과 발가락을 길게 뻗어 포인트하고 숨을 고르게 들이쉬며 다리를 오른쪽으로 움직여 원을 그리기 시작한다. 숨을 고르게 내쉬며 다리를 왼쪽으로 움직이고 다시 중심으로 가져온다(반대 방향으로 이 호흡 패턴을 실행해도 된다).
- 몸의 중심을 향해 다리를 가져오면서 팔의 뒷면과 어깨를 매트에 단단히 고정하고 엉덩이를 들어 어깨뼈의 가운데와 팔의 뒤에 체중이 실리게 한다(손목은 편다. 삼두근에 강한 자극이 온다).
- 숨을 천천히 들이쉬면서 척추를 분절하며 등을 매트에 내려놓는다. 엉덩이가 바닥에 닿으면 반대 방향으로 원을 그린다.

팔은 매트에 고정

참고: 조는 콕스크루를 "내장과 척추 마사지"라고 불렀다. 동작을 좀 더 잘 통제하게 되면 원을 그릴 때 골반을 조금씩 틀어서 엉덩이가 "마지못해" 매트에서 들리고 내장이 더 강하게 마사지되게 한다.

흉부를 안정시킨다

반복 횟수: 양쪽으로 원을 그려가며 3회 실시한다. 반복하면서 배는 점점 더 오목하게 만들고, 척추는 더욱 안정되게 유지한다.

매트 필라테스: 레벨 II 주요 운동

오픈-레그 로커 프렙 2
(OPEN-LEG ROCKER PREP II, 다리 벌리고 구르기 준비 동작)

필라테스의 롤링 운동은 일종의 마사지와 같다. 등과 장기들은 롤링을 하면서 복근을 매트쪽으로 깊게 눌러주는 동작에 의해 마사지가 된다.

A
- 매트 위에 발을 모은 채 양 무릎을 접고 앉는다. 한 손씩 발목을 잡는다.
- 배를 오목하게 만들고 옆구리는 긴 상태를 유지하며 발꿈치를 들어 엉덩이로 균형을 잡는다.

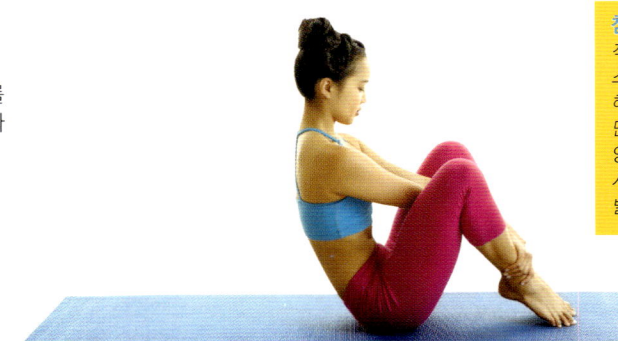

참고: "프로"들은 이 동작을 실행할 때 스파인 스트레치 자세에서 시작해 등을 뒤쪽으로 둥글게 만 후 복근을 사용하여 양다리를 동시에 매트에서 들어 올린다. 그다음 발목을 잡으면 된다.

흥미로운 사실: 전해져 오는 바에 의하면 조는 인터뷰를 하는 내내 책상 의자 끝에서 이 자세로 균형을 유지하고 있었다고 한다. 확실하게 강한 인상을 주는 방법이다!

B
- 시선을 배에 두고 등의 움직임이 최소한이 되도록 하며 다리를 한 쪽씩, 혹은 양쪽을 동시에 어깨높이로 뻗는다.

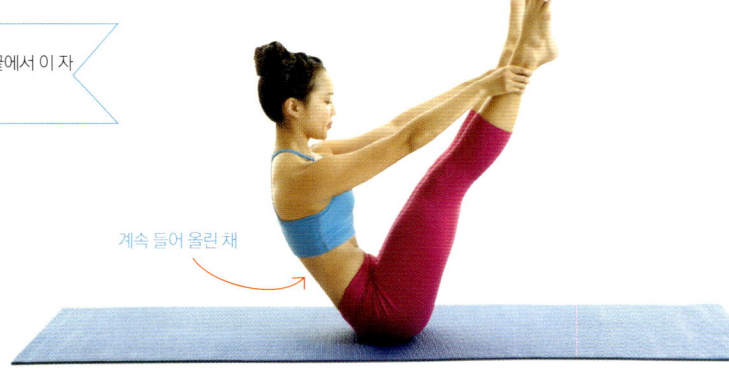

계속 들어 올린 채

C
- 균형을 유지하면서 다리를 굽혀 발끝이 매트에 닿도록 한 후, 다리를 앞으로 다시 뻗는다. 바로 내려오는 대신 균형을 잡은 채로 세 번의 호흡을 깊고 느리게 해도 좋다.

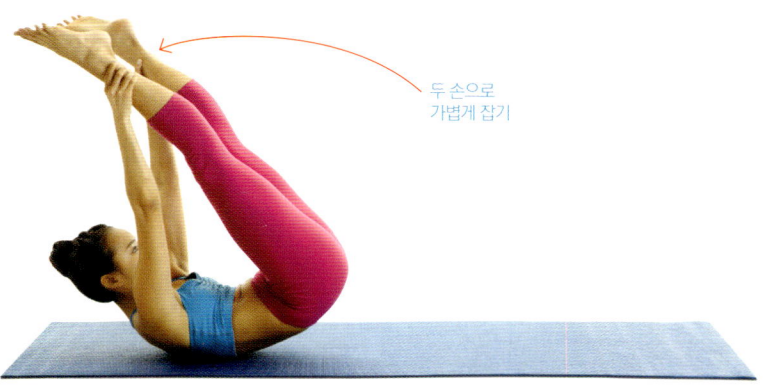

두 손으로 가볍게 잡기

반복 횟수: 3회. 매번 점점 더 안정성을 늘려간다.

Chapter 6

소우(SAW, 상체 비틀고 숙이기)

A
- 등을 곧게 세우고 옆구리를 길게 유지한 채로 앉는다.
- 팔을 어깨높이에서 양쪽으로 쭉 펴고 어깨뼈가 서로 가까워지도록 모은다.
- 다리를 골반보다 넓게 벌리고, 발목을 수축(플렉스)하고, 엉덩이를 매트에 단단히 고정한다.

B
- 숨을 고르게 들이쉬며 상체를 왼쪽으로 회전시킨 후 왼쪽 무릎을 향해 상체를 숙인다. 오른손이 왼쪽 발의 바깥쪽에 닿도록 하며 왼쪽 손은 손바닥이 바닥을 향하도록 유지하며 최대한 높게 든다.

> **동작 확인:** 배를 "안과 위"를 향해 끌어당길 때 "위로" 올리는 느낌을 받는가? 제대로 하고 있다면, 등을 평평하게 하고 갈비뼈를 엉덩이로부터 멀어지게 위로 들어 올려서 허리 주변에 공간을 만들 수 있다.
> 단순히 배를 척추를 향해 당기는 것과 척추와 위를 향해 동시에 당기는 것의 차이를 느껴보라. 어느 쪽이 공간이 더 많이 생기는가? 어느 쪽이 더 안정적인가?

C
- 숨을 천천히 내쉬며 상체를 세 번 앞을 향해 움직인다. 오른손이 왼발의 바깥쪽을 따라 움직이도록 하고, 오른쪽 골반을 뒤로 당겨 옆구리가 사선으로 길어지도록 한다(하체는 상체의 움직임에 영향을 받지 않고 매트 위에 안정되도록 한다).
- 숨을 천천히 들이쉬며 시작 자세로 돌아온다.
- 상체를 오른쪽으로 회전시켜 동작을 반복한다.

반복 횟수: 3회. 반복해서 상체를 회전시켜 내려갈 때마다 호흡을 점점 더 깊게 짜내듯 내 쉬어 들이쉬는 숨에 더욱더 많은 공기를 마실 수 있도록 한다.

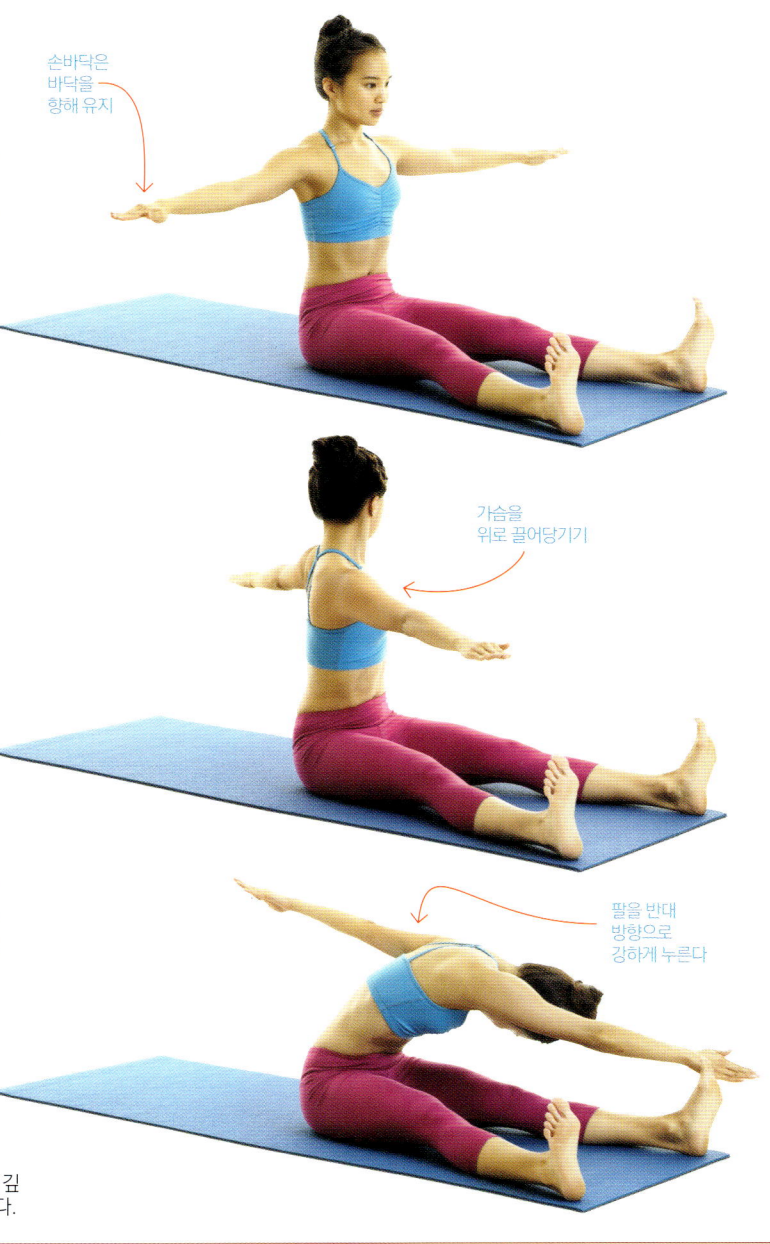

매트 필라테스: 레벨 II 주요 운동

스완 다이브 프렙 2 (SWAN DIVE PREP II, 엎드려 상체 들기 준비 동작)

머리는 척추와 정렬, 다리는 꼿꼿하게 척추를 길게 유지한다

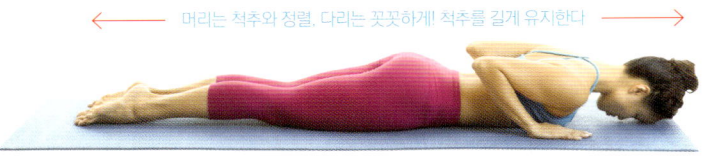

A
- 엎드려 누워서 이마를 바닥에 대고 골반은 매트에 단단히 고정한다. 허벅지를 강하게 붙여 두 다리를 하나로 모아준다.
- 어깨 바로 아래에 손을 두고 손바닥을 매트에 놓는다. 배를 척추 쪽으로 끌어당기며 팔꿈치를 옆구리 쪽으로 모아준다.

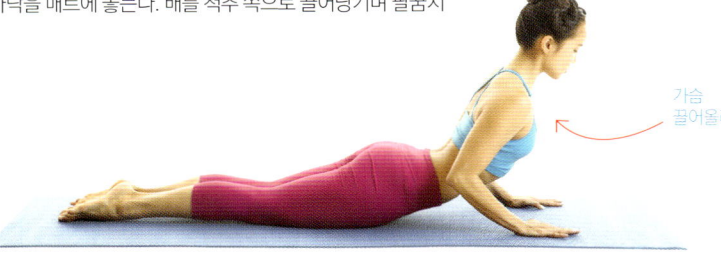

가슴 끌어올리기

B
- 고르게 숨을 들이쉬며 머리와 가슴을 매트로부터 멀어지게 앞쪽과 위쪽으로 든다. 치골에서 시작하여 가슴을 통과해 턱까지 뻗어 나가는 느낌을 찾는다.

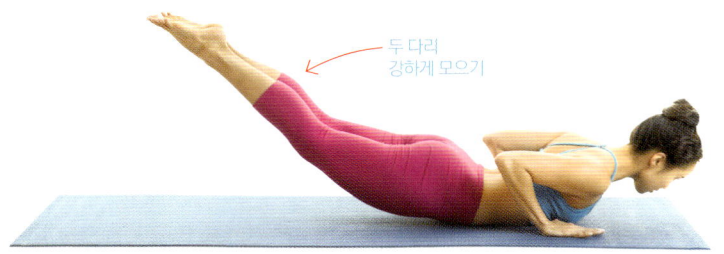

두 다리 강하게 모으기

C
- 잠시 숨을 멈춘 후에, 허벅지를 매트에서 떨어뜨리며 가슴이 바닥에 닿도록 앞을 향해 몸을 내린다. 그와 동시에 폐에 있는 공기를 모두 몰아내듯 깊게 숨을 내쉰다.
- 숨을 들이쉬며 상체를 들고, 천천히 숨을 내쉬면서 매트 위에 몸을 길게 내려놓는다.

반복 횟수: 3~6회. 반복을 통해 척추 사이의 공간을 점점 더 늘리도록 노력해 보자.

싯 투 힐즈 (SIT TO HEELS, 발뒤꿈치 위에 앉기)

이 동작은 허리를 위한 능동적인 스트레칭이며, (휴식이 필요한 경우가 아니라면) 휴식 동작으로 사용되지 않는다. 신전 동작에 반대되는 동작이 필요할 때마다 상체를 앞으로 늘리는 이 동작을 취하면 된다.

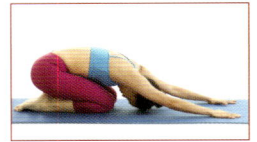

- 배를 바닥에 대고 누운 자세에서 시작하여, 배를 오목하게 안쪽으로 당기고 손바닥은 매트에 평평하게 놓는다. 무릎을 굽히며 몸을 뒤쪽으로 끌어당겨 뒤꿈치 위에 앉는다. 혹은 신전 자세 후에 그냥 누워 있는 상태에서 허리를 위쪽으로 둥글려 이완시켜도 된다.

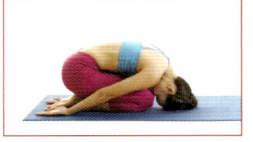

- 뒤꿈치 위에 앉았다면, 이마는 매트 위에 내려놓고 팔은 앞쪽으로 내밀거나 몸 옆에 편안히 둔다. 이 동작에서 나오려면 복근을 등을 향해 끌어당겨 몸의 무게중심을 뒤로 가져온 후 척추 마디마디를 쌓듯이 등을 둥글게 말며 올라온다.

Chapter 6

더블 레그 킥
(DOUBLE-LEG KICKS, 엎드려 다리 차기)

A
- 매트에 배를 대고 누워서 고개를 옆으로 돌려 한쪽 얼굴이 바닥에 닿도록 한다. 손을 등 위에 올리고 한쪽 손으로 반대 손가락을 잡는다.
- 팔꿈치가 매트에 닿을 수 있도록 필요한 만큼 손의 위치를 조절한다.

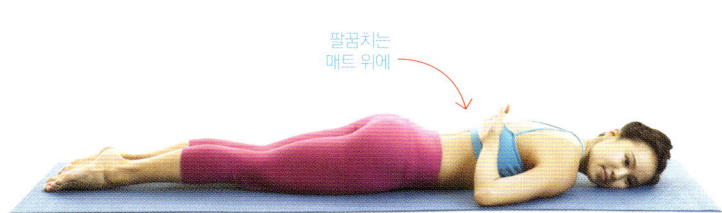

팔꿈치는 매트 위에

B
- 숨을 천천히 들이쉬며 양쪽 다리를 매트에서 5센티미터 정도 들어 올린다. 양쪽 허벅지를 강하게 붙인 상태에서, 숨을 내쉬며 발뒤꿈치로 엉덩이를 찬다.

C
- 숨을 고르게 내쉬며 다리를 길게 뻗고 서로 잡은 양손을 엉덩이 위로 들어 발을 향해 쭉 뻗는다.

앞 허벅지는 이완하고 엉덩이와 뒤 허벅지에 힘을 준다

엉덩이 차기

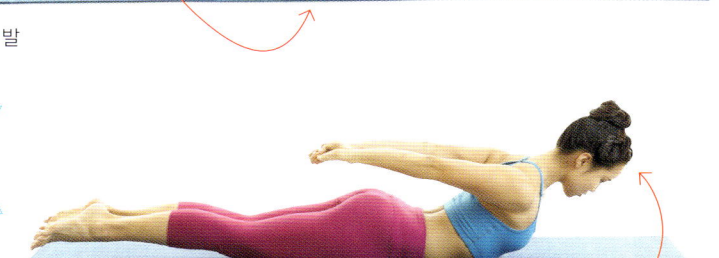

동작 확인: 몸을 길게 늘릴 때 어깨뼈 아래에서부터 늘리는가? 갈비뼈가 튀어나와 있다면, 모든 척추 마디 사이에 고르게 공간이 생기도록 척추의 라인을 재정비 해 보자.

- 숨을 고르게 내쉬며 얼굴의 반대쪽을 매트 위에 올려놓는다. 손은 등 뒤에 두고, 팔꿈치를 접는다. 양 무릎이 매트에서 떨어진 상태를 유지한다.

정수리까지 몸을 길게 유지

반복 횟수: 2세트(양쪽 번갈아 4번). 반복할 때마다 몸의 앞면, 즉 발가락의 위로부터 엉덩이, 골반의 앞쪽부터 정수리에 이르는 선을 따라 스트레칭 되는 느낌을 더 강하게 느낀다.

전환: 뛰어서 앉은 자세로 바꾸기
(JUMP THROUGH TO SEATED)

A B C D E
- 다리의 반동과 팔의 지탱하는 힘을 사용하여 부드럽게 뛰어, 발이 손 사이에 있도록 무릎을 굽히며 착지한 후 앉는다.

97

매트 필라테스: 레벨 II 주요 운동

숄더 브릿지(SHOULDER BRIDGE, 누워서 골반 들기)

A
- 등을 대고 누워 무릎을 접고 발바닥을 매트 위에 올려놓는다. 팔은 몸통 옆에 길고 힘 있게 둔다.
- 골반을 말듯이 매트에서 떼어내고 손가락을 바깥으로 향하게 해 손으로 골반 아래를 잡아 지탱한다.

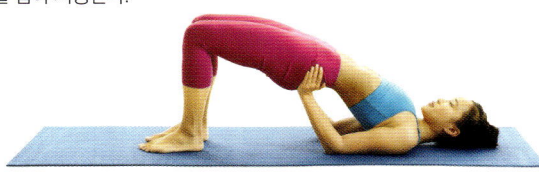

B
- 숨을 고르게 마시며 오른쪽 다리를 몸과 직각이 되도록 길게 위로 뻗는다.

무릎은 발뒤꿈치를 향해 누르기

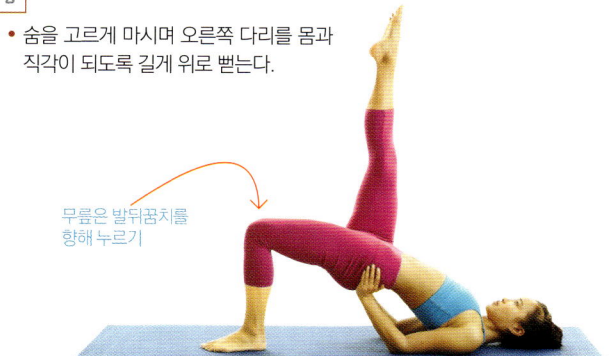

C
- 숨을 고르게 내쉬며 오른쪽 다리를 상체와 반대 방향으로 멀리 뻗는다. 가슴을 다리에서 멀어지게 위로 들어 올려 손에 실린 체중을 덜어낸다.

안정된 골반

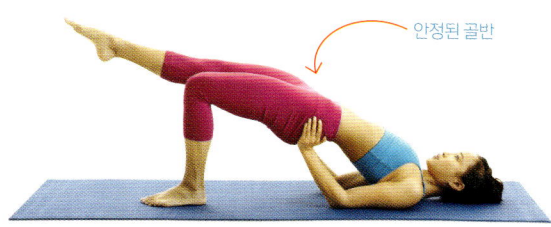

반복 횟수: 한쪽 다리씩 3회. 다리 뻗기를 반복할 때마다 골반을 점점 더 높이 든다.

스파인 트위스트(SPINE TWIST, 상체 비틀기)

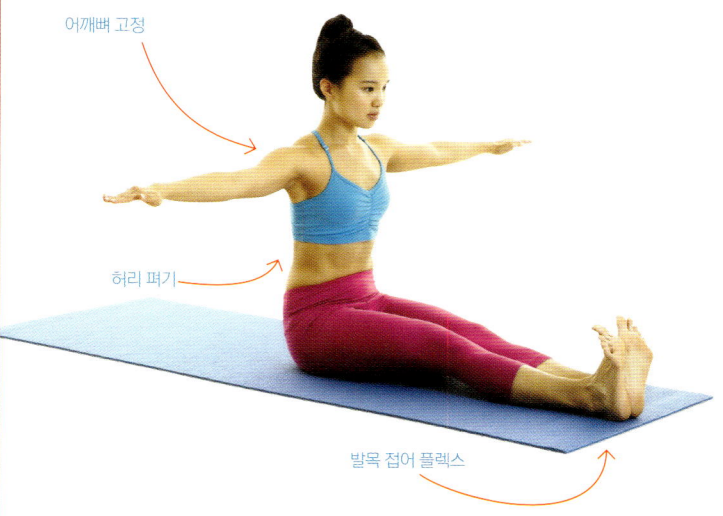

어깨뼈 고정

허리 펴기

발목 접어 플렉스

A
- 매트에 상체를 펴고 앉아 다리를 몸과 직각이 되도록 내밀고 두 다리를 강하게 모은다.
- 허리를 길게 펴고 양팔을 어깨높이에서 몸의 양쪽으로 뻗는다. 어깨뼈를 등의 가운데를 향해 강하게 모은다.

동작 확인: 자신의 머리가 척추 앞으로 나와 있을 때 그 느낌을 알 수 있는가? 목 뒤가 길게 유지되는지, 아니면 머리의 무게에 눌려있는지 감지할 수 있는가? 머리가 척추와 정렬되어 있을 때 어떤 근육들이 사용되는지 느낄 수 있는가? 우리의 가는 척추 끝에 놓여있는 머리를 제어하는 것이 쉬운 일은 아니지만, 척추와 머리의 정렬은 운동의 효과를 얻는데 매우 중요한 요소이다.

Chapter 6

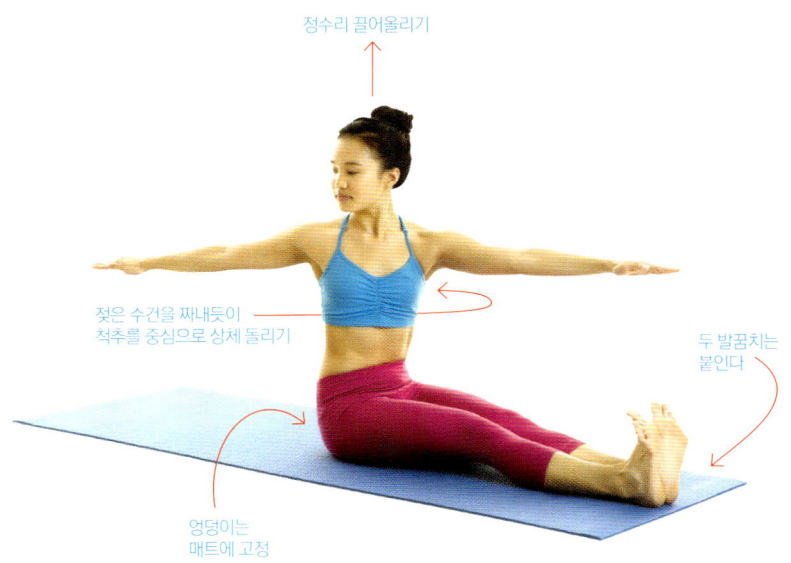

- 정수리 끌어올리기
- 젖은 수건을 짜내듯이 척추를 중심으로 상체 돌리기
- 두 발꿈치는 붙인다
- 엉덩이는 매트에 고정

B

- 숨을 천천히 내쉬면서 상체를 오른쪽으로 돌린다. 붙인 양 뒤꿈치가 떨어지거나 엉덩이가 들리지 않도록 한다.
- 최대한 상체를 비틀어 돌린 후, 두 번 더 깊게 상체를 비트는데 숨을 내쉬면서 턱을 오른쪽 어깨에 가까이 가져간다는 느낌으로 비튼다.
- 어깨뼈를 등 위에 안정적으로 올려놓고 팔은 등을 향해 당긴다.
- 비튼 상체를 바짝 감은 용수철이라 상상하고, 숨을 들이쉬며 척추를 자연스럽게 풀어 정면으로 되돌아온다.
- 반대쪽을 실시한다. 상체를 정수리를 향해 늘려 척추를 길게 유지한다.

반복 횟수: 호흡을 점점 더 깊게 하면서 2~3회 반복한다.

변형동작
막대 사용하기

매트에 상체를 펴고 앉아 다리를 몸과 직각이 되도록 내밀고 두 다리를 강하게 모은다. ① 긴 막대를 어깨 뒷면을 따라 가로로 놓고 손으로 막대 위에 얹는다. ② 긴 막대를 등 뒤 갈비뼈가 끝나는 지점 바로 위에 놓고 팔꿈치와 손을 사용해 받친다.

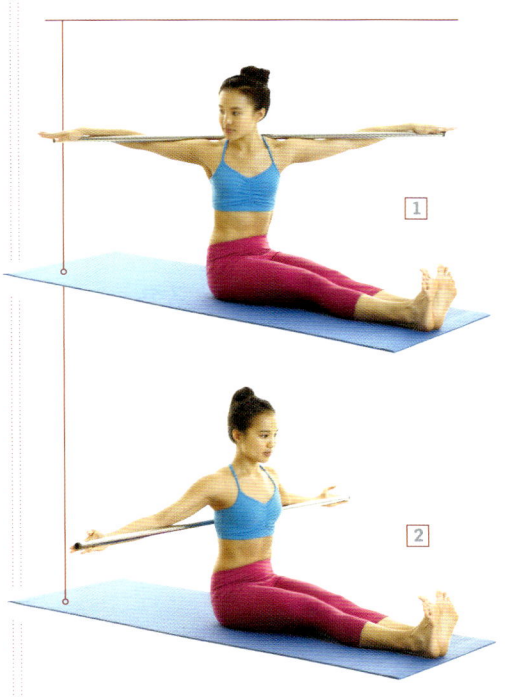

변형동작
벽에 발 붙이기(사진 설명 261쪽)

발바닥을 벽에 단단히 붙인 상태에서 상체 비틀기 동작을 시행하면 안정성을 늘리는 동시에 몸의 움직임에 대한 피드백을 촉감을 통해 얻을 수 있다. 상체를 비틀면서 엉덩이에서부터 나오는 힘을 사용해 뒤꿈치로 벽을 더 깊게 누른다.

매트 필라테스: 레벨 II 주요 운동

사이드 킥 시리즈
(Side Kicks Series)

몸통의 측면을 바닥에 대고 누워 시행한다.

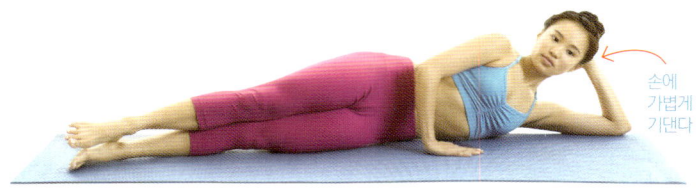

시작 자세:

- 몸의 측면이 바닥에 닿도록 옆으로 누워 정수리, 척추, 엉덩이, 뒤꿈치를 바르게 정렬한다.
- 양쪽 다리를 몸의 앞쪽으로 가져와 안정감이 느껴지는 위치에 다리를 둔다(몸의 비율에 따라 다르지만, 보통 매트의 앞쪽 가장자리에 발을 두면 된다). 균형 잡기를 조금 더 어렵게 하려면 몸이 일직선에 가까워지도록 한다.
- 머리를 들고 아래에 있는 손으로 머리를 받치고 위에 있는 손을 매트 위에 놓는다.
- 양쪽 어깨뼈를 꽉 조여 팔꿈치를 넓게 유지하고 갈비뼈를 모은다.

사이드 킥: 사이드 바이시클
(SIDE BICYCLE, 옆으로 누워 다리 회전하기)

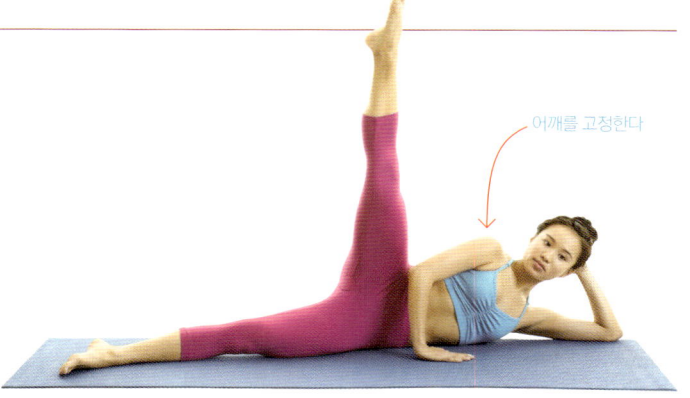

A
- 숨을 고르게 들이쉬며 위에 있는 다리를 천장을 향해 뻗어 최대한 높이 올라간 지점에서 멈춘다.

B **C**
- 숨을 천천히 내쉬며 무릎을 접고 발가락을 아래에 있는 다리의 측면을 따라 미끄러지듯 움직인다. 상체를 안정시키고 옆구리를 길게 유지한다.
- 숨을 고르게 들이쉬며 다리를 다시 천장을 향해 뻗는다.

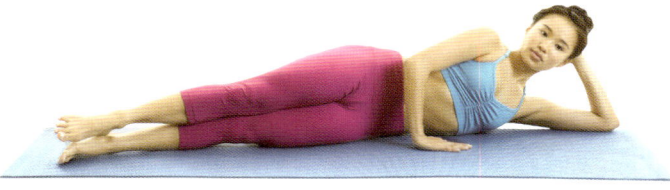

반복 횟수: 양쪽 다리를 각 3회씩 반복한다. 반복할 때마다 더 강한 저항을 느끼며 시행한다.

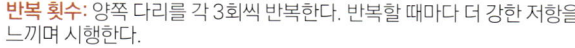

Chapter 6

사이드 킥: 싱글 레그 리프트
(SINGLE-LEG LIFTS, 옆으로 누워 아래 다리 들기)

A
- 몸의 한쪽 측면으로 누워 정수리, 척추, 엉덩이, 발꿈치까지 일직선을 만든다. 머리를 팔 위에 놓거나 작은 베개를 벤다. 손끝부터 발끝까지 몸을 길게 뻗는다.
- 위에 있는 발을 아래 다리의 허벅지 혹은 무릎 앞에 두고 발가락이 아래에 위치한 발쪽을 향하게 한다.

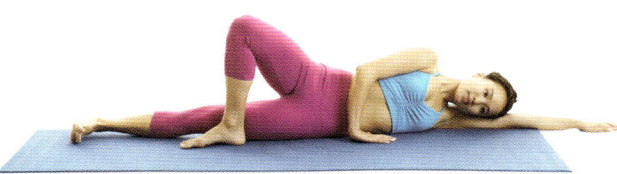

B C
- 아래에 위치한 다리를 올리면서 숨을 고르게 들이쉬고 내리면서 숨을 천천히 내쉰다.

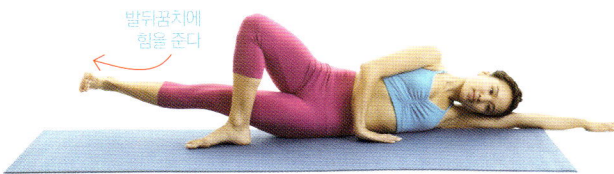

발뒤꿈치에 힘을 준다

참고: 아래 다리로 원을 그려도 된다. 움직임이 골반에서 시작하도록 한다.

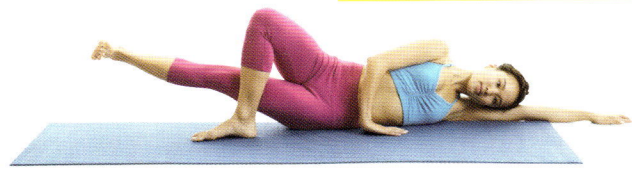

반복 횟수: 다리를 올리고 내리는 동작을 6회 반복한다. 반복할 때마다 몸의 측면을 더 길게 늘인다.

사이드 킥: 더블 레그 리프트
(SIDE KICKS: DOUBLE-LEG LIFTS, 옆으로 누워 두 다리 동시에 들기)

손바닥으로 매트를 강하게 누른다

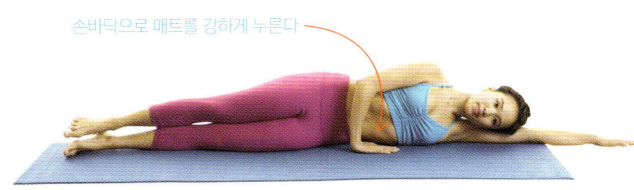

A
- 몸이 머리부터 발끝까지 일직선이 되게 누워서 허벅지를 바깥쪽으로 돌리듯이 하여 두 다리를 강하게 붙인다.

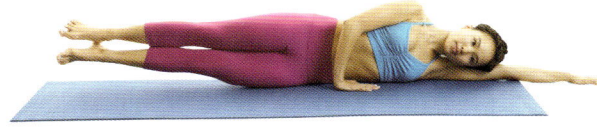

참고: 머리를 손으로 받치거나, 들어 올려 척추와 정렬이 되게 해도 된다.

발꿈치를 붙인다

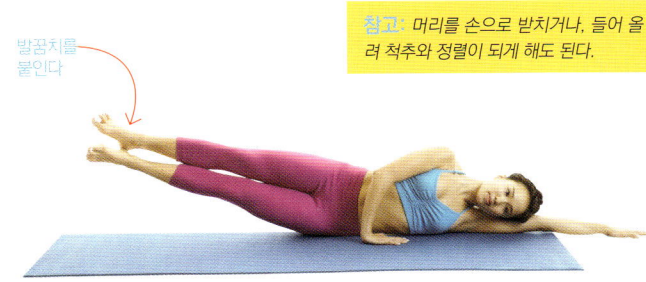

B C
- 숨을 고르게 마시면서 두 다리를 동시에 들어 올리고 천천히 숨을 내쉬며 내린다.

반복 횟수: 다리를 올리고 내리는 동작을 3회 반복한다. 몸을 길게 유지하고 반복할 때마다 다리를 더욱 높이 올린다.

매트 필라테스: 레벨 II 주요 운동

티저 1 (TEASER I, 상하체 동시 들기 1)

A
- 등을 대고 누워 두 팔을 머리 위로 올려 귀에 붙이고 다리가 손에서 멀어지도록 길게 뻗는다. 등을 평평하게 하고 두 다리를 강하게 모은다.
- 배를 오목하게 집어넣고 허벅지를 바깥쪽으로 회전시킨다.

> **참고:** 전해지는 이야기에 의하면 이 동작의 이름이 "티저(Teaser, "놀리는 사람"이라는 뜻 – 역주)"가 된 이유는, 조가 학생들 발치에 서서 그들이 손을 뻗어 자신을 건드리지 못하는 것을 놀렸기 때문이라고 한다. 그러나 당신은 할 수 있을 것이다!

B
- 숨을 고르게 들이쉬면서 두 팔을 어깨너비로 벌리고 앞으로 뻗으며 다리를 들기 시작한다.

C
- 팔이 허벅지와 평행이 되면 뻗은 다리를 향해 척추 마디마디를 분절시키며 상체를 들어 올린다. 꼬리뼈로 중심을 잡아 골반이 앞으로 기울지 않도록 한다.
- 천천히 숨을 내쉬며 상체를 내린다. 척추의 각 마디가 처음의 위치에서 2센티미터 정도 더 멀어지는 느낌으로 내려온다.

반복 횟수: 척추의 마디를 느끼며 3회 반복한다.

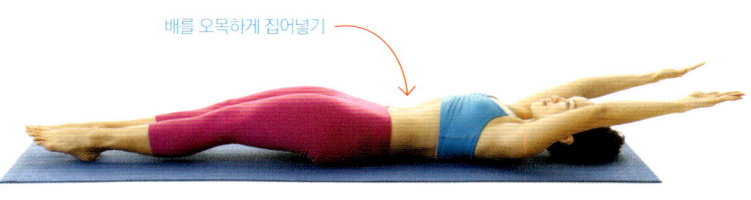

배를 오목하게 집어넣기

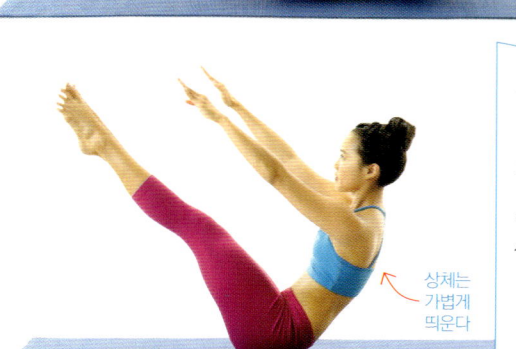

동작 확인: 팔을 머리 위로 들어 올리면서 무엇인가가 반대 방향으로 팔을 누른다고 상상한다. 강한 저항감을 상상하며 움직일 때 그렇지 않을 때보다 더 많은 근육이 사용되는 것을 느끼는가? 근육을 더욱 활성화하기 위해 팔다리를 움직이는 모든 동작에서 저항감을 느끼도록 해 보자.

상체는 가볍게 띄운다

티저 2 (TEASER II, 상하체 동시 들기 2)

A
- 티저 동작 중 팔다리가 가장 높이 있는 위치에서 멈추어 상체를 안정시킨다.
- 다리를 편 상태로 발을 손에 가깝게 가져온다. 어깨는 움직이지 않는다.

반복 횟수: 코어의 힘을 사용해 다리 올리고 내리기를 3회 반복한다.

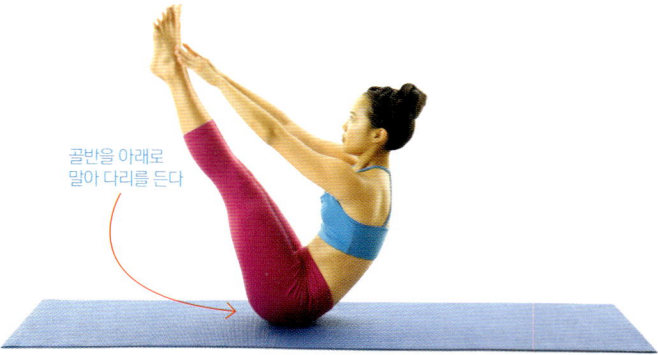

골반을 아래로 말아 다리를 든다

Chapter 6

힙 트위스트 프렙 (HIP TWIST PREP, 두 다리 돌리기 준비 동작)

상체를 지지한 상태에서 실행하는 콕스크루 동작이라 생각하면 된다.

A
- 매트에 바로 누워 팔꿈치를 접은 팔로 상체를 지탱한다. 가슴을 활짝 펴고 다리를 쭉 편다.
- 허벅지를 바깥쪽으로 돌리듯이 하여 두 다리를 붙이고 발끝을 길게 뻗는다.

B
- 천천히 숨을 들이쉬면서 갈비뼈를 모은 채 코어 근육을 사용하여 두 다리를 동시에 들어 머리 가까이 가져온다. 가슴은 위로 끌어당기고 상체가 흔들리지 않도록 한다.

C
- 상체를 고정한 채 숨을 천천히 들이쉬며 다리를 오른쪽으로 움직였다가 매트를 향해 내린다.

D
- 숨을 천천히 들이마시며 다리를 왼쪽으로 움직였다가 다시 중심으로 가져온다(반대 방향으로 이 호흡 패턴을 실행해도 된다).
- 상체는 고정한 채 다리와 엉덩이만 움직인다.

반복 횟수: 양쪽으로 다리를 돌려 3세트 실행한다. 다리를 들어 올릴 때마다 갈비뼈를 더욱 조여 상복부를 안으로 당긴다.

스위밍 (SWIMMING, 수영하기)

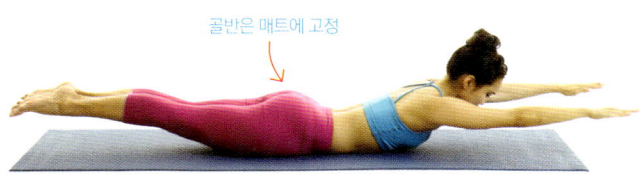

정수리 끌어올리기

골반은 매트에 고정

A
- 엎드려서 이마가 바닥을 향하도록 하고 골반은 매트에 단단히 고정한다. 양쪽 허벅지 안쪽을 강하게 붙인다.
- 손바닥이 매트를 향하게 하여 양팔을 앞으로 내밀고 발끝을 길게 뻗는다.
- 팔, 다리, 가슴, 머리를 동시에 들고 멈춘다.

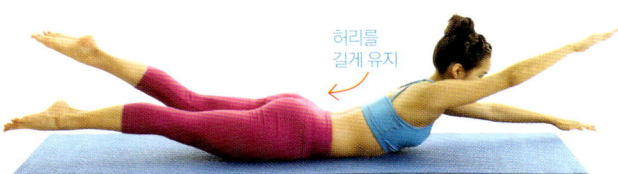

허리를 길게 유지

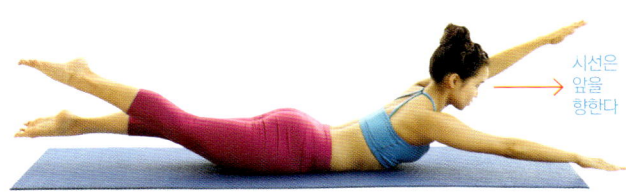

시선은 앞을 향한다

B C
- 숨을 자연스럽게 쉬며 왼팔과 오른 다리, 오른팔과 왼 다리를 번갈아 가면서 든다. 팔다리가 매트에 닿지 않도록 한다.
- 천천히 열을 세며 점점 높고 길게 팔다리를 든다.
- 필요하면 뒤꿈치 위에 앉아 허리를 늘린다(**96쪽** 참조).

매트 필라테스: 레벨 II 주요 운동

레그 풀 프론트
(LEG PULL FRONT, 플랭크 자세에서 다리 차기)

A
- 배꼽을 척추를 향해 당기고 엉덩이에 힘을 주면서 플랭크 자세를 취한다.

B
- 골반을 고정한 채 한쪽 다리를 매트에서 들어 올려 꼭대기에서 한 번 더 위로 차 준다.
- 발을 바닥으로 내린 후 반대 다리로 동작을 반복한다.

반복 횟수: 2세트. 발을 찰 때마다 골반을 더 안정시킨다.

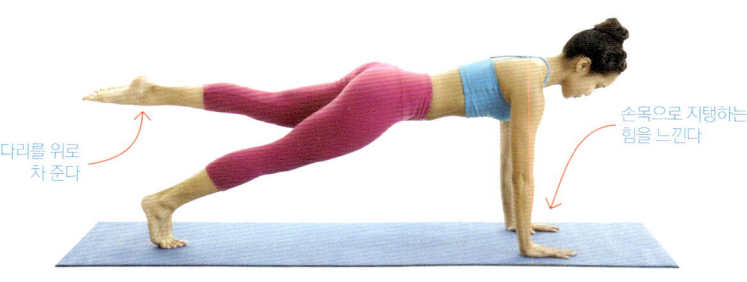

사이드 밴드 프렙 2: 사이드 플랭크 (SIDE BEND PREP II: SIDE PLANK)

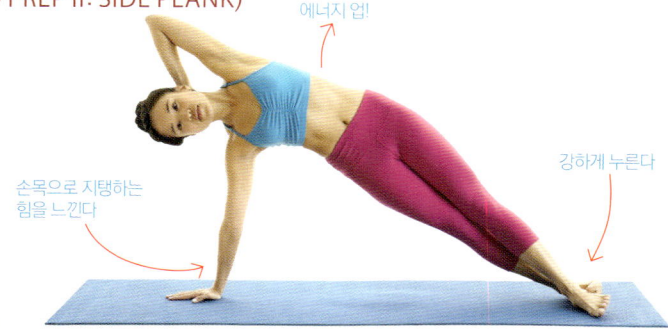

A
- 한쪽 엉덩이 위에 앉아 한 손으로 상체를 지탱한다. 다리를 약간 굽혀 기댄 상체의 반대 방향으로 놓는다.
- 위에 위치한 발을 아래쪽 발 바로 앞에 놓고 위에 있는 손으로 머리 아래를 받친다.

B
- 숨을 고르게 마시면서, 매트 위에 있는 팔을 펴고 다리를 길게 뻗으며 골반을 매트에서 들어 올린다.
- 위에 있는 팔의 팔꿈치를 천장을 향해 움직여 옆구리를 더욱더 길게 늘인다.
- 숨을 고르게 내쉬며 골반을 천천히 매트 위로 내린다.

반복 횟수: 양쪽을 각 3회씩 실행한다. 반복할 때마다 골반을 더 높이 들고 몸을 더 길게 만든다.

Chapter 6

필라테스 푸쉬업
(PILATES PUSHUP, 팔 굽혀 펴기)

필라테스 스타일의 푸쉬업을 하기 위해 내려가는 동작은 롤 업(상체 들어 올리기)의 수직 버전이라고 볼 수 있다.

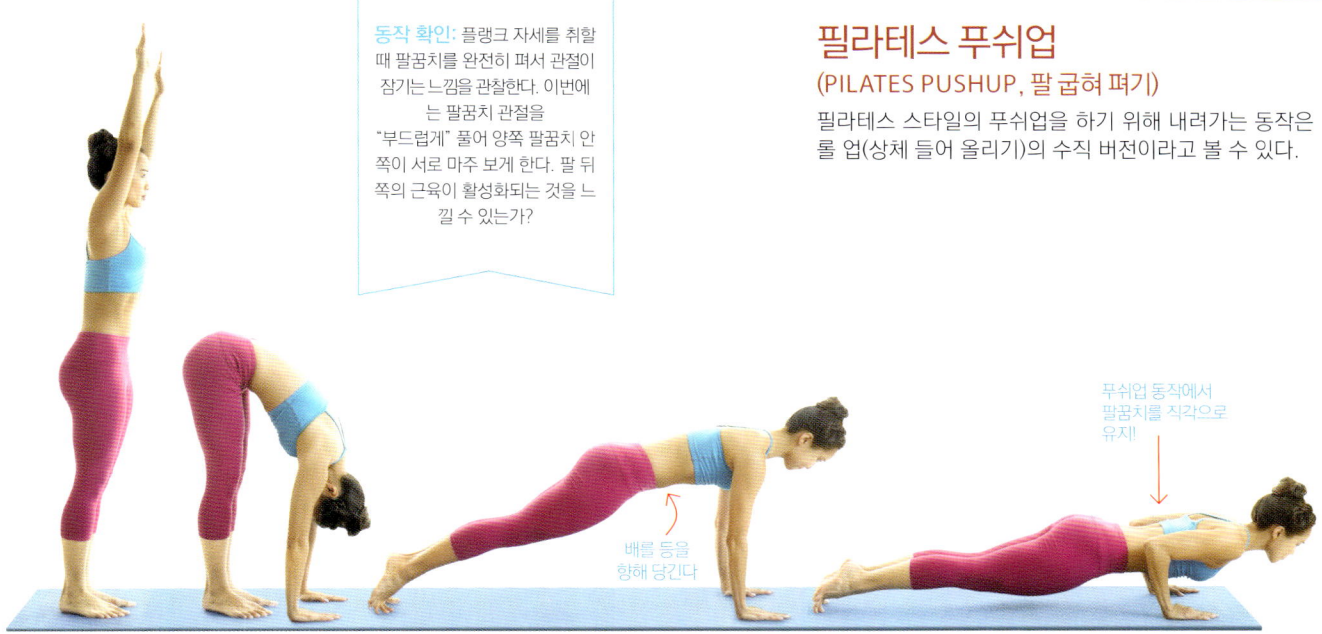

동작 확인: 플랭크 자세를 취할 때 팔꿈치를 완전히 펴서 관절이 잠기는 느낌을 관찰한다. 이번에는 팔꿈치 관절을 "부드럽게" 풀어 양쪽 팔꿈치 안쪽이 서로 마주 보게 한다. 팔 뒤쪽의 근육이 활성화되는 것을 느낄 수 있는가?

배를 등을 향해 당긴다

푸쉬업 동작에서 팔꿈치를 직각으로 유지!

A
- 매트의 한쪽 끝을 바라보고 곧게 선다.
- 숨을 고르게 들이쉬며 손을 머리 위로 든다. 옆구리를 길게 늘이고 허벅지 안쪽에 힘을 주어 두 다리를 강하게 모은다.

B
- 숨을 천천히 내쉬며 머리를 숙이고 팔을 어깨너비로 벌려 앞으로 내민다. 척추를 둥글리며 상체를 내려(골반을 접는 것이 아니다) 손을 매트로 가져온다. 배는 오목하게 유지한다.
- 손바닥을 매트에 대고 머리를 무릎에 댄다(필요하다면 무릎을 굽혀도 된다).

C
- 손으로 앞을 향해 크게 세 걸음 정도 걸어 나와 상체의 무게를 손보다 조금 앞에 둔다(어깨가 손목보다 앞에 위치한다). 발가락 끝으로 균형을 잡으며 견고한 플랭크 자세를 만든다.

D
- 숨을 고르게 들이쉬며 팔꿈치를 접는다. 팔의 윗부분을 몸 옆에 강하게 붙이고 가슴이 아닌 턱이 매트의 앞쪽 가장자리에 가까워지도록 몸 전체를 매트에 가깝게 낮춘다(자세를 유지한 채 발가락으로 매트를 밀고 목을 앞을 향해 길게 늘인다).
- 숨을 천천히 내쉬며 매트를 미는 손의 힘과 반대 방향으로 몸을 들어 올린다.
- 발뒤꿈치를 매트에 내리고 손바닥으로 매트를 밀어 다시 손 걸음으로 세 걸음 정도 되돌아간다(팔이 접히지 않게 한다). 다리가 최대한 곧게 펴진 상태에서 이마가 무릎에 닿도록 한다.
- 척추를 굴리듯 상체를 올려 선 자세로 돌아온다.

반복 횟수: 3회. 푸쉬업 동작을 짧게 하더라도 코어 근육이 활성화되도록 한다.

매트 필라테스:

레벨 II
> 마무리 운동

Chapter 6

아령 운동: 사이드 밴드
(ARM WEIGHTS: SIDE BENDS, 옆구리 자극 동작)

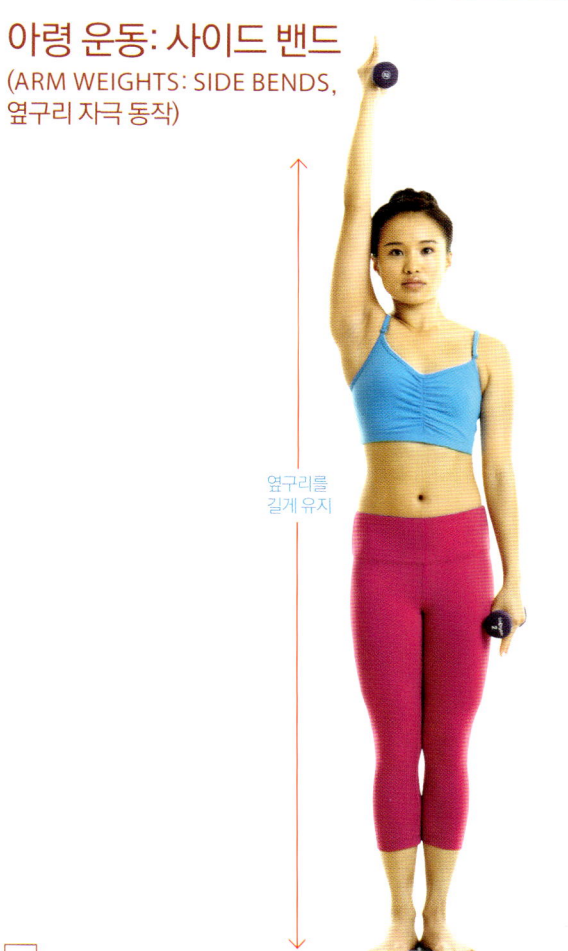

팔을 귀에 붙인다

갈비뼈 조이기

골반이 옆으로 빠지지 않게

옆구리를 길게 유지

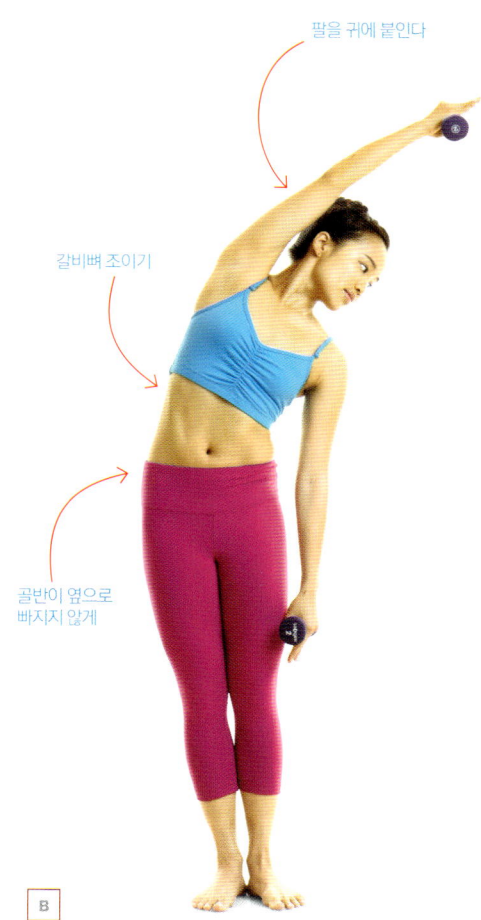

A
- 양쪽 발꿈치를 붙이고 발가락을 주먹 정도 넓이로 벌린 채 곧게 선다. 허벅지는 바깥쪽으로 회전시킨다.
- 체중이 발 전체에 고르게 분포되게 하고 배를 안과 위로 끌어당긴다.
- 오른팔을 머리 위로 들어 이두근이 오른쪽 귀 옆에 있도록 한다. 고개를 왼쪽으로 돌린다.

B
- 숨을 고르게 내쉬며 상체를 왼쪽으로 굽힌다. 오른팔은 오른발의 반대 방향으로 길게 뻗고 왼팔은 왼발을 향해 뻗는다(사이드 밴드 준비 동작 2: 사이드 플랭크에서와 같이 중력에 대항하는 힘을 옆구리에 느낀다).
- 숨을 고르게 들이쉬며 중심으로 돌아온 후, 팔을 바꾸어 반대 방향으로 실행한다.

반복 횟수: 양쪽을 각각 3회씩 실행한다. 골반을 고정하고 어깨가 앞으로 말리지 않도록 한다.

매트 필라테스: 레벨 Ⅱ 마무리 운동

아령 운동: 버그 (THE BUG, 상체 숙이고 양팔 들기)

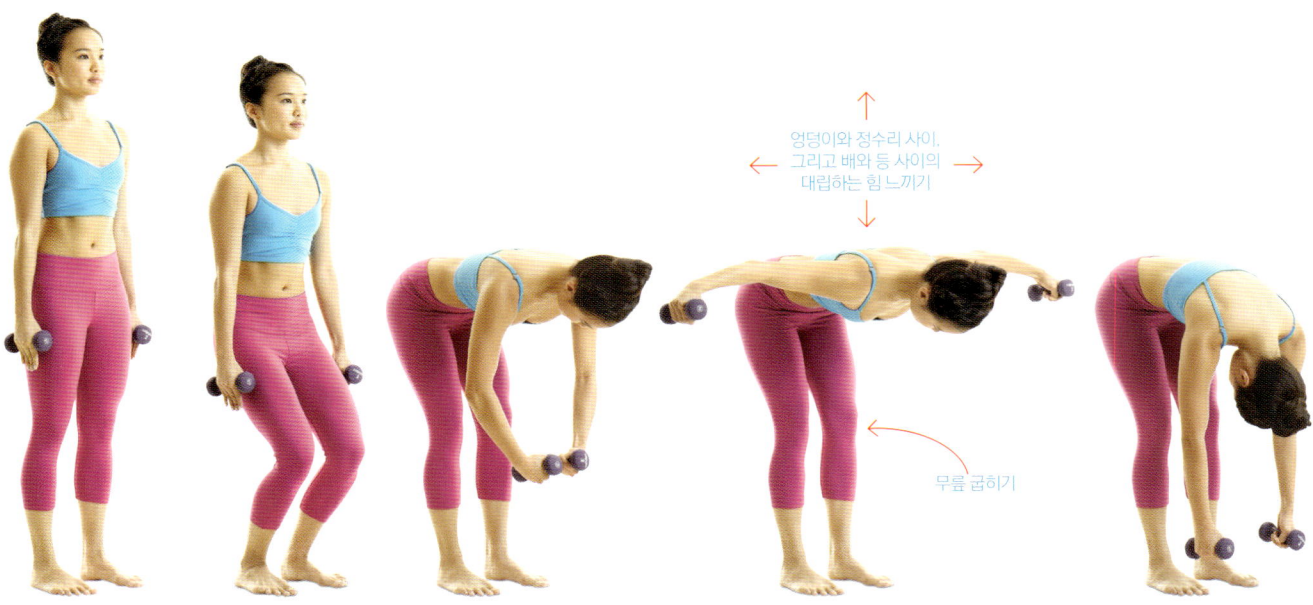

A
- 다리를 골반 너비로 벌리고 선다. 팔을 몸통 옆에 길고 강하게 둔다.

B C
- 무릎을 약간 굽힌 후 골반을 접어 엉덩이는 뒤로 보내고 머리는 앞으로 보내 등을 평평하게 한다.

D
- 팔꿈치를 넓게 벌리고 팔을 둥글게 하여 양손의 손가락 마디가 서로 마주 보도록 한다.
- 숨을 고르게 들이마시며 두 팔을 넓게 벌려 양쪽 어깨뼈를 가운데로 모은다.
- 숨을 고르게 내쉬며 손가락 마디를 가운데로 모아 팔을 다시 둥글게 한다.

E
- 5회 반복 후, 팔과 머리를 떨구고 무릎을 약간 굽힌다. 척추를 분절하며 상체를 들어 올려 선 자세로 돌아온다.

반복 횟수: 5세트. 동작을 반복할 때마다 호흡을 점점 더 깊게 한다.

Chapter 6

아령 운동: 짚 업
(ZIP UP, 서서 팔꿈치 올리기)

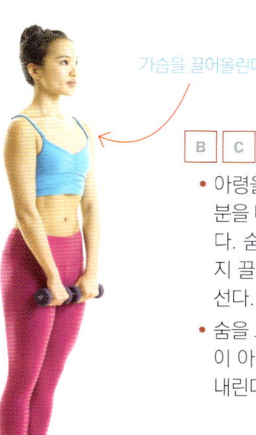
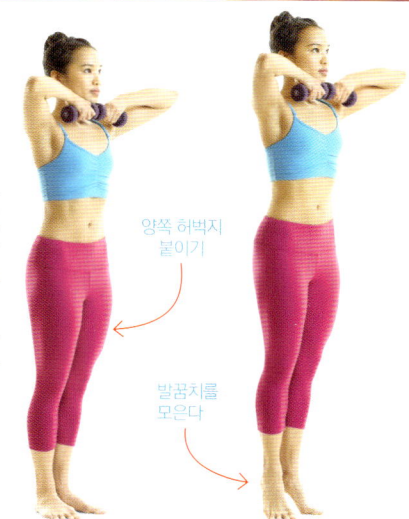

A
- 양쪽 발꿈치를 붙이고 발가락을 주먹 정도 넓이로 벌린 채 곧게 선다. 허벅지는 바깥쪽으로 회전시켜 두 다리를 가운데로 강하게 모은다.
- 몸의 무게 중심을 앞으로 이동하여 체중이 발의 앞부분에 실리도록 한다. 배를 안과 위로 끌어당긴다.

가슴을 끌어올린다

B C
- 아령을 몸 앞으로 가져와 두 아령의 끝 부분을 나란히 대고 가운데를 향해 강하게 민다. 숨을 천천히 내쉬며 아령을 턱 아래까지 끌어올리면서 발꿈치를 들어 까치발로 선다.
- 숨을 고르게 들이쉬며 마치 지퍼를 내리듯이 아령을 아래로 끌어내리면서 발꿈치를 내린다.

양쪽 허벅지 붙이기

발꿈치를 모은다

반복 횟수: 3회 반복 후 호흡의 패턴을 반대로 하여(올라갈 때 들숨, 내려갈 때 날숨) 3회 더 반복한다. 동작을 반복할 때마다 균형과 힘을 향상시키려 노력한다.

아령 운동: 복싱 (BOXING, 상체 숙여 팔 앞뒤로 뻗기)

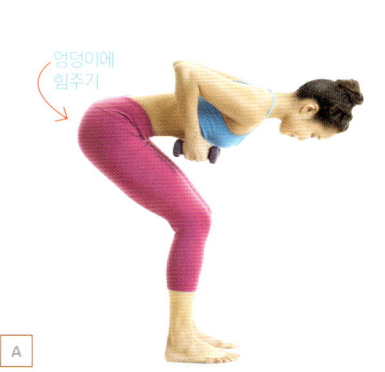
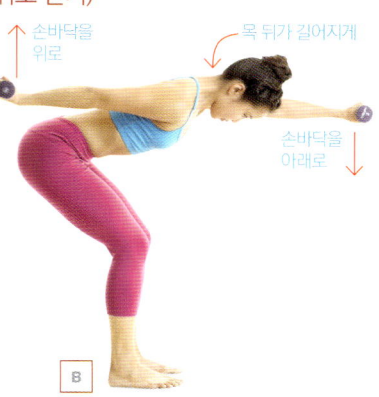
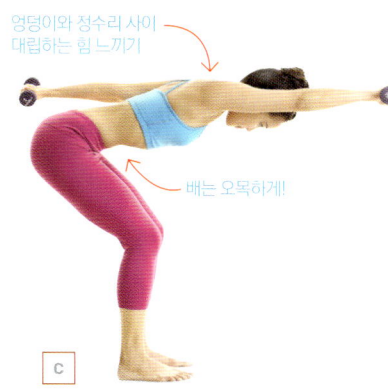

엉덩이에 힘주기

손바닥을 위로

목 뒤가 길어지게

엉덩이와 정수리 사이 대립하는 힘 느끼기

손바닥을 아래로

배는 오목하게!

A
- 다리를 골반 너비로 벌리고 선다. 팔을 몸통 옆에 길고 강하게 둔다.
- 무릎을 약간 굽힌 후 골반을 접어 엉덩이는 뒤로 보내고 머리는 앞으로 보내 등을 평평하게 한다.
- 아령을 양쪽 어깨 옆으로 들고 양손의 손가락 마디가 앞을 향하고 손바닥은 아래를 향하게 한다. 어깨뼈를 가운데로 모은다.

B
- 숨을 고르게 들이마시며 한쪽 팔을 앞으로, 반대쪽 팔은 뒤로 보낸다. 앞에 있는 손바닥은 아래를 향하고 뒤에 있는 손바닥은 천창을 향한다.
- 숨을 천천히 내쉬며 아령을 어깨 옆으로 다시 가져온다.

C
- 동작을 마치면 팔과 머리를 떨구고 무릎을 약간 굽힌다. 척추를 분절하며 상체를 들어 올려 선 자세로 돌아온다.

반복 횟수: 양팔을 번갈아 실행하여 4세트. 반복할 때마다 어깨와 등이 연결되는 느낌에 더욱 집중한다.

매트 필라테스: 레벨 II 마무리 운동

벽 운동: 플러시 위드 서클 (벽: FLUSH WITH CIRCLE, 벽에 기대서서 팔 돌리기)

참고: 이 동작은 가벼운 아령을 들고 실행할 수도 있다.

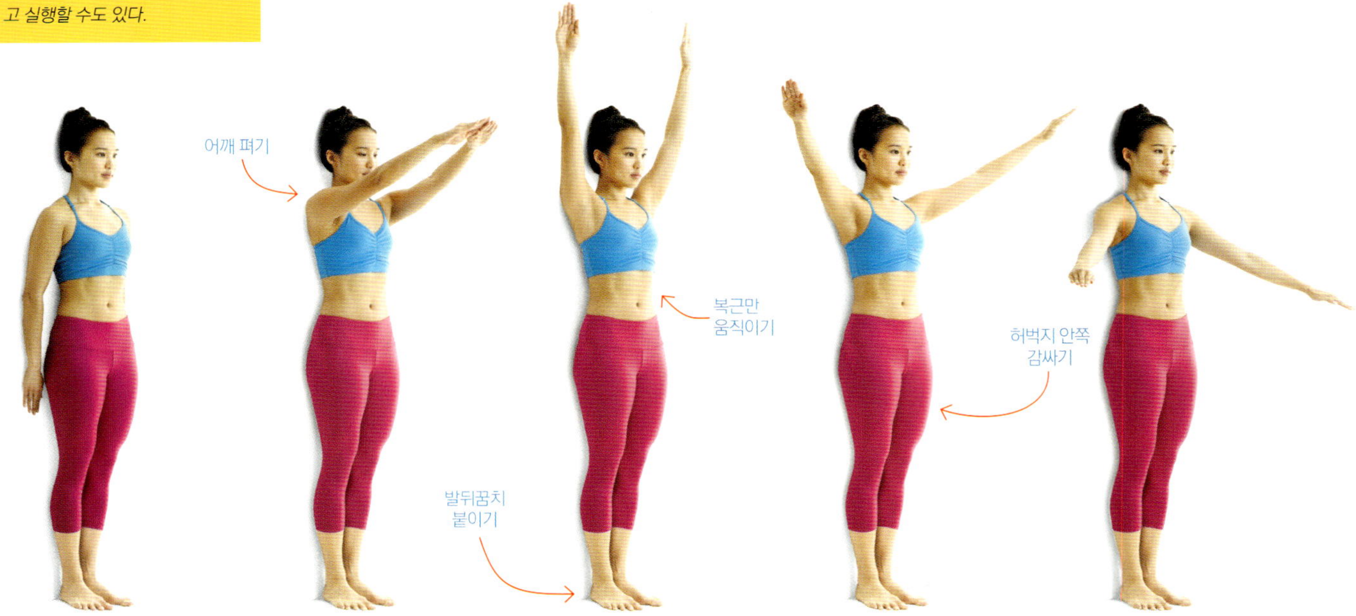

어깨 펴기

복근만 움직이기

허벅지 안쪽 감싸기

발뒤꿈치 붙이기

A
- 벽에 등을 대고 서서 머리, 등, 발꿈치가 벽에 닿도록 한다. 골반, 어깨뼈, 어깨의 뒷부분을 벽에 바짝 붙인다. 양쪽 발의 발꿈치를 서로 딱 붙이고 발가락을 주먹 너비로 벌린다. 허벅지는 바깥쪽으로 회전시킨다.

B C
- 숨을 천천히 들이쉬면서 팔을 회전시킨다. 팔을 머리 위로 올릴 때 어깨가 벽에서 뜨지 않도록 한다.

D E
- 숨을 고르게 내쉬면서 팔을 옆으로 가능한 한 넓게 벌려 회전을 완성한다. 등이 벽에서 떨어지지 않도록 한다.

반복 횟수: 두 팔을 한쪽으로 5회, 반대 방향으로 5회 회전시킨다. 동작을 반복하면서 팔이 등과 몸의 측면에 연결되는 느낌에 집중한다. 팔을 위아래로 뻗을 때마다 옆구리가 길어지도록 한다.

Chapter 6

벽 운동: 스쾃 위드 서클(SQUATS WITH CIRCLES, 벽에 기대앉아 팔 돌리기)

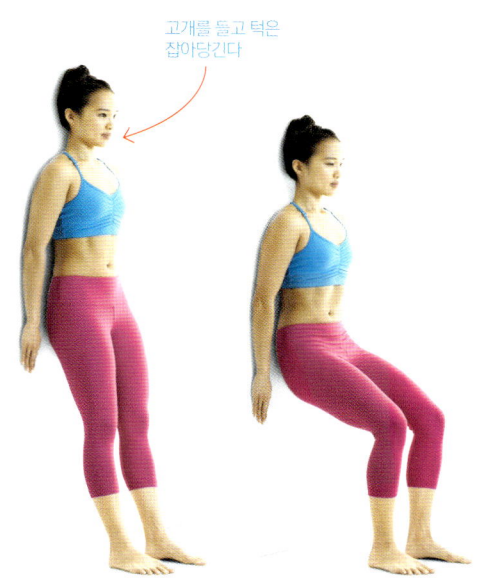
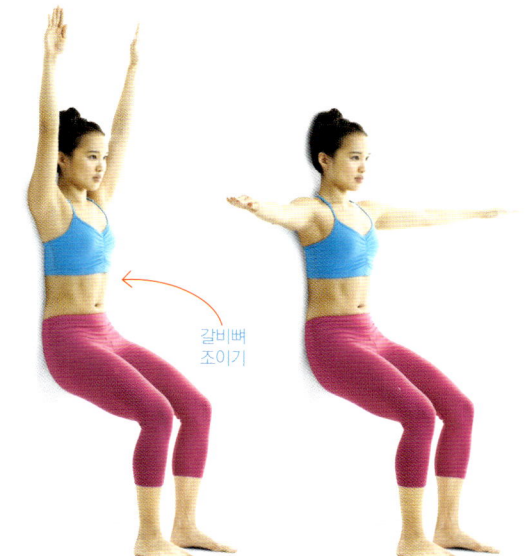
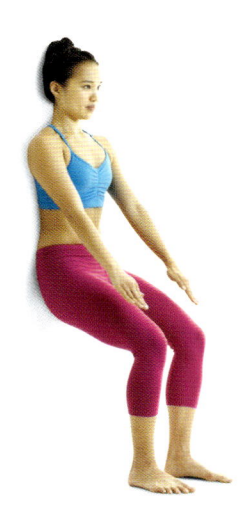

고개를 들고 턱은 잡아당긴다

갈비뼈 조이기

A
- 양쪽 발을 골반 너비로 벌리고 벽에 등을 기댄 채 앞으로 걸어 나온다. 무릎을 굽혔을 때 골반과 허벅지가 직각이 되고 무릎이 발목 바로 위에 있을(정강이가 바닥과 직각이 되는) 지점에서 멈춘다.

B
- 숨을 천천히 쉬면서 허벅지가 바닥과 평행이 될 때까지 벽에서 미끄러져 내려온다(무릎에 부담되면 처음에는 반만 내려오고 운동을 반복하면서 서서히 더 아래로 내려온다).

C
- 숨을 천천히 들이쉬며 팔을 머리 위로 곧게 뻗어 올린다. 어깨가 위로 들리지 않도록 한다.

D
- 숨을 고르게 내쉬면서 등이 벽에서 떨어지지 않도록 주의하며 두 팔을 천천히 양쪽 옆으로 내린다.

E
- 팔을 몸 앞으로 모은 후, 동작을 반복한다.

반복 횟수: 두 팔을 한쪽으로 5회, 반대 방향으로 5회 회전시킨다. 동작을 반복하면서 팔이 등과 몸의 측면에 연결되는 느낌에 집중한다. 팔을 위아래로 뻗을 때마다 옆구리가 길어지도록 한다.

매트 필라테스: 레벨 II 마무리 운동

벽 운동: 푸시오프 (PUSHOFFS, 벽 짚고 팔굽혀 펴기)

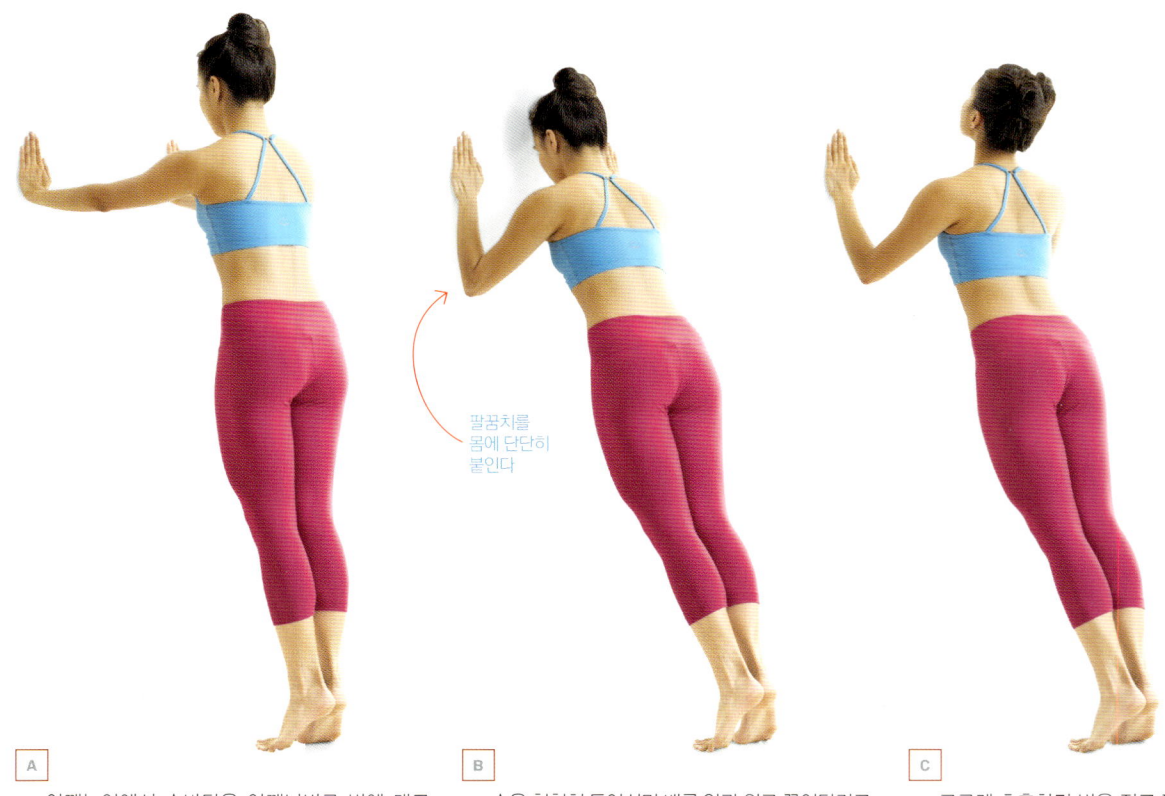

팔꿈치를 몸에 단단히 붙인다

A
- 어깨높이에서 손바닥을 어깨너비로 벽에 대고 몇 걸음 뒤를 향해 걸어 체중이 곧게 편 팔에 실리게 한다.
- 양쪽 발꿈치를 붙이고 발가락을 조금 벌린다. 허벅지는 바깥쪽으로 회전시켜 두 다리를 몸의 중심을 향해 강하게 붙인다.

B
- 숨을 천천히 들이쉬며 배를 안과 위로 끌어당기고, 붙인 두 발이 떨어지지 않도록 하며 뒤꿈치를 든다.

C
- 고르게 호흡하며 벽을 짚고 팔굽혀 펴기를 세 번 연속한다. 팔을 굽힐 때 팔꿈치가 몸통 바로 옆에 오도록 하며 머리부터 발끝까지 몸의 정렬이 흐트러지지 않도록 한다.
- 들숨에 맞추어 두 팔을 뻗으며 동작을 마치고 천천히 발뒤꿈치를 바닥으로 내린다.

반복 횟수: 3회. 반복할 때마다 가슴 위쪽을 앞과 위를 향해 이완시켜 벽에 점점 더 가까이 닿도록 한다.

Chapter 6

벽 운동: 코너 푸시오프(PUSHOFFS, 벽 코너 짚고 넓게 팔굽혀 펴기)

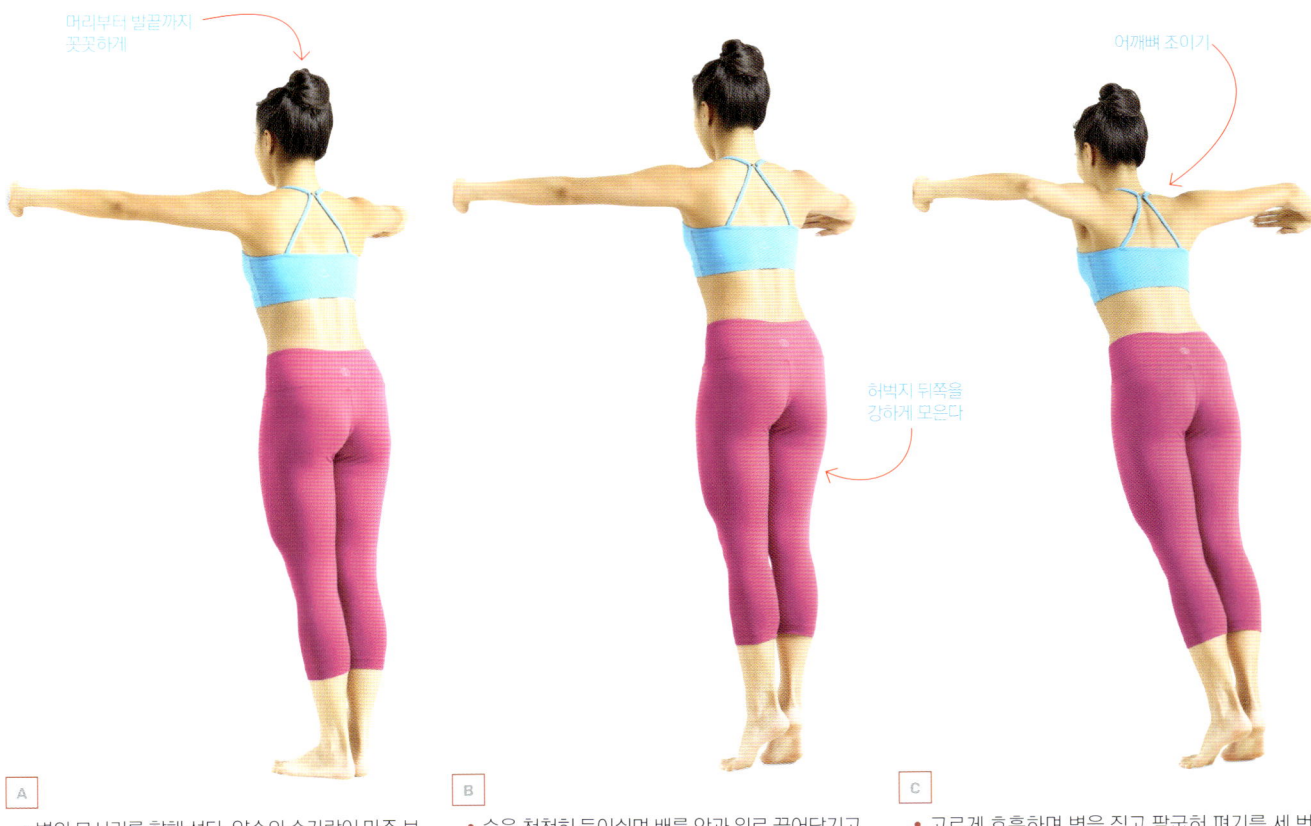

A
- 벽의 모서리를 향해 선다. 양손의 손가락이 마주 보도록 하여 손바닥을 어깨높이 혹은 어깨 바로 아래 높이에서 벽에 댄다.
- 몇 걸음 뒤로 걸어 체중이 몸의 앞쪽에 실리도록 한다. 양쪽 발꿈치를 붙이고 발가락을 조금 벌린다. 허벅지는 바깥쪽으로 회전시켜 두 다리를 몸의 중심을 향해 강하게 붙인다.

B
- 숨을 천천히 들이쉬며 배를 안과 위로 끌어당기고, 붙인 두 발이 떨어지지 않도록 하며 뒤꿈치를 든다.

C
- 고르게 호흡하며 벽을 짚고 팔굽혀 펴기를 세 번 연속한다. 팔을 굽힐 때 팔꿈치를 옆으로 넓게 벌리고, 머리부터 발끝까지 몸의 정렬이 흐트러지지 않도록 한다.
- 들숨에 맞추어 두 팔을 뻗으며 동작을 마치고 천천히 발뒤꿈치를 바닥으로 내린다.

반복 횟수: 3회. 반복할 때마다 가슴 위쪽을 앞과 위를 향해 이완시켜 벽에 점점 더 가까이 닿도록 한다.

매트 필라테스: 레벨 II

매트 시퀀스 › 레벨 2

2 헌드레드
(The Hundred, 63쪽)
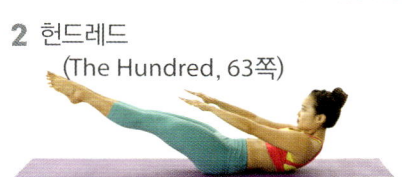

3 롤 업
(Roll-Up, 63쪽)
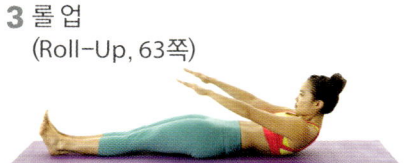

4 싱글 레그 서클 I
(Single-Leg Circles I, 65쪽)
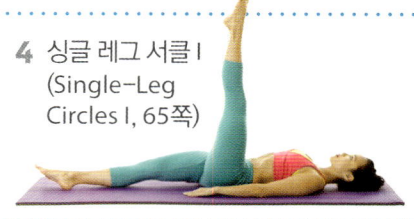

8 싱글 스트레이트-레그 스트레치
(Single Straight-Leg Stretch, 92쪽)

9 더블 스트레이트-레그 스트레치 프렙
(Double Straight-Leg Stretch Prep, 92쪽)
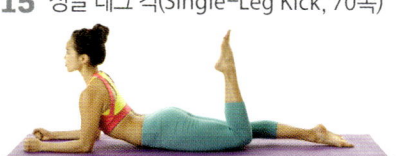

10 스파인 스트레치
(Spine Stretch, 68쪽)

14 스완 다이브 프렙 2
(Swan Dive Prep II, 96쪽)
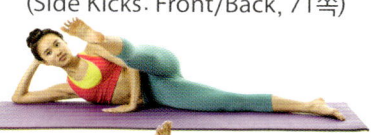

15 싱글 레그 킥(Single-Leg Kick, 70쪽)

16 더블 레그 킥
(Double-Leg Kick, 97쪽)
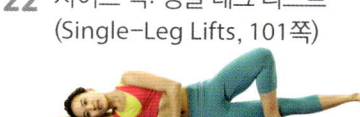

20 사이드 킥: 프론트/백
(Side Kicks: Front/Back, 71쪽)

21 사이드 킥: 사이드 바이시클
(Side Bicycle, 100쪽)

22 사이드 킥: 싱글 레그 리프트
(Single-Leg Lifts, 101쪽)

26 힙 트위스트 프렙
(Hip Twist Prep, 103쪽)

27 스위밍
(Swimming, 103쪽)
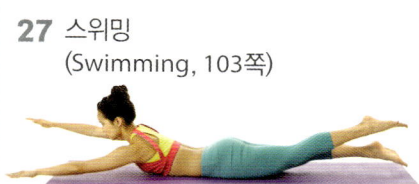

28 레그 풀 프론트(Leg Pull Front, 104쪽)
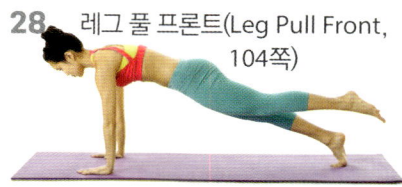

Chapter 6

시작 » 매트로 내려가기(Lowering Down to Mat, 91쪽)

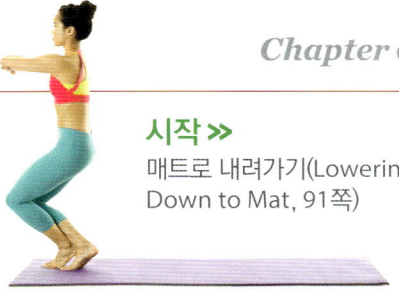

5 롤링 라이크 어 볼 (Rolling Like a Ball, 91쪽)

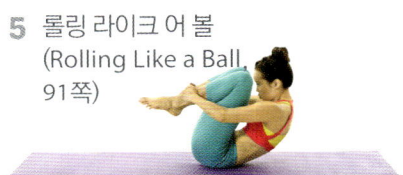

6 싱글 레그 스트레치 (Single-Leg Stretch, 66쪽)

7 더블 레그 스트레치 (Double-leg stretch, 67쪽)

11 오픈-레그 로커 프렙 2 (Open-Leg Rocker Prep II, 94쪽)

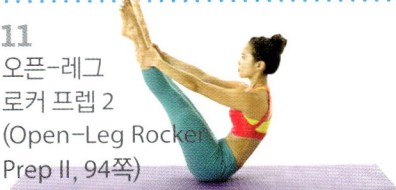

12 콕스크루 프렙 2 (Corkscrew Prep II, 93쪽)

13 소우(Saw, 95쪽)

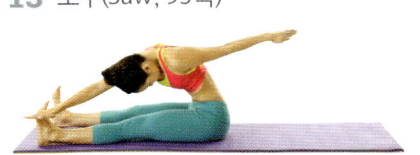

17 싯 투 힐즈 (Sit to heels, 96쪽) 또는 뛰어서 앉은 자세로 바꾸기 (Jump through to Seated, 97쪽)

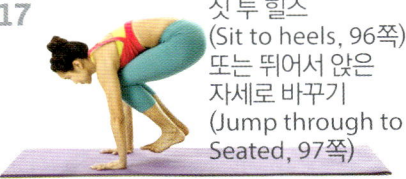

18 숄더 브릿지 (Shoulder Bridge, 98쪽)

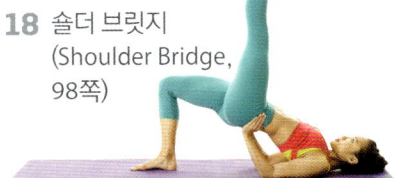

19 스파인 트위스트 (Spine Twist, 98쪽)

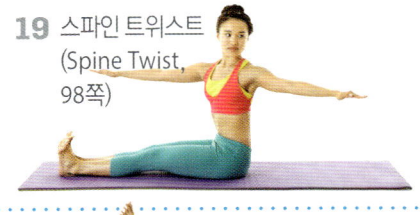

23 사이드 킥: 더블 레그 리프트 (Side Kicks: Double-Leg Lifts, 101쪽)

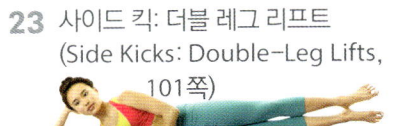

24 티저1 (Teaser I, 102쪽)

25 티저2 (Teaser II, 102쪽)

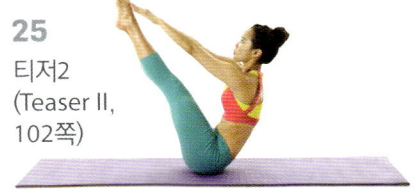

29 사이드 밴드 프렙 2 (Side Bend Prep II, 104쪽)

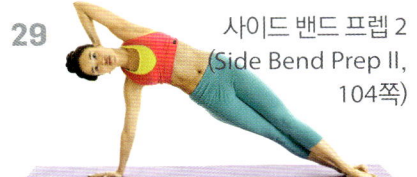

30 실(Seal, 76쪽)

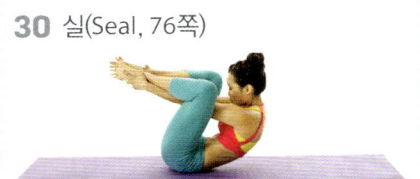

마무리 » 필라테스 푸쉬업 (Pilates Pushup, 105쪽)

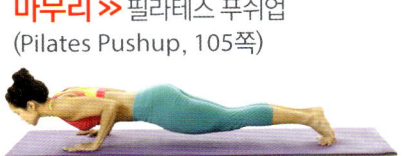

115

매트운동:

레벨 III
> 시작 운동

Chapter 6

니-인
(니-인, 플랭크 자세에서 무릎 상체 쪽으로 끌어당기기)

A
- 매트 한쪽 끝에 꼿꼿이 서서 숨을 천천히 들이쉬며 양팔을 머리 위로 올린다. 양쪽 허벅지를 바깥쪽으로 회전시켜 강하게 붙이고 배는 안쪽과 위쪽으로 동시에 끌어당긴다.
- 숨을 고르게 내쉬며 상체를 천천히 앞으로 숙여 손바닥을 매트로 가져온다.
- 이마가 무릎에 닿도록 한다(필요하다면 무릎을 약간 굽힌다).

B C
- 손으로 앞을 향해 크게 세 걸음 정도 걸어 나와 상체의 무게를 손보다 조금 앞에 둔다(어깨가 손목보다 앞에 위치한다). 발가락 끝으로 균형을 잡으며 견고한 플랭크 자세를 만든다.

D
- 팔로 플랭크 자세를 지탱하면서 오른 무릎을 가슴 쪽으로 끌어당기는 동시에 가슴을 무릎을 향해 숙인다(거꾸로 된 싱글 레그 스트레치 동작과 비슷하다).

E
- 갈비뼈를 강하게 조이고, 이 자세에서 셋을 센 후 다시 플랭크 자세로 돌아온다.
- 다리를 번갈아 가며 총 6회 반복한다. 반복하면서 접은 다리와 뻗은 다리 사이의 대립 되는 힘을 점점 더 강하게 느낀다.

F
- 플랭크 자세에서 코어를 사용하여 가슴을 허벅지 쪽으로 움직이며 몸을 접는다. 거꾸로 된 티저 자세라고 생각하면 된다.
- 발뒤꿈치를 매트로 내리고 손바닥으로 매트를 밀어 손 걸음으로 세 걸음 정도 되돌아간다(팔이 접히지 않게 한다).
- 다리가 최대한 곧게 펴진 상태에서 이마가 무릎에 닿도록 한다.

G
- 척추 마디마디를 쌓듯이 상체를 말아 올려 서 있는 자세로 돌아간다. 옆구리를 길게 유지하며 양팔을 머리 위로 뻗는다.

반복 횟수: 3회.

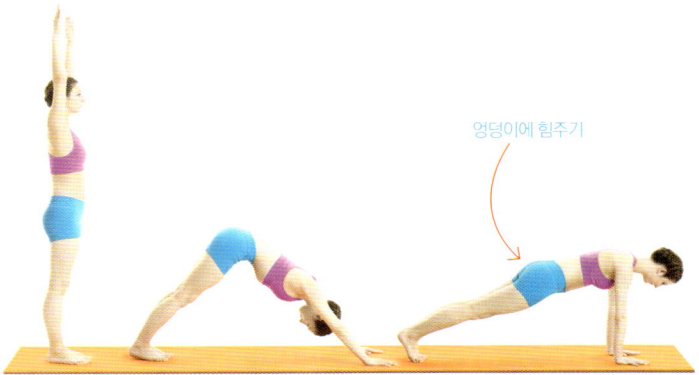

엉덩이에 힘주기

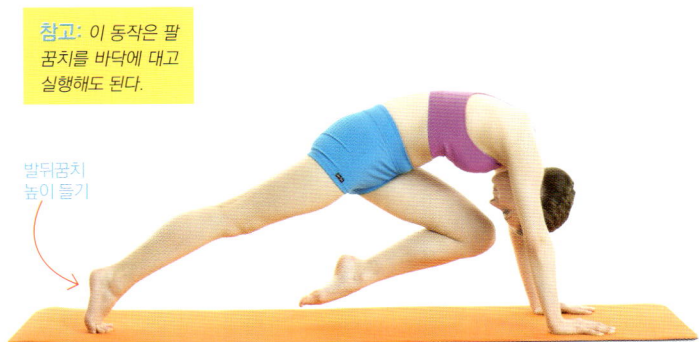

참고: 이 동작은 팔꿈치를 바닥에 대고 실행해도 된다.

발뒤꿈치 높이 들기

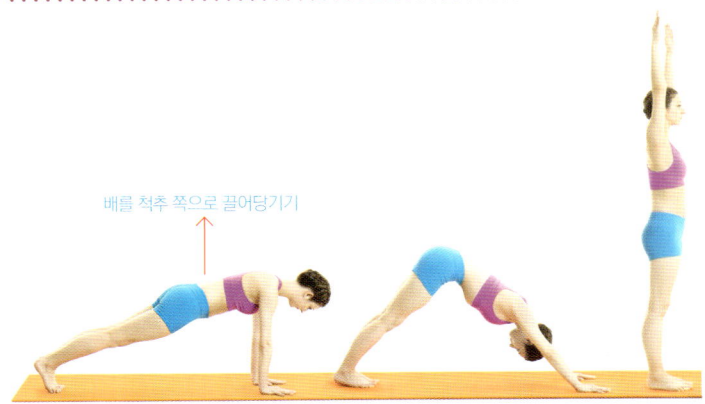

배를 척추 쪽으로 끌어당기기

매트 필라테스: 레벨 III 시작 운동

웨이브
(WAVE, 플랭크 자세에서 팔 번갈아가며 접기)

참고: 웨이브 동작은 무릎을 매트에 대고 해도 된다. 팔을 접고 펴는 순서는 오른팔 접고 오른팔 펴기, 또는 오른팔 접고 왼팔 펴기 등 원하는 대로 바꾸어도 무방하다.

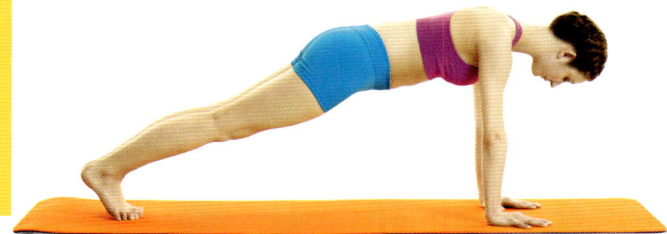

A
- 니-인(Knee-In)의 시작 자세와 같이 시작한다.
- 손으로 매트를 짚어 앞을 향해 크게 세 걸음 정도 걸어 나와 상체의 무게를 손보다 조금 앞에 둔다(어깨가 손목보다 앞에 위치한다). 발가락 끝으로 균형을 잡으며 견고한 플랭크 자세를 취한다.

발꿈치 붙이기

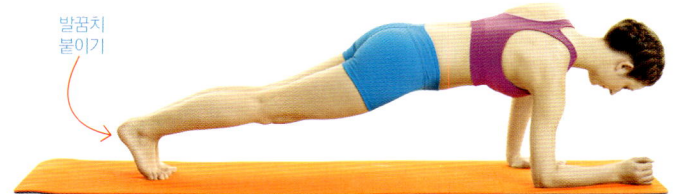

B **C**
- 오른쪽 팔꿈치로 오른손을 대체하여 팔뚝을 매트 위에 올린다. 왼쪽도 마찬가지로 실행하여 팔꿈치로 지탱한 플랭크 자세를 취한다.

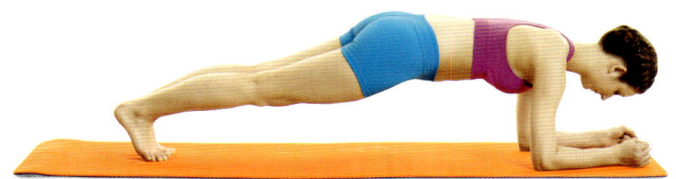

D **E**
- 이번에는 오른손으로 오른쪽 팔꿈치를 대체하고 왼쪽도 마찬가지로 실행해 손으로 지탱한 전신 플랭크 자세로 돌아온다.

배를 위로 끌어당긴다

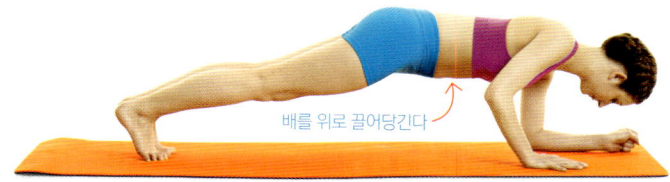

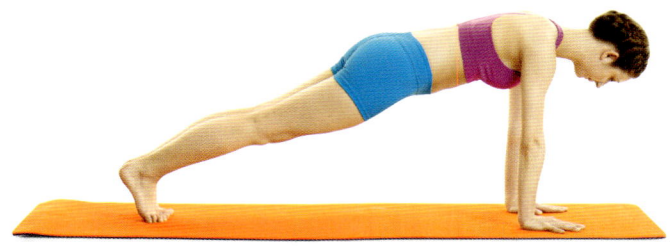

반복 횟수: 위의 동작을 왼쪽에서 반복하여 총4회 반복한다.

Chapter 6

업-스트레치 콤보
(업 스트레치 콤보, 상하체 번갈아 이완하기)

A

- 니-인(Knee-In)의 시작 자세와 동일하게 시작한다.
- 손으로 매트를 짚어 앞을 향해 크게 세 걸음 정도 걸어 나온 후, 플랭크 자세를 취하는 대신 엉덩이와 발뒤꿈치를 높이 들어 거꾸로 된 티저 자세를 만든다.
- 머리를 배를 향해 숙인 후 상체를 안정시킨 상태에서, 깊은 코어 근육들을 가동하여 발뒤꿈치를 내렸다가 올리기를 3회 반복한다.

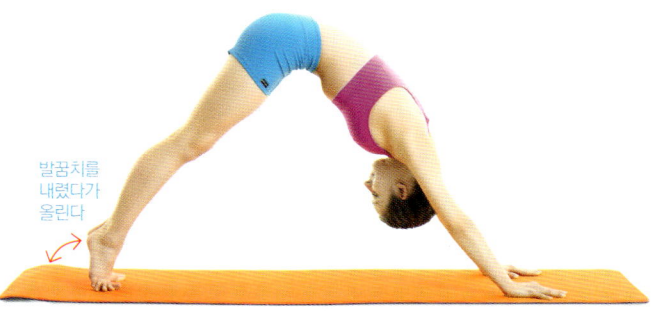

발꿈치를 내렸다가 올린다

B

- 뒤꿈치를 올린 자세에서, 꼬리뼈를 몸 앞쪽을 향해 말아서 엉덩이를 바닥을 향해 내리기 시작한다.
- 배를 최대한 집어넣고 상체 윗부분을 둥글려 골반의 움직임에 저항하는 힘을 만든다.

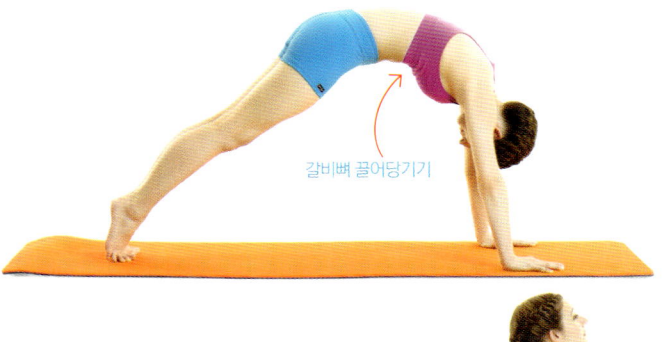

갈비뼈 끌어당기기

참고: 이 동작은 리포머에서 하는 운동의 변형 동작이다. 리포머 운동에서는 먼저 상체가 안정된 상태에서 골반을 가동하는 동작을 한 후 골반을 안정시키고 척추를 분절하는 동작을 취한다. 운동하면서 이 대립하는 요소들을 감지하고, 어떻게 안정하는 동작과 움직이는 동작이 서로 보완하는지 느껴보자.

C

- 골반이 지면과 수평이 되면 골반과 허리를 안정시키고, 어깨와 등을 넓게 펴면서 가슴을 앞을 향해 민다(공중에서 하는 스완 다이브 동작이라고 생각하면 된다).
- 골반은 전혀 움직이지 않은 채 가슴과 턱을 대각선 위로 쭉 내민다.
- 배를 오목하게 유지하면서 머리를 가슴을 향해 움직여 동작을 반대로 실행한다. 척추 마디를 분절하며 움직인다.
- 골반을 최대한 고정한다.

D

- 척추를 모두 정렬시키고 나면 엉덩이를 천천히 위로 올려 거꾸로 된 티저 자세를 만들고 뒤꿈치를 바닥으로 내린다.
- 동작을 세 번 반복한 후, 손으로 바닥을 짚어 발을 향해 움직여 상체를 둥글게 올리며 선 자세로 돌아온다.

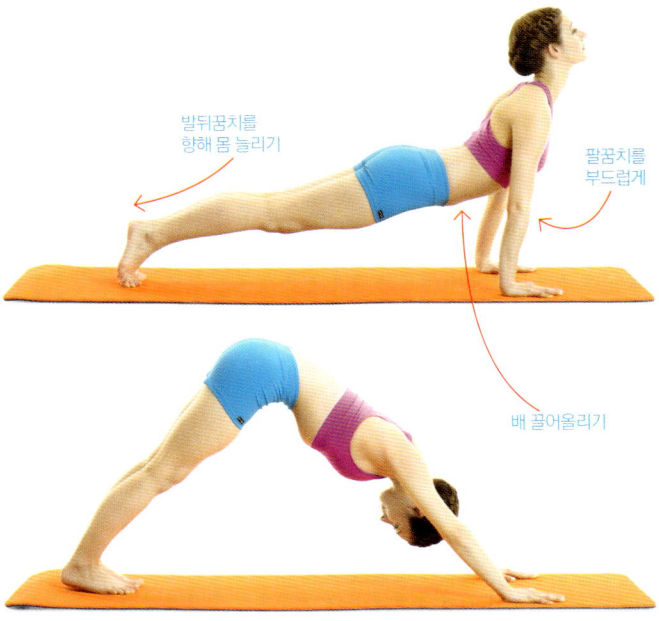

발뒤꿈치를 향해 몸 늘리기

팔꿈치를 부드럽게

배 끌어올리기

반복 횟수: 전체 동작(상하체를 번갈아 가면서 이완하기 3회)을 두 세트 반복한다. 동작 중 안정성이 필요한 부분과 가동성이 요구되는 부분을 주의 깊게 관찰하면서 실행한다.

매트운동:

레벨 III
> 주요 운동

Chapter 6

롤오버 1
(ROLLOVER I, 머리 뒤로 다리 보내기)

몸을 굴리는 동작에서는 움직임이 호흡에 의해 시작되고 지속된다.

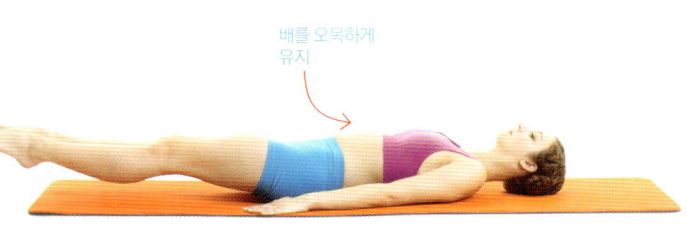

배를 오목하게 유지

A
- 매트에 바로 누워 두 다리를 강하게 모으고 발끝을 길게 뻗는다. 두 팔은 몸 옆에 길고 단단하게 내려놓는다(양팔의 뒷면, 손바닥, 어깨는 매트에 고정한다).
- 숨을 천천히 들이쉬며 엉덩이를 조이는 힘과 윗배를 활성화하는 힘을 사용하여 두 다리를 5~10센티미터 정도 들어 올린다(헌드레드의 준비 자세와 비슷하다).

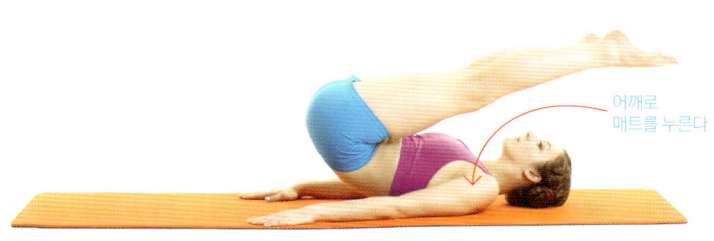

어깨로 매트를 누른다

B
- 척추 마디 하나씩 매트에서 떼어내며 두 다리를 머리 뒤로 가져간다.
- 팔을 단단하게 눌러 몸을 지지하고 양쪽 어깨뼈와 팔의 뒷면에 균등하게 체중을 분산시킨다(손목은 평평하게 유지하고 팔의 뒷면을 활성화한다).

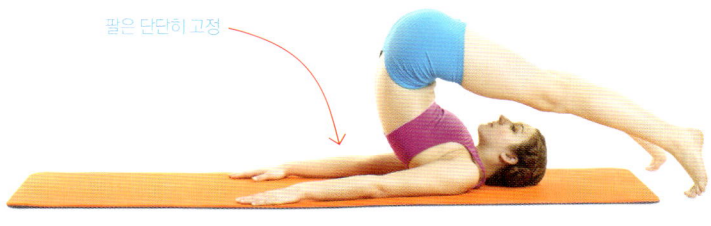

팔은 단단히 고정

C
- 숨을 고르게 내쉬며 두 다리를 골반 너비로 벌린다. 숨을 들이쉬기 시작하면서 동작을 반대로 실행하여 몸을 매트 위로 천천히 가지고 온다.

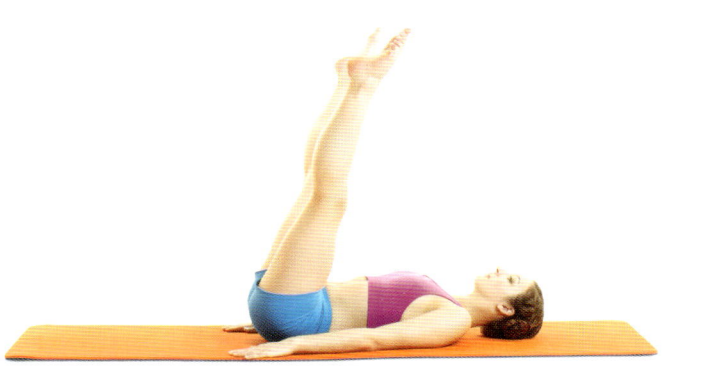

D
- 엉덩이가 매트에 닿으면, 숨을 천천히 내쉬면서 허리가 뜨지 않도록 하며 다리를 매트에 최대한 가깝게 내린다.
- 숨을 천천히 들이쉬며 다리를 모아 두 번 더 실행한다. 그다음 다리를 벌려서 들고 모아서 내리며 동작을 반복한다.

반복 횟수: 6회.

매트 필라테스: 레벨 III 주요 운동

싱글 레그 서클 II
(SINGLE-LEG CIRCLES II, 다리 한쪽 위로 뻗어 돌리기)

참고: 다리로 그리는 원의 크기는 몸을 통제하는 능력에 절대적으로 비례한다.

A
- 매트에 등을 대고 누워 다리를 꼭 붙이고 팔(양쪽 어깨의 뒷면은 매트에 고정한다).
- 한쪽 다리를 가능한 한 굽히지 않은 채로 바닥과 수직이 되도록 천장으로 뻗는다.

B C D
- 다리로 공중에 원을 그린다. 몸을 가로질러 이동하기 시작하여 발목 쪽으로 내려갔다가 바깥쪽으로 돌리고 다시 올린다.

상체를 안정시킨다

- 코어의 힘으로 다리의 움직임을 통제하며, 엉덩이가 움직이지 않는 내에서 점점 원의 크기를 늘려간다.

반복 횟수: 한쪽 다리를 각 방향으로 5회씩 돌리며, 양쪽 모두 실시한다.

더블 스트레이트-레그 스트레치 2
(DOUBLE STRAIGHT-LEG STRETCH II, 두 다리 동시 들기)

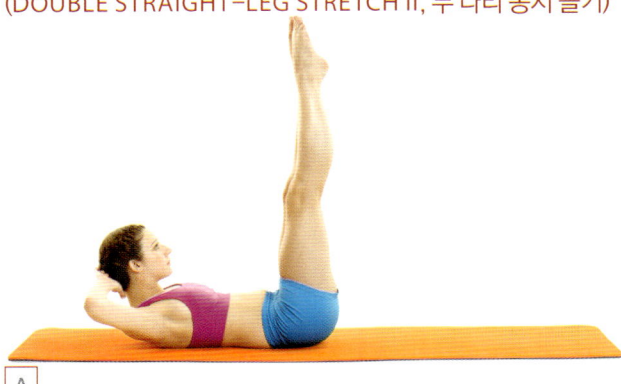

A
- 등을 대고 누워 고개를 들고 두 손바닥을 포개어 머리 뒤에 댄다. 두 다리를 몸과 직각이 되도록 천장을 향해 곧게 뻗는다.
- 팔꿈치를 몸의 양쪽으로 넓게 벌리고 허벅지를 바깥쪽을 향해 돌려 두 다리를 강하게 모은다.

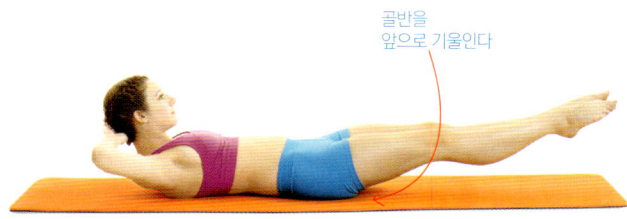

골반을 앞으로 기울인다

B
- 숨을 천천히 내쉬며 배를 안쪽과 위쪽으로 동시에 끌어당기며 다리는 반대 방향으로 길게 늘려 대립하는 힘을 느낀다.
- 허리를 매트에 단단히 고정한 채로 다리를 몸에서 최대한 멀어지도록 밀어내며 내린다.
- 숨을 고르게 마시면서 다리를 곧게 편 채 90도로 올린다.

반복 횟수: 6회. 반복할 때마다 갈비뼈를 더 강하게 끌어당기고 팔꿈치를 더 넓게 벌린다.

Chapter 6

크리스크로스 (CRISSCROSS, 상반신 번갈아 비틀기)

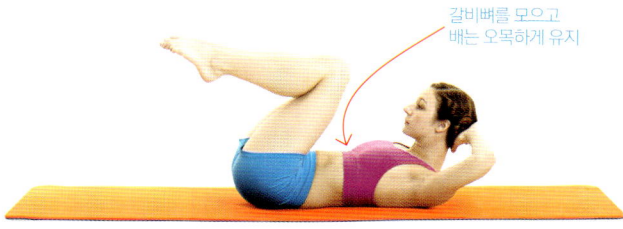

A
- 등을 대고 누워 고개를 들고 두 손을 포개어 머리 뒤에 댄다. 두 무릎을 가슴에 가까이 가져온다.

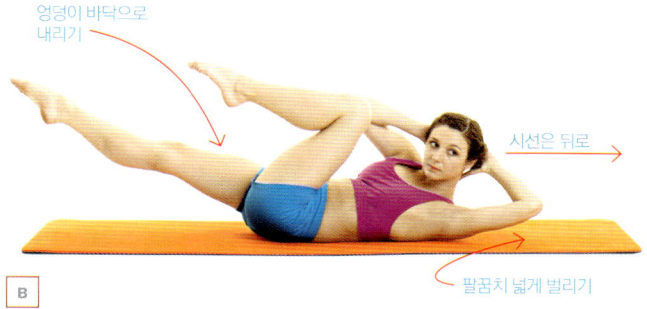

B
- 숨을 천천히 들이마시며 상체를 왼쪽으로 비틀어 오른쪽 팔꿈치가 왼쪽 무릎에 닿도록 하고, 오른쪽 다리는 매트에서 10센티미터 정도 떨어뜨려 길게 뻗는다.
- 숨을 고르게 내쉬면서 상체를 오른쪽으로 비틀어 왼쪽 팔꿈치가 오른쪽 무릎에 닿도록 하고 왼쪽 다리를 길게 뻗는다.

반복 횟수: 양쪽을 번갈아 가며 실행해 6세트 반복한다. 단순히 어깨를 좌우로 흔들지 말고 척추에서부터 몸을 회전시킨다.

오픈 레그 로커
(OPEN-LEG ROCKER, LEGS WIDE, 다리 넓게 벌려 머리 뒤로 보내기)

구르는 동작과 흔드는 동작에서의 호흡: 조의 가르침에 따르면 안정된 자세에서 호흡을 마시고 몸을 굴리면서 공기를 "짜내듯" 호흡을 내쉬어야 한다. 각자 자신에게 맞는, 몸의 안정성과 운동을 최대한 돕는 호흡 패턴을 찾아가도록 한다.

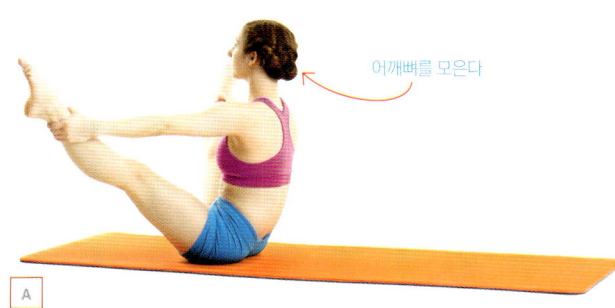

A
- 매트에 앉아 다리를 매트 너비로 벌리고 정수리를 향해 몸을 길게 늘인다.
- 배를 오목하게 집어넣고 등을 둥글리면서, 두 손으로 발목을 한쪽씩 잡아 두 다리를 동시에 매트에서 떨어뜨린다. 코어의 힘으로 팔과 다리를 움직인다.
- 균형을 찾은 후 숨을 고르게 들이쉬며 허리를 길게 유지한 채 천천히 두 다리를 최대한 넓게 벌린다.

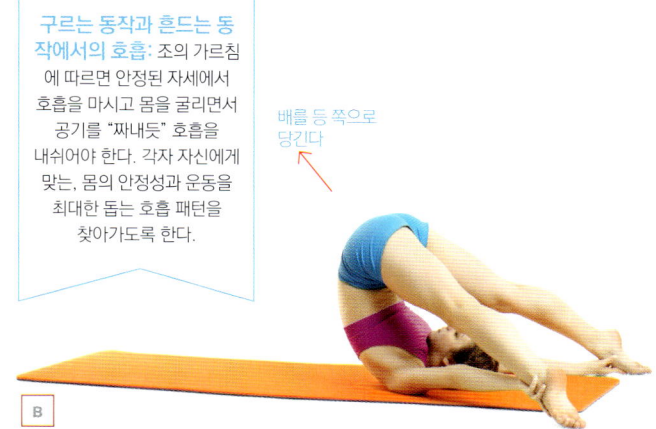

B
- 시선을 배에 두고 숨을 고르게 내쉬며 몸을 뒤로 굴려 발가락이 바닥에 닿도록 한다.
- 다리와 손의 힘을 유지하며, 목에 무게를 싣지 않는다.
- 반동을 사용해 움직이지 않도록 움직임을 통제한다.

반복 횟수: 6회. 뒤로 구를 때 가슴을 위를 향해 끌어당긴다.

123

매트 필라테스: 레벨 III 주요 운동

콕스크루
(CORKSCREW, 두 다리 돌리기)

A
- 등을 대고 누워 팔을 몸 옆에 길고 단단하게 둔다.
- 허벅지를 안쪽을 바깥쪽으로 말아 두 다리를 강하게 모은다.
- 숨을 천천히 들이쉬며 다리를 머리 위로 들어 올린다. 어깨뼈와 팔의 뒷부분에 체중이 실릴 때까지 다리를 뒤로 보낸다.

B
- 발가락을 길게 뻗어 포인트하고 숨을 고르게 내쉬며 척추를 굴리듯 상체를 내린 후, 다리를 오른쪽으로 보내 몸을 오른쪽으로 약간 비튼다.

C D
- 오른쪽 엉덩이가 매트에 닿으면 숨을 천천히 들이쉬며 왼쪽을 향해 두 다리를 회전시켜 몸을 왼쪽으로 약간 비튼다. 배는 오목하게 유지하고 엉덩이는 매트에서 뗀다.

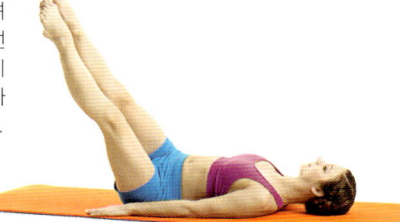

반복 횟수: 매번 반대쪽으로 다리를 회전하여 총 3세트 실시한다. 반복할 때마다 배는 점점 더 안으로 끌어당기고 척추는 더욱 안정되게 유지한다.

스완 다이브
(SWAN DIVE, 엎드려 상체 들기)

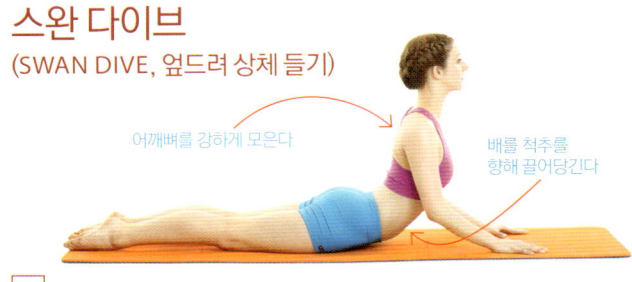

A
- 엎드려서 이마를 바닥에 대고 골반은 매트에 단단히 고정한다. 허벅지를 강하게 붙여 두 다리를 하나로 모아준다.
- 어깨 바로 아래에 손을 두고 손바닥을 매트에 놓는다. 배를 척추 쪽으로 끌어당기며 팔꿈치를 옆구리 쪽으로 모아준다.
- 고르게 숨을 들이쉬며 머리와 가슴을 위를 향해 든다. 치골에서부터 시작하여 가슴을 통과해 턱까지 뻗어 나가는 느낌을 찾는다.

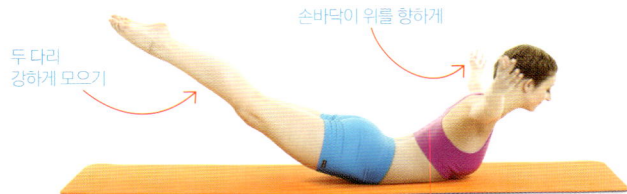

B C
- 잠시 숨을 멈춘 후에, 손바닥을 천장으로 향하게 하여 두 팔을 몸의 양쪽으로 넓게 벌리면서 배를 중심으로 몸을 앞뒤로 흔든다.
- 앞으로 구를 때는 숨을 폐에서 모두 몰아내듯 숨을 뱉어내고, 뒤로 구를 때는 흉곽이 확장되도록 숨을 깊게 들이쉰다.

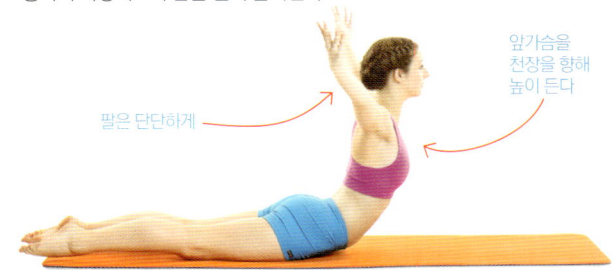

반복 횟수: 6회. 반복할 때마다 다리와 상체를 더 높이 든다.

Chapter 6

넥 풀 (NECKPULL, 상체 올려서 앞으로 숙이기)

몸을 굴리는 동작에서는 움직임이 호흡에 의해 시작되고 지속된다는 것을 기억하자.

A
- 등을 대고 누워 양쪽 다리를 약간 벌려 골반과 정렬시킨다. 발목을 수축시키고(플렉스), 양 손바닥을 포개 머리 뒤에 둔다.
- 팔꿈치를 넓게 벌리고 어깨뼈를 몸의 중심을 향해 모은다.

동작 확인: 바르게 앉아 손깍지를 껴 머리 뒤에 두고 머리를 손을 향해 민다. 이번에는 두 손바닥을 포개서 머리 뒤에 두고 머리를 손을 향해 밀어본다. 차이가 느껴지는가? 손을 포개면 어깨 윗부분이 아닌 어깨뼈 주변의 근육을 활성화할 수 있다.

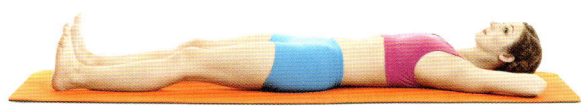

다리를 매트에 고정

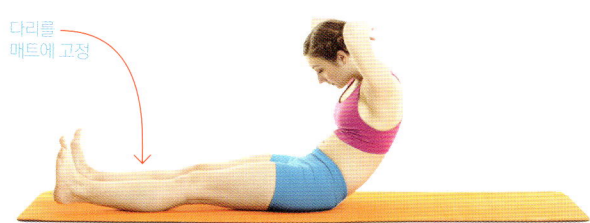

B
- 숨을 천천히 들이쉬며 머리를 가슴 쪽으로 들고 상복부의 근육을 사용하여 등 윗부분을 둥글리며 매트에서 떼어낸다.

C
- 숨을 천천히 내쉬며 상체를 앞으로 숙여 이마가 무릎에 닿도록 노력한다. 팔꿈치는 넓게 벌린 상태를 유지한다.

D
- 숨을 고르게 들이쉬며 척추를 분절하면서 상체를 일으켜 앉은 자세를 취한다. 배는 안과 위로 동시에 끌어당기며 양쪽 어깨뼈를 강하게 모은다.

E
- 다리 뒷부분을 매트에 단단히 고정시키고 허리는 길게, 등은 평평하게 유지하며 상체를 10 센티미터 정도 뒤를 향해 움직인다.
- 상체를 뒤로 기댄 상태에서 멈추고 천천히 숨을 내쉬며 골반을 앞으로 말아 척추를 분절시키며 허리를 굴리듯 매트로 내린다. 목이 앞으로 길게 빠지지 않도록 상체를 통제한다.

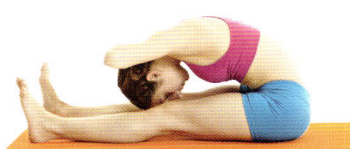

참고: 이 동작은 상체를 곧게 펴서 앉은 상태에서 시작할 수도 있는데, 그런 경우에는 상체를 뒤로 기대는 부분은 생략해도 된다. 넥 풀 동작을 더욱더 수월하게 하려면 롤 백(Roll-Back, 상체 내리기)과 롤 업(Roll-Up, 상체 올리기) 동작을 연습한다.

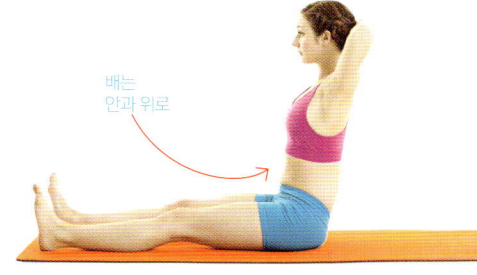

배는 안과 위로

정수리를 향해 상체 끌어올리기

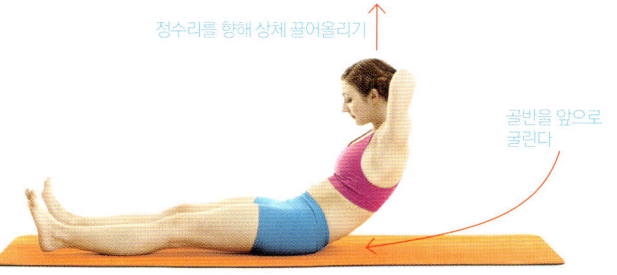

골반을 앞으로 굴린다

반복 횟수: 처음 자세로 돌아와서 동작을 마무리하며, 3회 반복한다. 반복할 때마다 척추의 분절을 더 부드럽게 하도록 노력한다.

125

매트 필라테스: 레벨 III 주요 운동

잭나이프 (JACKKNIFE, 두 다리 들어 올리기)

A
- 매트에 등을 대고 누워 두 다리를 강하게 모은다. 발끝을 길게 포인트하고 팔을 매트에 고정시킨다.
- 숨을 천천히 들이쉬며 엉덩이를 조이는 힘과 윗배를 활성화하는 힘을 사용하여 두 다리를 매트에서 약간 들어 올린다(헌드레드의 준비 자세와 비슷하다).
- 숨을 천천히 내쉬며 다리를 몸과 수직이 되도록 천장을 향해 뻗는다.

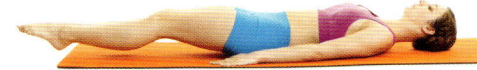

팔은 강하게 고정

B
- 숨을 천천히 들이쉬며 팔로 매트를 더욱더 깊이 누르며 어깨뼈 부근에 체중이 실리도록 엉덩이를 들어 올린다.
- 2초를 세면서 자세를 유지한다.

C
- 팔로 몸을 지탱하면서 다리를 천장을 향해 강하게 뻗는다. 배를 머리와 반대 방향으로 당긴다.
- 2초를 세면서 자세를 유지한다.
- 천천히 숨을 내쉬며 허리를 접어 다시 어깨뼈로 무게를 지탱한 상태에서 2초간 유지한다.

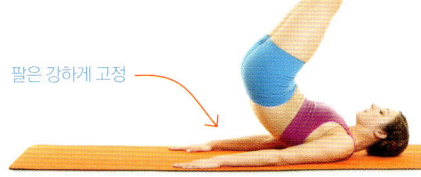

배를 끌어 넣는다

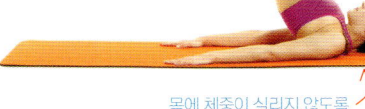

목에 체중이 실리지 않도록

- 숨을 천천히 들이쉬며 다리가 몸과 수직이 되도록 상체를 내린다.
- 숨을 천천히 내쉬며 다리를 낮추어 매트에서 약간 떨어지도록 한다.

반복 횟수: 3회. 다리를 올릴 때마다 점점 더 몸과 다리의 힘을 강하게 느낀다.

사이드 킥: 바이시클
(SIDE KICKS: BICYCLE, 옆으로 누워 다리 회전하기)

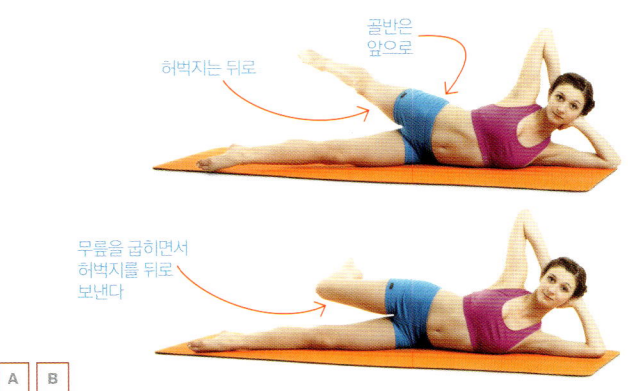

골반은 앞으로

허벅지는 뒤로

무릎을 굽히면서 허벅지를 뒤로 보낸다

A B
- 사이드 킥: 앞/뒤(Side Kicks: Front/Back, 71쪽) 동작 중 다리를 뒤로 보낸 자세에서 시작한다. 발뒤꿈치가 궁둥이에 닿도록 다리를 접어 허벅지와 골반 앞쪽을 이완시킨다.

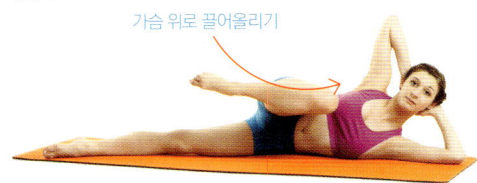

가슴 위로 끌어올리기

C
- 발뒤꿈치가 엉덩이와 가까워져 있는 상태에서 무릎을 가슴 쪽으로 당긴다. 허벅지는 움직이지 않으면서 다리를 코앞으로 쭉 뻗는다.
- 발이 위쪽에 있는 어깨 아래로 내려오지 않도록 한다.

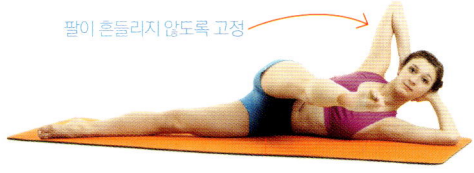

팔이 흔들리지 않도록 고정

D
- 다리를 몸 뒤쪽으로 차내듯이 보낸 후 자전거 페달을 밟듯이 다리 회전을 3회 반복한다. 동작을 반복하는 동안 옆구리를 길게 유지하고 상체를 점점 더 안정시킨다.

반복 횟수: 각 다리를 앞으로 3회, 뒤로 3회 회전한다. 몸이 길어지는 느낌과 반대되는 힘의 작용을 느낀다.

사이드 킥: 그랜드 레그 서클
(GRAND LEG CIRCLES, 한쪽 다리 크게 돌리기)

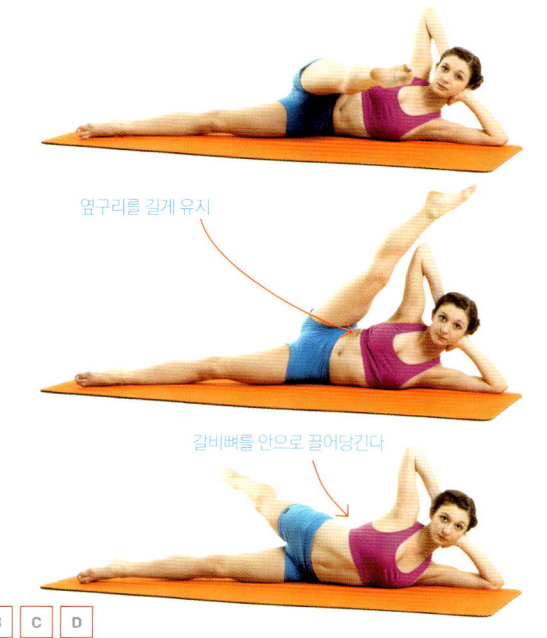

A
- 위에 있는 다리를 엉덩이 높이로 든다. 다리를 쭉 뻗어 복근과 연결되는 느낌을 찾는다.
- 다리가 넓은 터널 속에 있다고 상상한다.

옆구리를 길게 유지

갈비뼈를 안으로 끌어당긴다

B **C** **D**
- 터널의 안쪽 면을 모두 건드린다는 느낌으로 다리를 회전시킨다.
- 다리 뒤와 허벅지 안쪽을 운동하려면 허벅지를 골반으로부터 바깥쪽으로 회전시키고, 엉덩이 옆쪽을 운동하려면 허벅지가 앞을 향하게 둔다.

반복 횟수: 앞으로 회전 3회, 뒤로 회전 3회 실시한다. 상체를 안정시켜 골반과 옆구리에 자극이 가도록 한다.

사이드 킥: 핫 포테이토
(핫 포테이토, 한쪽 다리로 바닥 가볍게 치기)

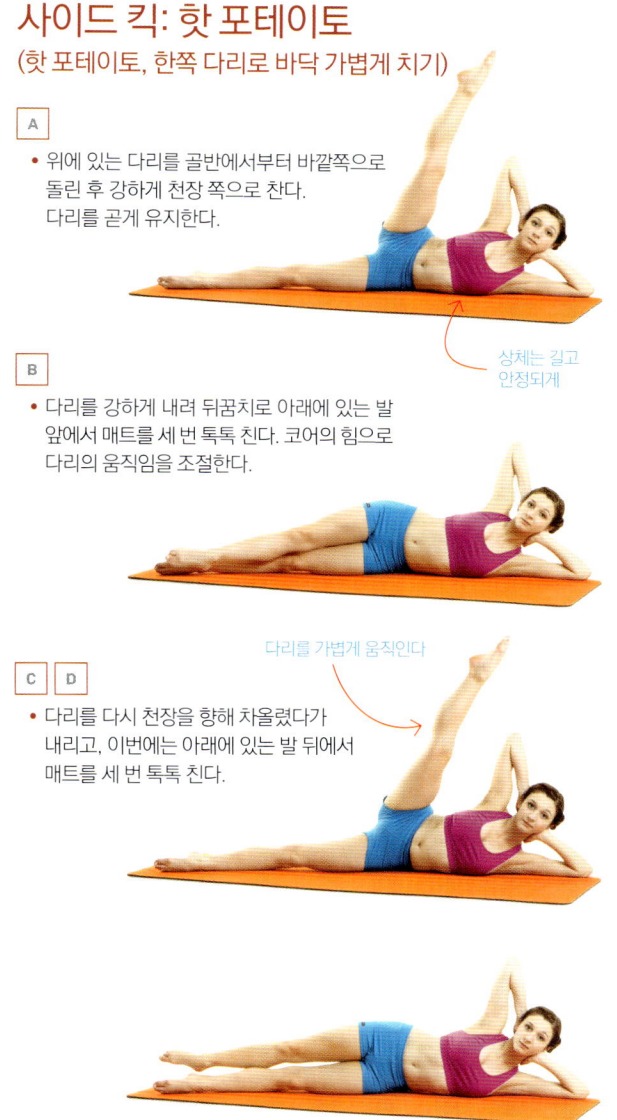

A
- 위에 있는 다리를 골반에서부터 바깥쪽으로 돌린 후 강하게 천장 쪽으로 찬다. 다리를 곧게 유지한다.

상체는 길고 안정되게

B
- 다리를 강하게 내려 뒤꿈치로 아래에 있는 발 앞에서 매트를 세 번 톡톡 친다. 코어의 힘으로 다리의 움직임을 조절한다.

다리를 가볍게 움직인다

C **D**
- 다리를 다시 천장을 향해 차올렸다가 내리고, 이번에는 아래에 있는 발 뒤에서 매트를 세 번 톡톡 친다.

반복 횟수: 위의 방법으로 실시한 후에, 동작을 처음 반복할 때는 바닥을 앞에서 두 번 치고 뒤로 두 번 친다. 마지막으로 반복할 때는 앞으로 한 번, 뒤로 한 번 친다. 활기차게 움직인다.

매트 필라테스: 레벨 III 주요 운동

티저 3
(TEASER III, 상하체 동시 들기 3)

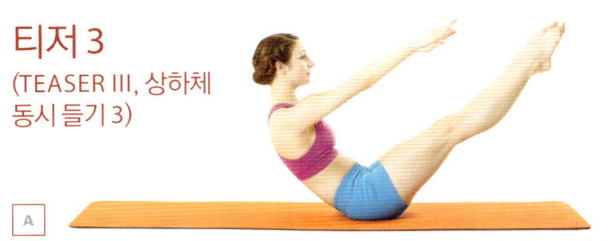

A
- 티저 동작 중 팔다리가 가장 높이 있는 위치에서 멈추어 상체를 안정시킨다(티저 1 동작 참고, 102쪽).

B
- 숨을 들이마시며 코어의 힘을 사용해 팔이 어깨 옆으로 닿을 때까지 팔을 수직으로 올린다.

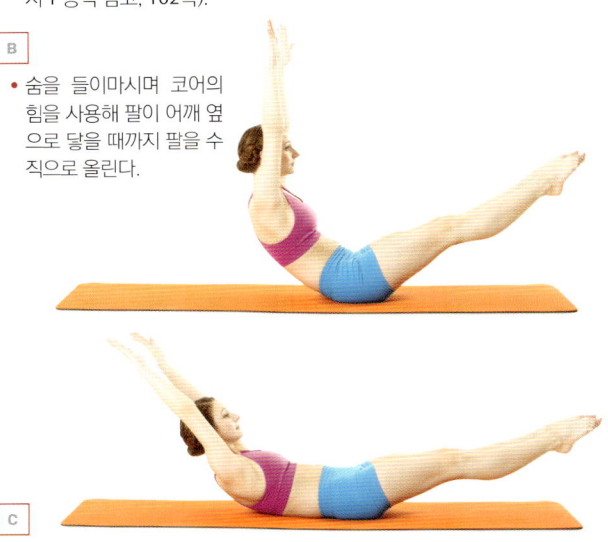

C
- 숨을 내쉬면서 척추 마디를 분절하며 천천히 매트로 상체를 내린다. 다리와 팔은 서로 멀어지도록 길게 뻗고, 허리도 최대한 길게 늘인다.

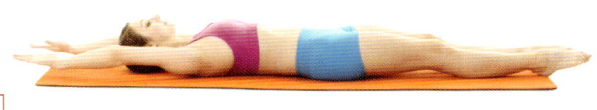

D
- 팔의 뒷면과 다리를 동시에 매트에 부드럽게 내려놓는다. 쉬지 않고 동작을 반대로 실행해, 허벅지와 상체를 들어 티저 자세를 취한다.

반복 횟수: 3회. 점점 더 몸을 길게 늘이고 더 강한 힘을 느끼면서 반복한다.

힙 트위스트
(HIP TWIST, 골반 비틀기)

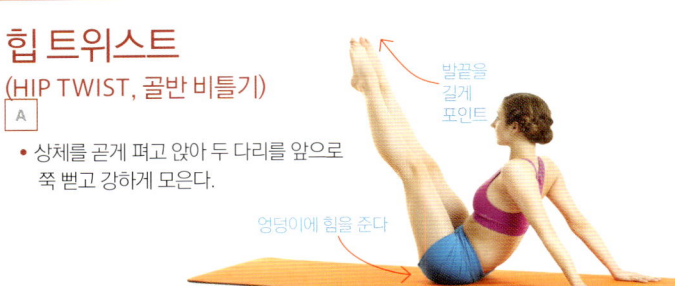

A
- 상체를 곧게 펴고 앉아 두 다리를 앞으로 쭉 뻗고 강하게 모은다.
- 허리를 길게 들어 올리고 두 손은 등 뒤쪽으로 바닥을 짚어 몸을 지지한다. 가슴은 넓게 편다.
- 숨을 고르게 들이쉬며 상체의 자세를 유지한 채 다리를 머리 쪽으로 움직인다.

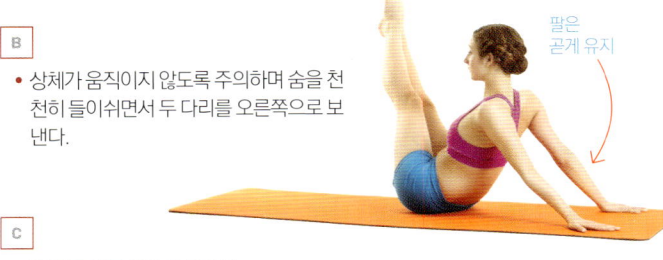

B
- 상체가 움직이지 않도록 주의하며 숨을 천천히 들이쉬면서 두 다리를 오른쪽으로 보낸다.

C
- 다리를 매트 쪽으로 내린다.

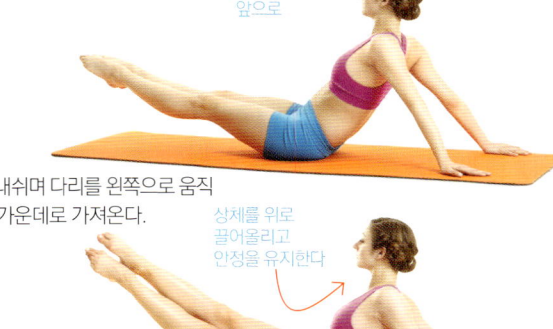

D
- 숨을 천천히 내쉬며 다리를 왼쪽으로 움직였다가 몸의 가운데로 가져온다.

반복 횟수: 오른쪽과 왼쪽 회전을 반복하여 3세트. 반복할 때마다 다리가 머리에 가까워지도록 한다.

Chapter 6

레그 풀 (LEG PULL, 리버스 플랭크 자세에서 다리 차기)

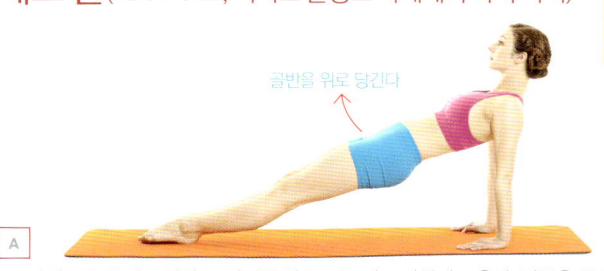
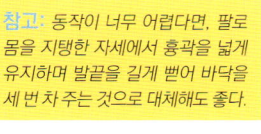
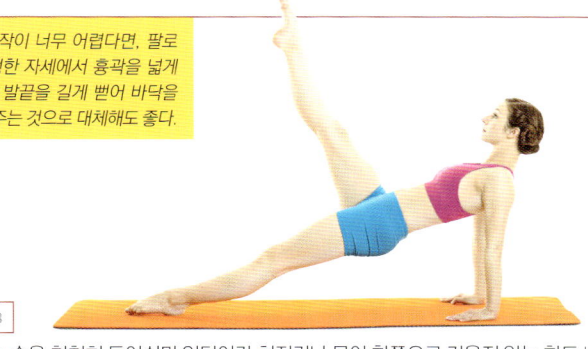

참고: 동작이 너무 어렵다면, 팔로 몸을 지탱한 자세에서 흉곽을 넓게 유지하며 발끝을 길게 뻗어 바닥을 세 번 차 주는 것으로 대체해도 좋다.

A
- 상체를 곧게 펴고 앉아 두 다리를 앞으로 쭉 뻗고 강하게 모은다. 발끝을 쭉 뻗어 포인트 한다.
- 두 손으로 등 뒤쪽 바닥을 짚어 몸을 지지한다. 손가락이 몸을 향하도록 한다.
- 손으로 바닥을 밀어내며 골반을 들어 올려 몸이 발끝부터 머리끝까지 일직선이 되도록 한다.

B
- 숨을 천천히 들이쉬어 엉덩이가 처지거나 몸이 한쪽으로 기울지 않는 한도 내에서 다리를 최대한 높게 천장을 향해 든다.
- 숨을 고르게 내쉬면서 발을 매트에 내려놓는다. 가슴을 넓게 펴고 반대쪽 다리도 실행한다.

반복 횟수: 양쪽 다리를 번갈아 가며 6회. 반복할 때마다 다리를 점점 더 높게 든다.

닐링 사이드 킥 (KNEELING SIDE KICKS, 무릎 대고 옆으로 앉아 한쪽 다리 차기)

여기서 킥은 레그 풀 프론트와 레그 풀과 유사하며, 한쪽으로 무릎을 꿇는 것이 다르다.

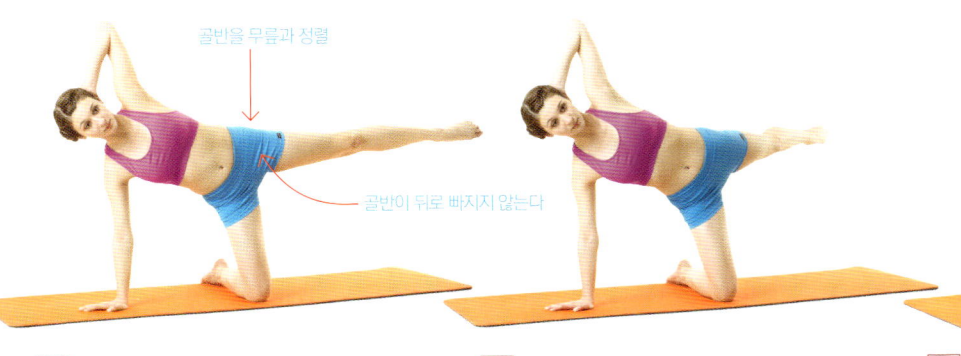

참고: 손바닥이 매트에 닿지 않으면 주먹을 쥐거나 손가락을 펴서 매트에 올려놓는다. 필요하면 블록이나 책 혹은 낮은 디딤판을 사용한다.

A
- 매트 가운데에 상체를 곧게 펴고 무릎을 꿇고 앉는다.
- 오른 손바닥을 매트에 대고 왼쪽 다리를 옆으로 들어 올려 골반과 정렬시킨다.
- 위에 있는 손은 머리 뒤에 대고, 위쪽 골반이 매트에 닿아있는 무릎 바로 위에 있도록 한다. 어깨는 손목과 정렬시킨다.

B
- 숨을 빠르게 들이쉬며 다리를 힘차게 몸 뒤로 찬다. 엉덩이가 무릎보다 앞으로 튀어나오거나 상체가 흔들리지 않도록 한다.

C
- 숨을 강하게 뱉어내며 다리를 몸 앞을 향해 찬다. 엉덩이가 뒤로 빠지거나 가슴과 팔꿈치가 움직이지 않도록 한다.

반복 횟수: 6회 더 반복하여 총 8회 실행한 후, 반대편도 8회 반복한다. 뒤로 찰 때는 몸 앞면을 활짝 열고, 앞으로 찰 때는 배를 더 강하게 끌어넣는다.

매트 필라테스: 레벨 III 주요 운동

사이드 밴드
(SIDE BEND, 몸 측면 늘이기)

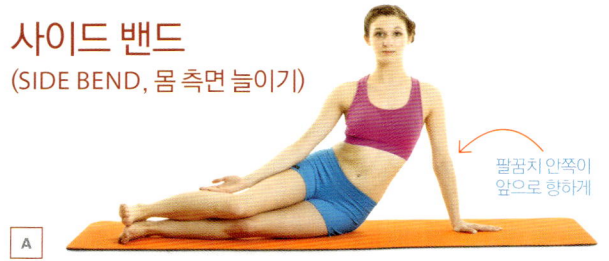

A
- 한쪽 엉덩이 위에 앉아 한 손으로 상체를 지탱한다. 다리를 약간 굽혀 기댄 상체의 반대 방향으로 놓는다. 위에 있는 손으로 허벅지를 누른다.

팔꿈치 안쪽이 앞으로 향하게

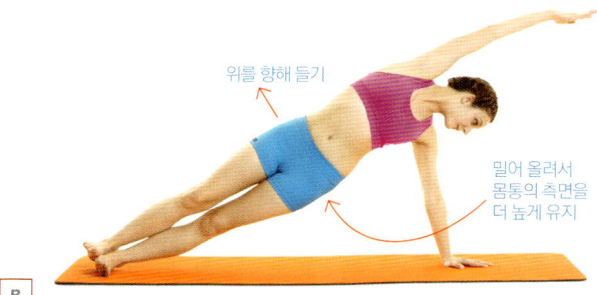

위를 향해 들기

밀어 올려서 몸통의 측면을 더 높게 유지

B
- 숨을 고르게 마시면서, 골반을 매트에서 들어 올리고 팔을 머리 위로 길게 뻗어 상체를 활처럼 늘린다.

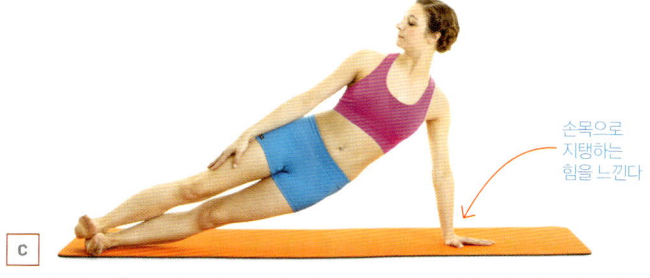

손목으로 지탱하는 힘을 느낀다

C
- 머리 위로 올린 손을 바깥쪽 허벅지 위로 다시 가져오고 턱을 바깥쪽 어깨로 향한다.
- 숨을 천천히 내쉬며 아래에 있는 종아리의 옆면을 매트에 내려놓는다.
- 숨을 천천히 들이쉬며 다시 몸을 활처럼 길게 늘인다.

반복 횟수: 들숨과 날숨을 세 번 반복하며 동작을 실행한다. 몸 측면을 점점 더 높게 들며 반복한다.

컨트롤 밸런스 프렙 (컨트롤 밸런스 PREP)

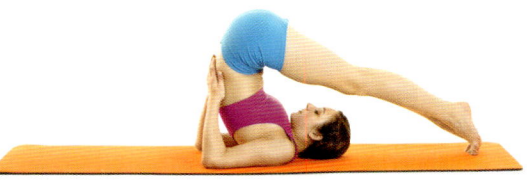

A
- 숨을 고르게 들이쉬면서 척추를 분절하며 두 다리를 머리 뒤로 보내 발가락이 바닥에 닿도록 한다.

B
- 팔로 강하고 안정감 있게 몸을 지탱하면서 다리를 천장을 향해 쭉 뻗은 후 손바닥을 골반 위 허리 뒤에 둔다(잭나이프 동작에서 허리를 손으로 지탱한다고 생각하면 된다).
- 다리의 힘을 유지하며 발과 발가락을 쭉 뻗어 포인트 한다.

배를 손을 향해 당긴다

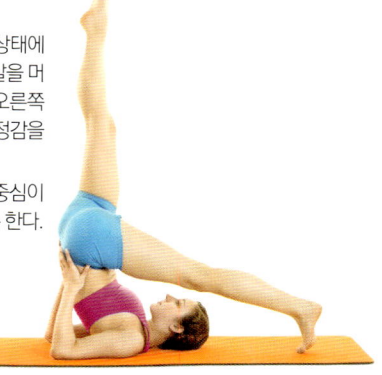

C
- 어깨 뒷면으로 균형을 잡은 상태에서 숨을 천천히 들이쉬며 왼발을 머리 뒤쪽 바닥으로 내린다. 오른쪽 다리를 힘 있게 위로 뻗어 안정감을 유지한다.
- 다리를 움직이면서 무게의 중심이 앞이나 뒤로 옮겨가지 않도록 한다.

반복 횟수: 다리를 번갈아 내려 6회 반복. 반복하면서 상체의 안정감을 키운다.

Chapter 6

부메랑 (BOOMERANG)

부메랑은 티저, 롤 업, 롤오버를 자연스럽게 연결한 동작이다.

A
- 상체를 펴고 앉아 다리가 몸과 직각을 이루도록 앞으로 곧게 뻗는다. 발목을 겹치게 두고 양쪽 허벅지를 강하게 모은다.

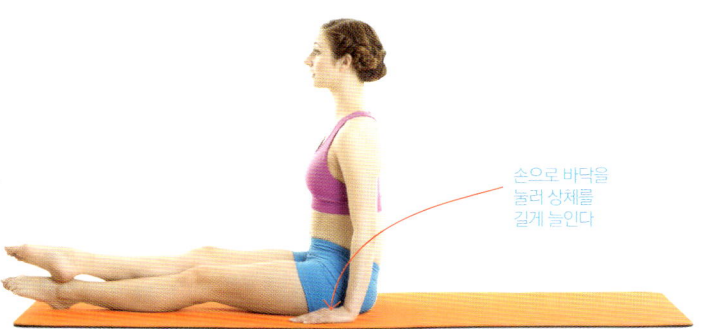

손으로 바닥을 눌러 상체를 길게 늘인다

B
- 손으로 몸 양쪽의 바닥을 누르면서, 숨을 고르게 들이쉬며 두 다리를 동시에 들어 올려 머리 위로 보낸다. 팔을 길고 강하게 매트 위에 뻗고 어깨 뒷면으로 몸의 균형을 유지한다(롤 오버 동작과 비슷하다).

다리를 가위질하듯 발목 교차하기

C
- 균형을 잡은 상태에서, 다리로 가위질을 하듯 발목의 방향을 빠르게 교차한다.

D
- 숨을 고르게 들이쉬며 상체를 일으켜 티저 자세에서 균형을 잡는다. 이마를 무릎을 향해 보내고, 손은 몸 뒤쪽으로(머리와 반대 방향으로) 빠르게 움직여 손바닥이 천장을 향하도록 한다.
- 손이 바닥에 닿지 않도록 한다.
- 숨을 천천히 내쉬며 다리를 매트 위에 내려놓고 상체를 숙여 이마가 무릎에 닿게 한다. 팔은 몸의 뒤로 멀리 뻗는다.
- 숨을 고르게 들이쉬며 상체를 들어 올려 시작 자세로 돌아온 후 동작을 반복한다.

반복 횟수: 동작을 점점 더 정확하게 실행하려고 노력하며 6회 반복한다.

131

매트 필라테스: 레벨 III 주요 운동

하이 브릿지 프렙
(HIGH BRIDGE PREP)

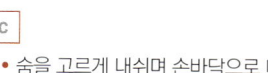

- 바르게 누워 다리를 접어 발바닥을 매트 위에 놓는다. 발목이 무릎 아래 있도록 한다.

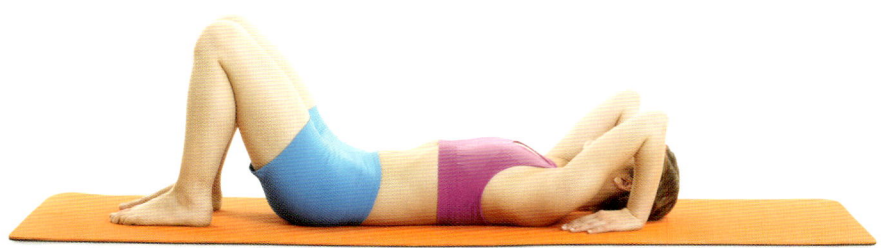

B

- 손바닥을 어깨 바로 아래에(혹은 어깨보다 조금 넓게) 놓고 숨을 천천히 들이쉬며 손바닥에 무게가 실릴 때까지 엉덩이를 들어 올린다.

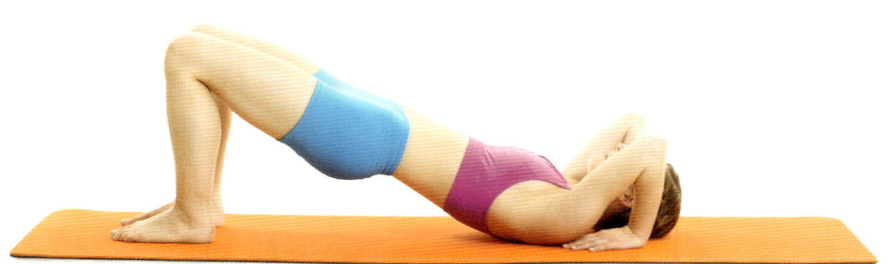

C

- 숨을 고르게 내쉬며 손바닥으로 매트를 눌러 흉곽을 손에서 멀어지게 위로 들어 올린다. 팔을 곧게 편다.
- 숨을 천천히 들이쉬면서 셋을 세며 자세를 유지한다.
- 숨을 고르게 마시면서 팔꿈치를 접고 머리를 부드럽게 매트를 향해 내린다. 천천히 몸을 낮추어 시작 자세로 돌아온다.

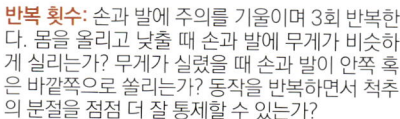 **반복 횟수:** 손과 발에 주의를 기울이며 3회 반복한다. 몸을 올리고 낮출 때 손과 발에 무게가 비슷하게 실리는가? 무게가 실렸을 때 손과 발이 안쪽 혹은 바깥쪽으로 쏠리는가? 동작을 반복하면서 척추의 분절을 점점 더 잘 통제할 수 있는가?

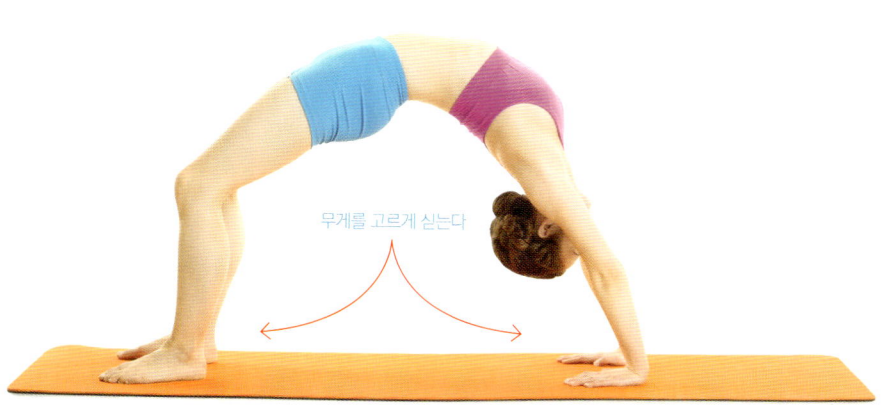

무게를 고르게 싣는다

Chapter 6

싱글 레그 푸쉬업 (SINGLE-LEG PUSHUP)

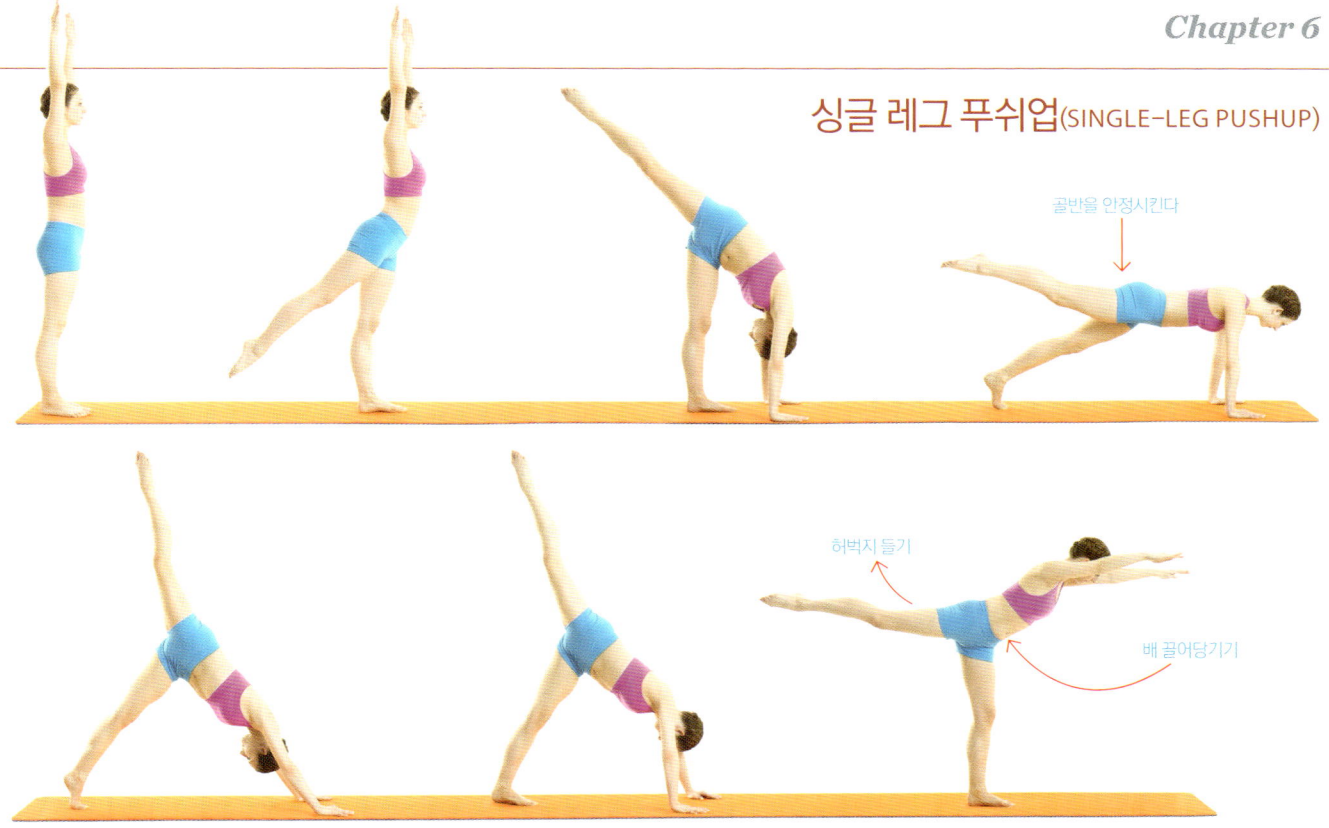

A
- 매트의 한쪽 끝에 서서 매트의 남은 부분을 향하여 똑바로 선다.

B
- 숨을 천천히 들이쉬며 팔을 머리 위로 올리고 한쪽 다리를 힘있게 몸 뒤로 보낸다. 뒤로 뻗은 다리 쪽의 몸 앞면이 신전 되는 것을 느낀다.

C
- 뒤에 있는 다리 쪽의 골반을 회전축으로 삼아, 숨을 천천히 내쉬며 뒤의 다리를 들어 올리는 동시에 팔과 상체를 앞으로 뻗어 몸이 일직선이 되도록 한다. 배를 안과 위로 끌어올리는 힘으로 움직인다.
- 손바닥을 매트에 올리고 이마가 무릎에 닿도록 한다. 뒤에 있는 다리는 몸에 무리가 가지 않는 한도 내에서 최대한 높이 올린다.

D
- 손으로 땅을 짚어 앞으로 걸어 나와 플랭크 자세를 취한다. 골반을 안정시키고 뒤의 다리는 올린 상태를 유지한다(레그 풀 프론트 자세와 비슷하다).

E
- 한쪽 다리를 든 상태로 필라테스 푸쉬업을 실행한다. 다리를 대각선 위로 더 높게 뻗고, 그 동작에 대립하는 힘으로 바닥을 강하게 누르며 팔꿈치를 접는다.

F
- 서 있는 쪽 발의 뒤꿈치를 바닥에 대고 (팔을 곧게 뻗은 상태에서) 손으로 바닥을 짚어 발을 향해 크게 세 걸음 정도 상체를 옮긴다.

G
- 다시 골반을 회전축으로 삼아 이번엔 반대쪽으로 몸을 움직여 선 자세로 돌아온다. 두 발을 모두 바닥에 대고 팔을 머리 위로 들어 옆구리를 길게 늘인다.

반복 횟수: 동작의 정확성과 균형에 집중하며 양쪽을 1회씩 실행한다.

매트운동:

레벨 III
> 마무리 운동

Chapter 6

아령 운동: 쉐이빙 더 헤드
(SHAVING THE HEAD)

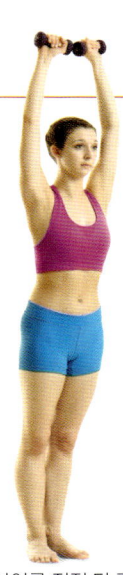

A
- 양쪽 발뒤꿈치를 붙이고 발가락은 주먹 너비로 벌린 채 선다. 허벅지를 바깥쪽으로 회전시켜 두 다리를 몸의 중심을 향해 강하게 모은다.
- 체중을 앞으로 옮겨 무게가 발목이 아닌 발의 앞쪽에 실리도록 한다. 배를 안과 위로 끌어당긴다.
- 두 아령의 끝 부분을 몸 앞에 나란히 댄 후 팔을 머리 위로 든다.

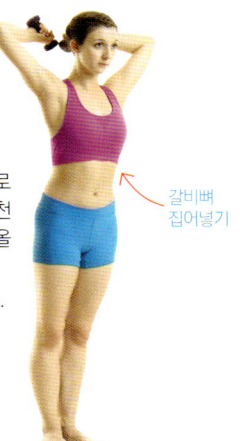

B
- 팔꿈치를 옆으로 넓게 벌려, 마치 머리 뒤쪽을 아령으로 면도(쉐이빙)하듯이 아령을 머리 뒤로 내린다. 숨을 천천히 들이쉬면서 팔이 곧게 펴질 때까지 아령을 밀어 올린다.
- 동작하는 동안 팔꿈치를 최대한 옆으로 넓게 유지한다.

갈비뼈 집어넣기

반복 횟수: 6회. 팔 올리는 동작을 반복하면서 척추 마디 사이사이를 점점 더 길게 늘인다.

아령 운동: 트라이셉스 익스텐션 (TRICEPS EXTENSIONS)

A
- 똑바로 서서 두 발을 골반 너비로 벌리고 팔은 몸의 양옆에 길고 강하게 둔다.

B
- 무릎을 굽히고 골반을 접어 엉덩이는 뒤로 보내고 머리는 앞으로 보내 등을 평평하게 한다.

C

D
- 아령을 양쪽 어깨 옆으로 들어 손가락 마디가 바닥을 향하고 양쪽 손바닥은 마주 보게 한다. 어깨뼈를 가운데로 모은다.

E
- 숨을 고르게 들이마시며 팔을 몸의 뒤쪽을 향해 곧게 뻗는다.
- 숨을 천천히 내쉬며 아령을 어깨 옆으로 다시 가져온다.
- 동작을 6회 반복한 후에 팔과 머리를 떨구고 척추를 분절하며 상체를 일으켜 선 자세로 돌아온다.

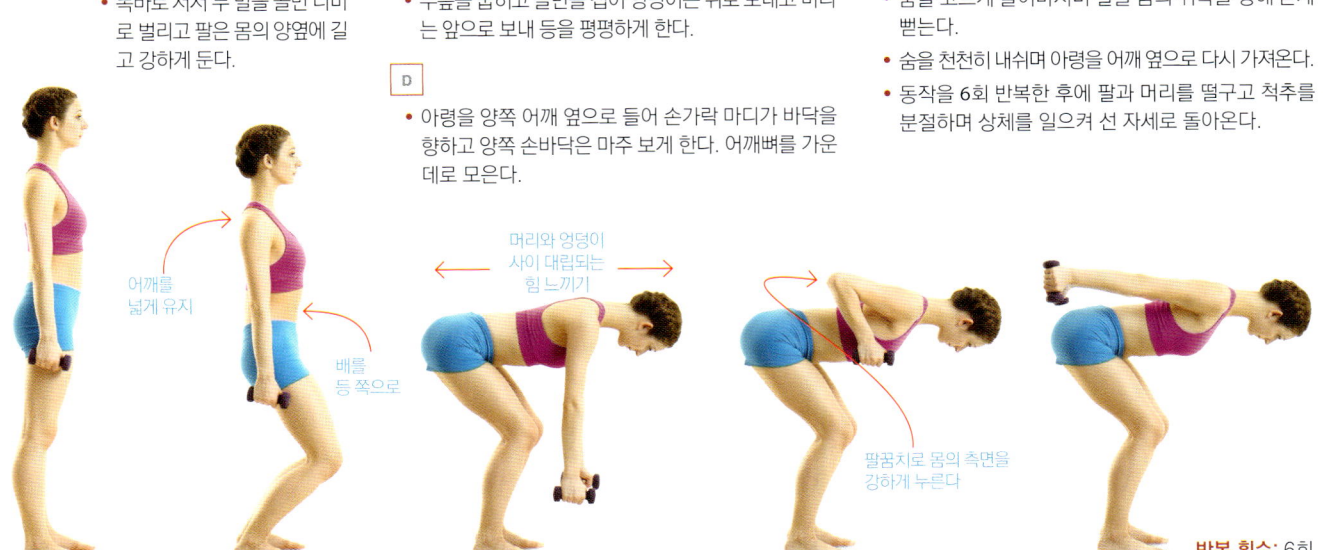

어깨를 넓게 유지

배를 등 쪽으로

머리와 엉덩이 사이 대립되는 힘 느끼기

팔꿈치로 몸의 측면을 강하게 누른다

반복 횟수: 6회.

매트 필라테스: 레벨 III 마무리 운동

아령 운동: 스파클러(SPARKLERS)

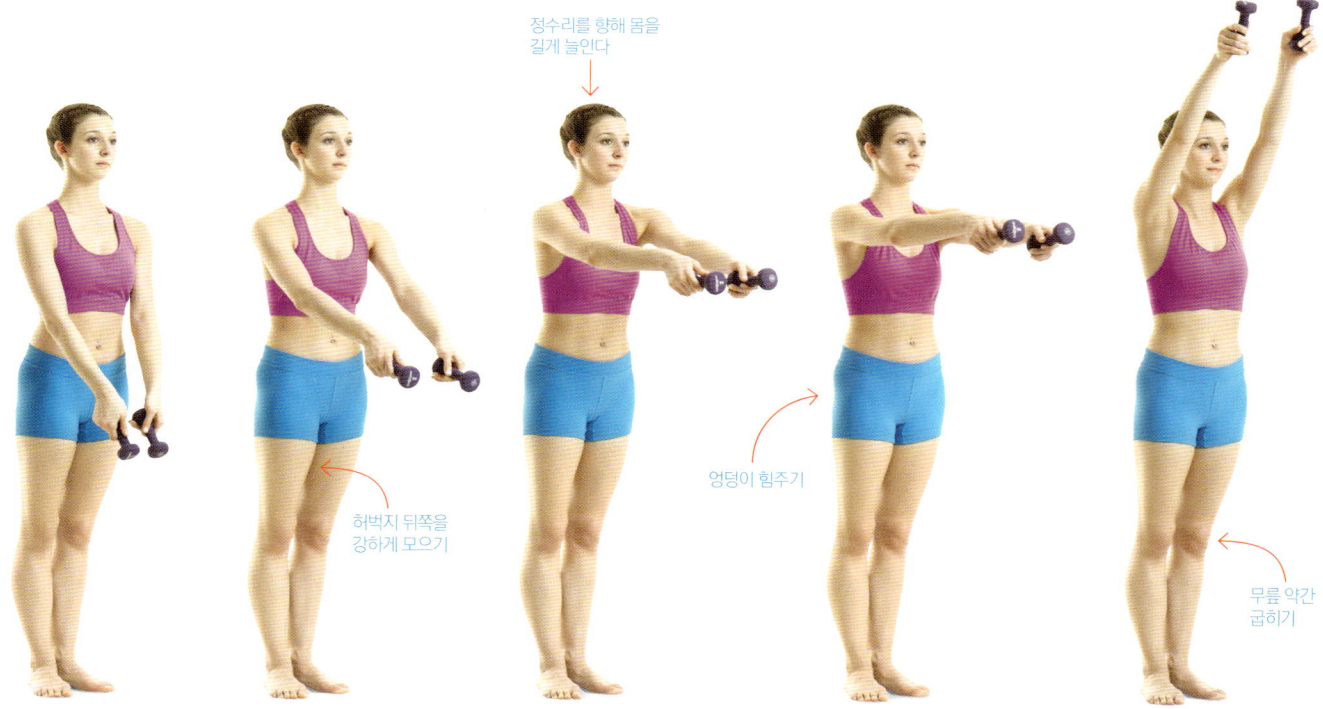

A
- 양쪽 발뒤꿈치를 붙이고 발가락은 주먹 너비로 벌린 채 선다. 허벅지를 바깥쪽으로 회전시켜 두 다리를 몸의 중심을 향해 강하게 모은다.
- 체중을 앞으로 옮겨 무게가 발목이 아닌 발의 앞쪽에 실리도록 한다. 배를 안과 위로 끌어당긴다.
- 각 손으로 아령의 한쪽 끝을 잡고 마치 불이 붙은 폭죽(스파클러)을 잡고 있는 것처럼 아령의 반대쪽 끝을 붙인다.

B C D E
- 숨을 천천히 들이쉬며 팔을 쭉 뻗은 채로 아령으로 작은 원을 그리며 팔을 머리 위로 든다(8회에서 10회면 충분하다).
- 견갑골 주변 근육의 힘으로 팔을 회전시킨다.
- 숨을 천천히 내쉬면서 반대쪽으로 원을 그리며 팔을 내린다.

반복 횟수: 팔을 8회 회전하며 올리고 8회 회전하며 내리는 것을 1세트로 하여, 3세트 반복한다.

참고: 원을 그리며 흉곽을 확장하는 이 운동은 아령이 없이 해도 된다. 팔을 올리고 내리면서 발뒤꿈치를 함께 올리고 내려도 좋다.

Chapter 6

아령 운동: 체스트 익스팬션(CHEST EXPANSION)

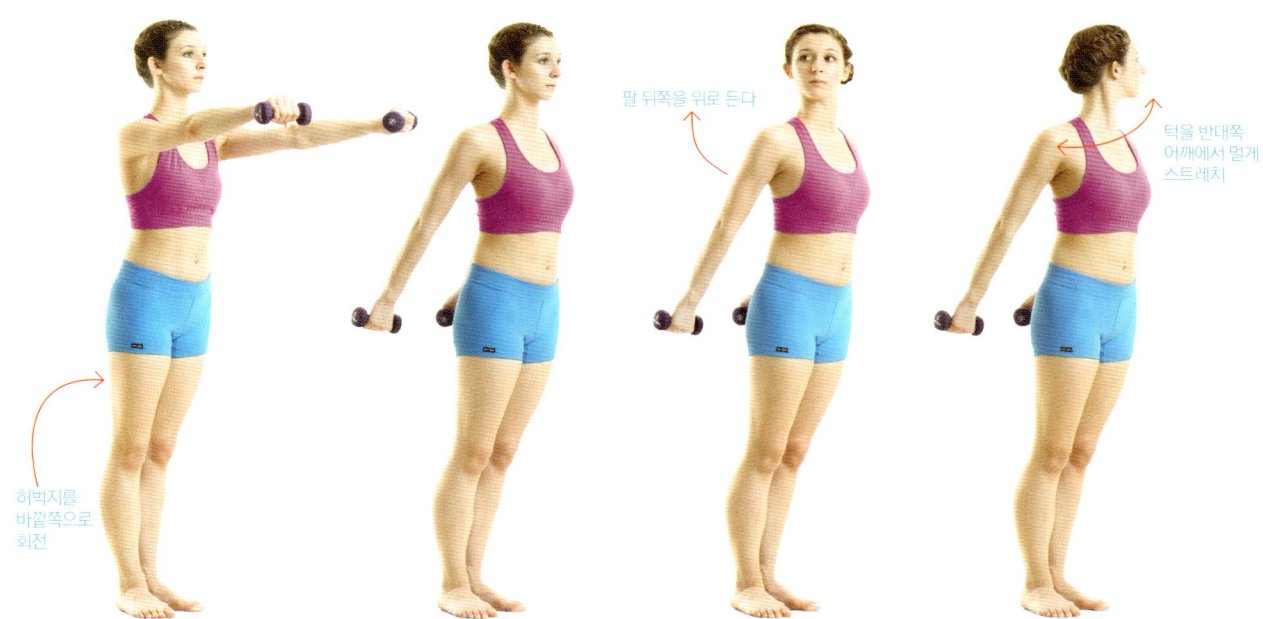

A
- 양쪽 발뒤꿈치를 붙이고 발가락은 주먹 너비로 벌린 채 선다. 허벅지를 바깥쪽으로 회전시켜 두 다리를 몸의 중심을 향해 강하게 모은다.
- 체중을 앞으로 옮겨 무게가 발목이 아닌 발의 앞쪽에 실리도록 한다. 배를 안과 위로 끌어당긴다.
- 아령을 몸 앞쪽에서 어깨높이로 든다. 팔을 쭉 펴고 손바닥은 아래로 향한다.

B
- 숨을 고르게 들이쉬며 아령을 내려 몸의 직선을 유지할 수 있는 한도 내에서 몸의 뒤쪽으로 최대한 멀리 보낸다.
- 가슴을 아령의 반대 방향으로 끌어올린다.

C D
- 그 상태에서 숨을 멈추고 고개를 오른쪽으로 최대한 돌리고, 왼쪽으로도 최대한 돌린다.
- 고개를 가운데로 되돌리고 숨을 천천히 내쉬며 아령을 시작 자세로 원위치시킨다.

반복 횟수: 고개를 먼저 돌리는 방향을 바꾸어 가면서 4회 반복한다. 동작을 반복하며 가슴을 점점 더 높게 끌어올린다.

매트 필라테스: 레벨 Ⅲ 마무리 운동

팔의 힘을 사용하는 운동: 롱 런
(LONG LUNGE)

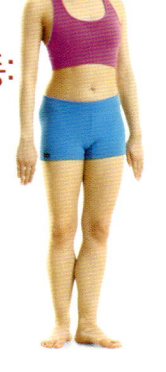
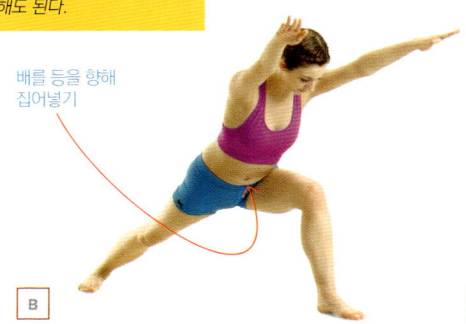

참고: 이 운동은 아령을 사용하여 실행해도 된다.

배를 등을 향해 집어넣기

몸의 뒷면을 길게 늘인다

A
- 뒤꿈치를 붙이고 양쪽 발을 바깥으로 벌리고 선다. 왼발 뒤꿈치가 오른발 아치의 중간 지점까지 나오도록 왼발을 앞으로 밀어낸다.
- 상체를 왼쪽 발끝과 같은 방향으로 회전하고 배를 안과 위로 끌어올린다.

반복 횟수: 한 다리를 3회씩 반복한다. 반복할 때마다 몸을 더 길게 늘인다.

B
- 숨을 천천히 들이쉬며 왼발을 대각선 앞으로 크게 내디디고 두 팔을 귀 옆으로 곧게 뻗어 긴 런지 자세를 취한다. 무릎이 발목 바로 위에 있도록 하며, 필요하면 발의 위치를 조절하여 정강이가 바닥과 수직이 되도록 한다.
- 가슴이 허벅지 위쪽에 있도록 하며, 등을 평평하게 유지한다. 배는 척추를 향해 오목하게 집어넣는다.

C
- 숨을 천천히 내쉬며 팔을 내리면서 발로 바닥을 밀어 서 있는 자세로 되돌아온다. 허벅지 안쪽에 힘을 주면서 선다.
- 런지 자세를 세 번째 취한 다음, 몸을 길게 늘인 상태에서 팔을 천천히 몸 옆으로 내린 후 서 있는 자세로 돌아와 반대쪽을 실시한다.

벽에 기대서 하는 운동: 스쾃 위드 윙즈
(벽: SQUATS 위드 윙즈)

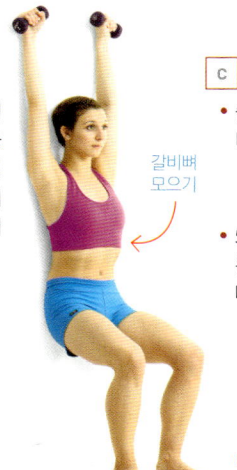
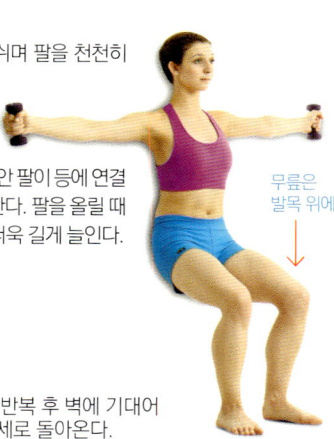

갈비뼈 모으기

무릎은 발목 위에

A
- 벽에 기댄 스쾃 자세에서, 양쪽 손등이 벽에 닿도록 놓는다.

참고: 이 동작은 아령을 사용하지 않고 실시해도 된다. 또한 아령을 몸의 앞에서 들어 올리는 동작으로 바꾸어도 되고, 몸의 옆으로 올리는 동작과 몸의 앞으로 올리는 동작을 번갈아 가면서 해도 좋다.

B
- 아령이 벽에 닿도록 유지하며 숨을 천천히 들이쉬면서 팔을 몸의 옆으로 벽을 따라 움직여 머리 위로 올린다. 어깨가 위로 들리지 않는 한도 내에서 팔을 최대한 높이 든다.

C
- 숨을 고르게 내쉬며 팔을 천천히 내린다.
- 5회 반복하는 동안 팔이 등에 연결된 느낌을 찾아간다. 팔을 올릴 때마다 옆구리를 더욱 길게 늘인다.

반복 횟수: 5회 반복 후 벽에 기대어 올라와 시작 자세로 돌아온다.

Chapter 6

벽 운동: 스쿼트 위드 레버 (SQUATS WITH LEVERS)

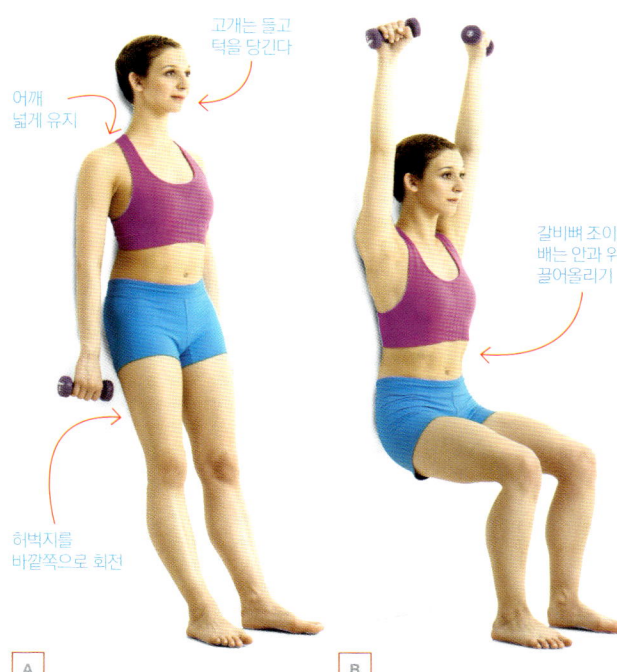

고개는 들고 턱을 당긴다
어깨 넓게 유지
갈비뼈 조이고 배는 안과 위로 끌어올리기
허벅지를 바깥쪽으로 회전

A
- 양발을 골반 너비로 벌리고 등을 벽에 기댄 채 앞으로 걸어 나온다. 무릎을 굽혔을 때 골반과 허벅지가 직각이 되고 무릎이 발목 바로 위에 위치할(정강이가 바닥과 직각이 되는) 지점에서 멈춘다.

B
- 숨을 고르게 들이쉬며 벽에서 미끄러지듯 아래로 내려온다. 동시에 어깨가 위로 들리지 않는 한도 내에서 팔을 머리 위로 최대한 높이 든다.
- 숨을 고르게 내쉬며 팔을 내리고 벽에 기대서 올라온다.

참고: 아령을 사용하지 않고 실시해도 된다.

반복 횟수: 5회. 반복할 때마다 팔을 들고 어깨를 내리는 동작을 통해 옆구리를 더욱 길게 늘어나도록 한다.

벽 운동: 싱글 레그 스쿼트 (SINGLE-LEG SQUATS)

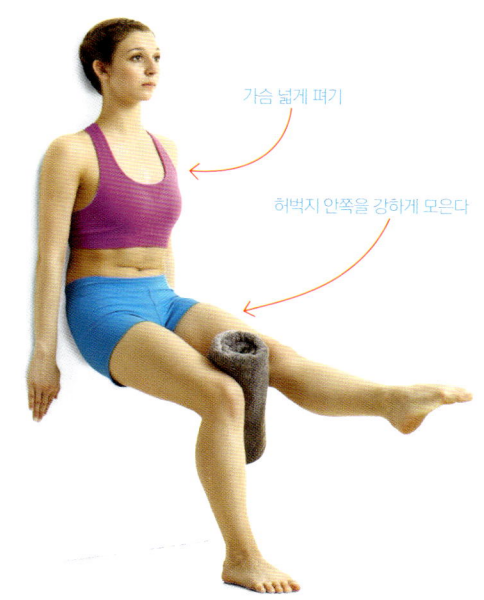

가슴 넓게 펴기
허벅지 안쪽을 강하게 모은다

A
- 베개나 접은 수건을 무릎 사이에 끼고 양발이 평행을 이루게 한다. 등을 벽에 기댄 채 앞으로 걸어 나와 무릎을 굽혔을 때 골반과 허벅지가 직각이 되고 무릎이 발목 바로 위에 위치할(정강이가 바닥과 직각이 되는) 지점에서 멈춘다.
- 숨을 고르게 들이쉬며 벽에서 미끄러지듯 아래로 내려온다(무릎에 부담되면 처음에는 반만 내려오고 운동을 반복하면서 서서히 더 아래로 내려온다).
- 숨을 잠시 참으며 이 자세를 유지한다. 어깨의 뒷면으로 벽을 강하게 누르면서 한쪽 다리를 앞으로 길게 뻗어 셋을 셀 동안 유지한다.
- 숨을 천천히 내쉬며 다리를 내린다. 숨을 고르게 쉬며 반대쪽 다리로 동작을 반복한다.
- 벽에 기대서 올라와 시작 자세로 돌아온다.

반복 횟수: 동작 전체를 3회 반복한다. 동작을 반복하면서 몸의 안정성과 균형에 집중한다.

매트 시리즈 레벨 III

매트 시퀀스

> 레벨 III

시작 >>
매트로 내려가기
(매트로 내려가기, 91쪽)

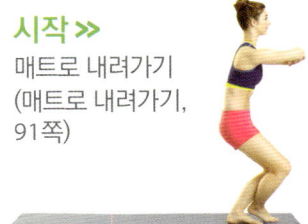

6
롤링 라이크 어 볼
(Rolling Like a Ball, 91쪽)

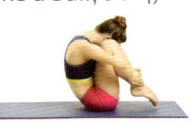

7
싱글 레그 스트레치
(Single-Leg Stretch, 66쪽)

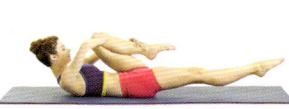

8
더블 레그 스트레치
(Double-leg stretch, 67쪽)

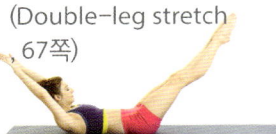

9
싱글 스트레이트-레그 스트레치
(Single Straight-Leg Stretch, 92쪽)

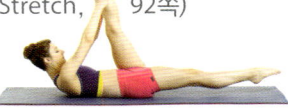

14
콕스크루(Corkscrew, 124쪽)

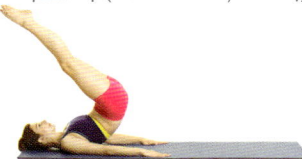

15
소우(Saw, 95쪽)

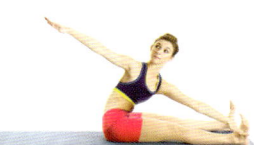

16
스완 다이브(Swan Dive, 124쪽)

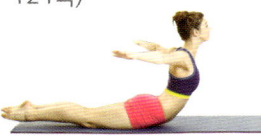

17
싱글 레그 킥
(Single-Leg Kicks, 70쪽)

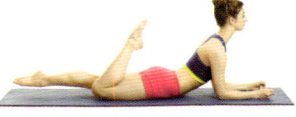

22
사이드 킥: 사이드 바이시클
(Side Kicks: Side Bicycle, 126쪽)

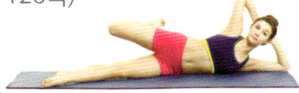

23
사이드 킥: 그랜드 레그 서클
(Side Kicks: Grand Leg Circles, 127쪽)

24
사이드 킥: 핫 포테이토
(Side Kicks: 핫 포테이토, 127쪽)

25
티저 3(Teaser III, 128쪽)

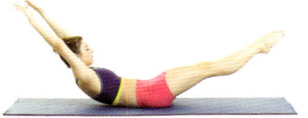

30
레그 풀
(Leg Pull, 129쪽)

31
닐링 사이드 킥
(Kneeling Side Kicks, 129쪽)

32
사이드 밴드(Side Bend, 130쪽)

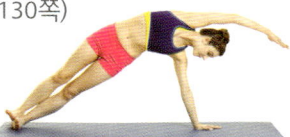

33
부메랑(Boomerang, 131쪽)

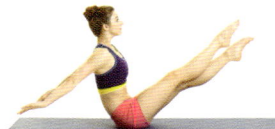

Chapter 6

2
헌드레드
(The Hundred, 63쪽)

3
롤업
(Roll-Up, 64쪽)

4
롤오버 1
(Rollover I, 121쪽)

5
싱글 레그 서클 II
(Single-Leg Circles II, 122쪽)

10
더블 스트레이트-레그 스트레치 2
(Double Straight-Leg Stretch II, 122쪽)

11
크리스크로스
(Crisscross, 123쪽)

12
스파인 스트레치
(Spine stretch, 68쪽)

13
오픈 레그 로커(Open-Leg Rocker, Legs Wide, 123쪽)

18
더블 레그 킥
(Double-Leg Kicks, 97쪽)

19
넥 풀(Neckpull, 125쪽)

20
스파인 트위스트
(Spine Twist, 98쪽)

21
잭나이프
(Jackknife, 126쪽)

26
힙 트위스트
(Hip Twist, 128쪽)

27
스위밍
(Swimming, 103쪽)

28
레그 풀 프론트
(Leg Pull Front, 104쪽)

29
레그 풀 프론트 동작에서 레그 풀 동작으로 전환
(129쪽)

34
실
(Seal, 76쪽)

35
트롤 발란스 프렙
(컨트롤 밸런스 Prep, 130쪽)

36
하이 브릿지 프렙
(High Bridge Prep, 132쪽)

마무리 >>
싱글 레그 푸쉬업
(Single-Leg Pushup, 133쪽)

141

매트운동:

레벨 IV
>시작 운동

Chapter 6

플랭크 잭(PLANK JACKS)

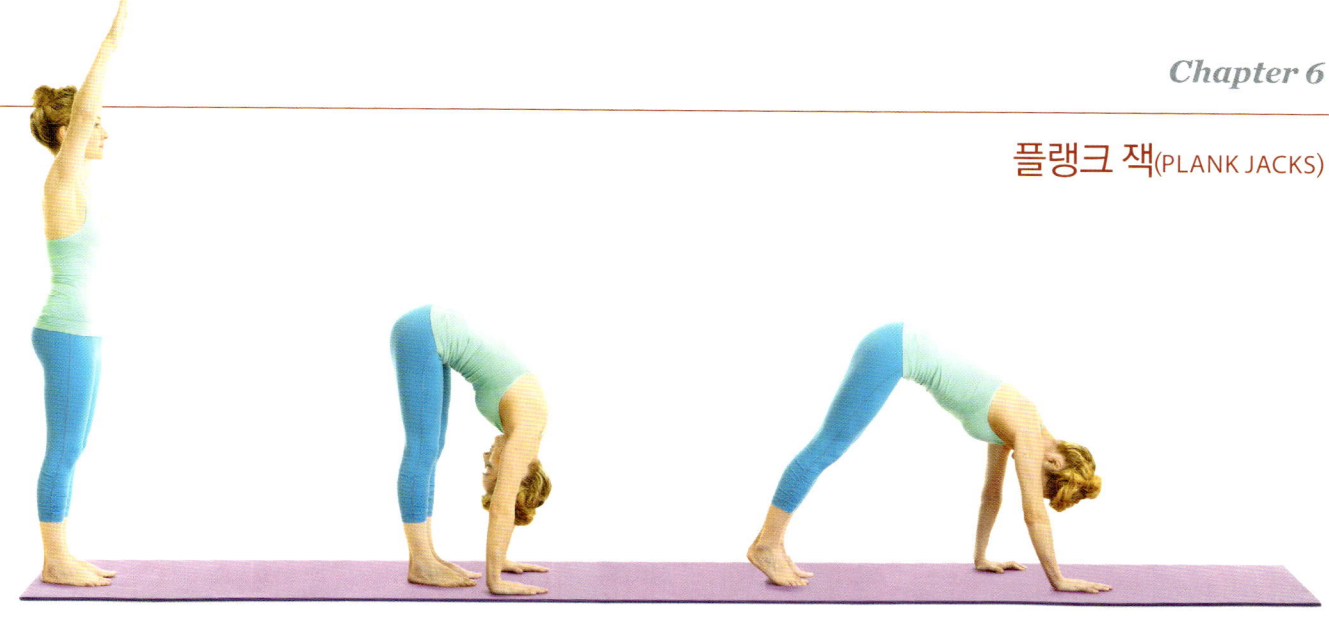

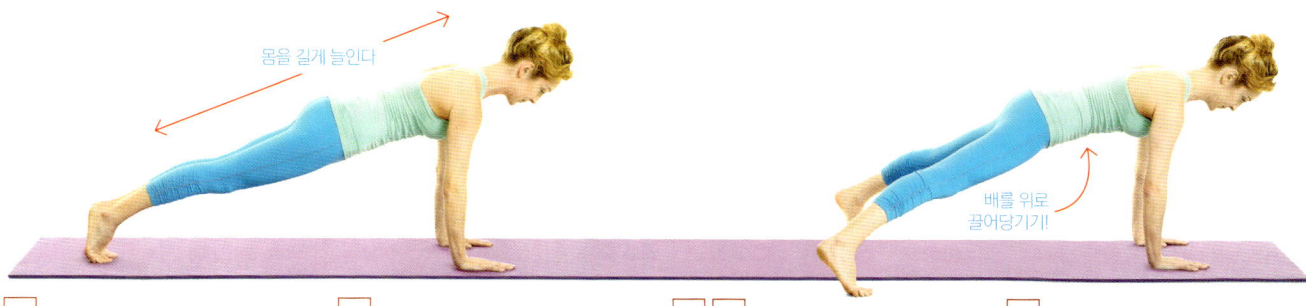

A
- 매트의 긴 부분을 바라보고 꼿꼿이 선다.
- 숨을 고르게 들이쉬며 두 팔을 머리 위로 올려 허리를 늘이고, 양쪽 허벅지를 바깥쪽으로 회전시켜 서로 강하게 붙인다.

B
- 숨을 천천히 내쉬며 머리를 숙이고 팔은 어깨너비를 유지하며 몸 앞으로 가져온다. 척추를 분절하며 상체를 숙여(골반을 접는 것이 아니다) 손이 매트에 닿도록 한다. 배를 오목하게 유지한다.
- 손을 매트 위에 놓고 머리가 무릎에 닿도록 한다(필요하면 무릎을 약간 굽힌다).

C D
- 손으로 매트를 짚어 앞을 향해 크게 세 걸음 정도 상체를 움직여 견고한 플랭크 자세를 만든다. 어깨가 손목보다 앞에 있도록 하며, 발가락 끝으로 균형을 잡는다.

E
- 점프하여 다리를 벌렸다 모으기를 6회 반복한다. 동작하는 동안 어깨가 앞에 있는 위치를 안정되게 유지한다.
- 플랭크 위치에서 코어의 근육을 위로 끌어올리며 가슴을 허벅지 쪽으로 접어 거꾸로 된 티저 자세를 취한다.
- 팔을 쭉 뻗어 손으로 세 걸음 정도 되돌아간 후 상체를 굴려 선 자세로 돌아온다.

반복 횟수: 통제된 리듬을 찾으며 3회 반복한다.

매트 필라테스: 레벨 IV 시작 운동

스쾃 스러스트(스쾃 스러스트)

A
- 두 팔을 머리 위로 올리고 꼿꼿이 선다.

> **참고:** "버피(burpees)"라고도 알려진 스쾃 스러스트는 1940년대에 자신의 체력 검사를 위해 이 운동을 만든 생리학자의 이름을 따라 명명되었다(필라테스에 익숙한 사람들을 위해, 버피는 리포머 기구에서 실시하는 서드 니 스트레치(Third Knee Stretch) 동작과 비슷하다는 것을 알려둔다). 버피 동작에서는 몸을 일으킬 때 점프를 하거나, 플랭크 자세를 취할 때 팔굽혀펴기 혹은 옆으로 뛰기(플랭크 잭)를 더하는 등 많은 요소를 추가할 수 있다.

B
- 스쾃 자세를 취하고 두 손을 어깨너비보다 조금 더 넓게 벌려 손바닥을 몸 앞 매트 위에 둔다.

C **D**
- 상체의 위치를 그대로 둔 채, 두 다리를 뒤쪽으로 차내듯이 뻗어(thrust) 발의 앞부분으로 착지하여 견고한 플랭크 자세를 취한다. 배를 척추 쪽으로 강하게 끌어당긴다(엉덩이가 바닥을 향해 쳐지지 않도록 한다).
- 상체의 자세를 유지한 채, 복근을 오목하게 당기는 힘으로 점프를 하여 처음의 스쾃 자세로 돌아온다. 척추를 굴리며 선 자세로 돌아온다.

반복 횟수: 동작을 통제하며 6회 반복한다. 반복할 때마다 팔과 배를 더욱더 단단하게 하여 점프하는 동안 몸의 균형에 집중한다.

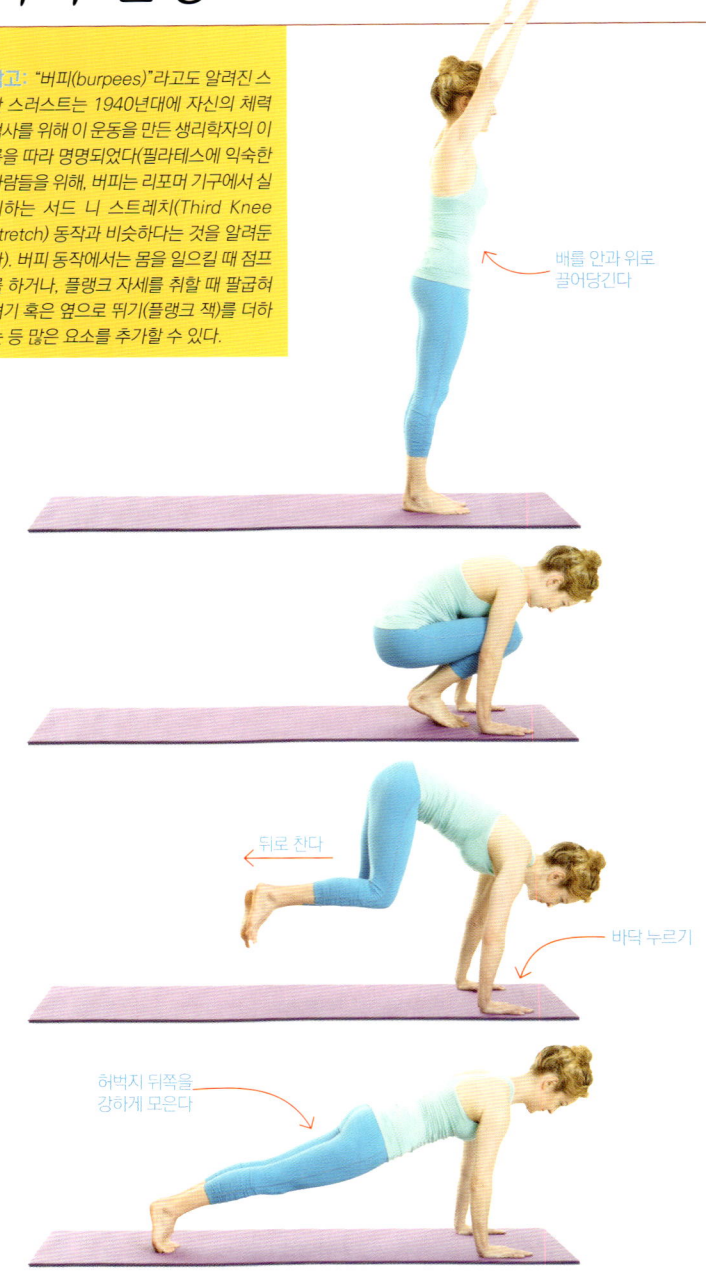

배를 안과 위로 끌어당긴다

뒤로 찬다

바닥 누르기

허벅지 뒤쪽을 강하게 모은다

Chapter 6

전환:
점프하여 헌드레드 동작 취하기
(JUMP THROUGH TO THE HUNDRED)

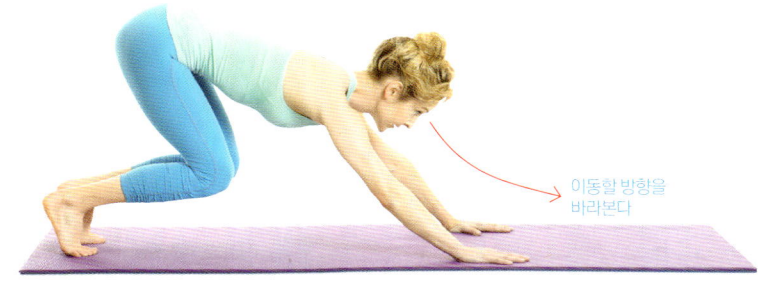

이동할 방향을
바라본다

A
- 플랭크 자세에서 코어의 근육을 위로 끌어올리며 가슴을 허벅지 쪽으로 움직여 거꾸로 된 티저와 같은 자세를 취한다.
- 두 발을 평행하게 벌리고 발꿈치를 높게 든다.
- 무릎을 굽히고 골반을 접어 달려들기 직전의 호랑이처럼 몸을 뒤로 웅크린다. 가슴은 활짝 열고 시선은 앞으로 둔다.

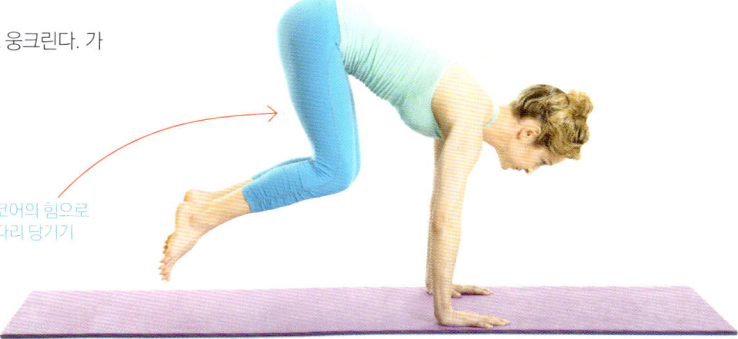

코어의 힘으로
다리 당기기

B C
- 팔로 몸을 안정되게 지탱하면서 도약하여, 발이 두 손 사이에 있도록 부드럽게 착지한 후 무릎을 굽히며 앉는 자세를 취한다. 또는 도약한 후 다리를 손 사이로 통과시켜 몸과 직각이 되도록 앞으로 쭉 뻗고 상체를 곧게 세운다. 두 번째 자세에서 엉덩이를 띄우고 손으로 무게를 지탱해도 된다. 여러 가지 변형 동작을 시도해본다.

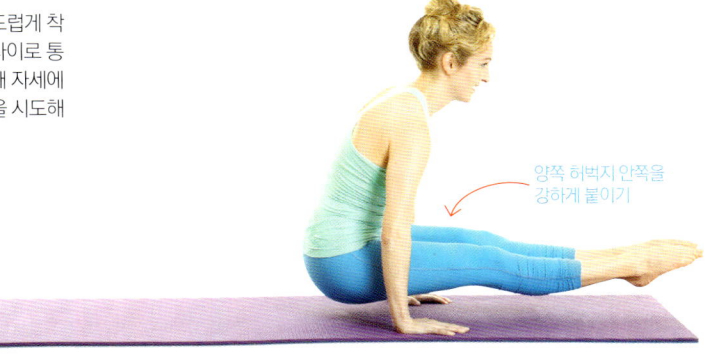

양쪽 허벅지 안쪽을
강하게 붙이기

매트운동:

레벨 IV
> 주요 운동

Chapter 6

롤링 라이크 어 캐논볼
(롤링 라이크 어 캐논볼)

A
- 매트에 앉아 무릎을 가슴 쪽으로 끌어당기고 손으로 발목의 앞을 단단하게 감싼다.
- 머리를 무릎 사이에 넣고 배가 허벅지에서 멀어지도록 안과 위로 끌어당긴다.

B C D E
- 등의 윗부분이 매트에 닿도록 뒤로 구르고(체중이 절대로 목에 실리지 않도록 한다) 다시 굴러 일어나 엉덩이로 중심을 잡는다. 앉은 자세를 유지하는 대신 앞으로 구르는 동시에 양 무릎과 양발을 서로 단단히 붙이고 손을 공중으로 뻗으며 뛰어오른다.
- 부드럽게 착지한 후 매트로 내려가 동작을 반대로 시행한다.

반복 횟수: 4~10회. 총알(cannon)처럼 뛰어오르며 몸을 활짝 열고 공(ball)처럼 몸을 최대한 작게 둥글려 말기를 반복한다.

> **구르는 동작과 흔드는 동작에서의 호흡:** 조의 가르침에 따르면 안정된 자세에서 호흡을 마시고 몸을 굴리면서 공기를 "짜내듯" 호흡을 내쉬어야 한다. 각자 자신에게 맞는, 몸의 안정성과 운동을 최대한 돕는 호흡 패턴을 찾도록 한다.

> **참고:** 캐논볼 운동을 위한 준비동작을 하려면, 뛰어오르는 대신 몸을 통제하며 똑바로 서서 양 무릎과 양발을 서로 단단히 붙이고 손을 머리 위로 뻗는다.

두 다리 붙이기
배를 오목하게!

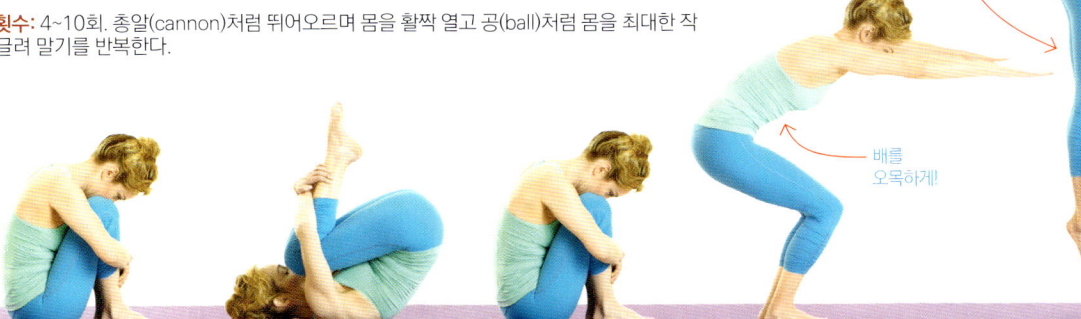

클로즈드 레그 로커 (CLOSED-LEG ROCKER)

A
- 오픈 레그 로커 준비 동작 중 다리와 팔을 위로 들고 균형을 잡은 자세에서 시작한다 (69쪽 참조). 두 다리가 하나인 것처럼 강하게 모은 후, 손으로 엄지발가락이나 새끼발가락, 혹은 발가락 바로 아랫부분을 잡는다.

B
- 머리를 정강이 쪽으로 최대한 가까이 붙이고 발꿈치를 양쪽으로 넓게 벌린 채, 몸을 뒤로 굴려 어깨뼈가 매트에 닿도록 한 뒤 다시 굴러 일어나 앉는다.
- 반동을 사용해 움직이지 않도록 움직임을 통제한다.

발뒤꿈치 모으기

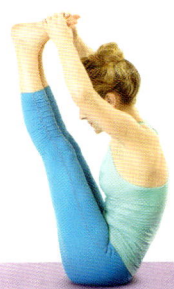

반복 횟수: 6회. 근육의 힘과 움직임에 집중하여, 반복할 때마다 동작을 더욱 정확하게 하도록 노력한다.

147

매트 필라테스: 레벨 IV 주요 운동

트위스티드 콕스크루
(TWISTED CORKSCREW, 몸을 비틀며 두 다리 돌리기)

원래의 콕스크루 동작을 과장되고 복잡하게 변형시킨 동작이다. 몸을 비틀어야 한다!

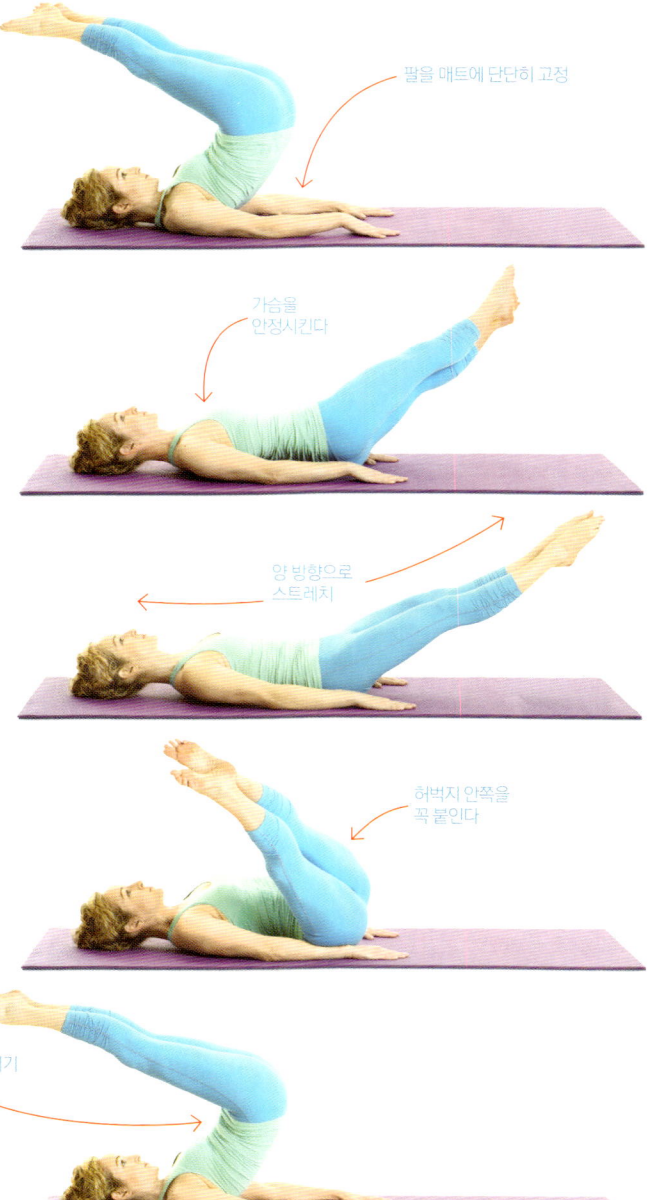

A
- 콕스크루 동작 중 다리를 들어 올린 자세에서(124쪽 참조), 어깨를 넓게 유지하면서 골반을 오른쪽으로 비튼다(다리는 자연스럽게 왼쪽으로 움직인다).

B C D E
- 왼쪽 엉덩이의 바깥쪽이 바닥에 닿을 때까지 상체를 왼쪽으로 비튼 상태에서 다리를 오른쪽으로 회전시킨 후, 다리와 상체를 다시 가운데로 가져와 양쪽 어깨뼈에 체중이 고르게 실리도록 한다.
- 배는 오목하게 안으로 끌어당기고, 코어 근육의 힘으로 움직임을 통제한다.
- 골반을 왼쪽으로 비틀어 상체의 오른쪽이 바닥에 닿은 상태에서 동작을 반복한다.

반복 횟수: 양방향으로 번갈아 실시하며 2~3회 반복. 반복할 때마다 등의 윗부분, 어깨와 팔을 매트에 더욱더 깊게 고정해 몸을 안정시킨다.

Chapter 6

시저(SCISSORS)

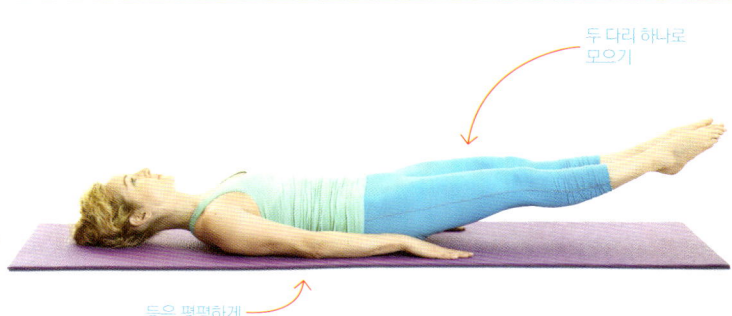

A
- 바로 누워 두 다리를 강하게 모으고 발을 길게 뻗어 포인트 한다. 팔은 몸통 양옆에 강하고 길게 내려놓는다(팔의 뒷면, 손바닥, 어깨를 매트에 단단히 고정시킨다).

B
- 숨을 고르게 들이마시며 한 번에 척추 하나씩 움직이듯 다리를 머리 위로 든다. 손바닥을 골반 위 허리 뒤에 둘 수 있을 정도로 다리를 멀리 보낸다(잭나이프 동작에서 허리를 손으로 지탱한다고 생각하면 된다).

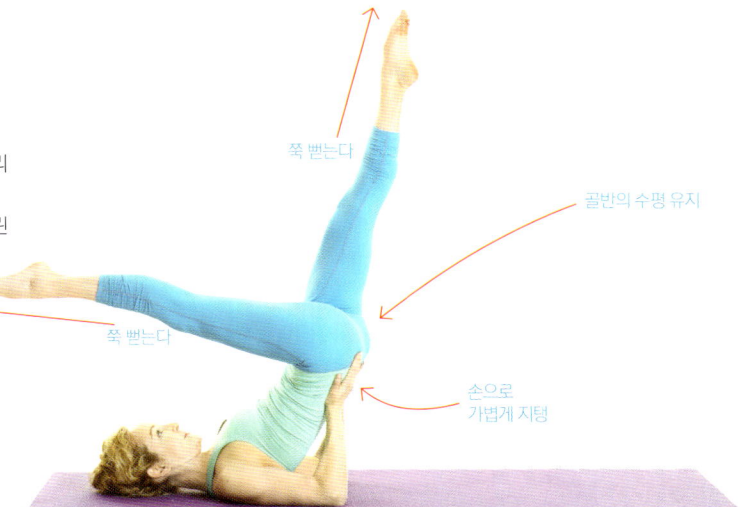

C
- 어깨 뒷면으로 균형을 잡은 상태에서 숨을 천천히 들이쉬며 오른쪽 다리를 대각선 앞쪽으로 뻗고 왼쪽 다리는 그와 반대 방향으로 보낸다.
- 엉덩이를 높게 든 상태를 유지하며 두 다리를 앞뒤로 최대한 넓게 벌린다(체중이 손목에 실리지 않도록 한다).
- 숨을 고르게 내쉬며 다리를 교차한다. 다리의 힘을 유지하고 엉덩이를 계속 높이 든다.

반복 횟수: 다리를 6회 교차한다. 머리와 상체를 바닥에 견고하게 고정하고 다리는 가볍게 움직인다.

매트 필라테스: 레벨 IV 주요 운동

바이시클
(BICYCLE, 엉덩이 들고 자전거 타기)

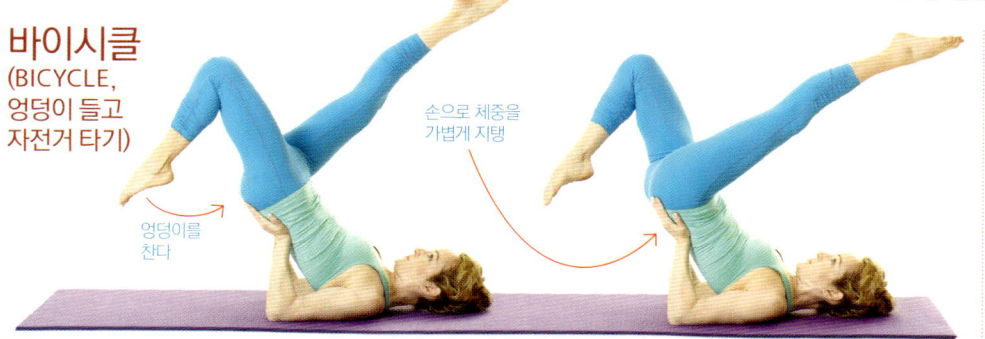

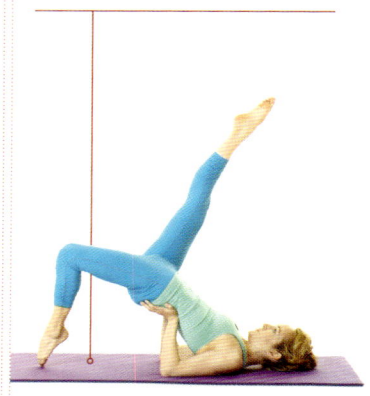

변형 동작
골반을 더 깊게 이완하려면 다리를 교차할 때 아래쪽에 있는 발로 매트를 스친다.

A
- 시저 동작 중 다리와 엉덩이를 높이 올린 자세에서 시작하여, 어깨 뒷면으로 균형을 잡고 숨을 고르게 들이쉬며 왼쪽 다리를 대각선 앞으로 높게 뻗는다. 오른쪽 다리는 그와 반대 방향으로 보낸다.

B
- 왼쪽 허벅지를 고정한 채, 숨을 천천히 내쉬며 왼쪽 무릎을 접어 발꿈치로 엉덩이를 찬다(싱글 레그 킥 동작과 비슷하다).
- 숨을 천천히 들이쉬며 접은 다리를 몸통 쪽으로 끌어당긴 후 다리를 대각선 앞으로 길게 뻗어 머리 너머로 보낸다. 바로 두 다리를 교차시켜 이번에는 오른쪽 다리를 머리 너머로 뻗은 후 동작을 반복한다.

반복 횟수: 6회. 엉덩이를 가볍게 위로 들고(체중이 손목에 실리지 않도록 한다), 매번 반복할 때마다 뒤꿈치가 엉덩이에 더 가까워지도록 노력한다.

사이드 킥: 더블 레그-리프트 시저
(SIDE KICKS: DOUBLE-LEG-LIFT SCISSORS)

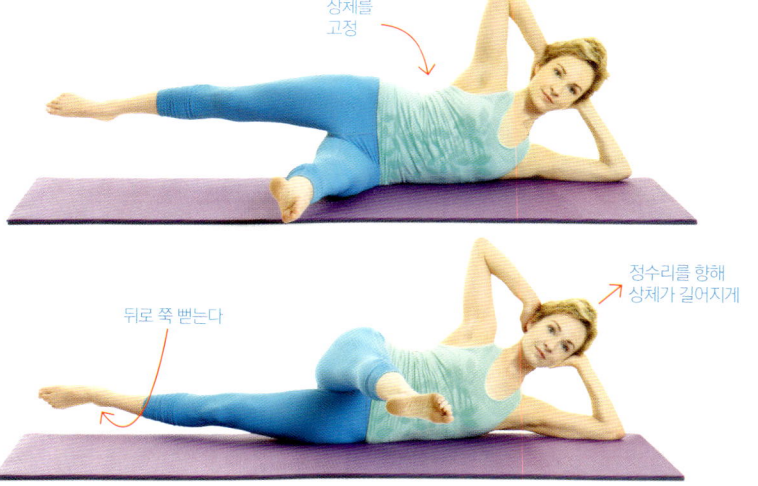

A
- 옆으로 누워 머리부터 뒤꿈치까지 몸을 일자로 정렬하고, 허벅지 윗부분을 바깥쪽으로 회전시켜 두 다리가 마치 하나인 것처럼 단단히 붙인다.
- 숨을 고르게 마시며 다리를 매트에서 들어 올린 후 허벅지 안쪽을 스치며 두 다리를 천천히 앞뒤로 교차한다.

B
- 의식적으로 다리를 앞과 뒤로 멀리 보내고 상체의 자세를 유지한다.

반복 횟수: 10회. 다리를 교차할 때마다 아래에 위치한 다리를 더 높게 든다.

Chapter 6

전환: 힙 플립 (HIP-FLIP, 골반 뒤집기)

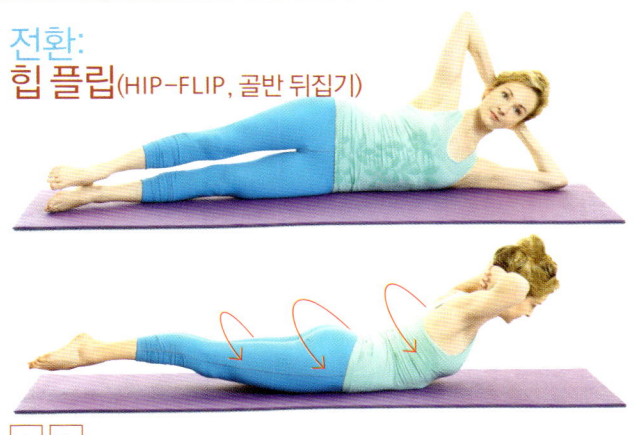

A B

- 손바닥을 포개 머리 뒤에 놓고, 두 다리가 하나인 듯 꽉 붙이며 들어 올리면서 몸을 굴려 배가 매트에 닿도록 한다.

C D

- 머리, 가슴, 허벅지가 매트에서 떨어진 상태를 유지하면서 원하는 방향으로 상체를 비튼 후(누워서 하는 스파인 트위스트를 상상한다), 코어의 근육을 강하게 작동시켜 같은 방향으로 골반을 휙 뒤집는다. 엉덩이가 빠지지 않도록 앞을 향해 골반을 민다.

참고: 이 동작은 운동에 재미를 더할 수 있다. 기억할 점은 필라테스의 초창기 시절에는 미끄럼방지 매트가 아직 없었고, 스튜디오의 매끄러운 노가하이드(비닐 막을 입힌 인조 가죽-역주) 매트 위에서는 이 동작을 하기가 훨씬 쉬웠을 것이라는 점이다.

반복 횟수: 옆으로 누운 상태에서 몸을 거의 완벽하게 정렬할 수 있을 때까지 연습하여 최소한의 움직임(minimum of motion)을 사용해 다음 동작으로 들어갈 수 있도록 한다.

피겨 에이트 (TEASER IV: FIGURE 8S, 상하체 동시에 비틀기)

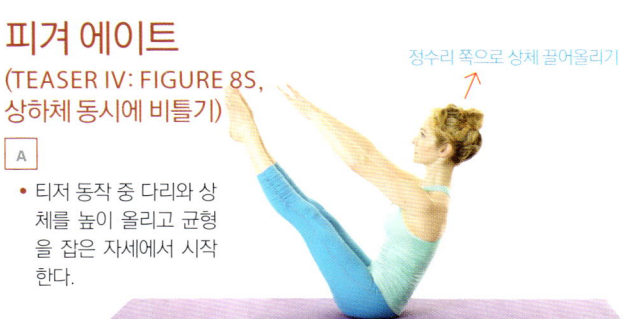

A

- 티저 동작 중 다리와 상체를 높이 올리고 균형을 잡은 자세에서 시작한다.

B

- 숨을 고르게 들이쉬며 상체와 팔은 왼쪽으로, 엉덩이와 다리는 오른쪽으로 비튼다.

C D

- 상체 전체를 사용해 팔을 위로 들었다가 오른쪽으로 보내며 큰 원을 그린다. 그와 동시에 하체를 아래로, 그다음 왼쪽으로 보내어 회전시킨다.

정수리 쪽으로 상체 끌어올리기

참고: 이 동작은 티저 준비 동작 2와 힙 트위스트를 동시에 하면서 균형과 근육의 협동능력을 더욱 발전시키도록 설계된 운동이다. 따라서 이번 동작을 잘하고 싶으면 티저 준비 동작 2와 힙 트위스트를 연습하면 된다!

배를 척추 쪽으로 당기기

- 상체와 하체, 팔과 다리가 동시에 몸의 중심에 도달하도록 하여 거꾸로 된 티저 자세를 취한다. 반대 방향으로도 실시한다.

반복 횟수: 어깨보다는 허리를 비트는 데 집중하면서 양쪽으로 4회씩, 총 2세트 반복한다.

151

매트 필라테스: 레벨 IV 주요 운동

사이드 밴드: 트위스트 (SIDE BEND: TWIST)

A
- 사이드 밴드 동작 중 몸을 일자로 들고 팔을 머리 위로 뻗은 자세에서 시작한다.

손으로 바닥을 누르는 힘을 느낀다

B
- 골반을 안정시킨 후, 숨을 천천히 내쉬며 상체를 매트 쪽으로 비틀어서 팔과 어깨를 몸과 매트 사이의 공간으로 통과시킨다.

골반이 나란히 앞을 향하게

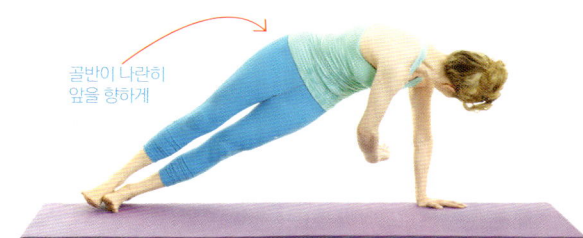

C
- 숨을 고르게 들이쉬며 어깨를 다시 반대로 통과시켜 팔을 머리 천장을 향해 들고 가슴을 활짝 연다. 골반은 수평으로 몸의 앞쪽을 향한다.
- 척추를 비트는 방향에 맞추어 고개를 돌린다.
- 숨을 천천히 내쉬며 통제된 움직임으로 엉덩이를 매트 위로 내려놓는다.
- 방향을 바꾸어 실시한다.

가슴을 활짝 연다

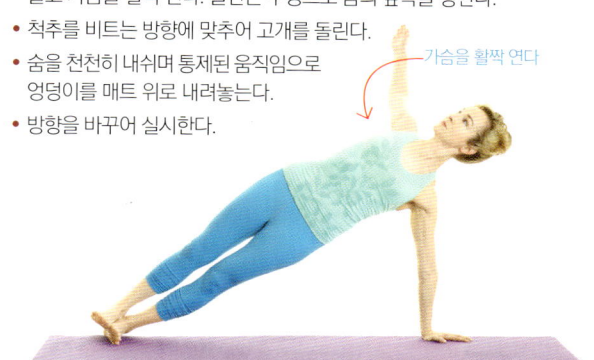

반복 횟수: 동작을 정확하고 안정되게 하면 양쪽 1회씩만 실시해도 충분하다.

사이드 밴드: 스타 (SIDE BEND: STAR)

깊게 누른다 *끌어올리기* *깊게 누른다*

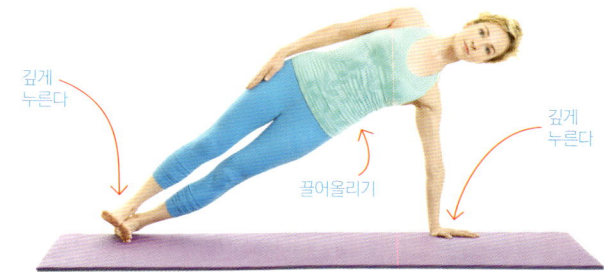

A
- 사이드 밴드 동작 중 몸을 일자로 들어 올린 자세에서 골반을 안정시킨다.

뻗어 나가는 에너지 느끼기
쭉 뻗는다 *몸을 길게!* *팔꿈치 안쪽이 발가락과 같은 방향을 향하게*

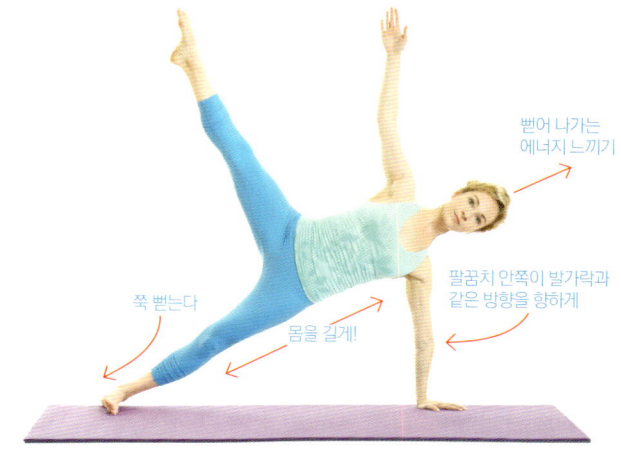

B
- 숨을 천천히 들이쉬며 위에 있는 팔과 다리를 천장을 향해 들어 올린다.
- 숨을 고르게 내쉬며 팔과 다리를 내려 시작 자세로 돌아온다.
- 방향을 바꾸어 실시한다.

참고: 원하는 사이드 밴드의 변형 동작을 해도 된다. 중요한 것은 손목으로 모든 체중이 가라앉지 않는 것이다.

반복 횟수: 각 방향을 2~3회씩 반복. 손과 발로 지탱하는 힘이 들고 있는 팔다리를 향해 뻗어 나가도록 한다.

Chapter 6

부메랑 로잉 (BOOMERANG ROWING)

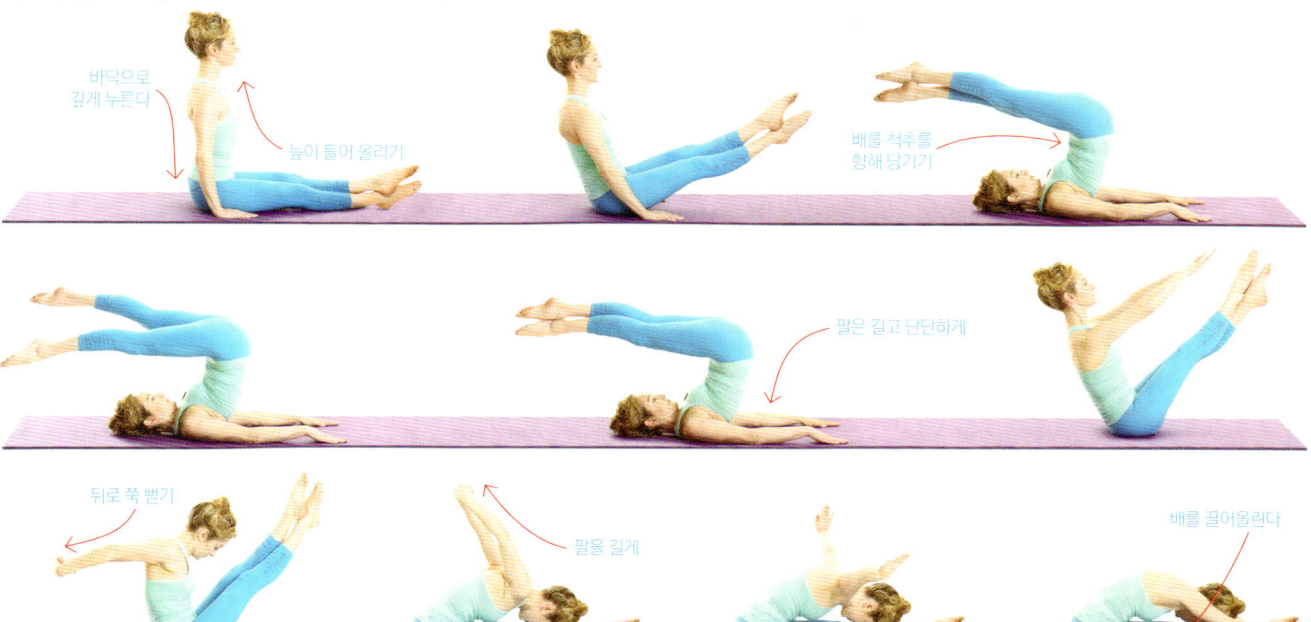

A
- 상체를 펴고 앉아 다리가 몸과 직각을 이루도록 앞으로 곧게 뻗는다. 발목을 겹치게 두고 양쪽 허벅지를 강하게 모은다.

B C
- 손으로 몸 양쪽의 바닥을 누르면서, 숨을 고르게 들이쉬며 두 다리를 단단하게 붙이며 동시에 들어 올린다. 척추를 분절하며 다리를 머리 뒤로 보내 어깨 뒷면으로 몸의 균형을 유지하고, 팔을 길게 뻗어 강하게 매트를 누른다.

D E F
- 균형을 잡은 상태에서 다리로 가위질을 하듯 발목의 방향을 빠르게 교차한다

G
- 숨을 고르게 들이쉬며 상체를 일으켜 발목을 교차시킨 상태로 티저 자세를 취한다. 손가락이 발가락에 닿을 듯 팔을 길게 뻗는다.
- 손바닥을 뒤집고 팔꿈치를 몸 옆으로 접는다.

H
- 팔을 뒤로 보내 몸 뒤에서 손깍지를 끼고 팔을 매트 끝을 향해 길게 늘인다.

I
- 숨을 고르게 내쉬며 다리를 내리고, 이마가 무릎에 닿도록 상체를 숙인다. 깍지 낀 손을 천장을 향해 높이 든다.

J K
- 이 자세에서 깍지를 풀어 손을 발 위로 가져온다.
- 상체를 말듯이 올려 시작 자세로 돌아온 후 동작을 반복한다.

반복 횟수: 4회. 반복할 때마다 손과 발을 점점 더 가볍게 올릴 수 있도록 한다.

매트 필라테스: 레벨 IV 주요 운동

크랩(CRAB)

필라테스에서는 구르는 동작을 마사지로 간주한다. 구르면서 복근을 매트 쪽으로 깊게 눌러 등과 소화기관을 안마시킨다.

A
- 매트에 앉아 무릎을 가슴 쪽으로 끌어당기고 발목을 포갠다.
- 오른손으로 왼쪽 발가락을 잡고 왼손으로 오른쪽 발가락을 잡은 후, 허벅지를 몸을 향해 최대한 깊게 끌어당긴다.
- 숨을 천천히 들이쉬며 배를 안으로 끌어당기는 힘을 사용해 상체를 뒤로 굴린다.

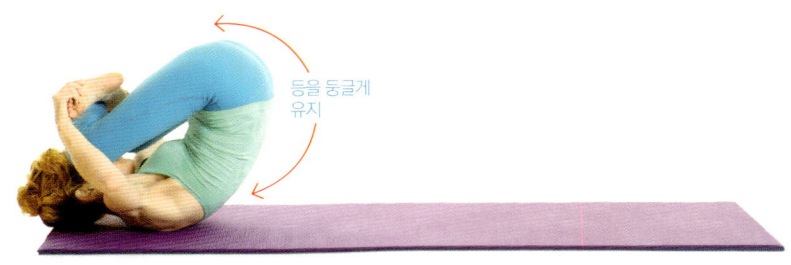

등을 둥글게 유지

B
- 숨을 천천히 내쉬며 몸을 일으켜 앞으로 굴러 정수리가 매트에 닿도록 한다.
- 복근을 굴러가는 방향의 반대쪽으로 강하게 끌어당겨 굴러가는 힘을 제어한다.
- 기본 크랩 동작을 세 번 반복한다. 매트의 가운데에서 벗어나지 않도록 하며, 반복할 때마다 코어 근육을 더 깊게 사용한다.
- 머리가 매트에 닿을 때 배를 등 쪽을 향해 끌어당겨 목에 체중이 실리지 않도록 한다.

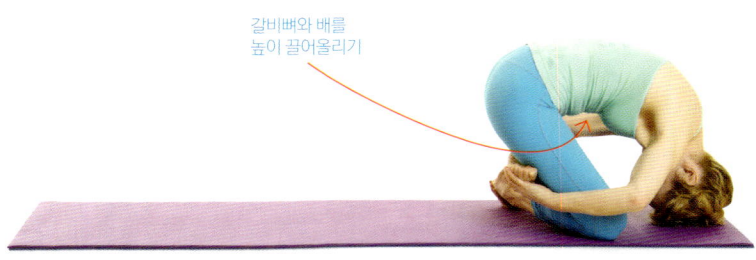

갈비뼈와 배를 높이 끌어올리기

C D E
- 이번에는 동작을 심화시켜, 어깨의 뒷부분으로 균형을 잡은 상태에서 골반 깊숙이부터 움직임을 시작하여 양쪽 허벅지가 서로 멀어지도록 한 후 다시 모으며 발목의 교차를 바꾼다(위에 있는 발목을 아래로 보낸다).

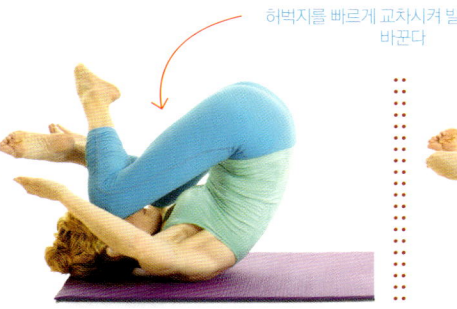 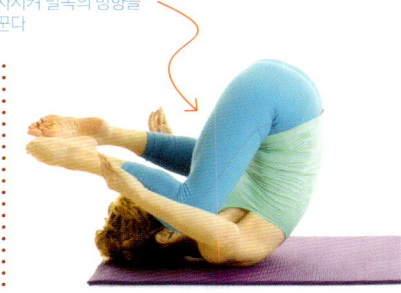

허벅지를 빠르게 교차시켜 발목의 방향을 바꾼다

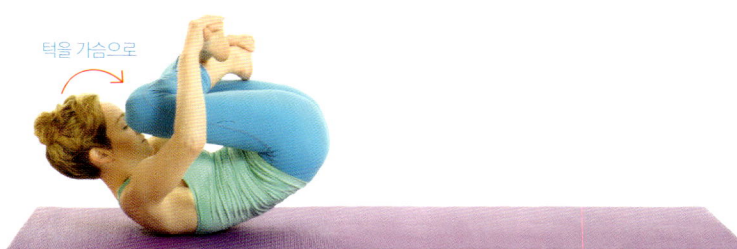

턱을 가슴으로

반복 횟수: 6회. 코어 근육을 사용해서 동작을 통제하고 사지의 움직임이 점점 더 자유로워지도록 노력하며 반복한다.

Chapter 6

로킹 (ROCKING)

앞으로 숙이는 동작 세 가지를 연속으로 했으니, 이번에는 몸을 신전시키는 동작으로 몸의 앞면을 이완시킬 차례다.

A
- 엎드려서 이마를 바닥에 대고 골반은 매트에 단단히 고정한다. 허벅지를 강하게 붙여 두 다리를 하나로 모아준다.
- 무릎을 접고 팔을 뒤로 보내 양손으로 각각의 발을 잡고. 뒤꿈치를 엉덩이 가까이 끌어당겨 무릎 앞쪽을 늘려준다.

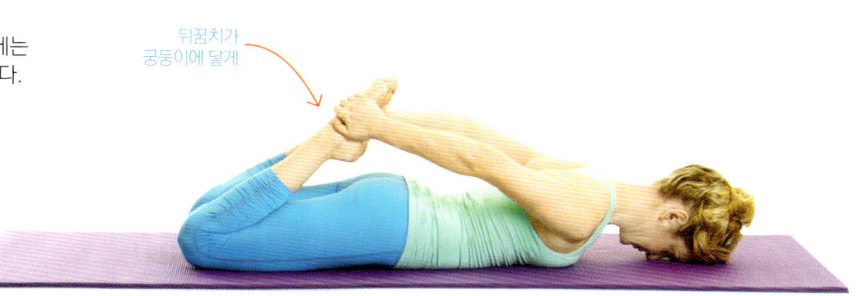

뒤꿈치가 궁둥이에 닿게

B
- 숨을 고르게 들이마시며 허벅지와 가슴을 매트로부터 떨어뜨린다(스완 다이브와 스위밍과 비슷하다).
- 숨을 천천히 내쉬며 발로 손을 밀어내어 발끝, 몸의 앞면, 정수리, 손가락 끝을 따라 근육에 팽팽한 긴장감을 만들어낸다.
- 몸 전체를 순환하는 근육의 긴장감을 동작하는 내내 유지한다.

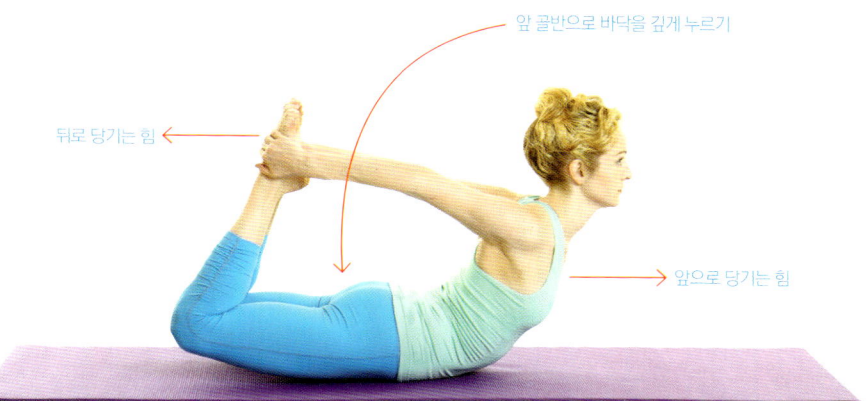

앞 골반으로 바닥을 깊게 누르기

뒤로 당기는 힘

앞으로 당기는 힘

C
- 숨을 천천히 들이쉬며 가슴이 매트에 닿을 때까지 몸을 앞으로 흔든다.
- 숨을 천천히 내쉬며 허벅지가 매트에 닿도록 몸을 뒤로 흔들어 몸의 앞면을 마사지한다(림프 청소 효과가 있다!).

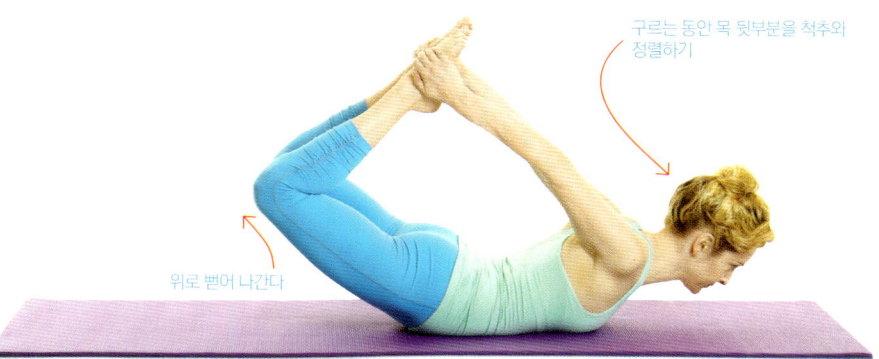

구르는 동안 목 뒷부분을 척추와 정렬하기

위로 뻗어 나간다

반복 횟수: 앞뒤로 5회 흔든다. 반복할 때마다 몸의 더 많은 면적이 바닥에 닿도록 한다.

155

매트 필라테스: 레벨 IV 주요 운동

컨트롤 밸런스 (컨트롤 밸런스)

A
- 매트에 바로 누워 두 다리를 강하게 모으고 발끝을 길게 뻗는다. 두 팔은 몸 옆에 길고 단단하게 내려놓는다(양팔의 뒷면, 손바닥, 어깨는 매트에 고정한다).

B **C**
- 숨을 고르게 들이쉬면서 척추를 분절하며 두 다리를 머리 뒤로 보내 발가락이 바닥에 닿도록 한다.

D **E**
- 어깨의 뒷면으로 균형을 잡은 후, 팔을 머리 위로 올려 오른쪽 발목을 잡고 왼쪽 다리는 천장을 향해 곧게 뻗는다(팔로 몸을 지지하지 않고 있으므로, 배를 머리와 손의 반대쪽으로 깊게 끌어당겨 목 위로 몸이 굴러가지 않도록 하는 것이 매우 중요하다).
- 숨을 고르게 내쉬며 왼쪽 다리를 내리고 오른쪽 발을 손을 놓고 왼쪽 발을 잡는다.
- 숨을 고르게 들이쉬며 목에 체중이 실리지 않도록 하며 오른쪽 다리를 천장을 향해 최대한 높이 든다.

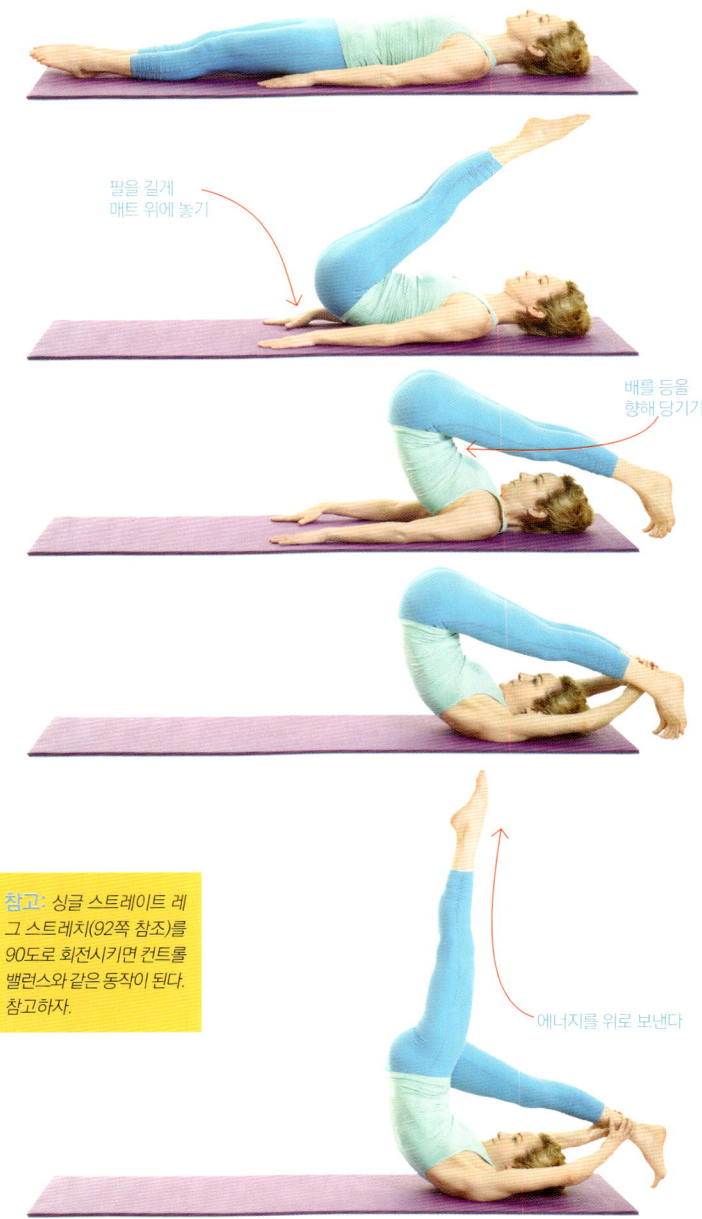

참고: 싱글 스트레이트 레그 스트레치(92쪽 참조)를 90도로 회전시키면 컨트롤 밸런스와 같은 동작이 된다. 참고하자.

반복 횟수: 코어의 힘과 몸의 균형에 집중하며 다리를 6회 교차한다.

Chapter 6

하이 브릿지 (HIGH BRIDGE)

이 동작은 시퀀스에서 1회만 하게 되어 있으므로, 한 번 실행할 때 최고의 효과를 거둘 수 있도록 한다.

A
- 하이 브릿지 준비 동작 중 앞 골반을 천장을 향해 위로 높이 든 자세에서 시작한다(132쪽 참조).

B C
- 숨을 고르게 들이쉬며 왼쪽 다리를 쭉 뻗어 몸과 직각이 되도록 위로 든다.

D
- 숨을 고르게 내쉬며 왼쪽 다리를 몸에서 멀게 밀어 올린다. 그와 대립하는 힘을 느끼며 가슴을 앞으로 끌어올려 체중이 전부 발에 실리지 않도록 한다.
- 올렸던 발을 바닥에 내리고 숨을 깊게 들이쉬며 반대쪽 다리를 천장으로 높이 든다.
- 숨을 고르게 내쉬면서 오른쪽 발을 몸에서 멀게 뻗었다가 매트 위에 내려놓는다.

- 숨을 천천히 들이쉬며 팔꿈치를 접고 머리를 부드럽게 매트를 향해 내린다.
- 숨을 천천히, 고르게 내쉬면서 몸을 천천히 낮추어 시작 자세로 되돌아온다.

반복 횟수: 양쪽을 1회씩 실행한다.

최고의 효과를 위해 동작 순서를 뒤바꿔라

동작들을 완전히 익혔는가? 동작이 빨라지고 있는가? 여전히 도전이 필요한가? 여러분의 매트 운동 수준에 따라 필라테스를 하고 난 뒤, 순서를 거꾸로 뒤바꿔서 수행해보라! 즐거움이 더해질 것이다.

끌어올리는 힘 느끼기

발을 바닥에 단단히 고정

매트를 강하게 누른다

매트운동:

레벨 IV
> 마무리 운동

Chapter 6

아령 운동: 런지 버터플라이
(LUNGE BUTTERFLY)

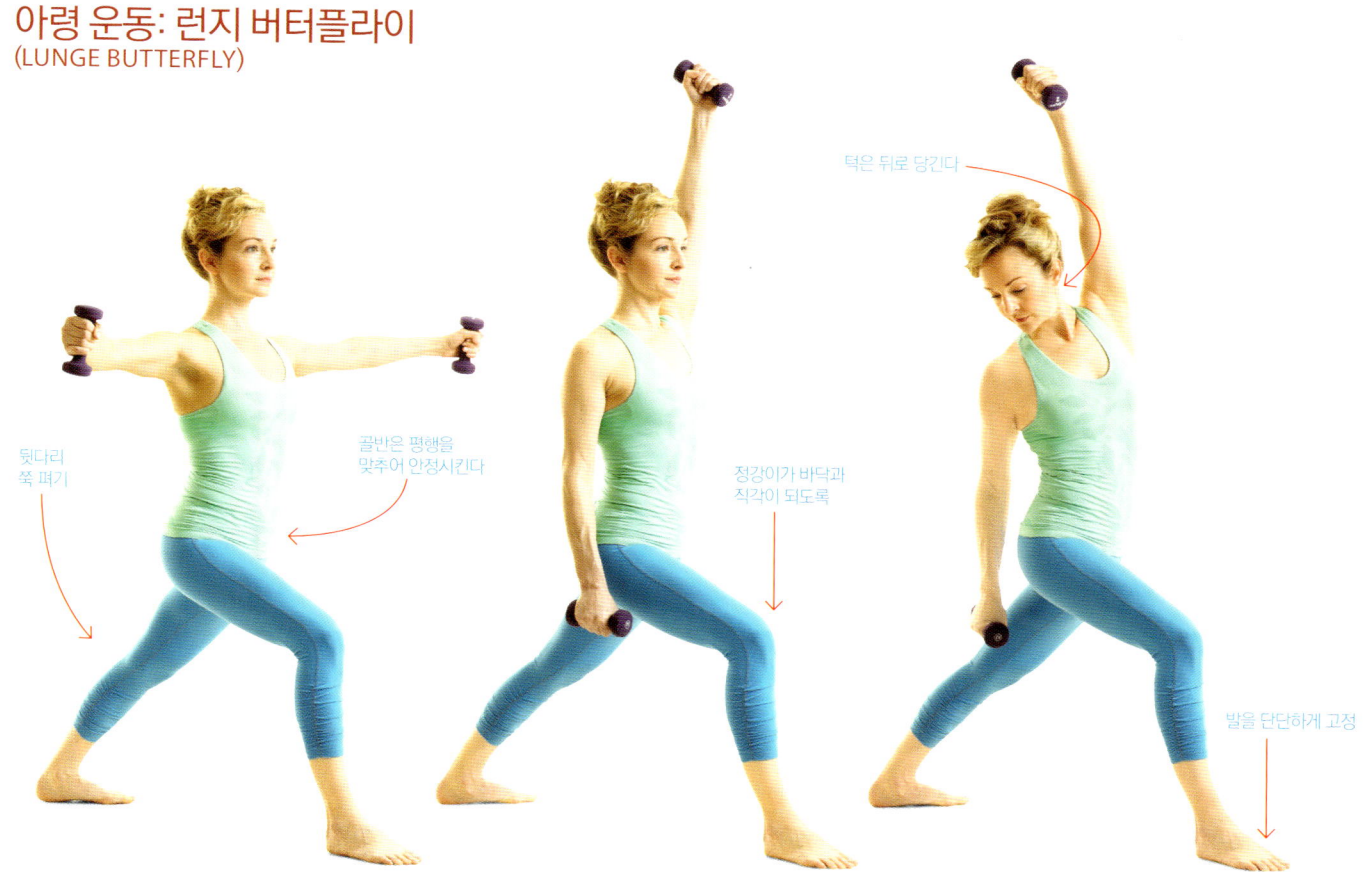

A
- 뒤꿈치를 붙이고 양쪽 발을 바깥으로 벌리고 선다. 왼발을 대각선 앞으로 크게 내디디거나 미끄러지듯 옮긴다. 두 팔은 손바닥이 앞으로 향한 상태로 어깨를 젖히며 몸의 양쪽 옆에 두고, 뒤에 있는 발뒤꿈치가 바닥에 닿도록 발의 위치를 조절한다.
- 상체를 곧게 펴고, 가슴이 아령으로부터 멀어지게 위로 들어 올린다. 배는 안과 위로 끌어올린다.
- 숨을 고르게 들이쉬며 두 팔을 옆으로 넓게 벌린다. 어깻죽지를 내리고 어깨뼈를 가운데로 모은다.

B C
- 숨을 고르게 내쉬며 몸통과 머리를 오른쪽으로 회전시키면서 동시에 왼팔을 들어 귀 옆으로 가져온다. 오른쪽 팔은 오른쪽 엉덩이 뒤로 가져간다.
- 숨을 고르게 들이쉬며 가운데로 돌아온다. 앞에 있는 발을 바닥을 밀어내듯 떼어내어 시작 자세로 돌아온다.
- 오른쪽 발을 앞으로 디디어 런지 자세를 취하고 오른쪽으로 몸을 틀며 동작을 반복한다.

반복 횟수: 양쪽을 번갈아 가며 각 3회씩 반복한다. 반복하면서 척추의 회전과 엉덩이 혹은 어깨의 회전을 더욱 명확하게 구분하여 느끼도록 한다.

매트 필라테스: 레벨 IV 마무리 운동

아령 운동: 런지 위드 윙즈
(ARM WEIGHTS: LUNGE 위드 윙즈)

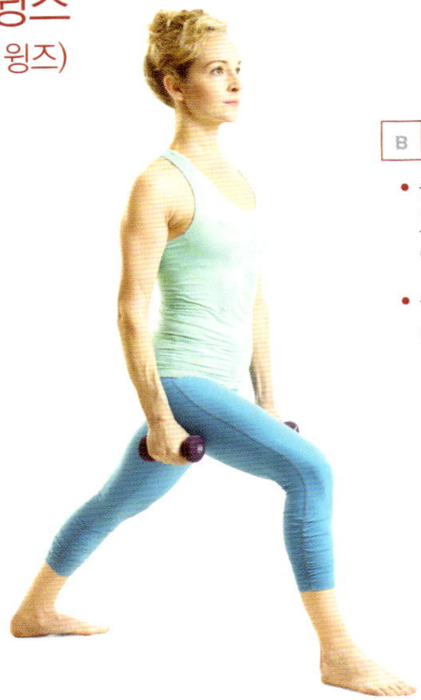

A
- 런지 자세를 취한다.

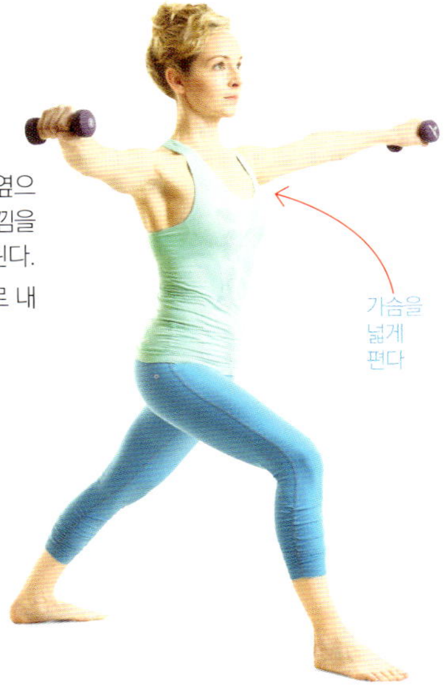

B
- 숨을 고르게 들이쉬며 팔을 몸의 양쪽 옆으로 들어 올린다. 팔과 몸통이 연결된 느낌을 잃지 않는 한도 내에서 최대한 넓게 벌린다.
- 숨을 고르게 내쉬며 팔을 몸의 측면으로 내린다.

가슴을 넓게 편다

반복 횟수: 오른쪽 다리로 런지를 한 상태에서 3회, 왼쪽 다리 런지를 한 상태에서 3회 반복한다. 팔과 어깻죽지가 연결된 느낌에 집중하면서 동작을 한다.

아령 운동: 런지 체스트 익스팬션 – 트위스팅 암즈
(ARM WEIGHTS: LUNGE CHEST EXPANSION – TWISTING ARMS)

A
- 런지 자세를 취한다.
- 숨을 고르게 내쉬며 손바닥이 앞을 향하도록 팔을 회전시켜 몸 뒤로 길게 보낸다. 두 팔이 서로 가까워지도록 가운데를 향해 모으고 고개를 가슴에서 멀어지도록 든다.

어깨뼈 가운데로 모으기

손과 반대 방향으로 가슴 끌어올리기

B
- 숨을 고르게 들이쉬며 손바닥을 아래로 향하게 하여 팔을 몸의 앞으로 가져온다. 팔이 귀에 닿도록 올리고 턱은 당겨준다.
- 숨을 천천히 내쉬며 팔을 앞으로 쭉 뻗고 가슴을 높게 끌어올린다.

골반의 평행 유지

갈비뼈 안으로 끌어당기기

반복 횟수: 3회. 반복할 때마다 손등과 발꿈치를 포함한 몸의 뒷면이 길어지도록 한다.

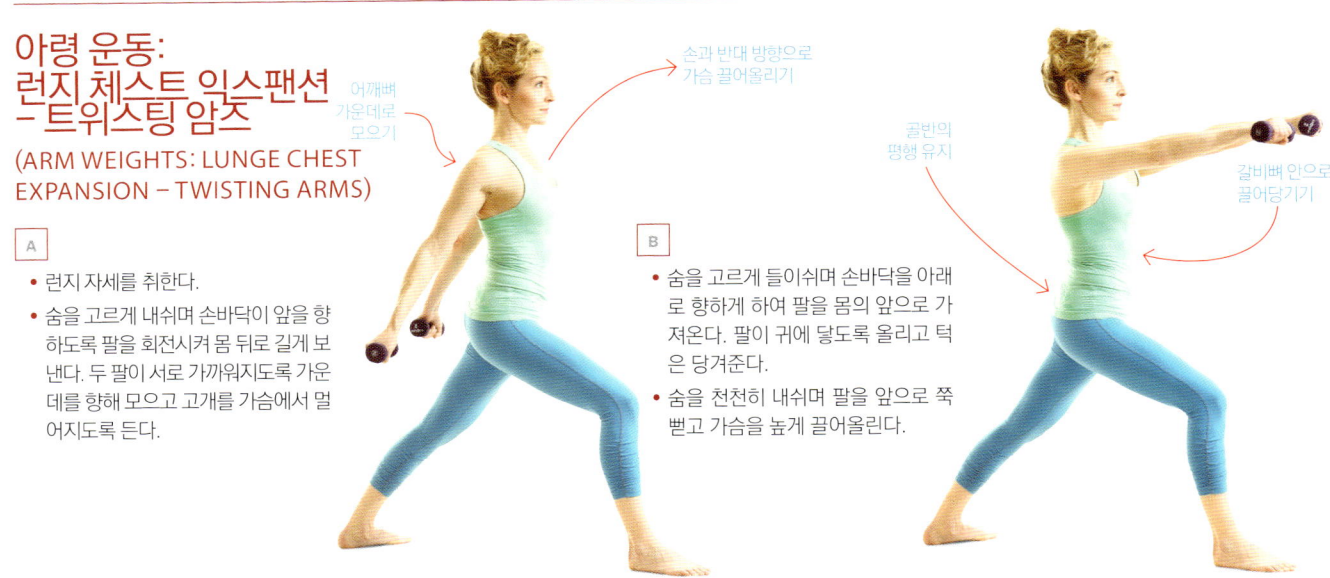

Chapter 6

아령 운동: 런지 쉐이빙
(ARM WEIGHTS: LUNGE SHAVING)

A
- 런지 버터플라이의 시작 런지 자세를 취한다.
- 아령을 머리 위로 들어 올리고 앞으로 내민 다리 위로 약간 기울인다.

머리끝부터 발끝까지 몸을 길게 유지

B
- 팔꿈치를 접어 옆으로 넓게 벌리고 마치 머리 뒤쪽을 아령으로 면도(쉐이빙)하듯이 아령을 머리 뒤로 내린다. 숨을 천천히 들이쉬면서 팔이 펴질 때까지 아령을 밀어 올린다.
- 동작하는 동안 팔꿈치를 최대한 옆으로 넓게 유지한다.

갈비뼈 집어넣기

반복 횟수: 각 다리 당 3회씩. 팔을 올릴 때마다 척추 마디 사이사이를 길게 늘인다는 목표로 반복한다.

아령 운동: 런지 허그
(ARM WEIGHTS: LUNGE 허그)

A
- 런지 버터플라이의 시작 런지 자세를 취한다.
- 팔을 몸 앞에서 가슴 높이로 들고, 팔꿈치는 바깥을 향하고 양손의 마디가 서로 마주보게 하여 원을 만든다.

가슴을 넓게

B
- 숨을 천천히 들이쉬면서, 어깨뼈를 가운데로 모으며 두 팔을 양옆으로 넓게 벌린다.
- 숨을 고르게 내쉬며 양손의 마디가 서로 가까워지게 무언가를 크게 끌어안듯이 팔을 움직인다. 갈비뼈를 조여 호흡을 깊게 내쉰다.

어깨는 내린다

반복 횟수: 각 다리 당 3회씩. 반복할 때마다 호흡을 더 깊게 하며, 호흡의 패턴을 바꾸어가며(날숨에 팔을 벌리고 들숨에 모으면서) 동작을 해 본다.

매트 시리즈
매트 시퀀스
레벨 IV

시작 >>
매트로 내려가기
(매트로 내려가기, 91쪽)

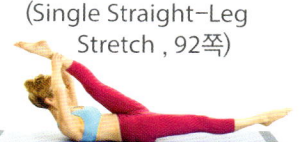

6 롤링 라이크 어 캐논볼
(롤링 라이크 어 캐논볼,
147쪽)

7 싱글 레그 스트레치
(Single-Leg Stretch,
66쪽)

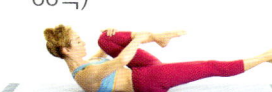

8 더블 레그 스트레치
(Double-Leg Stretch,
67쪽)

9 싱글 스트레이트-레그 스트레치
(Single Straight-Leg
Stretch, 92쪽)

14 트위스티드 콕스크루
(Twisted Corkscrew,
148쪽)

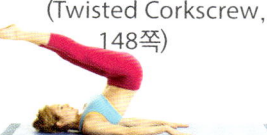

15 소우(Saw, 95쪽)

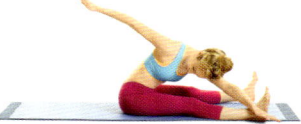

16 스완 다이브
(Swan Dive, 124쪽)

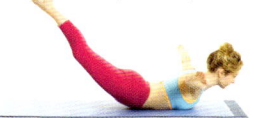

17 싱글 레그 킥
(Single-Leg Kicks, 70쪽)

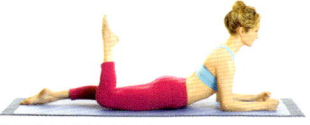

22 시저
(Scissors,
149쪽)

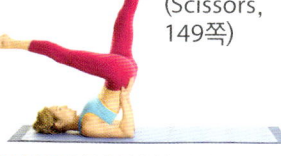

23 바이시클
(Bicycle, 150쪽)

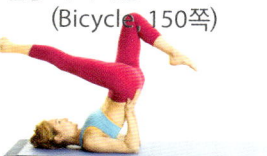

24 숄더 브릿지
(Shoulder Bridge,
98쪽)

25 스파인 트위스트
(Spine Twist, 98쪽)

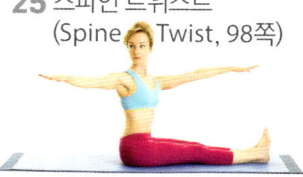

30 사이드 킥: 더블 레그-리프트 시저(Side Kicks:
Double-Leg-Lift
Scissors, 150쪽)

31 티저 4: 피겨 에이트
(Teaser IV: Figure 8s,
151쪽)

32 힙 트위스트(Hip Twist,
128쪽)

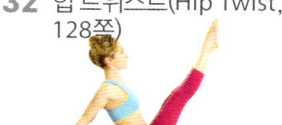

33 스위밍
(Swimming, 103쪽)

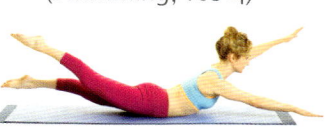

38 부메랑 로잉
(Boomerang Rowing,
153쪽)

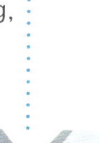

39 실(Seal, 76쪽)

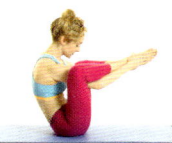

40 크랩(Crab, 154쪽)

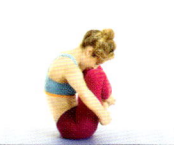

41 로킹(Rocking, 155쪽)

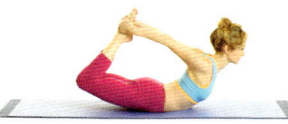

Chapter 6

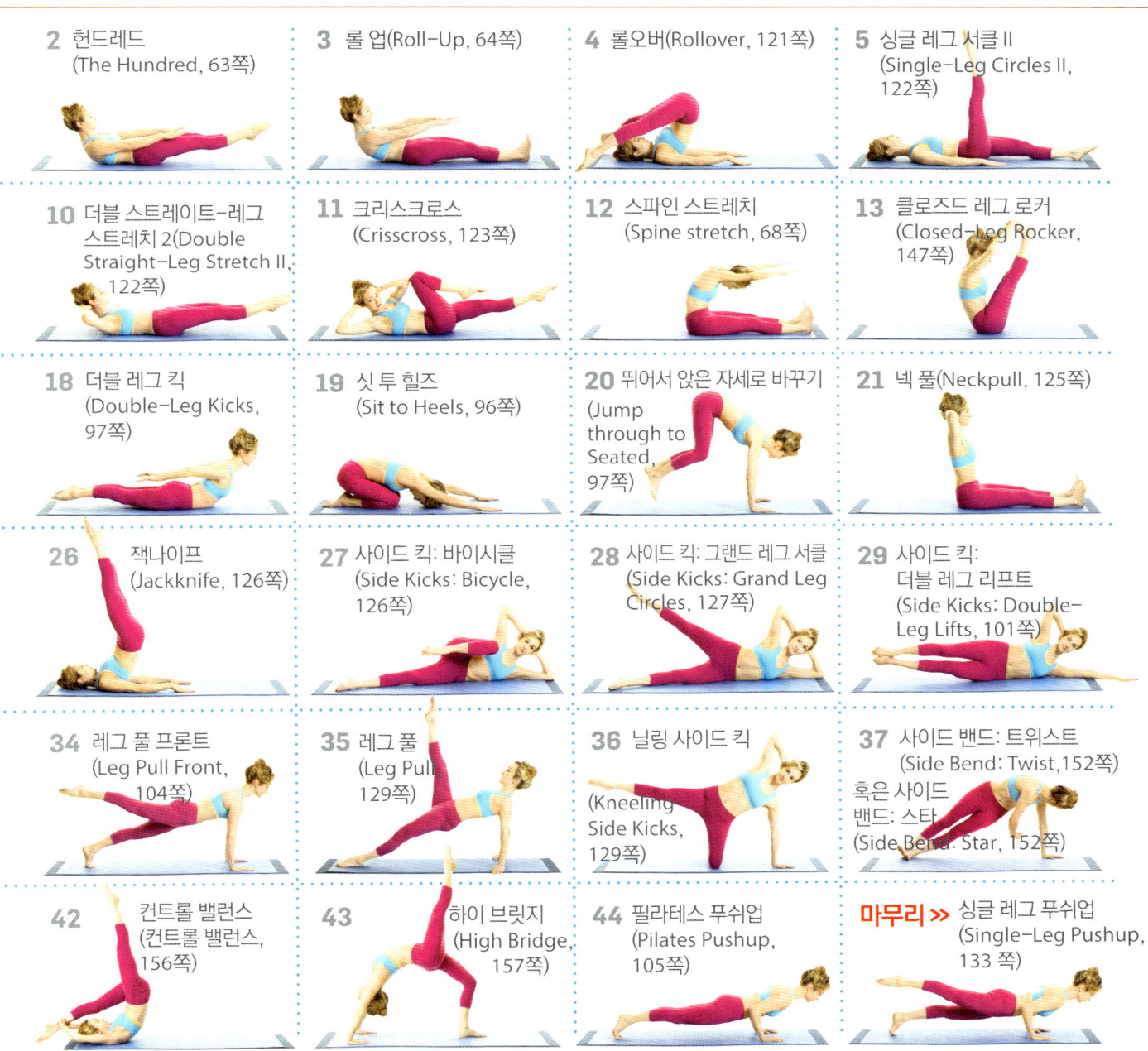

스 페 셜 섹 션

푸쉬업과 플랭크
(Pushups and Planks)

푸쉬업과 플랭크는 머리부터 발끝까지 모든 근육을 활성화하여 신체의 여러 부분을 동시에 작동시킨다. 푸쉬업은 저항운동이므로, 체중의 70퍼센트를 지탱한다고 가정하면 그에 상응하는 중량 운동을 할 때와 비슷한 뼈 형성 효과를 얻는다. 직립 자세로 시작하고 끝나는 필라테스 푸쉬업은 스트레칭, 척추의 분절, 동작의 통제를 필요로 하므로 더 큰 효과가 있다.

푸쉬업과 플랭크 변형은 시작 운동 혹은 마무리 운동에 포함하기에 매우 좋은 동작들이다.

Chapter 6

올바른 자세

푸쉬업과 플랭크는 몸의 어떤 부분들을 작동시킬까? 거의 모든 부분이라 할 수 있지만, 특히 가슴, 삼두근, 복부, 등에 많은 작용을 한다. 전거근 혹은 전톱니근(serratus anterior, 견갑골을 제자리에 고정하는 역할을 한다)은 푸쉬업을 하는 동안 몸의 자세를 유지하기 위해 쓰여 직접적인 자극을 받는다. 필라테스 푸쉬업은 일반적으로 알려진 푸쉬업과는 조금 다르며 형태와 의도를 올바르게 수행하기 위한 구체적인 규칙들이 있다. 예를 들어 필라테스 푸쉬업에서는 단순히 몸을 바닥으로 내리지 않는다. 대신 리포머 기구의 스프링을 따라 움직이듯이 몸을 매트 앞쪽으로 움직여야 한다.

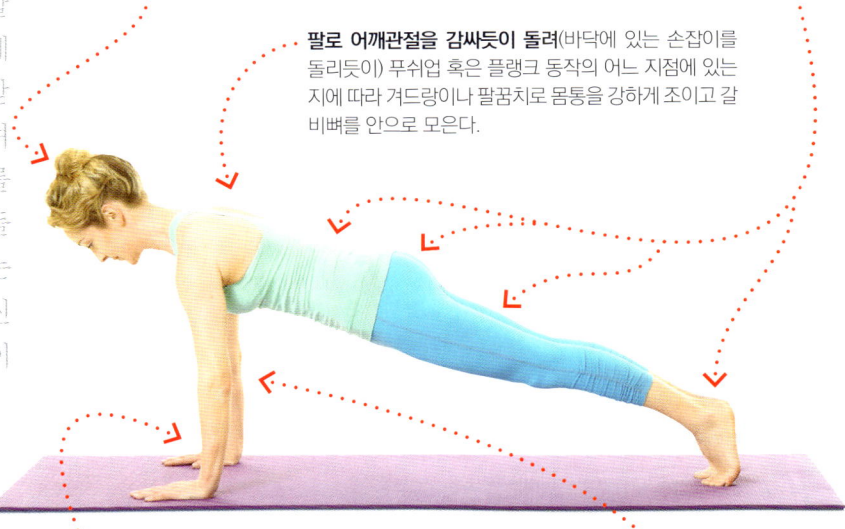

푸쉬업과 플랭크를 하는 동안(달리 명시되어 있지 않는 한) 배꼽을 척추를 향해 당기고, 엉덩이를 조이고, 양쪽 허벅지 안쪽과 발꿈치를 단단히 붙여 코어(파워하우스)의 근육을 활성화하도록 한다.

머리가 척추와 일직선이 되도록 한다(머리부터 발꿈치까지의 선이 철로 된 장대라고 상상한다). 긴 봉이나 빗자루를 등 위에 올려놓아 머리 뒷면, 등 윗부분(어깨뼈 사이), 그리고 엉치뼈에 닿는 느낌을 관찰한다.

팔로 어깨관절을 감싸듯이 돌려(바닥에 있는 손잡이를 돌리듯이) 푸쉬업 혹은 플랭크 동작의 어느 지점에 있는지에 따라 겨드랑이나 팔꿈치로 몸통을 강하게 조이고 갈비뼈를 안으로 모은다.

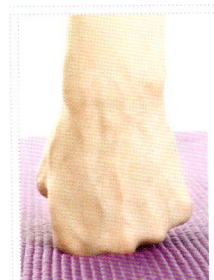

자세히 보기: 평소 많이 쓰지 않는 근육의 힘을 키우려면 연습이 필요하다. 손목에 무게를 실을 때 손목이 비틀어지지 않도록 손 대부분의 무게를 첫 번째 두 마디에 둔다. 무릎을 구부린 자세에서 시작하여, 힘을 키우면서 몸 천체를 직선으로 만드는 동작을 시도한다.

손목을 보호하라! 푸쉬업과 플랭크 동작에서는 손목에 많은 무게를 싣게 되지만, 손목은 체중을 지탱하는 기관이 아니기 때문에 관절의 건강을 위하여 손상을 방지하는 것이 매우 중요하다. 손목뼈에 무게를 적게 실을수록 좋다. 즉 의식적으로 손의 다른 부위에 골고루 무게를 분산시킬 필요가 있다. 바닥을 모아 쥐듯이 손가락을 꼭 조인다. 특히 두꺼운 매트 위에서 운동 중이라면, 손목이 과도하게 꺾이지 않도록 주의한다. 딱딱한 바닥으로 옮기거나 주먹을 사용한다 (자세히 보기 참조).

손을 돌리거나 어깨를 꺾지 않은 상태에서 양쪽의 팔꿈치 안쪽이 서로 마주 봐야 한다. 바른 자세를 확인하기 위해 플랭크 자세에서 팔을 쭉 펴 팔꿈치를 단단히 고정(lock)하고, 이것이 관절에 작용하는 감각을 느껴본다. 이제 팔꿈치를 "부드럽게" 하고(unlock) 팔꿈치 안쪽을 서로 마주 보게 한다. 팔의 뒤쪽 근육이 활성화되는 것을 느낄 수 있는가?

푸쉬업과 플랭크

시작 동작

- 매트의 한쪽 끝에서 매트의 나머지 부분을 바라보며 곧게 선다. 숨을 고르게 들이쉬며 팔을 머리 위로 든다. 두 허벅지를 바깥쪽으로 돌려 강하게 붙이고 배는 안과 위로 끌어당긴다.
- 숨을 천천히 내쉬며 천천히 상체를 숙여서 손바닥을 매트에 가져간다.
- 이마가 무릎에 닿도록 한다(필요하면 다리를 굽힌다).

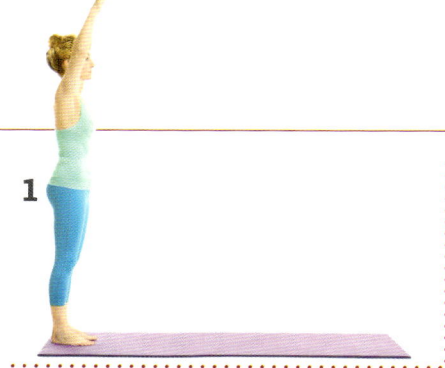

1

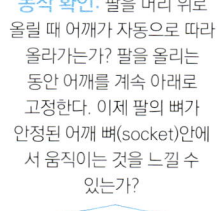

동작 확인: 팔을 머리 위로 올릴 때 어깨가 자동으로 따라 올라가는가? 팔을 올리는 동안 어깨를 계속 아래로 고정한다. 이제 팔의 뼈가 안정된 어깨 뼈(socket)안에서 움직이는 것을 느낄 수 있는가?

2

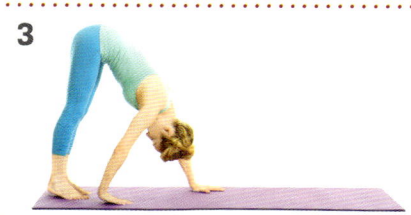

3

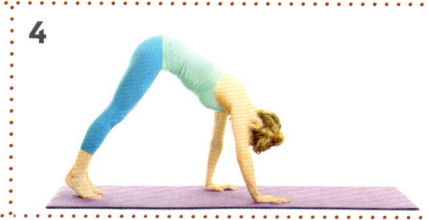

4

진행 동작

- 발을 지면보다 높은 곳(스텝 박스 등)에 올린다 (237쪽 인클라인 푸쉬업과 플랭크 참조).
- 손이나 팔을 불안정한 표면(짐볼이나 와플 쿠션 등)에 둔다 (237쪽 비대칭 푸쉬업 참조).
- 한쪽 손이나 한쪽 발을 바닥에서 뗀다(171쪽 슈퍼맨 푸쉬업 참조).

5 필라테스 푸쉬업과 플랭크

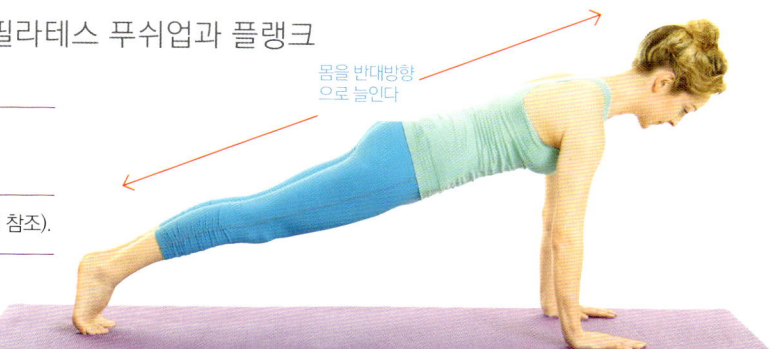

몸을 반대방향으로 늘인다

마무리 동작

- 코어의 근육을 끌어올리며 가슴을 허벅지 쪽으로 숙여 거꾸로 된 티저 자세를 취한다.
- 발뒤꿈치를 매트로 내리고(팔을 쭉 편 상태로) 손으로 크게 세 걸음 정도 짚어 발을 향해 상체를 가져온다. 이마가 무릎에 닿도록 하며, 다리를 최대한 곧게 편다.
- 척추를 분절하면서 상체를 들어 올리고 팔과 옆구리를 위를 향해 길게 끌어올리며 꼿꼿이 선다.

6

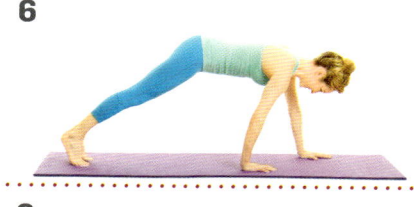

7

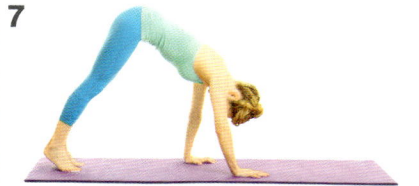

8

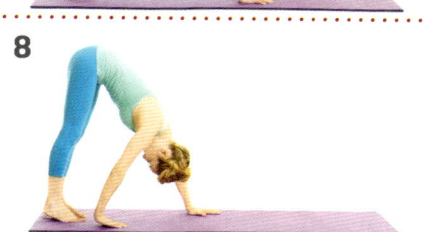

9

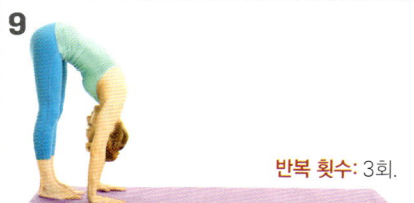

반복 횟수: 3회.

Chapter 6

업-스트레치 콤보 (업 스트레치 콤보)

A

- 상체를 숙인 포워드 폴드(Forward Fold) 자세에서 시작해, 손으로 매트를 짚어 앞을 향해 크게 세 걸음 정도 걸어 나와, 플랭크 자세를 취하는 대신 엉덩이와 발뒤꿈치를 높이 들어 거꾸로 된 티저 자세를 만든다.
- 머리를 배 쪽으로 숙인 상태로 상체를 안정시키고, 코어의 깊은 근육을 사용하여 뒤꿈치를 내렸다 올리기를 세 번 반복한다.

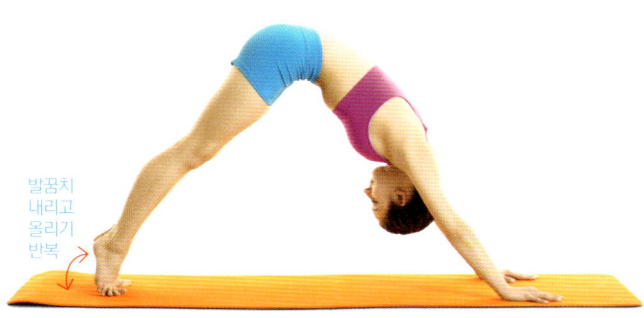

발꿈치 내리고 올리기 반복

C

- 발꿈치를 든 상태에서 골반을 앞으로 기울여 엉덩이를 바닥을 향해 말기 시작한다.
- 그와 동시에 상체 윗부분을 배 쪽으로 말아서 저항하는 힘을 만든다.

D

- 골반이 바닥과 평행이 되면 엉덩이와 허리를 고정하고 척추 윗부분을 펴기 시작한다.

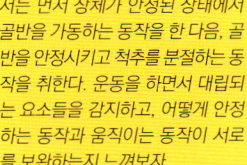

참고: 이 동작은 리포머에서 하는 운동의 변형 동작이다. 리포머 운동에서는 먼저 상체가 안정된 상태에서 골반을 가동하는 동작을 한 다음, 골반을 안정시키고 척추를 분절하는 동작을 취한다. 운동을 하면서 대립되는 요소들을 감지하고, 어떻게 안정하는 동작과 움직이는 동작이 서로를 보완하는지 느껴보자.

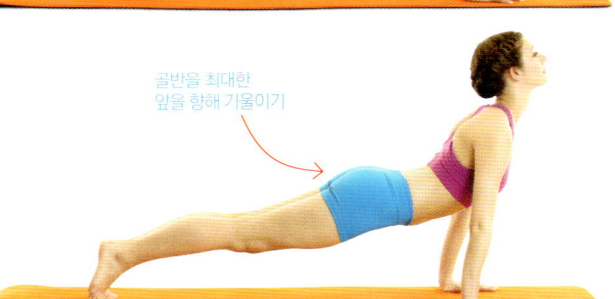

골반을 최대한 앞을 향해 기울이기

E

- 어깨를 넓게 벌리고 그 사이로 가슴을 높이 든다(공중에서 하는 스완 다이브라고 생각하면 된다).
- 엉덩이는 전혀 움직이지 않은 채 가슴과 턱을 위를 향해 길게 늘인다.
- 동작을 반대로 실행한다. 머리를 가슴 쪽으로 숙이고, 한 번에 척추 마디 하나씩 분절하고 배를 오목하게 끌어당기면서 움직인다.
- 척추의 움직임을 완성하면, 엉덩이를 통제하면서 들어 올려 거꾸로 된 티저 자세를 취한 후 발뒤꿈치를 매트에 내려놓는다.

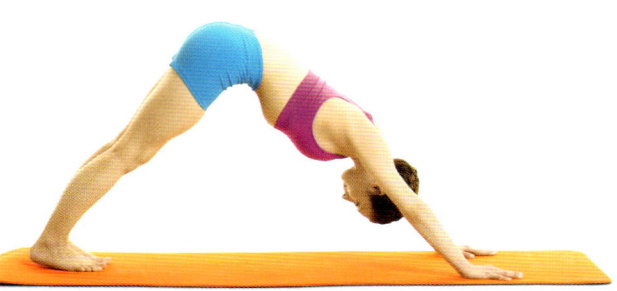

반복 횟수: 업-스트레치 콤보를 3회 반복 후, 손으로 바닥을 짚어 발 방향으로 이동하고 상체를 말아 올린다. 동작 중 안정성이 필요한 부분과 가동성이 요구되는 부분을 주의 깊게 관찰하면서 총 2세트 실행한다.

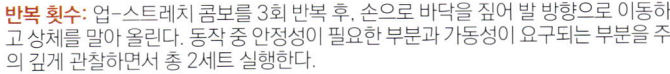

푸쉬업과 플랭크

웨이브(WAVE)

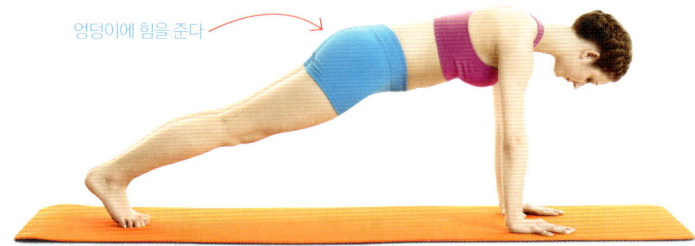
엉덩이에 힘을 준다

A
- 상체를 숙인 포워드 폴드(Forward Fold) 자세에서 시작해, 손으로 앞을 향해 크게 세 걸음 정도 걸어 나와 상체의 무게를 손보다 조금 앞에 둔다(어깨가 손목보다 앞에 위치한다). 발가락 끝으로 균형을 잡으며 견고한 플랭크 자세를 만든다.

> **참고:** 웨이브 동작은 무릎을 매트에 대고 해도 된다. 팔을 접고 펴는 순서는 오른팔 접고 오른팔 펴기, 또는 오른팔 접고 왼팔 펴기 등 원하는 대로 바꾸어도 무방하다.

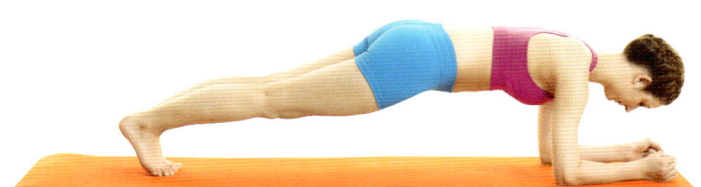
배를 오목하게!

B **C**
- 오른쪽 팔꿈치로 오른손을 대체하여 팔뚝을 매트 위에 올린다. 왼쪽도 마찬가지로 실행하여 팔꿈치로 지탱한 플랭크 자세를 취한다.

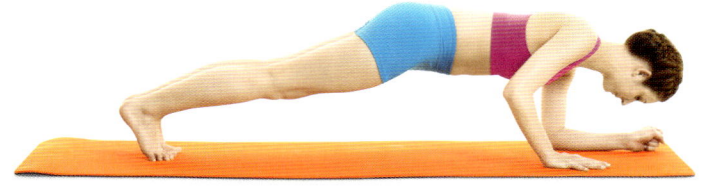

D **E**
- 이번에는 오른손으로 오른쪽 팔꿈치를 대체하고 왼쪽도 마찬가지로 실행해 손으로 지탱한 전신 플랭크 자세로 돌아온다.

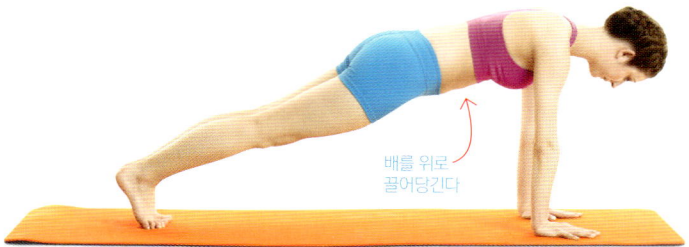
배를 위로 끌어당긴다

반복 횟수: 위의 동작을 왼쪽에서 반복하여, 총 4회 반복한다.

Chapter 6

사이드-스위퍼
(SIDE-SWEEPER)

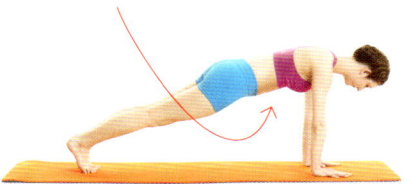

배와 갈비뼈를 위로 끌어올린다

A
- 견고한 플랭크 자세에서 시작한다. 팔을 쭉 펴고 어깨가 손목보다 앞에 있도록 하며, 발가락 끝으로 균형을 잡는다.

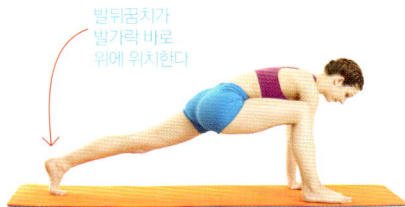

발뒤꿈치가 발가락 바로 위에 위치한다

B
- 오른쪽 다리를 오른쪽으로 회전시키며 앞으로 가져와 오른발을 오른손 바깥쪽 매트 위에 올려놓는다. 오른 다리를 다시 제자리로 움직여 시작 자세로 돌아온다.

반복 횟수: 위의 동작을 왼쪽 다리로 반복한다. 양쪽 번갈아 가며 총 3세트 실행한 후 선 자세로 돌아간다.

니-인
(니-인)

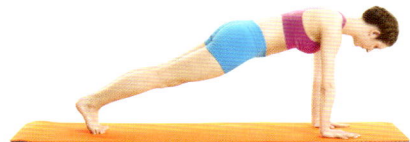

A
- 견고한 플랭크 자세에서 시작한다. 팔로 매트를 강하게 누르고 배는 등을 향해 끌어올린다.

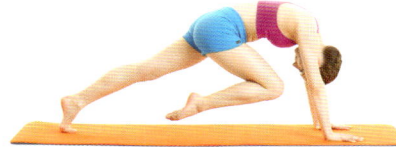

B
- 오른 무릎을 가슴 쪽으로 끌어당기는 동시에 가슴을 무릎을 향해 숙인다(거꾸로 된 싱글 레그 스트레치 동작과 비슷하다).
- 갈비뼈를 강하게 조이고, 이 자세에서 셋을 센 후 다시 플랭크 자세로 돌아온다.

반복 횟수: 양쪽 다리를 총 6회 번갈아 가며 실행한다. 동작을 반복하면서 접은 다리를 당기는 힘과 편 다리를 뻗는 힘 사이의 대립하는 에너지를 점점 더 강하게 느낀다.

마운틴 클라이머
(마운틴 클라이머)

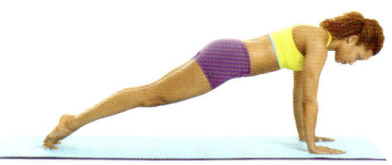

A
- 이 동작은 니-인(니-인)을 빠르게 실행하는 운동이라고 생각하면 된다. 플랭크 자세를 취하고 한쪽 무릎 상체를 향해 끌어당긴다.

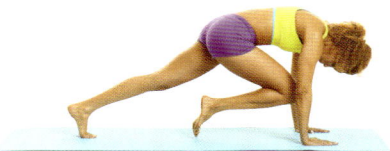

B
- 무릎을 가슴 앞에 유지하는 대신, 발가락을 바닥에 가볍게 올려놓고 마치 평면에서 달리거나 등 반하듯이 다리를 빠르게 바꾼다.
- 갈비뼈를 조이고 발과 손으로 몸을 가볍게 지탱한다.

반복 횟수: 8~10세트 반복한 후 발꿈치를 바닥으로 내리고 푸쉬업 마무리 동작으로(가슴을 허벅지를 향해 숙이고 손으로 뒷걸음질 쳐서 상체를 뒤로 가져오기) 운동을 마친다.

푸쉬업과 플랭크

플랭크 잭
(PLANK JACKS)

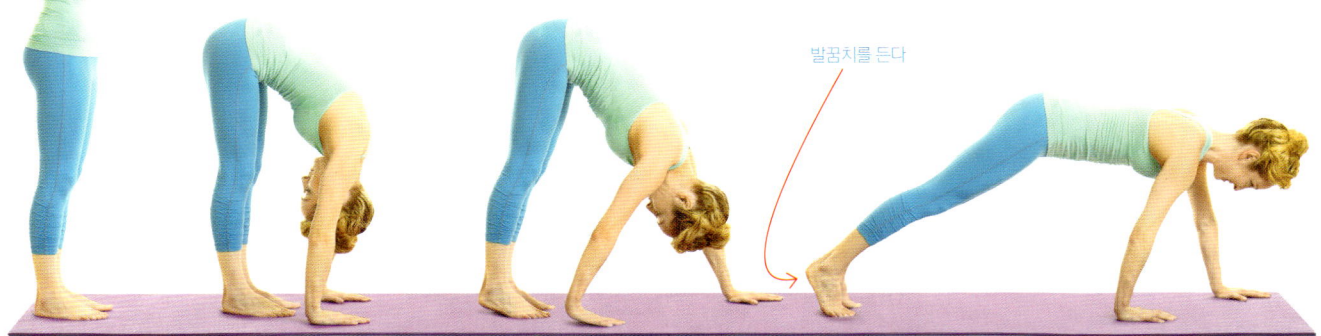

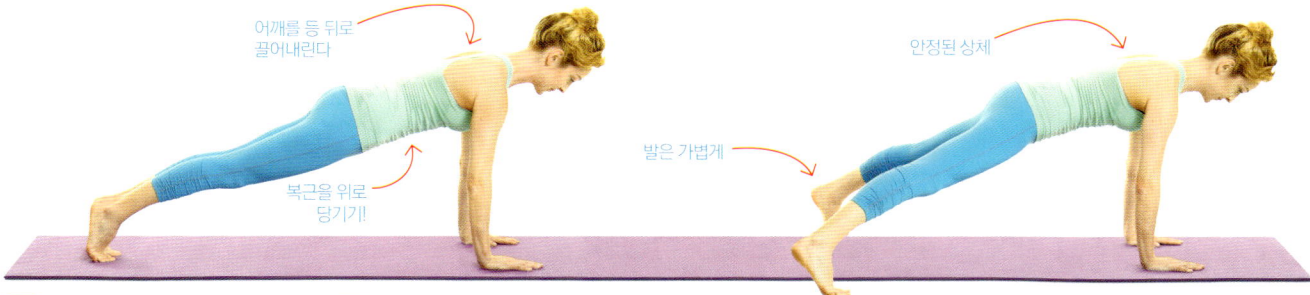

A
- 매트의 긴 부분을 바라보고 꼿꼿이 선다.
- 숨을 고르게 들이쉬며 두 팔을 머리 위로 올려 허리를 늘이고, 양쪽 허벅지를 바깥쪽으로 회전시켜 서로 강하게 붙인다.

B
- 숨을 천천히 내쉬며 머리를 숙이고 팔은 어깨너비를 유지하며 몸 앞으로 가져온다. 척추를 분절하며 상체를 숙여(골반을 접는 것이 아니다) 손이 매트에 닿도록 한다. 배를 오목하게 유지한다.
- 손을 매트 위에 놓고 머리가 무릎에 닿도록 한다(필요하면 무릎을 약간 굽힌다).

C D E
- 손으로 매트를 짚어 앞을 향해 크게 세 걸음 정도 상체를 움직여 견고한 플랭크 자세를 만든다. 어깨가 손목보다 앞에 있도록 하며, 발가락 끝으로 균형을 잡는다.

F
- 점프하여 다리를 벌렸다 모으기를 6회 반복한다. 동작하는 동안 어깨가 앞에 있는 위치를 안정되게 유지한다.
- 플랭크 위치에서 코어의 근육을 위로 끌어올리며 가슴을 허벅지 쪽으로 접어 거꾸로 된 티저 자세를 취한다.
- 팔을 쭉 뻗어 손으로 세 걸음 정도 되돌아간 후 상체를 굴려 선 자세로 돌아온다.

반복 횟수: 통제된 리듬을 찾으며 3회 반복한다.

Chapter 6

스파이더 플랭크
(SPIDER PLANKS)

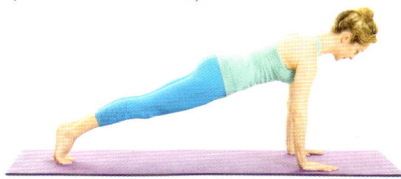

A
- 견고한 플랭크 자세에서 시작한다. 배를 힘있게 끌어올려 발에 실린 무게를 덜고 엉덩이가 처지지 않도록 한다.

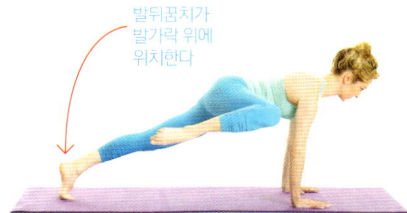

발뒤꿈치가 발가락 위에 위치한다

B
- 오른쪽 무릎을 오른쪽 겨드랑이 근처로 가져왔다가 다시 제자리로 내린다.

참고: 이 동작은 푸쉬업을 하면서 실시할 수도 있다. 무릎을 어깨 쪽으로 움직일 때 체중을 앞쪽으로 이동하며 팔꿈치를 접어 몸을 낮추었다가, 팔을 펴면서 몸을 뒤쪽으로 이동하여 발을 매트에 내려놓는다.

반복 횟수: 위의 동작을 왼쪽 다리로 반복한다. 반복할 때 다리와 엉덩이를 가볍게 유지하고 배와 갈비뼈를 계속 끌어올린다.

슈퍼맨 플랭크
(SUPERMAN PLANK)

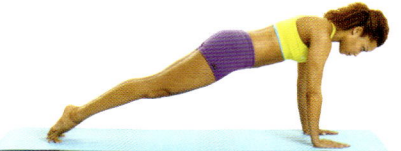

A
- 견고한 플랭크 자세에서 시작한다(팔꿈치나 무릎을 바닥에 댄 상태로 시작해도 된다).

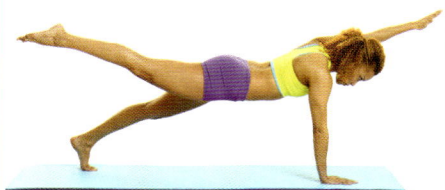

B
- 두 발을 최소한 골반 너비로 벌리되, 손 또는 팔꿈치는 어깨 바로 아래에 둔다.
- 배를 척추 쪽으로 끌어당긴다. 엉덩이에 힘을 준 채 왼팔을 앞으로 뻗어 왼쪽 귀에 댄다.
- 팔을 원래 위치로 가져온 후 오른쪽 팔로 동작을 반복한다.

반복 횟수: 2회 반복 후, 몸의 균형과 자세를 유지하며 왼쪽 팔과 오른쪽 다리를 동시에 반대쪽으로 드는 동작을 시도한다. 방향을 바꾸어 오른쪽 팔과 왼쪽 다리를 동시에 든다. 2회 반복 후 푸쉬업 마무리 동작을 한다.

사이드 플랭크
(SIDE PLANKS)

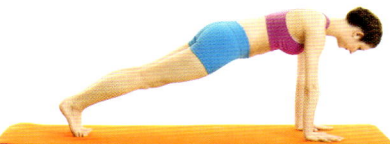

A
- 견고한 플랭크 자세에서 시작한다. 양쪽 뒤꿈치를 붙이고 골반을 상체 쪽으로 기울인다.

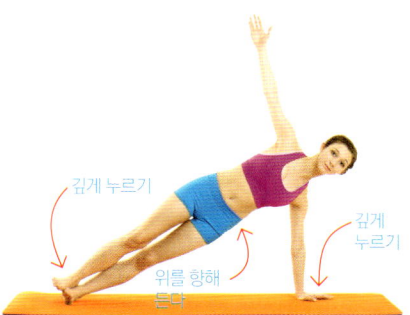

깊게 누르기

깊게 누르기

위를 향해 듣다

B
- 숨을 천천히 들이쉬며 몸을 오른쪽으로 회전하고 오른쪽 팔을 매트에서 떨어뜨려 천장을 향해 높이 든다.
- 두 발을 위아래로 포개거나 위에 있는 발을 아래에 있는 발 바로 앞에 둔다.
- 셋을 셀 동안 자세를 유지한 후 플랭크 자세로 돌아온다. 반대쪽도 실시한다.

반복 횟수: 너무 오래 몸의 측면으로 무게를 지탱하지 않기 위해, 1세트만 실시한 후 선 자세로 되돌아온다. 반복하고 싶으면 일단 섰다가 다시 플랭크 자세로 돌아가 동작을 실시한다.

푸쉬업과 플랭크

스쾃 스러스트
(스쾃 스러스트)

A
- 두 팔을 머리 위로 올리고 꼿꼿이 선다.

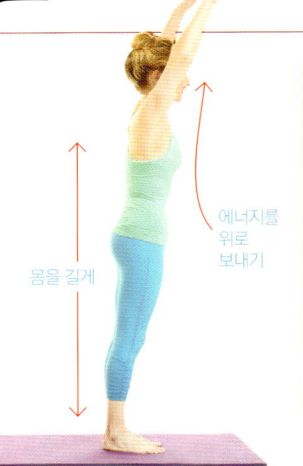

B
- 스쾃 자세를 취하고 두 손을 어깨너비보다 조금 더 넓게 벌려 손바닥을 몸 앞 매트 위에 둔다.

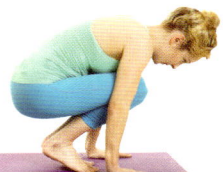

C **D**
- 상체의 위치를 그대로 둔 채, 두 다리를 뒤쪽으로 차내듯이 뻗어(thrust) 발의 앞부분으로 착지하여 견고한 플랭크 자세를 취한다. 배를 척추 쪽으로 강하게 끌어당긴다(엉덩이가 바닥을 향해 쳐지지 않도록 한다).

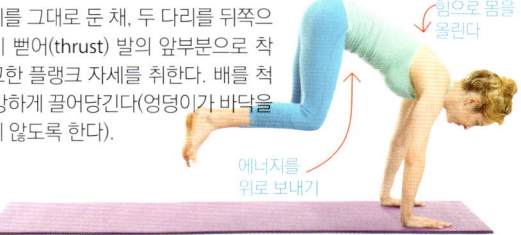

- 상체의 자세를 유지한 채, 복근을 오목하게 당기는 힘으로 점프를 하여 처음의 스쾃 자세로 돌아온다. 선 자세로 돌아온다.

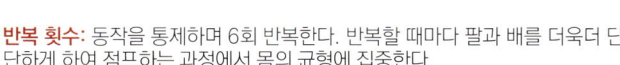

반복 횟수: 동작을 통제하며 6회 반복한다. 반복할 때마다 팔과 배를 더욱더 단단하게 하여 점프하는 과정에서 몸의 균형에 집중한다.

덤벨 로우 푸쉬업
(PUSHUP WITH A DUMBBELL ROW)

참고: 이 동작은 아령을 사용하여 혹은 사용하지 않고 실시할 수 있다.

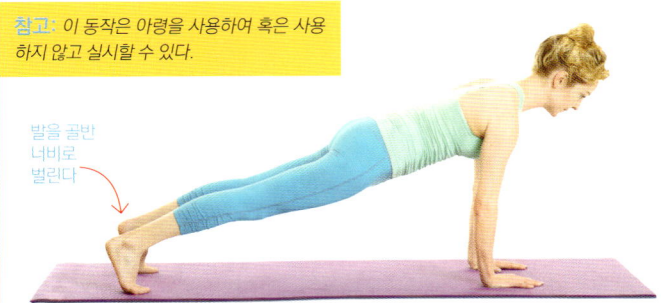

A
- 아령을 사용하여 실시한다면, 아령을 매트의 한쪽 가장자리, 즉 플랭크 자세에서 손이 위치할 곳에 준비해 놓고 동작을 시작한다(아령을 들고 있다고 상상하며 실시해도 된다).

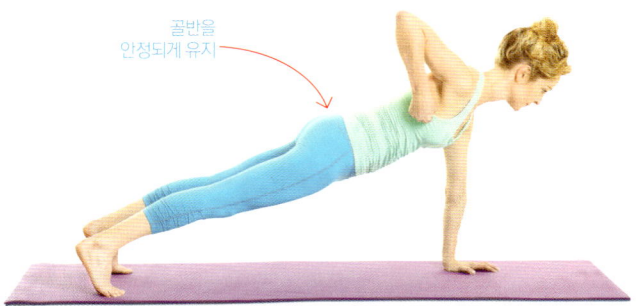

B
- 양손에 아령을 각각 쥐고 플랭크 자세를 취한다. 오른쪽 팔을 접고 위로 당겨 오른손을 오른쪽 가슴 옆으로 가져간다.
- 아령을 내리고 반대쪽도 반복한다.

반복 횟수: 3회 반복 후, 아령을 내려놓고 손으로 발을 향해 걸어와 푸쉬업 마무리 동작을 한다.

Chapter 6

인버티드 티저 푸쉬업, 또는 파이크 푸쉬업
(INVERTED TEASER PUSHUPS, PIKE PUSHUPS)

이 동작은 어깨와 삼두근을 새로운 각도에서 자극한다.

A
- 발뒤꿈치를 붙이거나 발을 골반 너비로 벌린 상태에서 엉덩이를 위로 들고 손으로 앞을 향해 크게 세 걸음 정도 걸어 나온다.

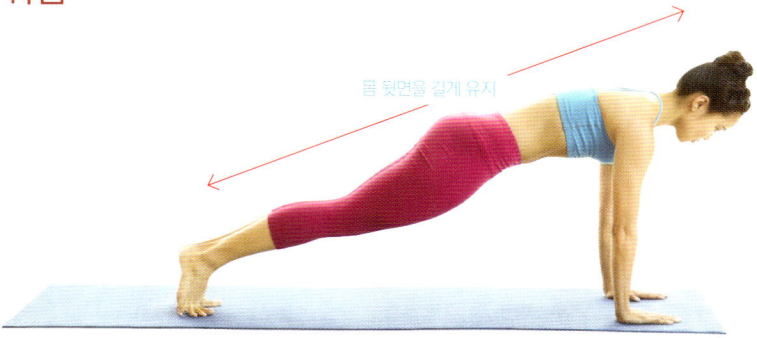

B
- 플랭크 자세를 취하는 대신, 골반과 발꿈치를 높이 든다(거꾸로 된 티저 자세와 비슷하다).

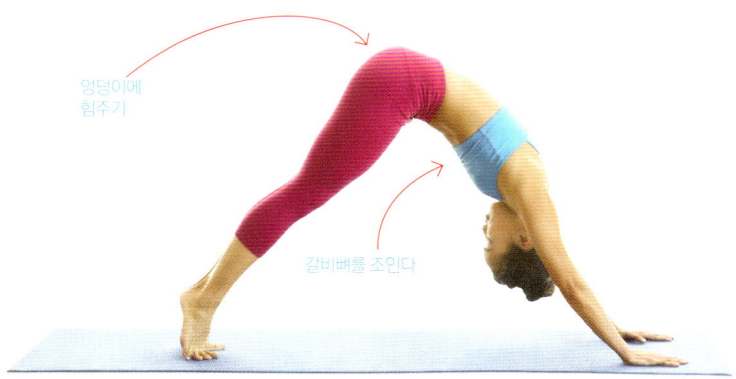

C
- 머리를 팔 사이로 숙이고, 팔꿈치를 서서히 접어 몸 바깥쪽으로 약간 벌리면서 정수리를 손 사이 매트 위에 내려놓는다.

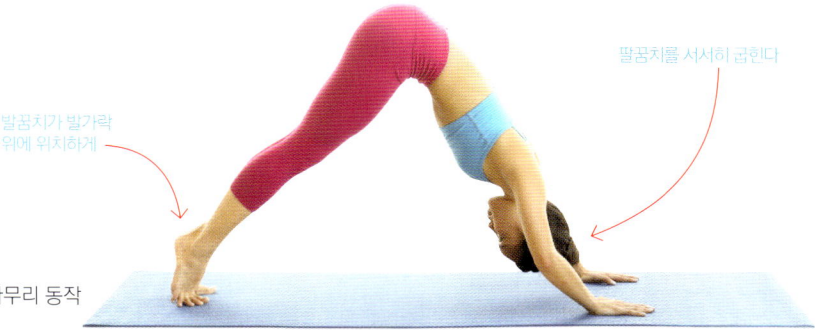

반복 횟수: 3회 반복 후 손으로 발을 향해 걸어와 푸쉬업 마무리 동작을 한다.

푸쉬업과 플랭크

비대칭 푸쉬업/플랭크
(ASYMMETRICAL PUSHUP/PLANK)

> **참고:** 이 운동은 분다 체어에서 한쪽 팔로 하는 푸쉬업 동작과 비슷하다.

A

- 이 운동은 몸의 약한 쪽을 강화하거나 일반적인 푸쉬업의 난이도를 높이기에 좋은 운동이다.
- 요가 블록이나 낮은 스텝 박스를 매트의 한쪽 가장자리, 즉 플랭크 자세에서 손이 위치할 곳에 준비해 놓고 동작을 시작한다.
- 플랭크 자세를 취했으면, 한 손을 블록 위에 올리고 반대쪽 손은 어깨 바로 아래에 둔다.
- 양쪽 발과 허벅지 안쪽을 강하게 붙인다.

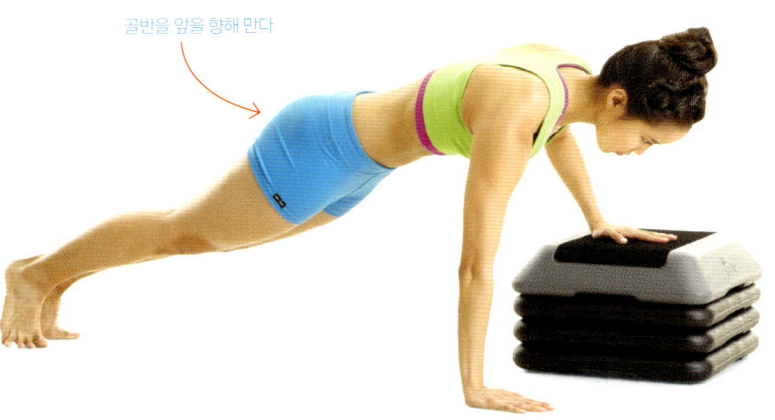

골반을 앞으로 향해 만다

B

- 푸쉬업을 세 번 실시한다. 가슴을 허벅지 쪽으로 접고 손으로 바닥을 짚으며 상체를 발을 향해 이동한 후 척추를 분절시키며 선 자세로 돌아온다.

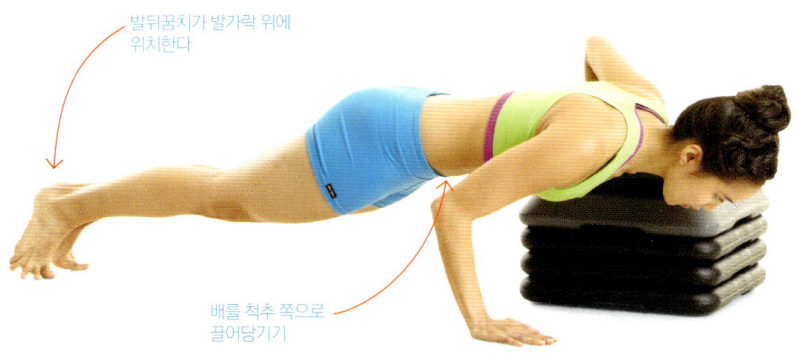

발뒤꿈치가 발가락 위에 위치한다

배를 척추 쪽으로 끌어당기기

반복 횟수: 오른쪽으로 2회 실시한 후, 블록을 왼쪽으로 옮겨 2회 더 실시한다. 약한 쪽을 강화하려면 그쪽으로 한 번 더 실시한다.

Chapter 6

엘리펀트 플랭크
(ELEPHANT PLANKS)

A B
- 상체를 숙여 이마를 무릎에 댄 상태에서 시작한다. 다리와 발을 뻣뻣하게 하여, 손으로 앞을 향해 크게 세 걸음 정도 걸어 나와 견고한 플랭크 자세를 만든다(머리부터 발끝까지 "강철 같은 단단함"을 유지한다).

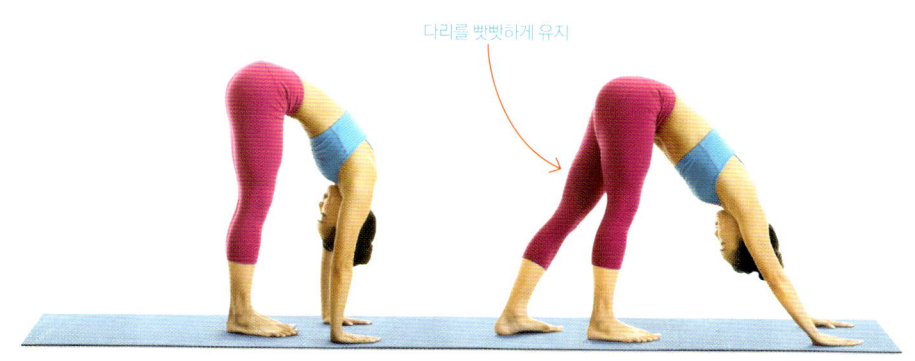

다리를 뻣뻣하게 유지

C
- 셋을 셀 동안 가슴을 넓게 펴고 매트를 깊게 누르며 플랭크 자세를 유지한다.

D
- 코어 근육을 들어 올리고, 갈비뼈를 끌어당기면서 허벅지 쪽으로 가슴을 접어 거꾸로 된 티저 자세를 만든다.

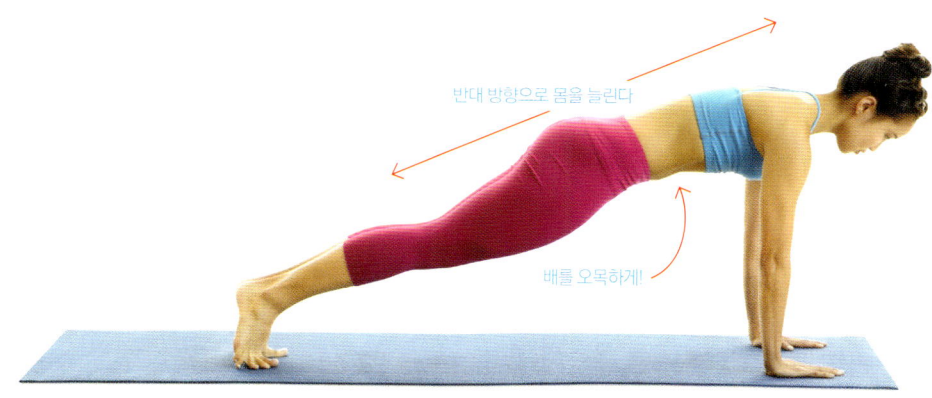

반대 방향으로 몸을 늘린다

배를 오목하게!

E
- 발뒤꿈치를 매트에 내려놓아 발목을 수축(플렉스)하고, 무릎을 쫙 편 채 최대한 손에 가깝게 걸어온다. 배를 오목하게 집어넣어 다리가 움직일 수 있는 공간을 만든다.

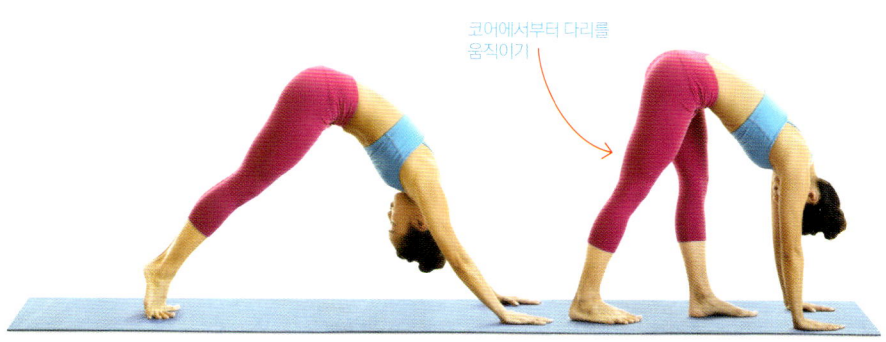

코어에서부터 다리를 움직이기

반복 횟수: 3회. 동작을 반복 하다 보면 손을 발을 향해 움직이는 동작과 발을 손을 향해 움직이는 동작을 번갈아 가며 실시하게 된다.

스페셜 섹션

기록 속의 시작 운동(Starter)과 마무리 운동(Enders)

시간이 흘러 필라테스가 인기를 얻으면서, 조의 최초의 작업에 대한 기록이 점점 더 많이 발견되기 시작했다. 어떤 이들에게는 "보존된 기록"이 구시대적이거나 덜 개발된 것을 뜻할지도 모른다. 그러나 많은 이들이 로마나가 우리에게 전해 준, 필라테스 운동을 시작하고 마무리 짓는 시작 운동과 마무리 운동의 가치와 그것들이 주는 즐거움을 알고 있다. 이 운동들이 당신의 몸 어느 부분에 어떻게 작용하는지 직접 느껴 보기 바란다.

니 투 엘보우 프론트 (KNEES TO ELBOWS FRONT, 몸 앞에서 무릎을 팔꿈치로 가져가기)

A

- 몸 앞에서 두 팔을 접고 겹쳐 어깨높이로 든다. 발뒤꿈치를 붙이고 발가락을 떨어뜨린 상태에서, 오른쪽 다리를 힘있게 위로 들어 올려 오른쪽 무릎을 오른쪽 팔꿈치 바깥에 댄다.
- 재빨리 다리를 원위치로 내리고 반대쪽도 실행한다.

가슴을 끌어올린다

다리는 가볍게

반복 횟수: 양쪽을 번갈아 가며 각 4회씩 반복한다. 팔꿈치가 내려오지 않도록 한다.

니 투 엘보우 사이드 (KNEES TO ELBOWS SIDE, 몸 옆에서 무릎을 팔꿈치로 가져가기)

A

옆으로 곧게 뻗기   옆으로 곧게 뻗기

- 니 투 엘보우 프론트 동작과 자연스럽게 연결해 실시한다. 두 팔을 몸의 양쪽으로 넓게 뻗고 오른쪽 무릎을 오른쪽 팔꿈치를 향해 들어 올린다.
- 재빨리 발을 원위치로 내리고 왼쪽도 실행한다. 손바닥은 아래를 향하고 가슴은 위로 끌어당긴다.

반복 횟수: 양쪽을 번갈아 가며 각 4회씩 반복한다.

스탠딩 바이시클 (STANDING BICYCLE, 서서 자전거 타기)

A

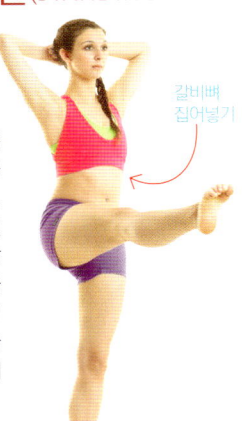

- 곧게 서서 두 팔을 양쪽으로 벌리거나 두 손을 포개어 머리 뒤에 놓고, 통제된 움직임으로 천천히 한쪽 다리를 몸 앞을 향해 쭉 뻗는다. 골반을 아래로 떨어뜨리거나 서 있는 다리를 굽히지 않는 한도 내에서 최대한 높이 든다.

갈비뼈 집어넣기

B

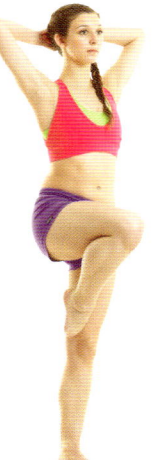

- 다리를 최대한 올렸으면, 무릎을 굽혀 서 있는 다리의 무릎 옆으로 스쳐 뒤로 보낸다. 골반이 흔들리지 않도록 한다.

C

- 다리를 몸 뒤쪽에서 곧게 편 후 앞으로 휙 보내 동작을 반복한다.

골반을 최대한 안정시킨다

반복 횟수: 앞에서 회전을 시작하여 2회, 뒤에서 시작하여 2회 반복한다. 왼쪽도 실시한다.

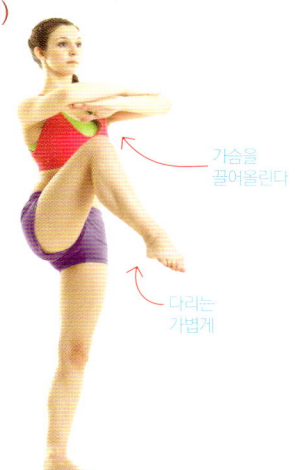

기록 속의 시작 운동과 마무리 운동

싱글 레그 발란스: 앞, 옆, 뒤(SINGLE-LEG BALANCES TO FRONT/SIDE/BACK, 한 다리로 균형 잡기)

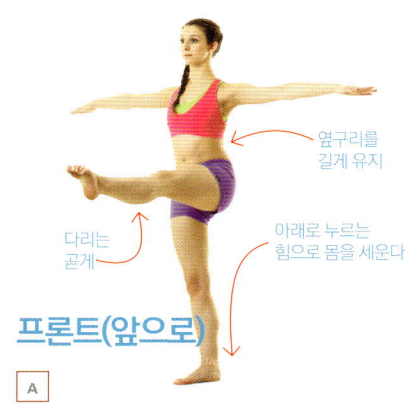
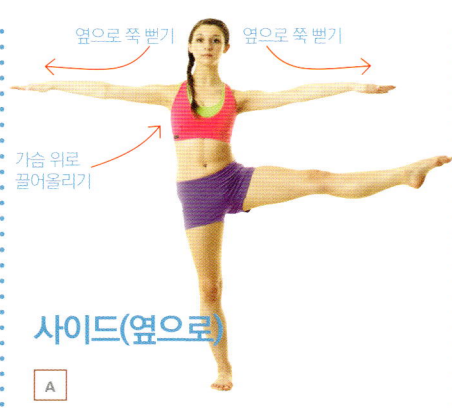
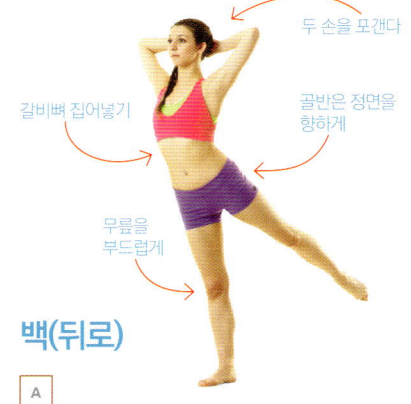

프론트(앞으로)

A
- 팔을 옆으로 벌리고 곧게 서서, 한쪽 다리로 바닥을 강하게 누르면서 반대쪽 다리를 천천히 몸 앞쪽으로 곧게 뻗어 최대한 높이 든다.

사이드(옆으로)

A
- 오른쪽 다리를 몸의 옆으로 쭉 뻗어, 몸이 옆으로 기울거나 균형을 잃지 않는 한도 내에서 최대한 높이 든다.

백(뒤로)

A
- 골반을 틀거나 상체를 앞으로 숙이지 않으면서 다리를 뒤로 곧게 뻗어 들어 올린다.

반복 횟수: 각 다리를 충분히 움직였다면 횟수를 세도록 하라.

버터플라이 트위스트
(BUTTERFLY TWIST)

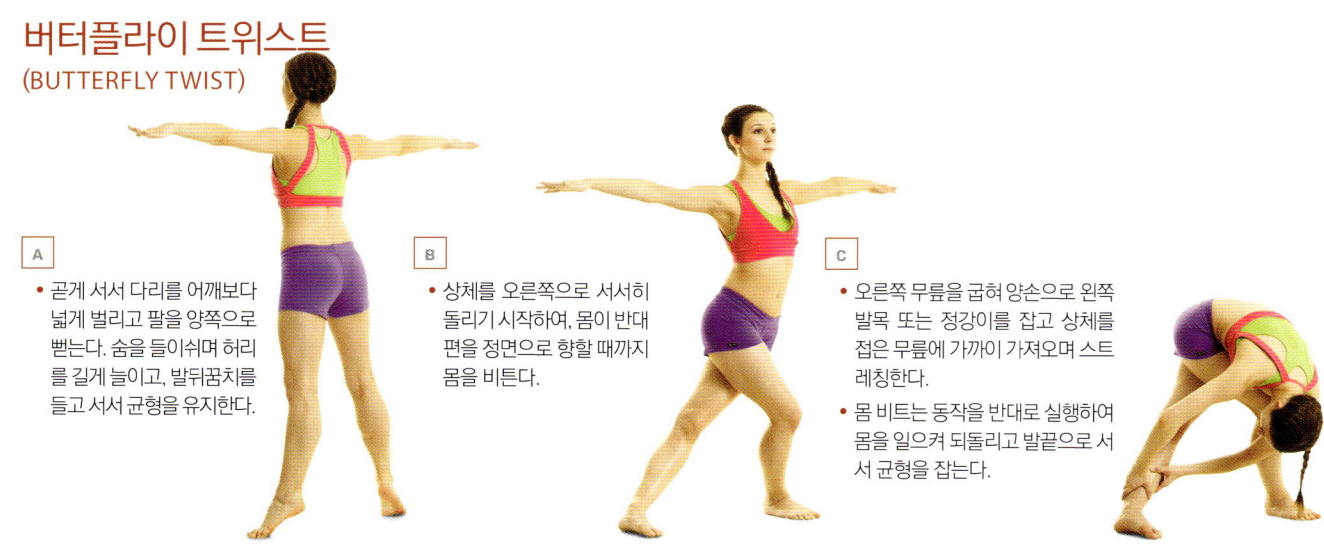

A
- 곧게 서서 다리를 어깨보다 넓게 벌리고 팔을 양쪽으로 뻗는다. 숨을 들이쉬며 허리를 길게 늘이고, 발뒤꿈치를 들고 서서 균형을 유지한다.

B
- 상체를 오른쪽으로 서서히 돌리기 시작하여, 몸이 반대편을 정면으로 향할 때까지 몸을 비튼다.

C
- 오른쪽 무릎을 굽혀 양손으로 왼쪽 발목 또는 정강이를 잡고 상체를 접은 무릎에 가까이 가져오며 스트레칭한다.
- 몸 비트는 동작을 반대로 실행하여 몸을 일으켜 되돌리고 발끝으로 서서 균형을 잡는다.

반복 횟수: 반대쪽으로도 몸을 비튼다. 각 1회씩만 실행하여도 몸의 긴장을 풀기에 충분하다.

Chapter 6

무릎 올려 제자리 뛰기, 엉덩이 차며 제자리 뛰기 (JOGGING KNEES UP, HEELS UP)

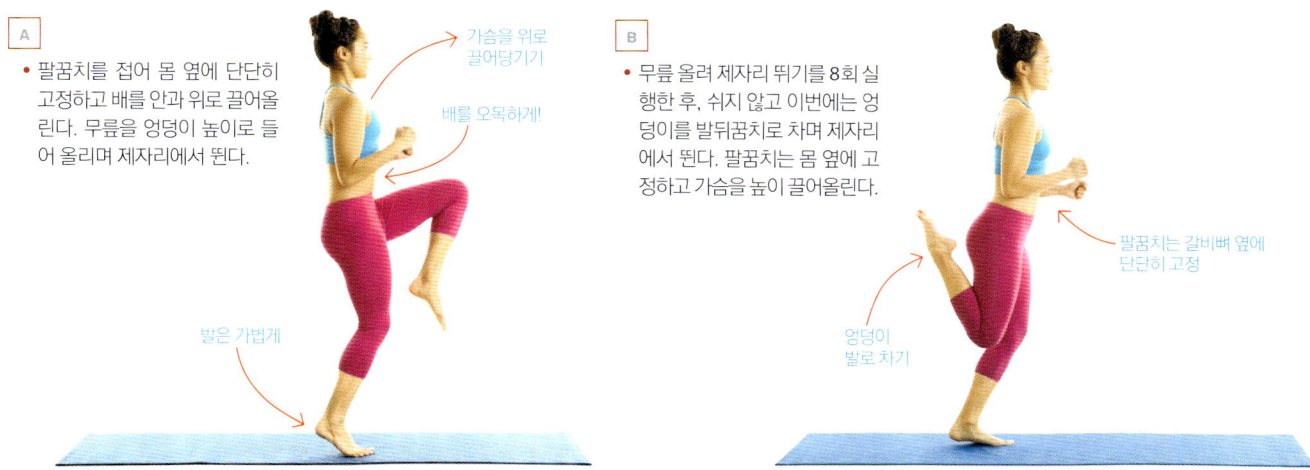

A
- 팔꿈치를 접어 몸 옆에 단단히 고정하고 배를 안과 위로 끌어올린다. 무릎을 엉덩이 높이로 들어 올리며 제자리에서 뛴다.

가슴을 위로 끌어당기기
배를 오목하게!
발은 가볍게

B
- 무릎 올려 제자리 뛰기를 8회 실행한 후, 쉬지 않고 이번에는 엉덩이를 발뒤꿈치로 차며 제자리에서 뛴다. 팔꿈치는 몸 옆에 고정하고 가슴을 높이 끌어올린다.

팔꿈치는 갈비뼈 옆에 단단히 고정
엉덩이 발로 차기

반복 횟수: 한 동작을 8회 실시한 후, 다음 동작을 8회 실시한다. 또는 같은 동작을 반복하려면 다리 드는 횟수를 6회, 4회, 2회로 줄여가며 실시한다.

스탠딩 소우 (STANDING SAW)

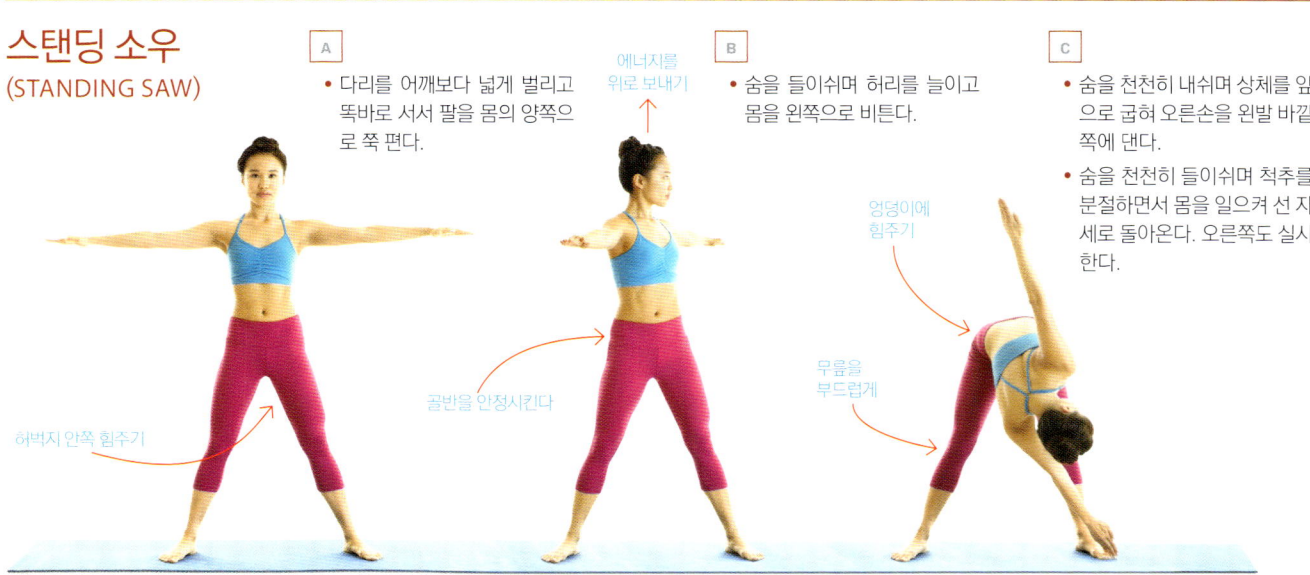

A
- 다리를 어깨보다 넓게 벌리고 똑바로 서서 팔을 몸의 양쪽으로 쭉 편다.

허벅지 안쪽 힘주기
골반을 안정시킨다

B
- 숨을 들이쉬며 허리를 늘이고 몸을 왼쪽으로 비튼다.

에너지를 위로 보내기

C
- 숨을 천천히 내쉬며 상체를 앞으로 굽혀 오른손을 왼발 바깥쪽에 댄다.
- 숨을 천천히 들이쉬며 척추를 분절하면서 몸을 일으켜 선 자세로 돌아온다. 오른쪽도 실시한다.

엉덩이에 힘주기
무릎을 부드럽게

반복 횟수: 3회. 상체를 내릴 때 배를 끌어올리고 일으킬 때 엉덩이에 힘을 준다.

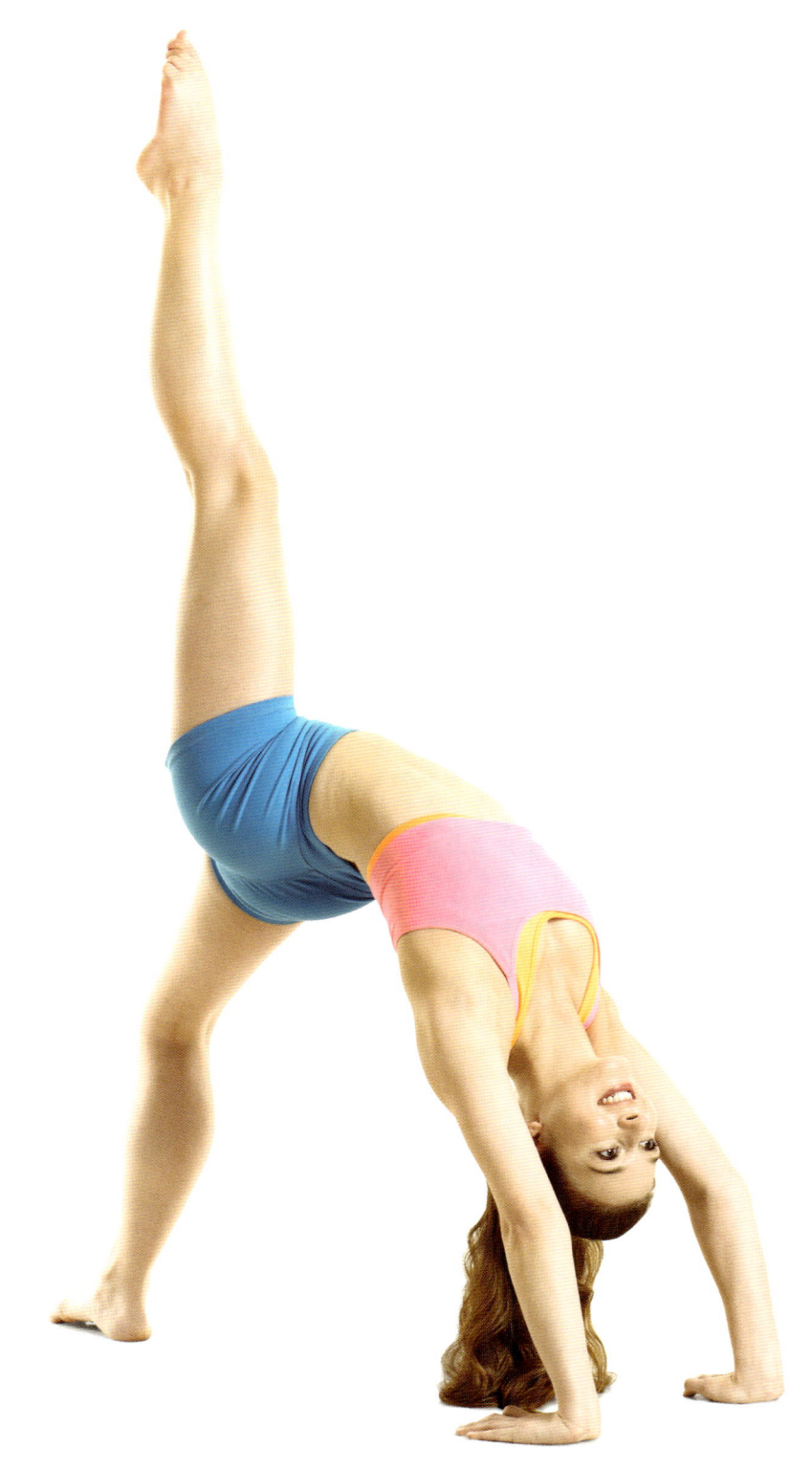

CHAPTER 7
필라테스 도구

당신의 홈 스튜디오 만들기

운동 기구는 창의력과 상상력을 발휘하여 필라테스 운동을 새로운 방법으로 경험하게 해 주는 훌륭한 도구이다. 이러한 기구들을 사용하면 현명하게 운동을 보완할 수 있다. 운동 기구는 운동을 더 쉽게 해 주는 것이 아니다. 기구들은 촉감 인지, 저항성, 안정성 혹은 불안정성을 만들어 집중하여 운동할 수 있게 도와준다(집중해서 운동하는 것 자체가 이전에 경험해 보지 않은 어려운 일일 수 있다).

조는 자신의 몸을 써서 중량을 들거나 몸을 정상적으로 움직일 수 없는 사람들의 운동을 돕기 위하여, 또한 신체의 저항력, 가동 범위 그리고 조절력을 키울 수 있도록 독창적인 운동 기구들을 고안해냈다. 조의 기구를 사용하면 신체가 도움 없이는 할 수 없는 동작들이 가능해진다. 아마도 당신의 거실에 캐딜락이나 리포머 같은 기구가 없을 것이다. 따라서 나는 모든 기구가 갖추어진 필라테스 스튜디오에서 경험할 수 있는 수많은 이익을 소도구들을 사용하여 얻을 수 있도록 도와주는 여러 가지 운동을 만들었다(필라테스 기구 운동에 익숙한 사람들을 위하여 소도구를 이용한 운동이 기구 운동과 비슷할 경우 표시해 놓았다).

지난 수년 동안 피트니스 트렌드가 확장되고 필라테스가 체육관과 주말 워크숍 등에 진출하면서 보다 어려운 매트 운동에 대한 요구가 늘어났다. 많은 필라테스인이 기구 운동을 바닥 운동(매트 운동)으로 대체하고 있다. 매트 운동도 재미있고 운동이 많이 되지만, 매트 운동은 매트에서, 기구 운동은 기구에서 해야 하는 이유는 많다. 대부분 각도와 기구가 주는 지지 때문이다. 그럼에도 나는 기구 운동 몇 가지를 새롭게 해석하여 클래식 매트 운동에 추가하였다. 깊은 상상력과 감각을 발휘하여 기구의 저항력을 상상하다 보면, 운동에 새로운 요소들을 추가할 수 있을 것이다. 우리의 신체는 우리가 진짜로 저항 기구를 사용하고 있는지 아닌지 알지 못한다는 것을 기억하자. 마치 실제로 기구를 사용하고 있는 것처럼 운동하면, 몸의 근육은 그에 따라 적절히 반응할 것이다.

Chapter 7

참고 : 소도구들에 관한 더 자세한 정보는 책 마지막 부분의 "자료" 부분에 실려 있다.

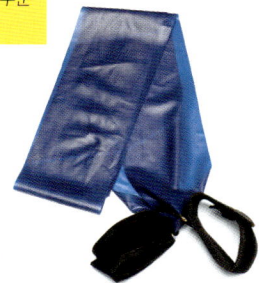
밴드 /
발목 스트랩

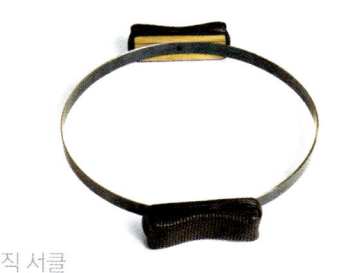
매직 서클

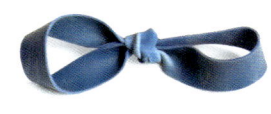
집에서 만든 발가락 교정기

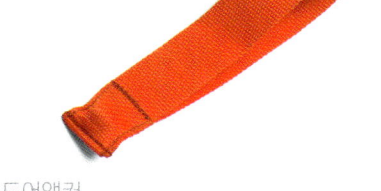
도어앵커

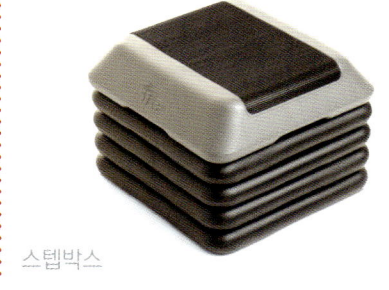
스텝박스

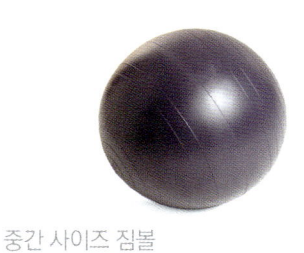
중간 사이즈 짐볼

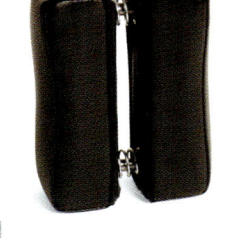
텐사토너

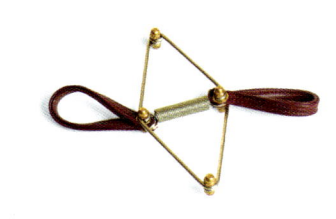
발가락 교정기

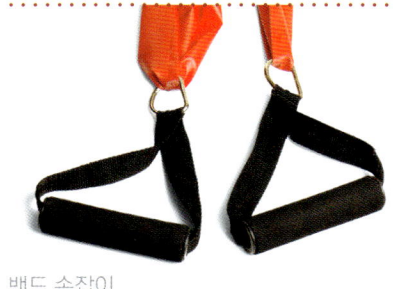
밴드 손잡이

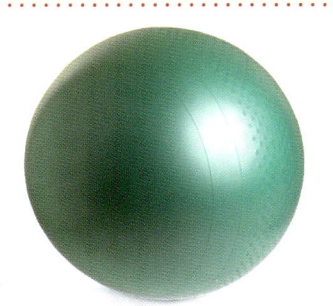
짐볼

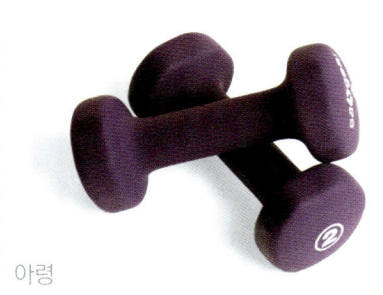
아령

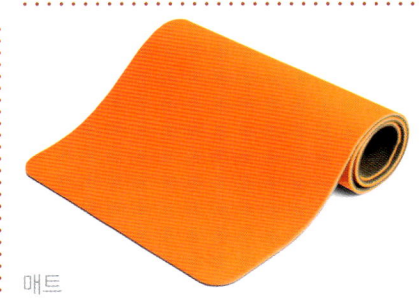
매트

밴드

필라테스 운동 시스템의 힘은 대부분 스프링의 저항에서 나온다. 스프링이 달린 기구와 도구를 사용하면 힘과 안정성을 이상적으로 기를 수 있다. 불행히도 안정적인 벽면을 확보해서 벽에 구멍을 뚫고 용수철을 설치하거나, 여행할 때 용수철을 들고 다니기는 쉽지 않은 일이다. 탄성 밴드는 용수철의 훌륭한 대안이다. 밴드는 근육에 지속적인 긴장을 주기 때문에 단순히 무거운 것을 들고 내리는 것보다 운동을 확연히 어렵게 만든다. 밴드의 저항력을 유지하는 데 필요한 근육을 사용하므로 운동의 효율이 배가 되고 신체의 조화로운 근육 사용 능력 또한 향상된다(일석이조다!). 그리고 당신이 열량을 계산하는 사람이라면, 더 많은 근육을 사용할수록 더 많은 열량이 소모된다는 것을 기억할 것이다.

밴드는 저렴하고 어디에나 쉽게 휴대할 수 있다. 자신의 몸에 가장 잘 맞는 탄성 수준을 알기만 하면 된다. 밴드의 탄성이 너무 약하면 필요한 저항력을 충분히 얻지 못할 것이고, 너무 강하면 사용하는 데 부담이 될 것이다. 밴드가 당겨질수록 저항력이 강해진다는 것을 기억해야 한다. 새로운 밴드를 고를 때는 장력을 측정하기 위해 밴드를 바닥에 고정하고 여러 길이에서 당겨봐야 한다. 여기 소개되는 운동을 하는 동안 밴드가 근육의 연장이라고 생각하라. 밴드가 느슨해졌다면, 그것은 당신 근육에 힘을 푼 것을 의미한다. 느슨한 근육이 목표라면 그렇게 해도 좋다. 그러나 그게 아니라면, 한 동작에서 다른 동작으로 넘어갈 때 밴드의 탄성을 유지해야 한다.

도어앵커 설치

경첩 설치

양쪽에 구멍이 있는 앵커를 설치하려면 지금 소개할 이 방법을 사용하자. 문을 열고 경첩 바로 위 문틈을 통해 앵커의 한쪽 끝을 끼워 넣는다. 경첩 아래 문틈으로 다시 보낸 후, 통과시킨 한쪽 끝을 앵커의 구멍을 통해 통과시키고 꽉 잡아당겨 경첩을 둘러싸고 단단히 묶는다. 그런 다음 밴드의 한쪽 끝을 앵커의 구멍에 끼우면 완성이다. 문에 있는 세 개의 경첩 중 어느 것을 사용하는지에 따라 저항력과 높이를 다양하게 조절할 수 있다.

고정대 설치

한쪽에 큰 고리가 있는 앵커를 문설주에 고정하려면 이 방법을 사용하면 된다. 원하는 높이를 표시하고 앵커를 끼운 후 문을 닫아 고정대는 문 바깥쪽에, 고리는 문 안쪽에 오게 한다.

밴드를 사용하면 기구에서와는 달리 밀거나 잡을 막대가 없어서 벽에 손이 닿는 올바른 위치를 찾는 것이 중요하다. 운동을 소개하면서 좋은 손의 위치를 제안하겠지만, 스스로 손목이 느낌을 의식해야 한다. 또한 발목 스트랩과 핸들을 이미 가지고 있지 않다면 이 두 소도구에 투자하는 것도 권하는 바이다. 밴드는 당기면 얇게 뭉쳐져서 손과 발을 아프게 할 수도 있기 때문이다.

가장 중요한 것은 힘을 균등하게 주는 것이다! 밴드를 기구라고 상상하고 운동하는 것이지, 진짜 필라테스 기구를 사용하는 것이 아니란 것을 명심해야 한다. 실제 기구에서는 스프링이 안정된 철봉에 적절한 거리로 설치되어 있지만, 밴드는 도어 앵커 하나로

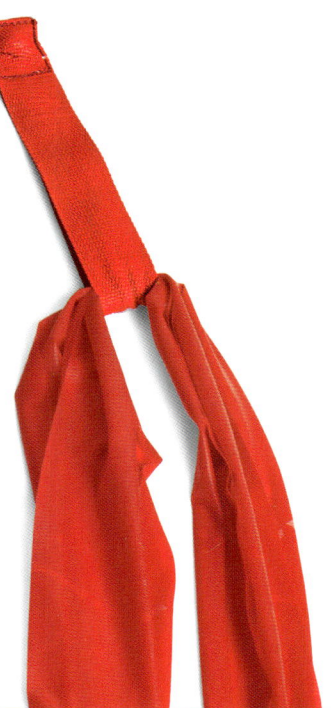

필라테스 소도구 : 밴드

고정되어 있으므로 잡아당길 때 각도가 바뀔 수 있습니다. 이것은 나쁜 것은 아니지만, 그 대신 적절하게 사용하려면 적응 기간이 필요하고 운동을 할 때 각 동작의 목적에 집중해야 한다.

부상 위험을 최소화하고 운동 효과를 최대한으로 거두기 위해서는 모든 것을 적절히 조정해야 한다.

밴드는 힘이 몸 양쪽에 균등하게 적용하도록 도어 앵커가 매트의 가운데 오는 위치에 매트를 놓아야 한다(매트 중간에 테이프로 표시를 해 놓는 것도 좋은 생각이다).

고정 장치 높이

나는 이 책을 쓰기 위해 많은 밴드, 튜브, 고정 장치의 조합을 테스트했다. 아래의 고정 장치 높이를 사용하면 벽에 구멍을 뚫지 않고도 기구 스프링을 사용했을 때 경험하는 저항력과 움직임을 가장 비슷하게 경험할 수 있을 것이다.

이 장의 밴드 운동을 위해 아래의 앵커 설정 높이를 참고하자.

최저: 바닥으로부터 7~13cm
낮음: 바닥에서 58~64cm
중간: 바닥에서 83~90cm
높음: 바닥에서 135~140cm, 혹은 서 있을 때의 어깨 위치.

스튜디오에서 운동할 때 같은 자세로 오래 있지 않도록 팔 운동과 다리 운동을 돌아가면서 한다. 따라서 한 운동에서 다음 운동으로 빠르게 옮겨가기 위해 두 위치에 밴드를 설치하는 것이 좋다. 당신이 선택한 운동 순서를 살펴보고, 높은 강도와 중간 강도의 밴드가 둘 다 필요한지, 핸들이나 발목 스트랩이 필요한지 확인하여 필요에 맞게 설치하도록 한다.

필요한 밴드
밴드 운동을 하기 위한 도구이다.

- **밴드 1~2개:** 강한 탄성의 밴드와 중간 탄성의 밴드를 둘 다 갖추는 것이 좋다.
- **문 고정 장치 1개**
- **핸들 1 세트**
- **풋/앵클스트랩 1세트**

다 합쳐도 신발 한 켤레보다 훨씬 싸다!

Chapter 7

밴드
> 누워서 하는 운동

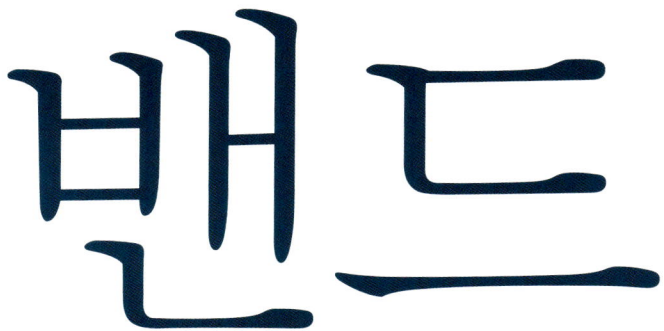

팔 운동 시리즈
(Arm "Spring" Series)

앵커위치
낮음

밴드강도
중간

이번 운동은 캐딜락에서 하는 암 스프링 시리즈(Arm Spring Series)의 변형 동작이다. 이름에 속지 말자. 다른 필라테스 운동과 마찬가지로 몸의 한 부분에 국한된 운동이 아니다.

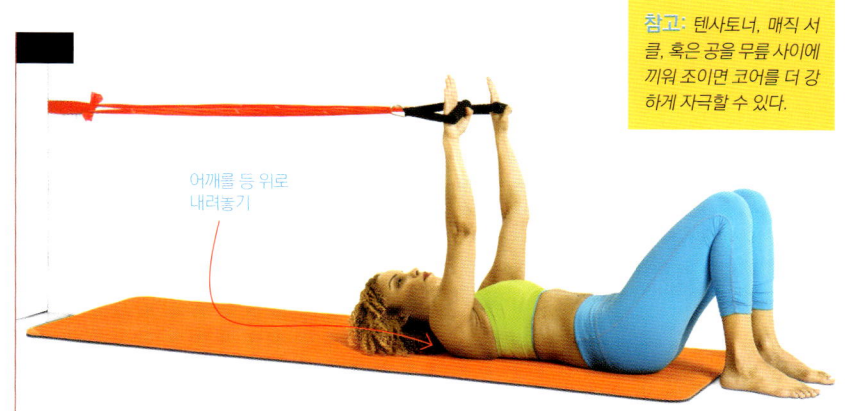

참고: 텐사토너, 매직 서클, 혹은 공을 무릎 사이에 끼워 조이면 코어를 더 강하게 자극할 수 있다.

어깨를 등 위로 내려놓기

상체 운동 준비 자세

- 등을 매트에 대고 누워서 엉덩이가 매트의 끝 부분에 가까워지도록 엉덩이로 미끄러져 움직인다.
- 팔을 올려서 손목이 어깨 위에 오도록 하고 팔꿈치를 접는다. 발은 바닥에 평평하게 내려놓고, 발뒤꿈치는 어깨너비로 벌린 무릎 바로 아래에 둔다(다리를 들어 올렸을 때 엉덩이가 매트 끝에 가까우면 맞게 누운 것이다).
- 밴드의 탄성을 느끼면서 동작을 시작한다. 아래 소개되는 운동을 할 때 코어 근육의 긴장을 놓지 않도록 하며, 어깨는 매트에 고정하고 가슴을 넓게 편 상태를 유지한다.

187

필라테스 소도구 : 밴드

체스트 익스팬션
(SUPINE: CHEST EXPANSION, 흉곽 확장 운동)

A
- 숨을 천천히 마시면서 밴드의 저항을 느끼며 엉덩이를 매트에서 말아 올린다. 손은 엉덩이보다 멀리 보내 바닥을 누른다. 팔과 어깨의 뒷면으로 바닥을 누르면서 손과 팔뚝은 매트에서 2~3센티미터 정도 떨어뜨린다.
- 엄지발가락에 무게를 실어 매트를 누른다.

B C
- 엉덩이를 든 상태에서 숨을 참으며 5에서 10초간 자세를 유지한다. 숨을 천천히 내쉬며 척추 한 마디씩 차례로 매트에 내려놓는다. 밴드의 탄성을 유지하면서 팔을 시작 자세로 되돌린다.

참고: 발을 엉덩이와 가까이 둘수록 허벅지 뒤 근육이 더욱 더 활성화되고, 허벅지 뒤 근육이 활성화되면 골반 근육이 안정된다. 골반 근육의 안정은 하복근의 활성화로 이어진다. 따라서 누워서 하는 운동 시리즈 내내 발을 엉덩이 가까이에 두는 것이 복근의 운동에 더 큰 효과를 줄 수 있다.

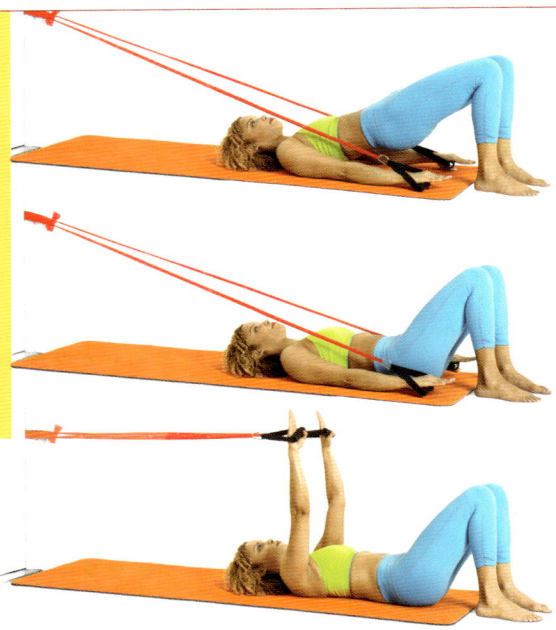

반복 횟수: 3~5회. 반복할 때마다 숨을 들이쉴 때 흉곽을 더욱더 확장하고 숨을 내쉴 때 최대한 모든 공기를 폐에서 밀어낸다(다른 자세에서 체스트 익스팬션을 할 때와는 달리, 바로 누워서 하는 체스트 익스팬션에서는 고개를 돌리지 않는다).

암 업/다운(SUPINE: ARMS UP/DOWN, 팔 들었다 내리기)

A
- 매트에 바로 누워 상체를 정렬시키고, 양 무릎과 발을 붙이거나 골반 너비로 떨어뜨린다. 발꿈치를 엉덩이 근처로 가져온다.
- 양쪽 허벅지를 단단히 붙인다.

B
- 내쉬는 숨에 팔의 뒷면이 매트에 닿도록 노력하면서 두 팔을 몸의 양옆으로 내린다.
- 셋을 셋 동안 자세를 유지한 후, 밴드의 저항을 느끼면서 천천히 팔을 시작 자세로 되돌린다.

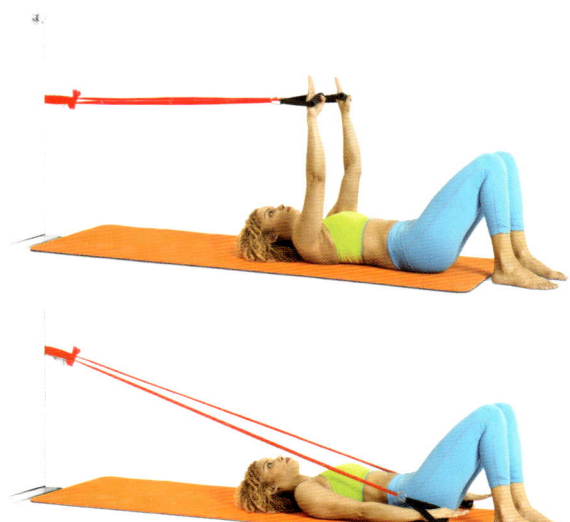

반복 횟수: 5회. 반복하면서 코어 근육을 점점 더 활성화하고 손목이 엉덩이에서 더욱 멀어지는 느낌을 갖는다.

암 서클(SUPINE: ARM CIRCLES, 팔 돌리기)

A
- 바로 누운 자세: 암 업/다운 운동에서와 같이 양 무릎과 발을 붙이거나 골반 너비로 떨어 뜨리고 발꿈치를 엉덩이에 최대한 가깝게 둔다.
- 양쪽 허벅지를 단단히 붙인다.

B C
- 팔을 매트에 가깝도록 내린 후, 팔을 쭉 펴고 몸 양쪽 옆에서 작은 원을 그린다. 팔의 뒷면이 바닥을 스치도록 한다.

반복 횟수: 한쪽으로 6회, 반대쪽으로 6회 실시한다. 팔을 점점 더 길게 뻗으려고 노력하며 반복한다.

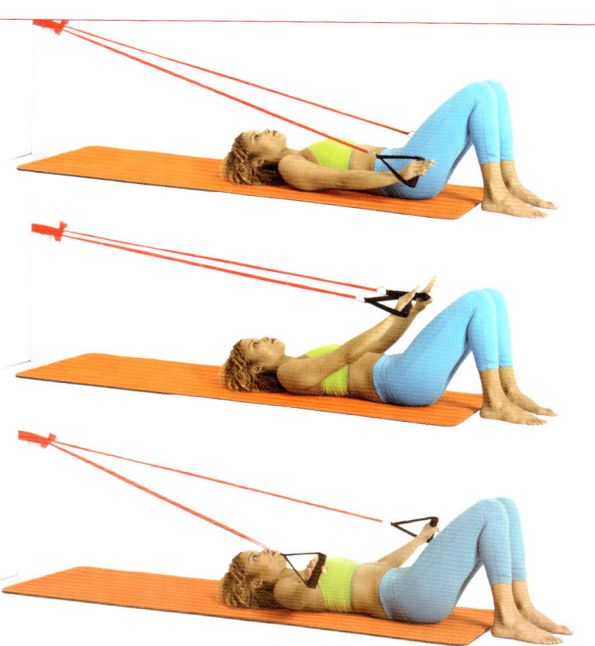

트라이셉스스 익스텐션
(트라이셉스스 익스텐션, 삼두근 운동)

A
- 바로 누운 자세: 암 서클 운동에서와 같이 양 무릎과 발을 붙이거나 골반 너비로 떨어뜨리고 발꿈치를 엉덩이에 최대한 가깝게 둔다.
- 양쪽 허벅지를 단단히 붙이거나, 무릎이나 발꿈치 사이, 엉덩이에 가깝게 텐사토너나 매직 서클, 혹은 작은 크기의 짐볼을 낀다.
- 숨을 들이쉬면서 두 팔을 몸의 양옆으로 쭉 내린다. 팔의 뒷면이 매트에 닿도록 한다.

B
- 그 상태에서 팔을 굽히기 시작한다. 팔의 뒷면과 어깨는 매트에 단단히 고정한다.
- 내쉬는 숨에 밴드의 장력을 잃지 않으면서 아래팔이 위팔과 직각이 되게 만든 후, 천천히 손바닥을 매트까지 끌어 내린다.

반복 횟수: 5회. 위팔은 움직이지 않도록 고정한 채 삼두근이 활성화 되는 것을 느낀다.

◀ 유실파일명— 046061_D4_D_SupineArmCircles_03.tif

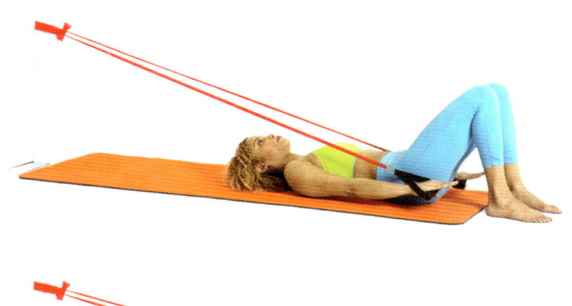
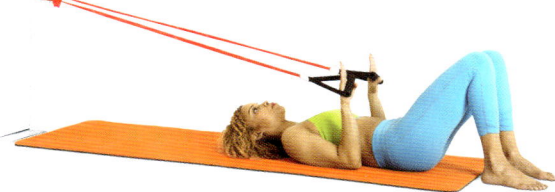

필라테스 소도구 : 밴드

바로 누운 자세: 윙즈
(SUPINE: WINGS, 팔 양쪽으로 벌리기)

A
- 바로 누운 자세: 트라이셉스스 익스텐션 운동에서와 같이 양 무릎과 발을 붙이거나 골반 너비로 떨어뜨리고 발꿈치를 엉덩이에 최대한 가깝게 둔다.
- 양쪽 허벅지를 단단히 붙이거나, 무릎이나 발꿈치 사이, 엉덩이에 가깝게 텐사토너나 매직 서클, 혹은 작은 크기의 짐볼을 낀다.
- 숨을 들이쉬면서 두 팔을 몸의 양옆으로 쭉 내린다. 팔의 뒷면이 매트에 닿도록 한다.

B
- 숨을 천천히 내쉬며 위팔이 매트에 닿은 상태를 유지한 채 두 팔을 몸의 양쪽으로 멀리 뻗는다.
- 숨을 고르게 들이쉬며 팔을 몸통 옆으로 가져온다. 스노엔젤(눈 위에 누워서 팔다리를 위아래로 휘저으면 눈 위에 생기는 날개 모양)을 만든다고 생각하고 팔을 움직인다.

반복 횟수: 팔을 위아래로 움직이는 것을 6회 반복한다. 스노엔젤 날개를 만들 때마다 팔을 점점 더 멀리 보낸다.

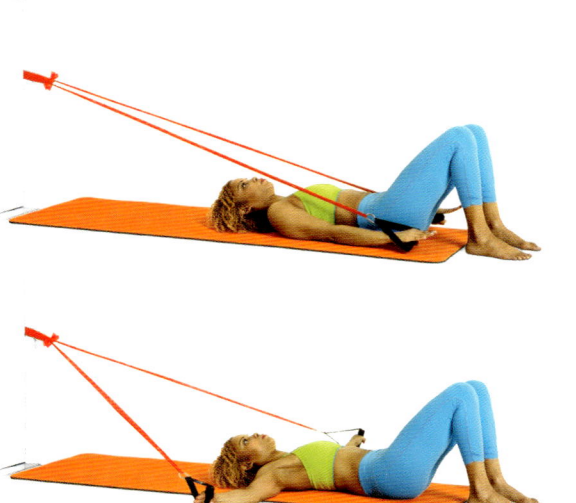

엎드린 자세: 풀링 스트랩
(PRONE: PULLING STRAPS, 밴드 당기기)

A
- 매트에 엎드린다. 밴드를 잡고(핸들을 잡는 것이 아니다) 몸과 두 팔이 T 자를 만들도록 한다.

B
- 밴드의 장력을 느끼면서 두 팔을 어깨높이로 들어 올린 상태에서 시작한다.

C
- 숨을 들이쉬며 윗가슴을 매트에서 떨어뜨림과 동시에 손을 엉덩이를 향해 움직인다(가슴 아래는 매트에서 떨어지지 않아야 한다).
- 셋을 셀 동안 자세를 유지한 후, 천천히 숨을 내쉬면서 밴드의 장력을 잃지 않은 채 시작 자세로 돌아온다.
- 동작하는 내내 복근을 단단하게 유지한다.

반복 횟수: 앞으로 내미는 가슴과 뒤로 뻗는 손 사이의 대립하는 힘을 점점 더 강하게 느끼면서 5회 반복한다. 동작을 마친 후 발꿈치 위에 앉아 허리를 이완한다.

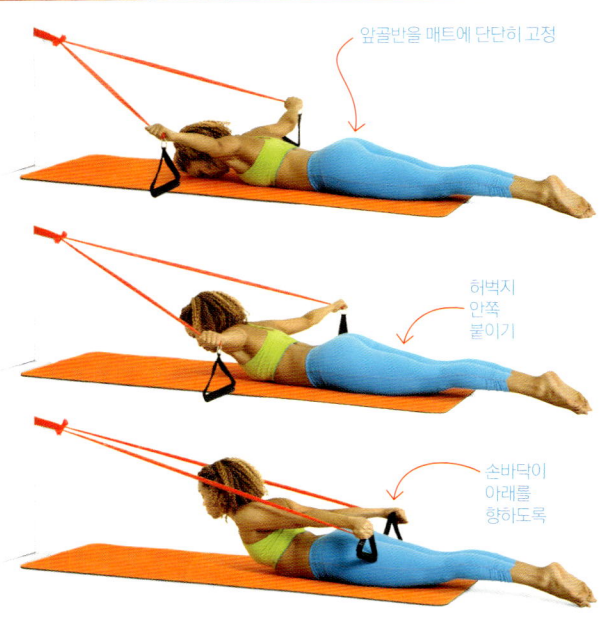

앞골반을 매트에 단단히 고정

허벅지 안쪽 붙이기

손바닥이 아래를 향하도록

다리 운동 시리즈
(Leg "Spring" Series)

앵커위치
중간

밴드강도
중간 또는 강함

이 운동 시리즈는 캐딜락에서 하는 레그 스프링 시리즈(Leg Spring Series)의 변형 동작이다. 다리의 모양을 다듬고 탄탄하게 만들어 줄 뿐 아니라 코어 근육을 활성화 시키는 새로운 방법을 제시한다. 무릎 뒤쪽을 부드럽게 유지하면 관절에 불필요한 긴장을 주지 않으면서 운동하고자 하는 근육을 활성화할 수 있다.

다리의 움직임뿐만 아니라 파워하우스를 적절하게 사용하여 상체를 안정시키는 데 초점을 맞추는 것이 좋다.

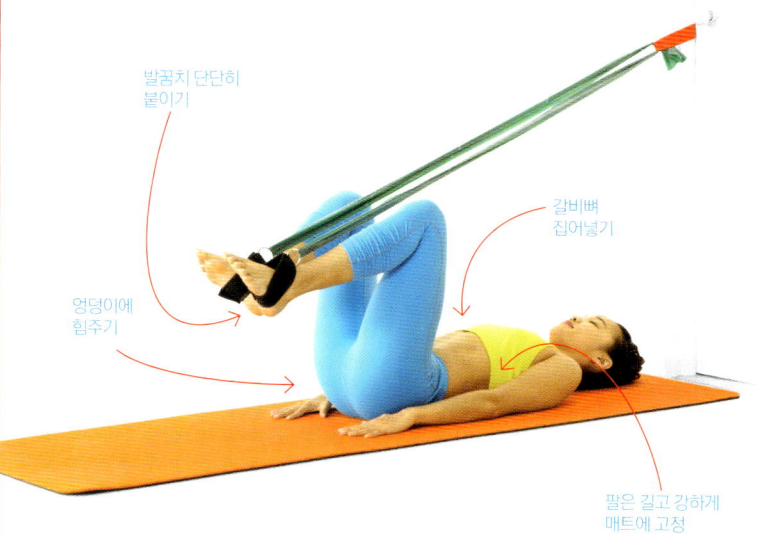

참고: 모든 근육을 동시에 사용하면, 하나의 근육군을 사용할 때보다 더 빨리 목표를 달성할 수 있다.

- 발꿈치 단단히 붙이기
- 갈비뼈 집어넣기
- 엉덩이에 힘주기
- 팔은 길고 강하게 매트에 고정

하체 운동 자세

- 정수리가 벽을 향하게 바로 누워 팔은 양 옆에 곧게 펴고 매트를 누른다. 머리 위로 손을 올려도 되는데, 손바닥으로 벽을 밀거나 주먹을 쥐어 손목을 보호한다.
- 캐딜락의 폴을 모방하려면, 블록 두 개로 벽을 밀면서 블록의 가장자리를 손으로 강하게 쥔다.
- 상체를 최대한 안정시키면서 그와 대립되는 힘으로 운동할 수 있도록 여러 자세에서 실험해 본다.

필라테스 소도구 : 밴드

개구리(FROGS, 다리 접었다 뻗기)

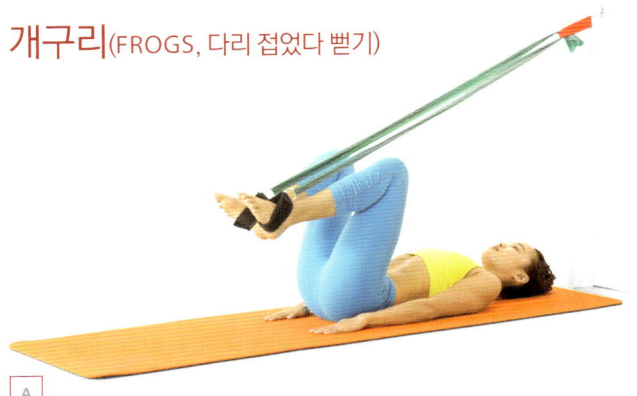

A
- 하체 운동 준비 자세에서 시작해서 발뒤꿈치를 모으고 무릎을 어깨너비만큼 벌린다.

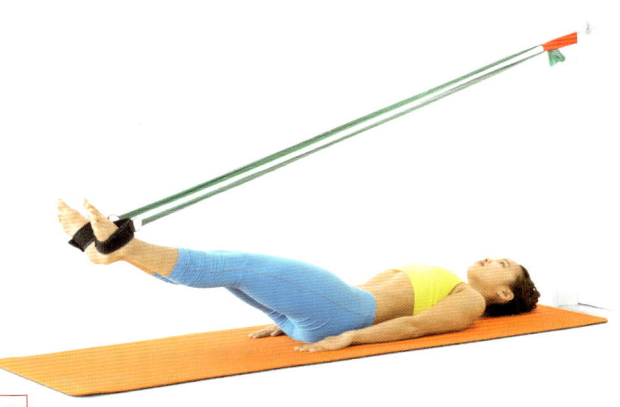

B
- 숨을 고르게 들이쉬며 발뒤꿈치를 붙인 상태에서 발가락을 45도 각도로 벌린다. 안쪽허벅지가 붙을 때까지 민다.
- 숨을 천천히 뱉으면서 밴드의 저항력을 느끼며 처음 자세로 발뒤꿈치를 되돌린다.

반복 횟수 : 갈비뼈 아래부터 발가락까지 늘린다는 느낌으로 5회에서 8회 반복한다.

서클(CIRCLES, 다리 회전하기)

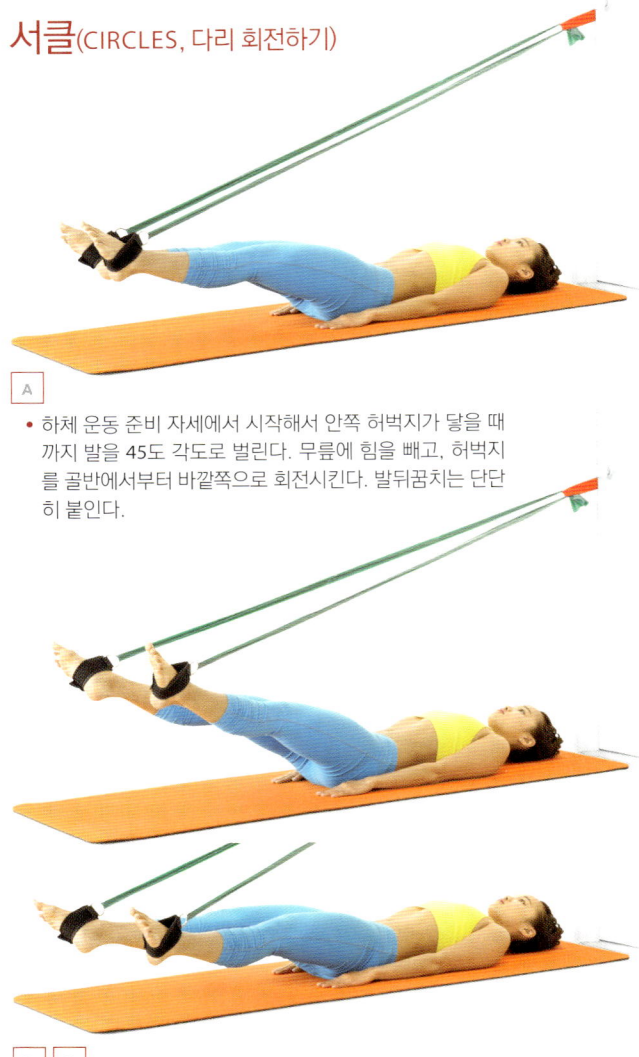

A
- 하체 운동 준비 자세에서 시작해서 안쪽 허벅지가 닿을 때까지 발을 45도 각도로 벌린다. 무릎에 힘을 빼고, 허벅지를 골반에서부터 바깥쪽으로 회전시킨다. 발뒤꿈치는 단단히 붙인다.

B C
- 고관절 안에서 넓적다리뼈로 원을 그린다. 벌리고, 내리고, 모으고, 드는 리듬을 따라 움직인다.

반복 횟수 : 한 방향으로 5회, 반대 방향으로 5회 반복한다. 코어 근육과 상체를 안정시켜 무릎위쪽부터 골반에 이르는 부분을 운동한다.

Chapter 7

워킹 (WALKING, 누워서 걷기)

A
- 하체 운동 준비 자세에서 시작해서 안쪽 허벅지가 닿을 때까지 발을 45도 각도로 벌린다. 무릎에 힘을 빼고 허벅지를 평행으로 유지하면서 발목을 수직으로 접는다.

B
- 엉덩이를 움직이지 않으면서 오른쪽 허벅지를 왼쪽 허벅지보다 3센티미터 정도 아래로 내린다.
- 그다음 왼쪽 허벅지를 오른쪽 허벅지보다 3센티미터 정도 아래로 내린다.
- 허벅지 뒷부분이 매트에 닿기 직전까지 계속 "걷고," 다시 반대로 걸어 올라온다.

반복 횟수: 숨을 들이쉬면서 여섯 걸음 내려가고, 숨을 내쉬면서 여섯 걸음 올라간다. 다른 운동과 마찬가지로 다리의 안정화 훈련을 위해 총 3세트 반복한다.

햄스트링 컬 (HAMSTRING CURLS, 엎드려 다리 접기)

앞 골반을 매트에 고정

A
- 벽 반대 방향으로 정수리를 두고 엎드려 누워 이마에 손등을 올려놓는다.
- 발의 아치 부분에 밴드나 밴드를 걸고 다리를 90도로 굽혔을 때 저항력을 느낄 수 있을 위치로 움직인다.

B
- 안쪽 허벅지를 강하게 모으고, 복근을 들어 올리고, 치골은 매트에 고정시킨다. 숨을 들이쉬면서 발뒤꿈치를 엉덩이 쪽으로 가져온 후, 셋을 셀 동안 자세를 유지한다.
- 숨을 고르게 내쉬며 천천히 발뒤꿈치를 떼어 원래 자세로 가져온다.

반복 횟수: 5회. 발뒤꿈치를 엉덩이를 향해 가져올 때마다 점점 양쪽 무릎이 매트에서 올라오도록 노력한다.

필라테스 소도구 : 밴드

밴드
> 앉아서 하는 운동

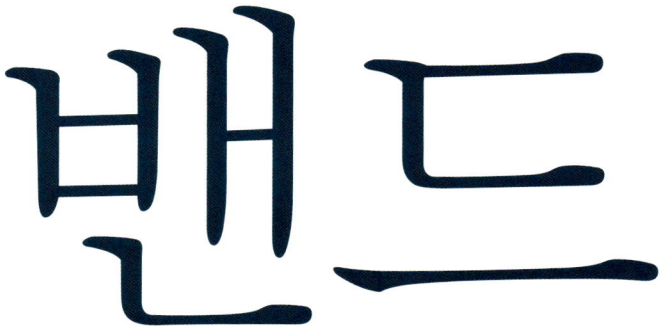

롤백 자세

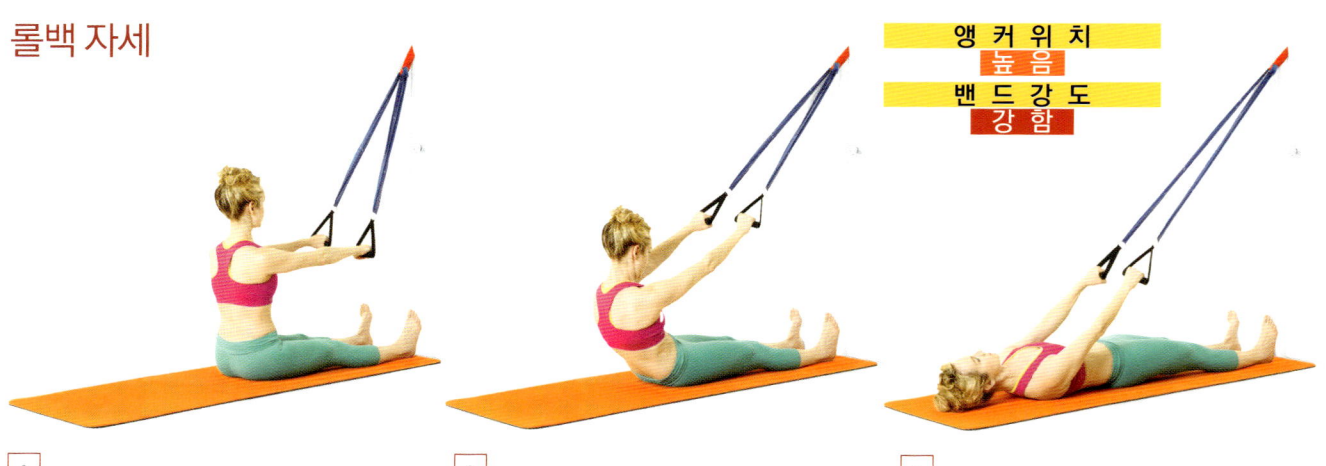

앵커 위치 **높음**
밴드강도 **강함**

A
- 발을 어깨너비만큼 벌리고 발뒤꿈치를 벽에 대고 곧게 앉는다.
- 각 손에 밴드 한쪽씩 잡는다. 팔은 쭉 펴고 어깨너비 만큼 벌린다.

B
- 숨을 천천히 들이쉬면서 흉곽을 모든 방향으로 확장한 후, 폐에 있는 모든 공기를 짜내듯이 숨을 내뱉으며 한 번에 척추 한 마디씩 매트에 내려놓듯 상체를 내린다.

C
- 숨을 고르게 들이쉬며 척추 마디를 하나씩 매트에서 떼어내면서 원래 자세로 돌아간다.

반복 횟수: 5회. 호흡과 함께 등을 확장하고 움직임을 조정하여 척추를 최대한 분절한다.

Chapter 7

싱글 암 롤 백
(SINGLE-ARM ROLL-BACK, 한 손으로 밴드잡고 상체 내리기)

A
- 밴드의 양쪽 끝을 왼손으로 잡고, 오른팔은 접어서 골반 앞에 둔다 (상체는 정면을 향한다).

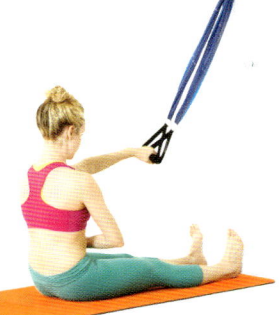

B
- 상체를 굴리듯이 내린다.

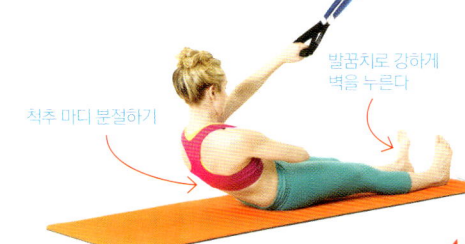

척추 마디 분절하기
발꿈치로 강하게 벽을 누른다

C
- 등이 매트에 닿으면 골반 앞에 두었던 오른팔을 머리 위로 뻗어 왼팔과 긴 대각선을 이루도록 한다.
- 손가락 끝과 발꿈치 사이 반대로 작용하는 힘을 느낀다.
- 오른손을 골반 쪽으로 다시 가져오면서 골반을 엉덩이를 안정시키며 몸을 들어 올린다.

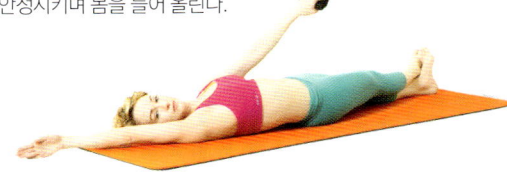

반복 횟수: 손을 바꾸면서 반복한다. 척추의 분절과 상체의 안정에 집중한다.

로잉 쉐이브(로잉 쉐이브, 머리 뒤로 팔 접기)

A
- 양반다리를 하고 앉아(다리를 펴고 앉아도 된다) 밴드의 장력을 충분히 느낄 수 있는지 확인한다.
- 팔꿈치를 넓게 벌리고 손가락 끝을 삼각형으로 만들어 머리 뒤로 손을 가져온다.

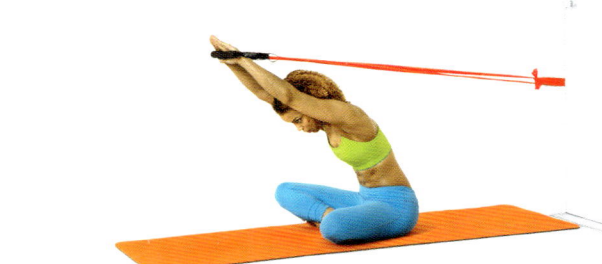

B
- 숨을 들이마시며 손을 꼬리뼈와 반대 방향으로 밀어낸 후 다시 머리 뒤로 천천히 가져온다.

반복 횟수: 6회. 손을 올리고 내릴 때마다 옆구리를 길게 늘인다.

변형 동작

싱글-암 롤링 쉐이브
(Single-Arm 로잉 쉐이브, 머리 뒤로 한쪽 팔 접기)

한쪽 팔은 머리 뒤에 그대로 두고 약한 쪽 팔을 펴고 굽힌다. 몸통을 최대한 돌리지 않고 한다.

195

필라테스 소도구 : 밴드

로잉 허그 (로잉 허그, 몸 앞으로 팔 둥글게 모으기)

앵커 위치 : 낮음

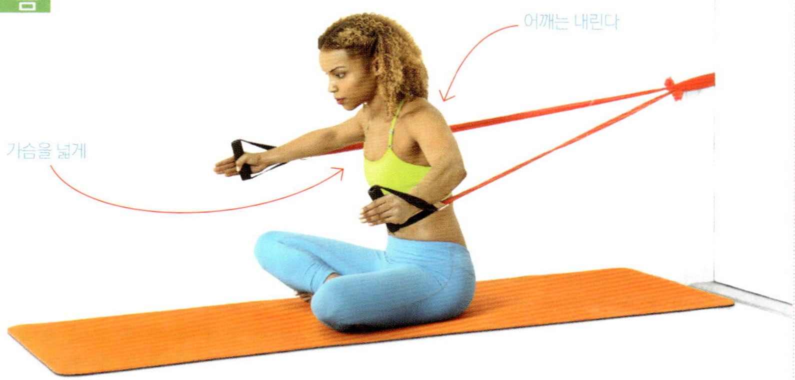

참고: 필라테스는 몸의 안정되어야 할 부분은 확실하게 안정시키고 움직여야 할 부분은 정확히 움직일 때 효과를 거둘 수 있다! 이 조절의 원리에 집중하며 운동한다.

어깨는 내린다
가슴을 넓게

A
- 양반다리를 하거나 다리를 펴고 앉아 밴드를 엉덩이까지 당겼을 때 저항을 충분히 느낄 수 있는지 확인한다.
- 팔을 몸의 옆에서 어깨너비로 든다.

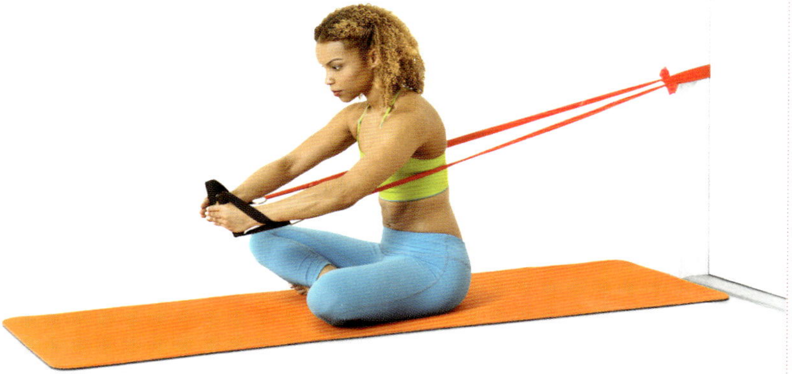

B
- 숨을 들이쉬면서 팔을 몸 앞으로 모아 양손의 손가락이 서로 닿도록 한다.
- 숨을 천천히 내쉬면서, 밴드의 저항을 느끼며 팔을 양 옆으로 넓게 벌린다.

반복 횟수: 팔을 모을 때 숨을 들이쉬고 벌릴 때 내쉬며 5회 반복 후, 호흡의 패턴을 반대로 바꾸어 5회 더 반복한다.

변형 동작
싱글 암 로잉 허그
(Single-Arm 로잉 허그, 몸 앞으로 한쪽 팔 둥글게 가져오기)

양반다리를 하거나 다리를 펴고 앉아, 양팔을 동시에 몸 앞으로 가져오는 대신 강한 팔은 몸 앞에 두고 약한 팔을 벌린다. 한 팔을 벌릴 때 그쪽으로 몸이 돌아가는지 확인한다. 돌아가는 움직임을 저지할 수 있는가?

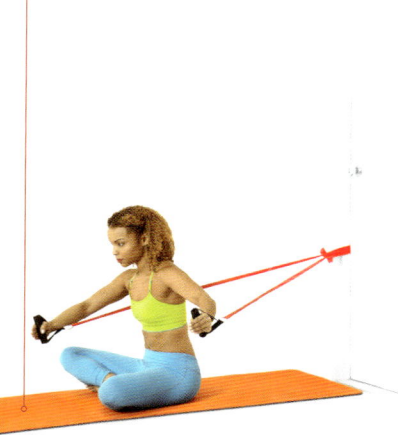

REPS: Give yourself five times to try 안정성 운동 your torso and arm opens.

텍스트 누락

196

Chapter 7

도어 오프너: 엑스터널 로테이터
(DOOR OPENERS: EXTERNAL ROTATORS, 어깨 외회전 운동)

앵 커 위 치
낮음 혹은 최저

A
- 매트 가운데에 왼쪽 어깨가 문을 향하도록 하여 양반다리로 앉는다.
- 오른팔을 몸 뒤로 보낸 밴드에 통과시켜 팔꿈치 위에 걸치고, 오른손으로 몸 앞에 있는 밴드를 잡는다.
- 몸 앞에 있는 밴드에 저항이 느껴지도록 문에서 멀리 앉는다.
- 뒤에 있는 밴드의 장력의 도움으로 오른쪽 팔을 몸통에 붙인다.
- 곧게 앉아 왼손을 머리 뒤에 둔다.

B
- 숨을 들이쉬며 마치 문을 열듯이 오른쪽 팔뚝을 몸에서 멀어지도록 움직인다.
- 숨을 고르게 내쉬며 팔을 원위치로 가져와 몸과 직각을 이룬다.

팔을 몸에 고정

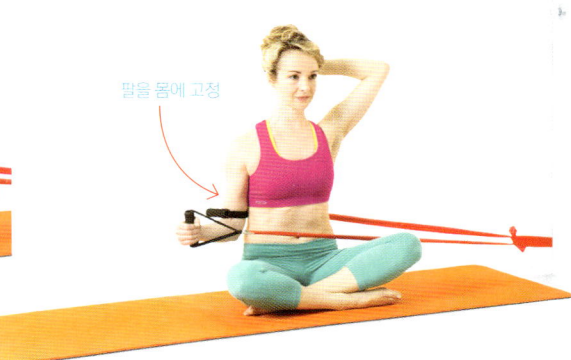

반복 횟수: 5회. 상체를 안정시킨 상태에서 팔을 어깨뼈 안에서 외회전시킨다.

도어 클로저: 인터널 로테이터
(DOOR CLOSERS: INTERNAL ROTATORS, 어깨 내회전 운동)

앵 커 위 치
낮음 혹은 최저

A
- 도어 오프너: 엑스터널 로테이터 운동과 같은 자세를 취한다.
- 왼팔을 몸 뒤로 보낸 밴드에 통과시켜 팔꿈치 위에 걸치고, 왼손으로 몸 앞에 있는 밴드를 잡는다.
- 몸 앞에 있는 밴드에 저항이 느껴지도록 문에서 멀리 앉는다.
- 몸 뒤에 있는 밴드를 몸에 가까이 끌어당긴다.
- 곧게 앉아 오른손을 머리 뒤에 둔다.

B
- 숨을 들이쉬며 마치 문을 닫듯이 왼쪽 팔뚝을 몸을 향해 움직인다.
- 숨을 고르게 내쉬며 팔을 원위치로 가져온다 몸과 직각이 되도록 한다.

팔은 몸에 고정

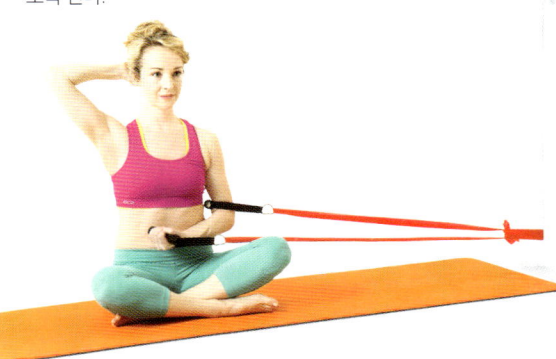

반복 횟수: 5회. 상체를 안정시킨 상태에서 팔을 어깨뼈 안에서 내회전시킨다.

197

필라테스 소도구 : 밴드

밴드

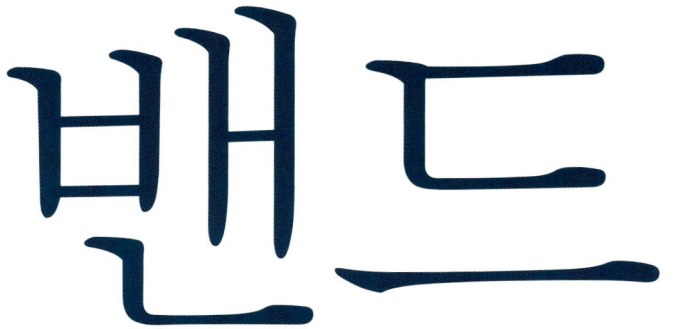

참고: 무릎을 반드시 보호해야 한다! 매트가 두껍지 않다면, 두 겹 혹은 세 겹으로 쌓는다. 혹은 접은 수건을 무릎 아래에 둔다. 어떤 방법을 사용하든 간에 슬개골을 보호하도록 하자. 밴드는 팔운동을 할 때의 높이로 두거나, 더 강한 저항을 느끼려면 다리 운동 높이로 설치한다.

> 무릎 꿇고 하는 운동

체스트 익스팬션 (KNEELING ARM SPRINGS: CHEST EXPANSION, 어깨와 가슴 펴기 운동)

앵커 위치: 높음

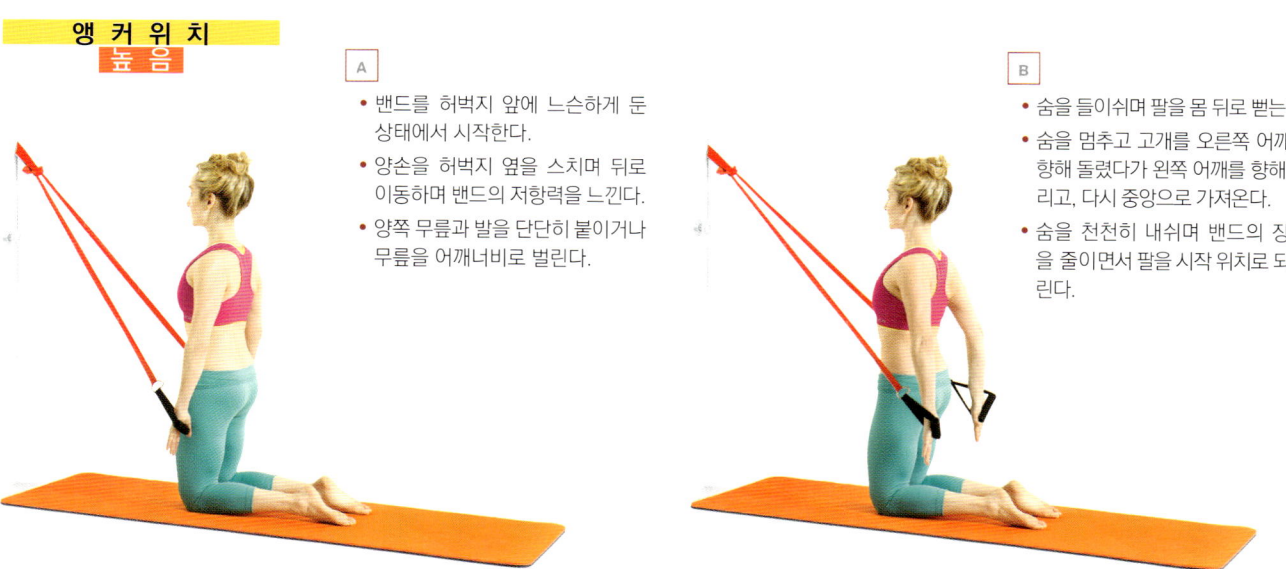

A
- 밴드를 허벅지 앞에 느슨하게 둔 상태에서 시작한다.
- 양손을 허벅지 옆을 스치며 뒤로 이동하며 밴드의 저항력을 느낀다.
- 양쪽 무릎과 발을 단단히 붙이거나 무릎을 어깨너비로 벌린다.

B
- 숨을 들이쉬며 팔을 몸 뒤로 뻗는다.
- 숨을 멈추고 고개를 오른쪽 어깨를 향해 돌렸다가 왼쪽 어깨를 향해 돌리고, 다시 중앙으로 가져온다.
- 숨을 천천히 내쉬며 밴드의 장력을 줄이면서 팔을 시작 위치로 되돌린다.

반복 횟수: 4회. 반복할 때마다 고개 돌리는 순서를 바꾸고 쇄골을 점점 더 넓게 편다.

Chapter 7

리버스 체스트 익스팬션
(KNEELING ARM SPRINGS: REVERSE CHEST EXPANSION, 팔 앞으로 당기기 운동)

앵 커 위 치 : 높 음

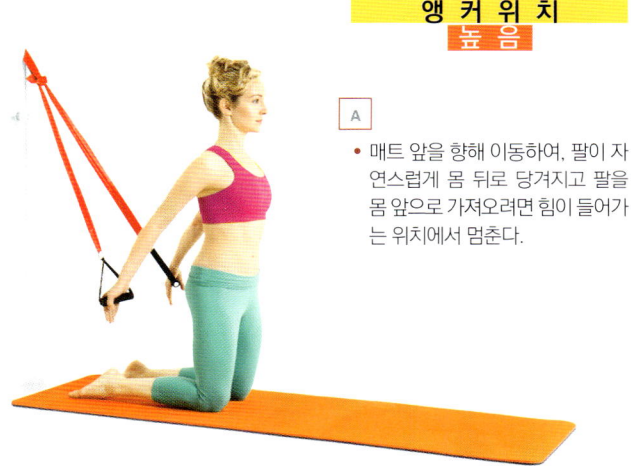

A
- 매트 앞을 향해 이동하여, 팔이 자연스럽게 몸 뒤로 당겨지고 팔을 몸 앞으로 가져오려면 힘이 들어가는 위치에서 멈춘다.

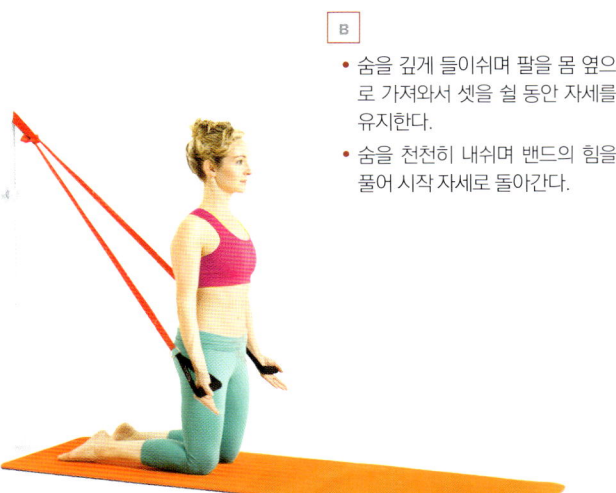

B
- 숨을 깊게 들이쉬며 팔을 몸 옆으로 가져와서 셋을 쉴 동안 자세를 유지한다.
- 숨을 천천히 내쉬며 밴드의 힘을 풀어 시작 자세로 돌아간다.

반복 횟수: 5회 반복하는 동안 더욱 깊게 숨을 들이쉬고, 내쉬는 숨에 가슴과 어깨를 점점 더 넓게 확장하려 노력한다.

롱 백 스트레치
(KNEELING ARM SPRINGS: LONG BACK STRETCH, 몸 뒤로 팔 뻗기 운동)

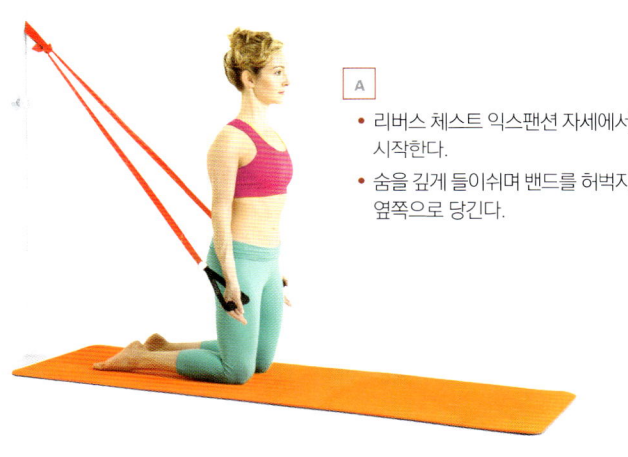

A
- 리버스 체스트 익스팬션 자세에서 시작한다.
- 숨을 깊게 들이쉬며 밴드를 허벅지 옆쪽으로 당긴다.

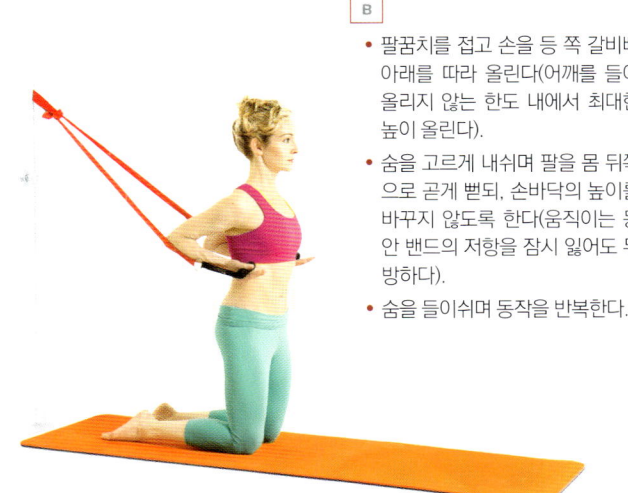

B
- 팔꿈치를 접고 손을 등 쪽 갈비뼈 아래를 따라 올린다(어깨를 들어 올리지 않는 한도 내에서 최대한 높이 올린다).
- 숨을 고르게 내쉬며 팔을 몸 뒤쪽으로 곧게 뻗되, 손바닥의 높이를 바꾸지 않도록 한다(움직이는 동안 밴드의 저항을 잠시 잃어도 무방하다).
- 숨을 들이쉬며 동작을 반복한다.

반복 횟수: 한 방향으로 4회 실시한 후, 반대 방향으로 4회 더 반복한다.

필라테스 소도구 : 밴드

버터플라이
(KNEELING ARM SPRINGS: BUTTERFLY, 대흉근 운동)

A
- 앵커를 등지고 매트 가운데에 무릎을 꿇고 앉아 양쪽 무릎과 발을 서로 붙이거나 골반너비로 벌린다.
- 두 팔을 어깨높이까지 몸의 양쪽으로 벌리고 공중으로 날 듯이 몸을 일직선으로 앞을 향해 기울인다(밴드의 저항력이 충분히 느껴지지 않으면 매트 앞쪽으로 이동한다).

앵커위치: 높음

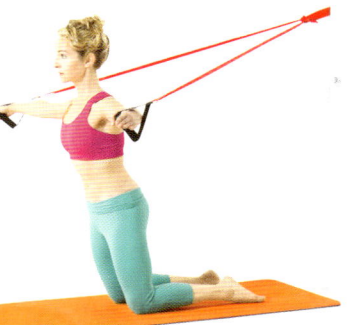

B
- 숨을 고르게 들이쉬며 상체를 오른쪽으로 비틀고 오른팔을 머리위로 든다(이두근이 귀 옆에 오도록 한다). 왼쪽 팔은 몸 바로 뒤 엉덩이 옆에 둔다.
- 몸을 비튼 상태에서 양쪽 팔에 균등한 긴장감이 느껴지도록 한다.
- 숨을 천천히 내쉬며 시작 자세로 돌아온 후 반대쪽도 반복한다.
- 몸을 비틀며 숨을 완전히 내쉬도록 한다.

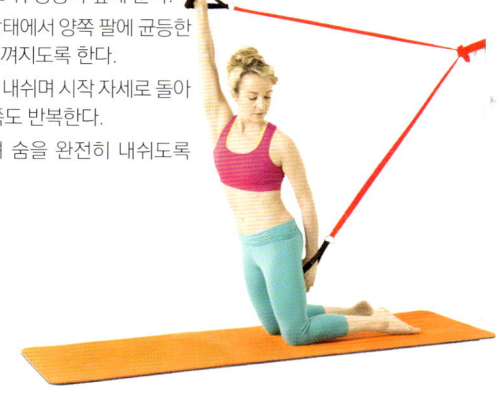

반복 횟수: 날숨에 몸을 비틀며 2회 반복하고, 호흡의 패턴을 반대로 하여(들숨에 몸을 비틀어) 2회 더 반복하다. 어떤 호흡 패턴을 사용할 때 동작을 더 잘 지탱할 수 있는가?

허벅지 스트레칭 (KNEELING ARM SPRINGS: THIGH STRETCH, 무릎 꿇고 몸 뒤로 기울이기 운동)

A
- 앵커를 마주하고 매트 가운데 무릎을 꿇고 앉아 양쪽 무릎과 발을 서로 붙이거나 골반너비로 벌린다.

B
- 들숨에 복근을 안과 위로, 무릎의 반대방향으로 끌어당기며 뒤로 기댄다. 몸을 일직선으로 유지하고 턱을 가슴 가까이로 가져온다.
- 숨을 내쉬며 몸을 시작 자세로 되돌린다.

앵커위치: 높음
밴드강도: 강함

반복 횟수: 3~5회. 몸이 골반에서 접히지 않고 직선을 유지하도록 하며 반복한다.

변형 동작
몸이 최대한 아래로 내려갔을 때 상체를 뒤로 젖힌 후, 몸을 일직선으로 유지하며 시작 자세로 돌아온다.

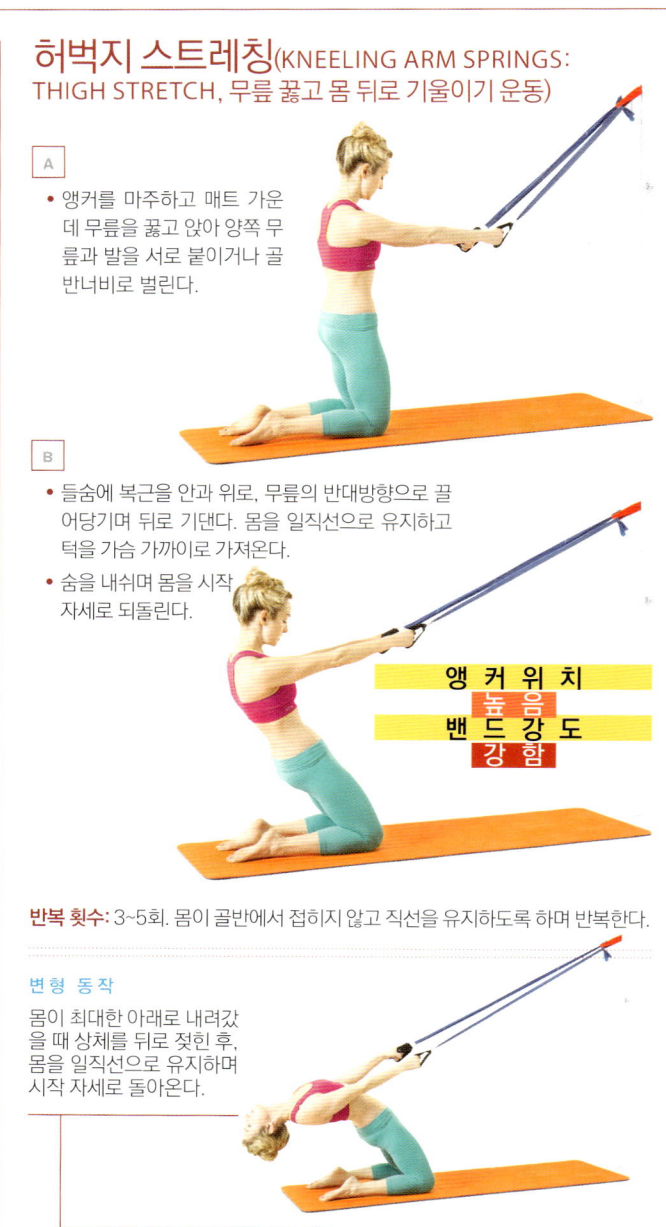

Chapter 7

스와카테 (Swakate) 시리즈

앵 커 위 치
낮음 혹은 중간

이번 시리즈의 네 개의 운동은 리포머 시퀀스(Reformer Sequence)에서 유래되었다. 리포머 시퀀스는 "남자들만을 위한 운동"이라고 알려졌었다. 여자들이여, 많은 변화가 있었다!

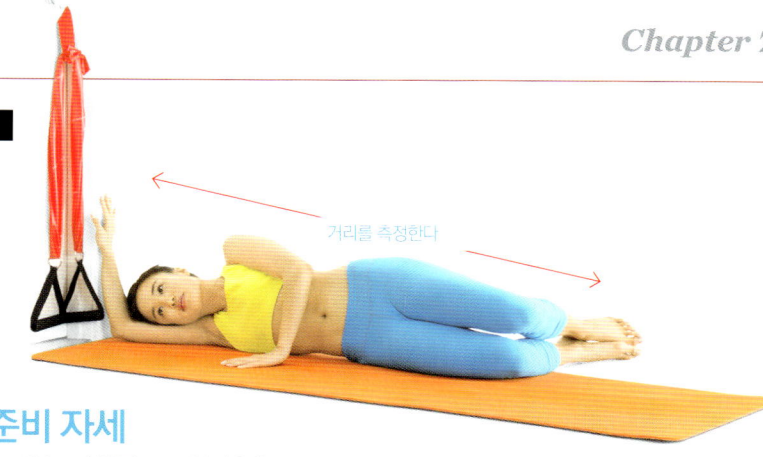

준비 자세

- 사이드 킥 운동(100쪽 참조)을 할 때와 같이 매트에 누워서 팔꿈치를 벽에 대고 몸의 정렬을 맞춘다.
- 매트 위에 무릎의 위치를 표시하고 그 위치에 맞추어 무릎을 접고 몸의 측면으로 눕는다.
- 이 방법을 따르면 밴드의 길이나 강도에 상관없이 스와카테 시리즈를 실시하기에 적절한 위치를 측정할 수 있다.

반복 횟수: 몸의 한 방향으로 누워 시리즈 전체를 1회 실시하고 반대쪽으로 누워 더욱 정확하게 동작을 반복한다.

우파(OOPAH)

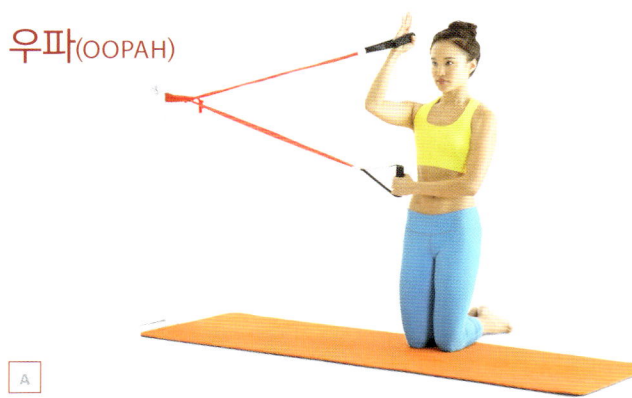

A
- 스와카테 준비 자세를 취하고 양 무릎과 발을 붙이거나 골반너비로 벌린다.
- 앵커에서 멀리 위치한 팔을 몸 앞으로 접어 밴드의 한쪽 끝을 잡는다. 안쪽 손으로 밴드를 잡고 팔을 접어 밴드를 머리 옆으로 가져온다.

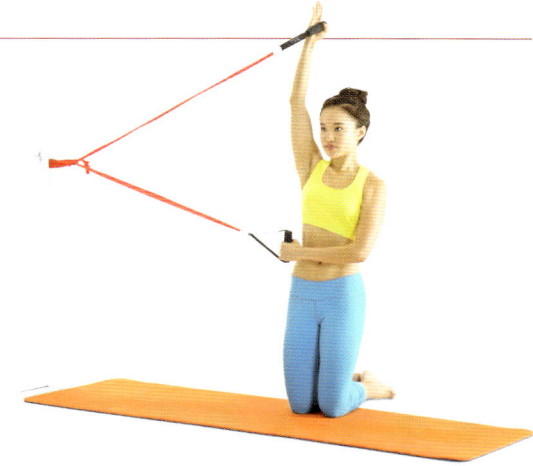

B
- 숨을 들이쉬며 안쪽 팔을 천장을 향해 쭉 뻗는다. 손이 최대한 어깨와 정렬되게 한다(문 쪽으로 딸려가지 않도록 한다).
- 숨을 고르게 내쉬며 시작 자세로 돌아온다.

반복 횟수: 상체가 돌아가지 않도록 하며 4회 반복한다.

필라테스 소도구 : 밴드

스와카테(SWAKATE)

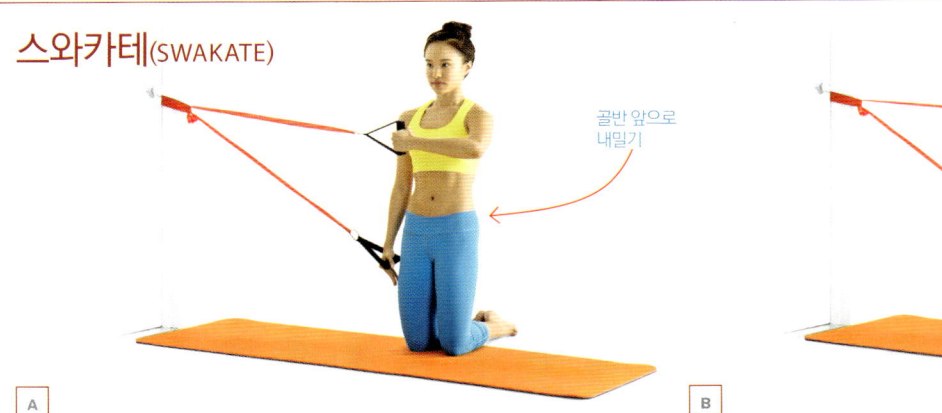

A
- 스와카테 준비 자세를 취하고 양 무릎과 발을 붙이거나 골반너비로 벌린다.
- 안쪽 손으로 밴드를 잡아 밴드가 탱탱해지도록 허벅지 옆까지 끌어오고, 바깥쪽 팔을 가슴 앞으로 접어 밴드의 다른 한쪽 끝을 잡는다.

B
- 숨을 들이쉬며 바깥쪽 팔을 마치 커튼을 젖히듯이 몸 옆으로 벌려 밴드가 가슴 앞을 지나 최대한 늘어나도록 한다.
- 숨을 고르게 내쉬면서 팔을 처음의 위치로 되돌린다.

반복 횟수: 상체가 한쪽으로 돌아가려는 힘을 저항하면서 4회 반복한다.

로터스(LOTUS)

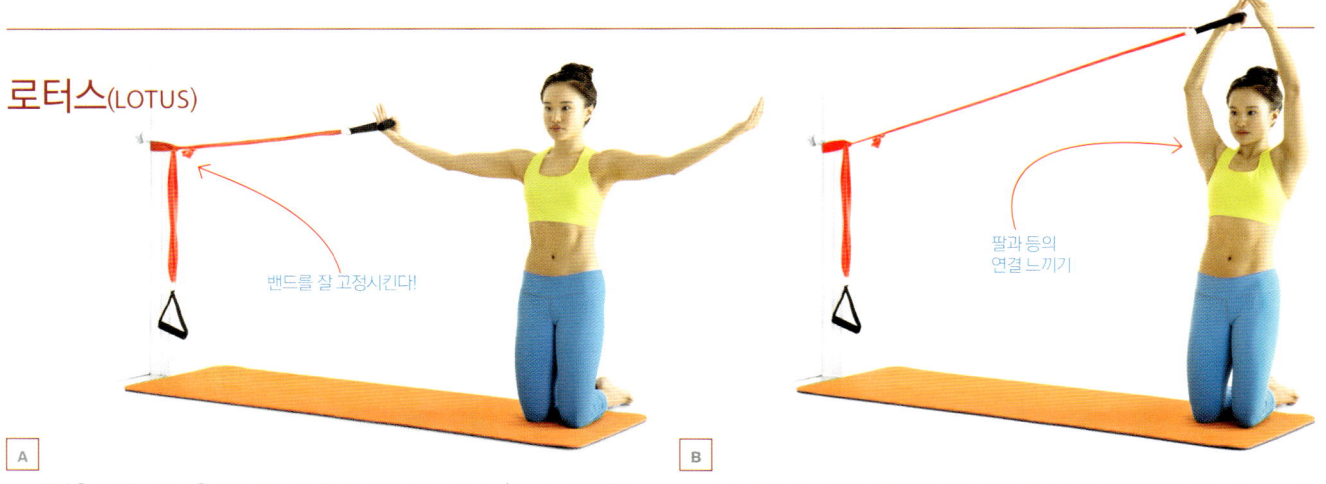

A
- 양발을 붙이고 무릎을 꿇어 문에서 먼 쪽 매트 끝에 앉는다(밴드가 앵커에서 빠지지 않고 잘 고정되어 있는지 확인한다). 두 팔을 어깨높이에서 몸의 양쪽으로 뻗는다.
- 안쪽 손으로 밴드를 잡고, 바깥쪽 손은 밴드 없이 뻗는다.

B
- 숨을 들이쉬며 양팔을 동시에 머리 위로 올려 마치 연꽃잎이 닫히듯이 두 손을 머리 위에서 모은다.
- 내쉬는 숨에 밴드의 저항력을 느끼면서 두 팔을 천천히 벌린다.

반복 횟수: 어깨를 내리고 가슴은 위를 향해 편 채 손을 모으고 벌리기를 4회 반복한다.

Chapter 7

사이드 밴드 암 서클
(SIDE BEND ARM CIRCLES)

참고: 팔과 등의 연결을 느끼며 운동한다. 파워하우스를 활성화하려면 어깨 아래와 겨드랑이 아래 근육이 운동되도록 한다.

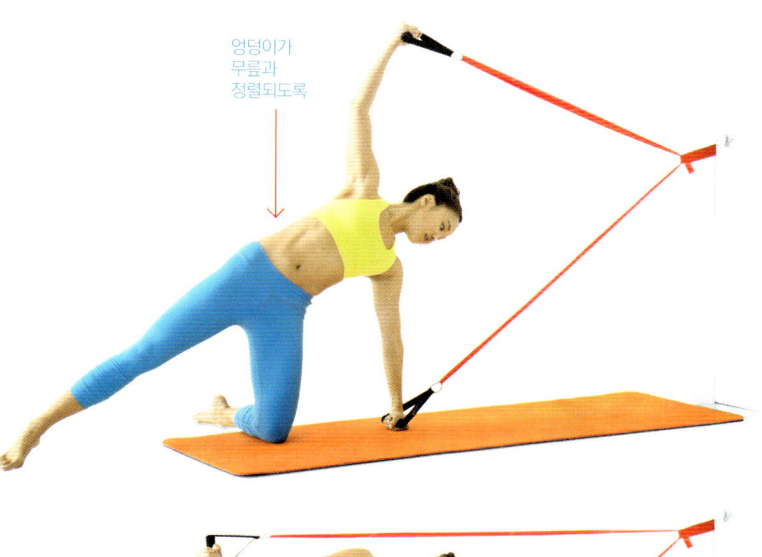

엉덩이가 무릎과 정렬되도록

A
- 무릎을 앵커에서 최대한 멀리 위치하여 강한 저항력을 만들고 양쪽 무릎과 발을 강하게 붙인다.
- 앵커를 향해 몸을 옆으로 기울이고 주먹을 쥔 안쪽 손을 바닥에 대어 상체를 지지한다.
- 위쪽에 위치한 다리를 몸에서 멀리 길게 뻗고 저항을 느끼는 위치까지 밴드를 머리를 향해 가져온다.
- 엉덩이와 무릎을 정렬하고 골반을 앞을 향해 밀어낸다. 닐링 사이드 킥(129쪽) 동작에서와 같이 어깨의 평행을 유지한다.

B
- 숨을 들이쉬면서 팔을 위쪽에 위치한 엉덩이 근처로 가져온다. 필요하면 손바닥이 앞을 향하도록 한다.

C
- 숨을 천천히 내쉬며 밴드를 회전하여 머리 위로 가져간다.

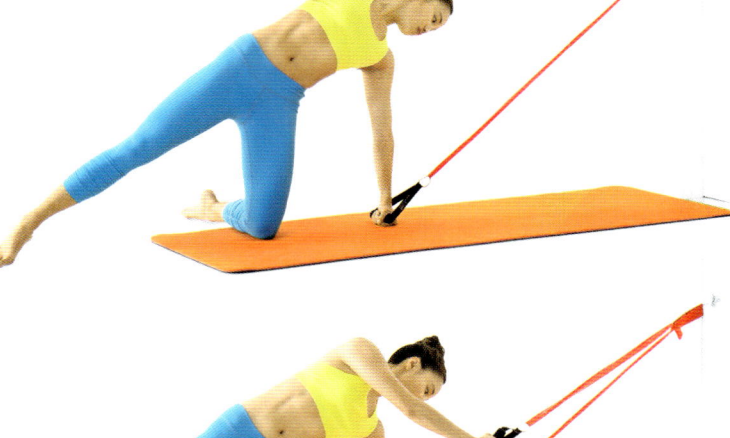

반복 횟수: 3회 실시한 후, 한 방향으로 원을 완성하며 3회, 반대 방향으로 원을 그리며 3회 더 반복한다(밴드가 문에 가까워질 때 잠시 느슨해져도 무방하다). 동작을 더 어렵게 하고 싶은가? 동작을 하는 동안 위에 있는 다리를 바닥에서 떼어 보라!

필라테스 소도구 : 밴드

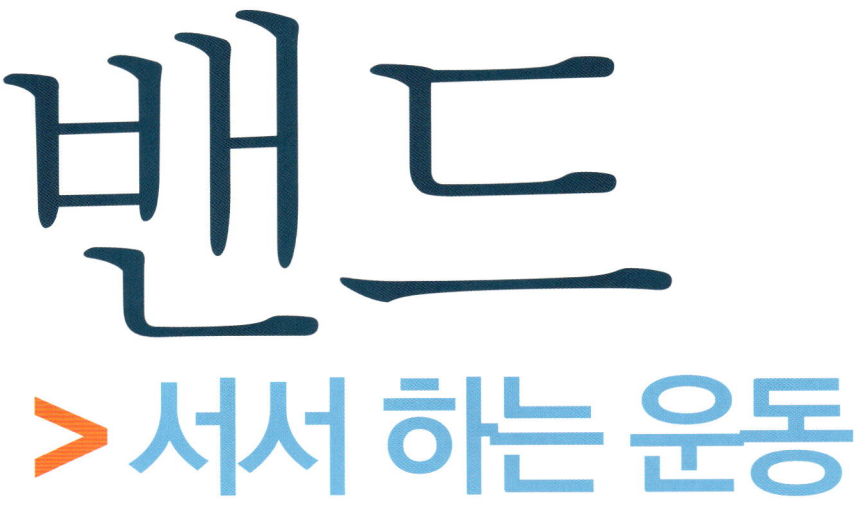

밴드

> 서서 하는 운동

지금 소개하는 동작들은 스탠딩 암 스프링(Standing Arm "Spring") 자세나 런징 암 스프링(Lunging Arm "Spring")자세에서 실행할 수 있다. 런징 자세에서 실행하면, 동작을 3~4회 반복한 후 다리를 바꾸어 몸의 양쪽이 균등하게 운동되도록 한다.

Chapter 7

스탠딩 암 스프링 시리즈
(Standing Arm "Spring" Series)

앵 커 위 치
어깨 높이

준비 자세

- 앵커를 등지고 서서 팔을 양쪽 벽을 향해 넓게 벌린다.
- 몸을 앞으로 기댈 때 밴드에 충분한 장력이 느껴지는 위치까지 걸어 나온다(팔이 어깨 뒤가 당겨지지 않고 어깨와 나란히 되도록 한다).
- 양발뒤꿈치를 붙이고 발가락은 벌린다. 허벅지를 모아서 강하게 붙인다.
- 모든 운동에서와 같이, 배를 안과 위를 향해 끌어당긴다.

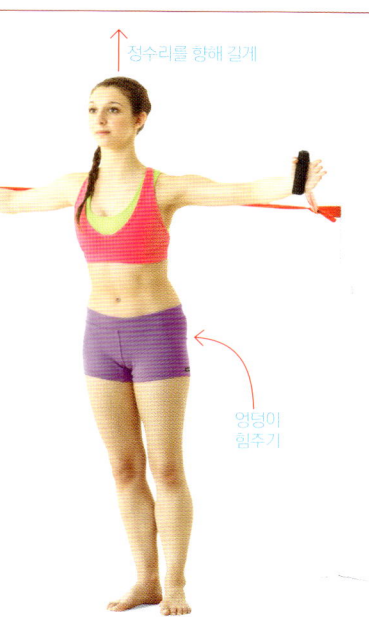

런징 암 스프링 시리즈
(Lunging Arm "Spring" Series)

앵 커 위 치
높음

준비 자세

- 앵커를 등지고 매트 중앙에 서서, 밴드를 앞으로 당기는 게 너무 힘들지 않고 적당한 저항력이 느껴지는 위치를 찾으며 한쪽 다리로 깊게 런지 자세를 취한다.
- 앞에 위치한 발을 매트의 중심에서 살짝 비끼게 두고, 무릎은 발목과 정렬시킨다. 무릎이 안쪽으로 말리지 않도록 한다.
- 뒤쪽 발은 약간 바깥을 향해 회전시키고 더 큰 안정감을 느끼려면 발을 매트에 가장자리 가까이에 둔다.

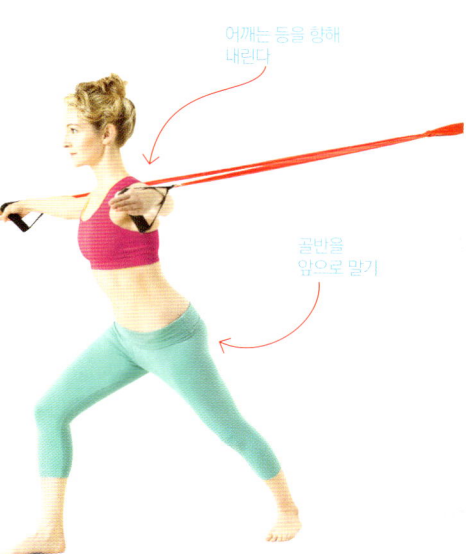

205

필라테스 소도구 : 밴드

허그(허그)

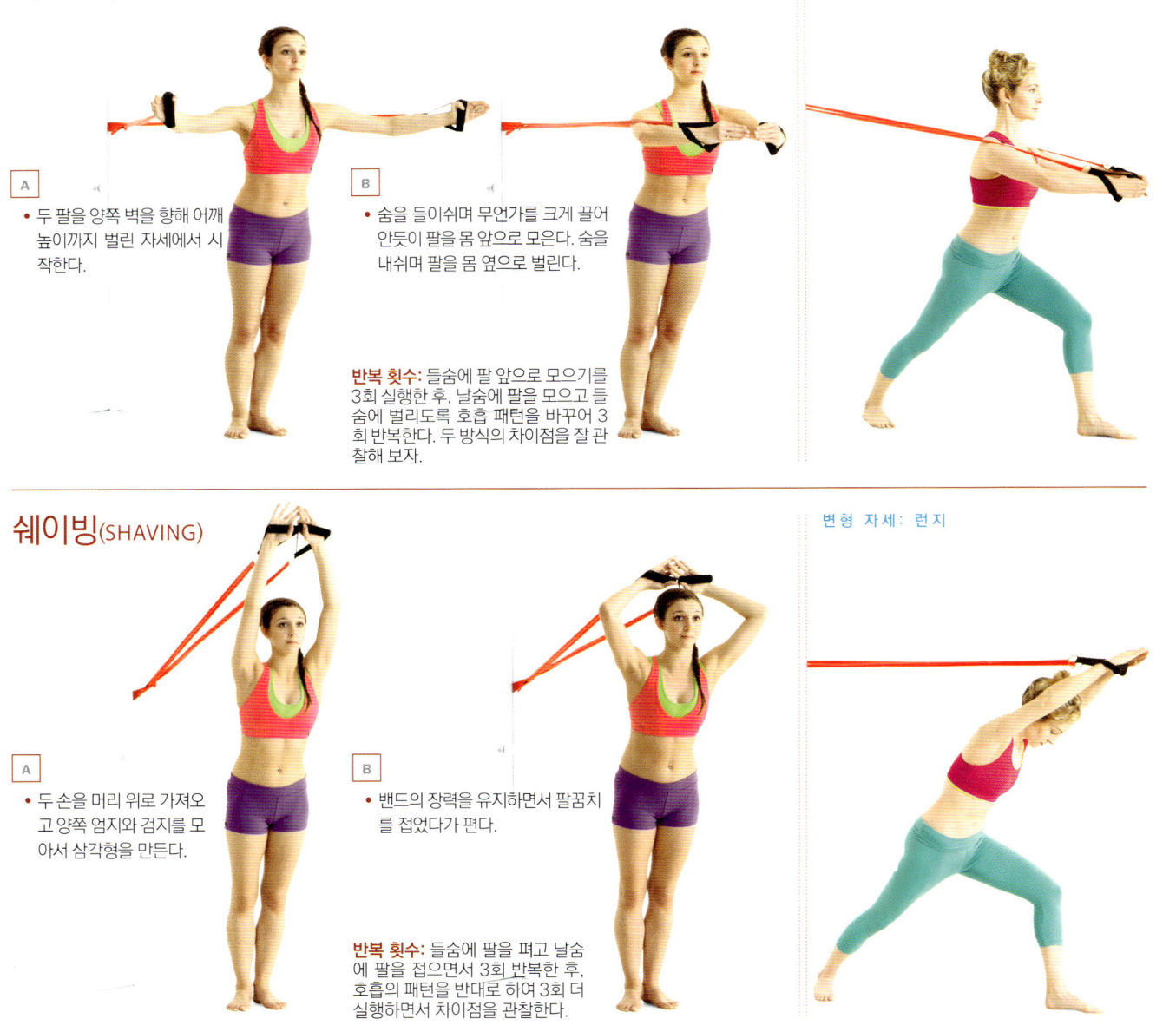

A
- 두 팔을 양쪽 벽을 향해 어깨 높이까지 벌린 자세에서 시작한다.

B
- 숨을 들이쉬며 무언가를 크게 끌어 안듯이 팔을 몸 앞으로 모은다. 숨을 내쉬며 팔을 몸 옆으로 벌린다.

변형 자세: 런지

반복 횟수: 들숨에 팔 앞으로 모으기를 3회 실행한 후, 날숨에 팔을 모으고 들숨에 벌리도록 호흡 패턴을 바꾸어 3회 반복한다. 두 방식의 차이점을 잘 관찰해 보자.

쉐이빙(SHAVING)

A
- 두 손을 머리 위로 가져오고 양쪽 엄지와 검지를 모아서 삼각형을 만든다.

B
- 밴드의 장력을 유지하면서 팔꿈치를 접었다가 편다.

변형 자세: 런지

반복 횟수: 들숨에 팔을 펴고 날숨에 팔을 접으면서 3회 반복한 후, 호흡의 패턴을 반대로 하여 3회 더 실행하면서 차이점을 관찰한다.

Chapter 7

버터플라이(BUTTERFLY)

- 두 팔을 양쪽 벽을 향해 어깨높이까지 벌린 자세에서 시작한다.

B
- 숨을 고르게 들이쉬며 상체를 왼쪽으로 기울이고 오른쪽 팔을 머리 위로 가져온다(이두근이 귀 옆에 있도록 한다). 왼쪽 팔은 몸 뒤쪽(엉덩이 옆)에 둔다.
- 몸을 기울이는 동안 양쪽 팔에 균등한 저항력을 느낀다.
- 숨을 천천히 내쉬며 시작 자세로 돌아온 후 반대쪽도 실시한다.

반복 횟수: 들숨에 몸을 기울이며 2세트 반복 후, 날숨에 몸을 기울이도록 호흡의 패턴을 바꿔 2세트 더 실시한다.

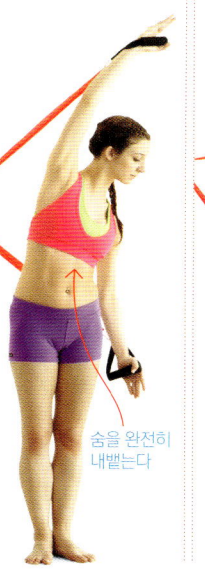

숨을 완전히 내뱉는다

변형 자세: 런지

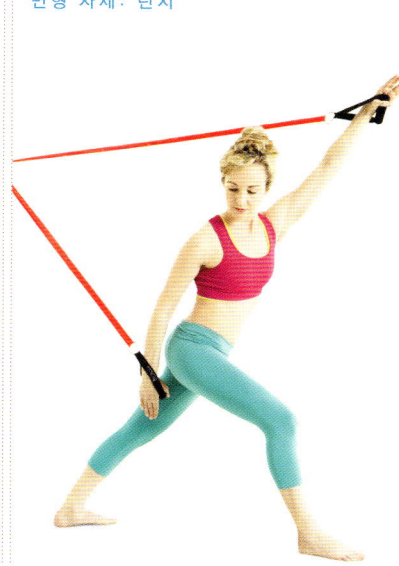

복싱(BOXING)

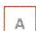
- 팔꿈치를 접어 주먹 쥔 손을 어깨 근처에 둔 상태로 시작한다.
- 발목의 각도에만 변화를 주어 밴드에 저항력이 생기도록 몸을 앞으로 기울인다.

B
- 마치 공중을 "펀치" 하듯이 두 팔을 번갈아 가며 앞으로 내민다.
- 몸의 정렬이 흐트러지지 않도록, 펀치 하지 않는 팔 쪽의 몸을 안정시킨다.

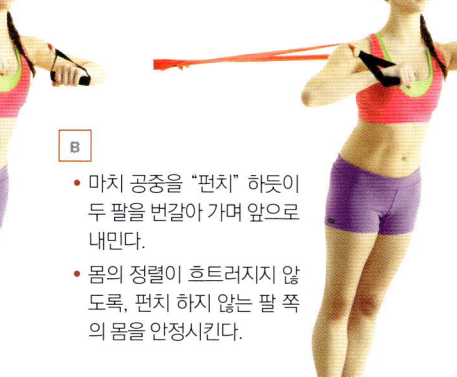

변형 자세: 런지

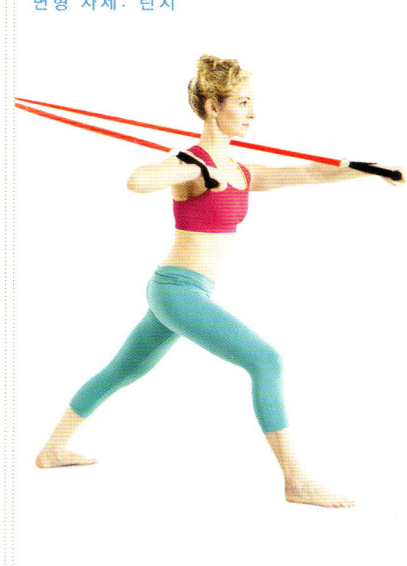

반복 횟수: 5회 팔을 앞으로 뻗는 것을 1세트로 하여 느리고 통제된 움직임으로 1세트 실행한 후, 통제력을 잃지 않으며 빠르고 힘찬 움직임으로 1세트 더 반복한다.

필라테스 소도구 : 밴드

푸쉬업(PUSHUPS)

변형 자세: 런지

A
- 팔꿈치를 접어 주먹 쥔 손을 어깨 근처에 둔 상태로 시작한다.
- 발목의 각도에만 변화를 주어 밴드에 저항력이 생기도록 몸을 앞으로 기울인다.

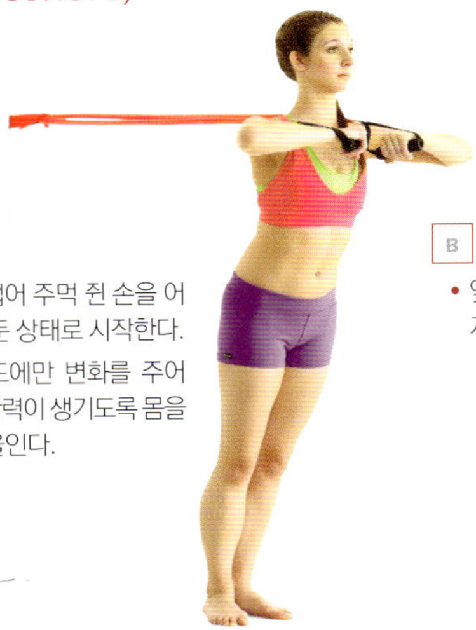

B
- 앞으로 기울인 몸의 각도를 유지하면서 팔을 접었다가 편다.

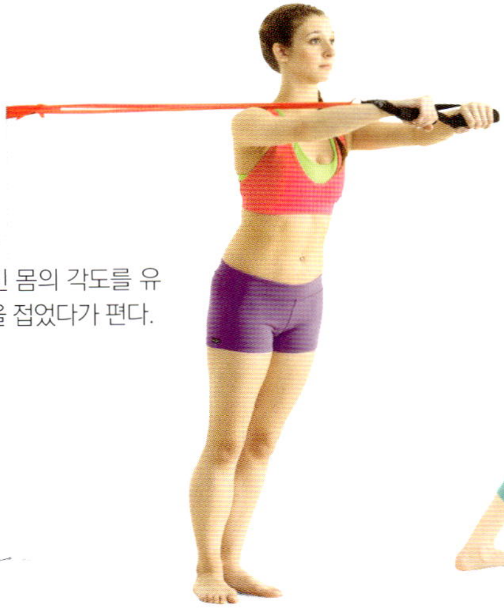

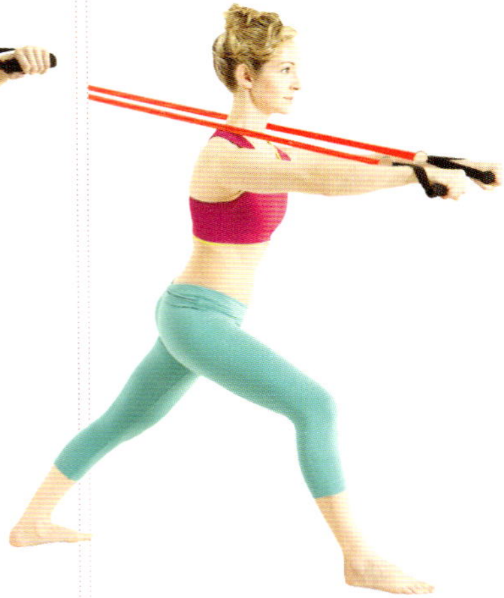

반복 횟수: 6회. 팔이 등과 코어에 연결된 느낌을 강화하면서 반복한다.

체스트 익스팬션(CHEST EXPANSION)

변형 자세: 런지

A
- 밴드의 저항을 느끼며 벽을 마주보고 선다. 양발뒤꿈치는 붙이고 가슴은 끌어올린다.

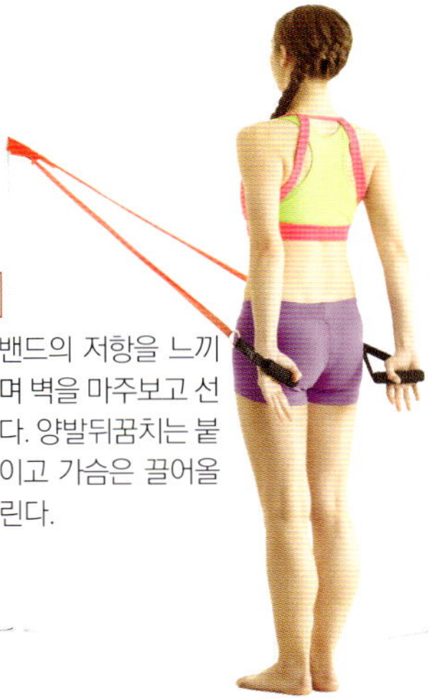

B
- 숨을 들이쉬며 두 팔을 몸의 뒤쪽으로 보낸다.

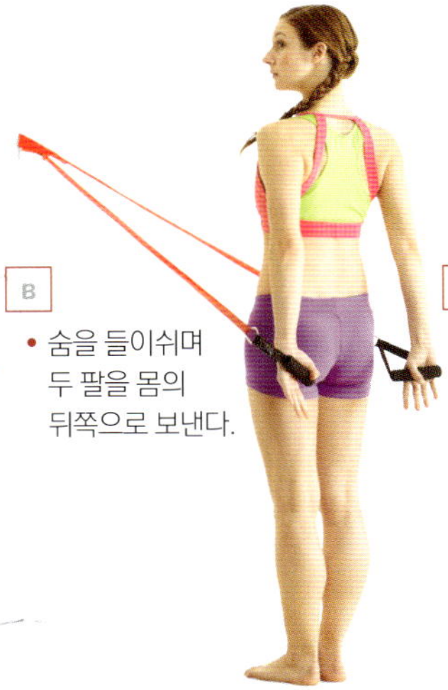

C
- 숨을 참으며 고개를 왼쪽으로 돌렸다가 오른쪽으로 돌리고, 다시 가운데로 가져온다.
- 숨을 천천히 내쉬면서 밴드의 장력을 줄이며 시작 자세로 돌아온다.

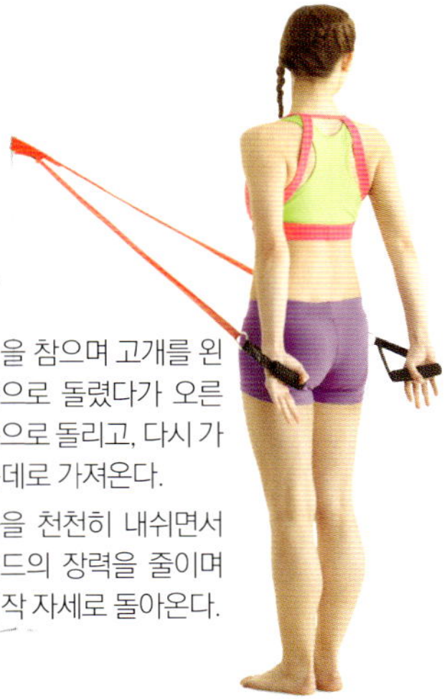

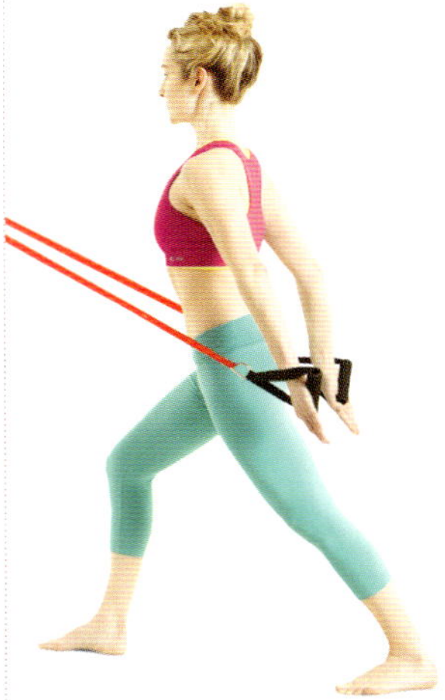

반복 횟수: 4회. 고개 돌리는 순서를 바꿔가며 반복한다.

트위스팅 컬(TWISTING CURLS)

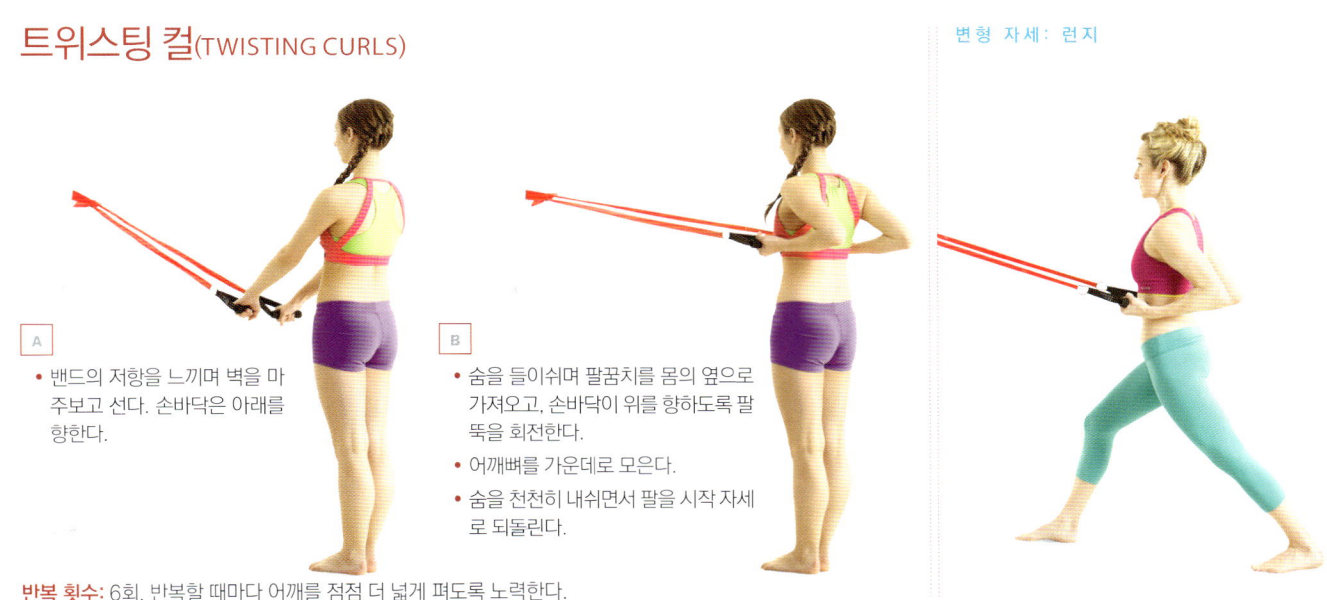

A
- 밴드의 저항을 느끼며 벽을 마주보고 선다. 손바닥은 아래를 향한다.

B
- 숨을 들이쉬며 팔꿈치를 몸의 옆으로 가져오고, 손바닥이 위를 향하도록 팔뚝을 회전한다.
- 어깨뼈를 가운데로 모은다.
- 숨을 천천히 내쉬면서 팔을 시작 자세로 되돌린다.

변형 자세: 런지

반복 횟수: 6회. 반복할 때마다 어깨를 점점 더 넓게 펴도록 노력한다.

콤보(COMBO)

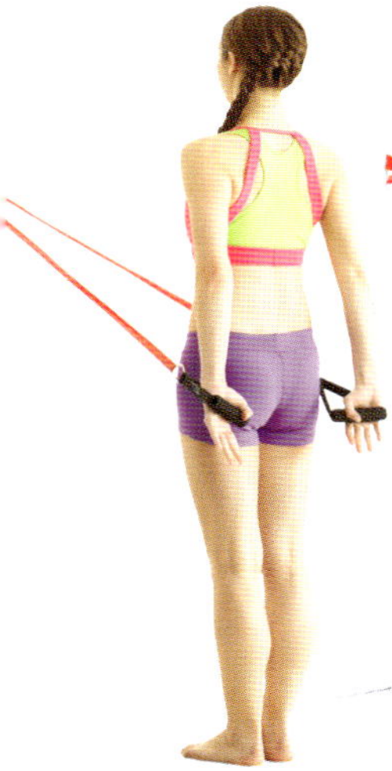

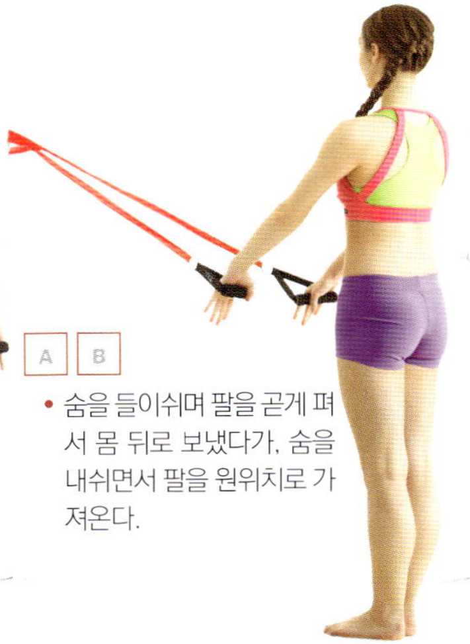

변형 자세: 런지

A B
- 숨을 들이쉬며 팔을 곧게 펴서 몸 뒤로 보냈다가, 숨을 내쉬면서 팔을 원위치로 가져온다.

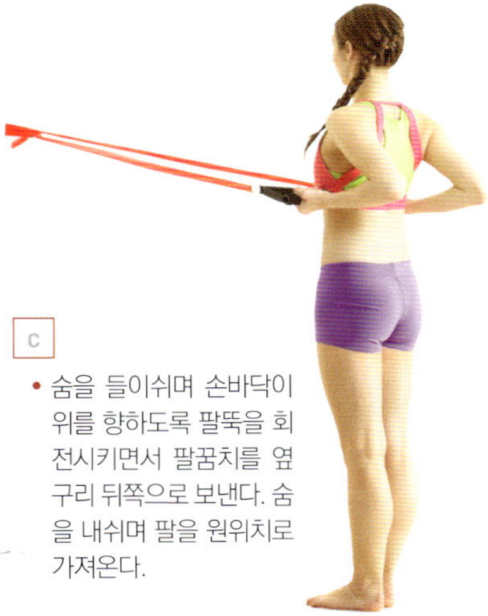

C
- 숨을 들이쉬며 손바닥이 위를 향하도록 팔뚝을 회전시키면서 팔꿈치를 옆구리 뒤쪽으로 보낸다. 숨을 내쉬며 팔을 원위치로 가져온다.

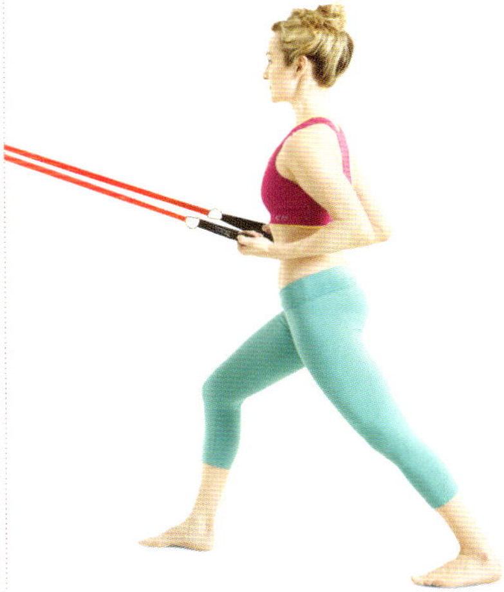

반복 횟수: 3~5회. 통제력을 잃지 않은 채 동작의 리듬을 점점 더 빨리 하며 반복한다.

필라테스 소도구 : 밴드

스쾃(SQUAT)

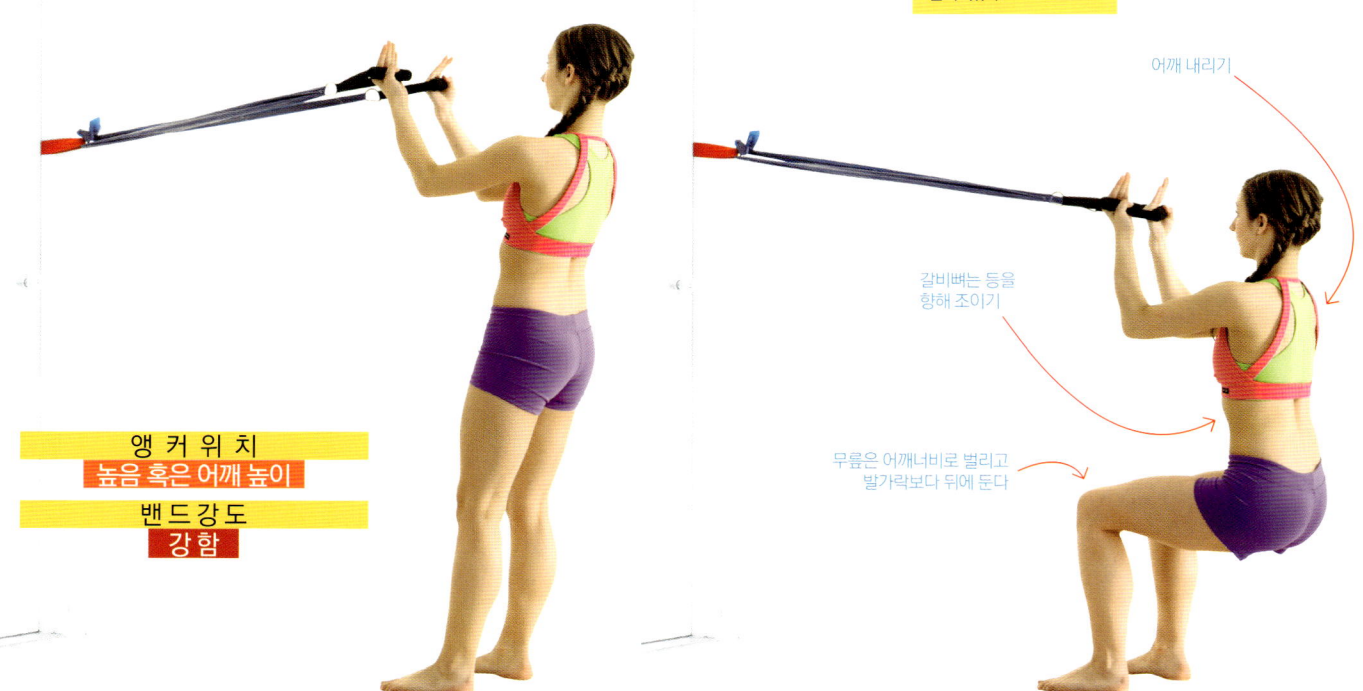

참고: 정확한 동작으로 스쾃을 하면 등, 코어, 골반, 허벅지, 엉덩이 등 완벽한 자세를 유지하는 데 도움이 되는 모든 부분을 강화할 수 있다.

앵커 위치
높음 혹은 어깨 높이
밴드 강도
강함

어깨 내리기

갈비뼈는 등을 향해 조이기

무릎은 어깨너비로 벌리고 발가락보다 뒤에 둔다

A
- 앵커를 마주하고 서서 두 발은 평행하게 어깨너비로 벌린다.
- 뒷걸음질 치기 시작하여, 팔을 몸 앞에서 직각으로 굽힌 채로 몸을 뒤로 기댈 때 체중을 지탱할 수 있을 위치에서 멈춘다.

B
- 숨을 들이쉬며 무릎을 굽힌다. 등으로 보이지 않는 벽을 따라 미끄러지듯이 내려와서 골반을 최대한 직각으로 접는다.
- 무릎은 발목 바로 위, 골반과 수평으로 둔다.
- 천천히 숨을 내쉬며 일어나서 밴드를 약간 느슨하게 만든다.

반복 횟수: 몸을 기대어 밴드의 장력을 다시 만들고 동작을 반복한다. 스쾃 동작을 점점 더 정확하게 실행하려고 노력하며 3~5회 반복한다. 90도 보다 더 아래로 내려갔다가 올라올 때 통제력을 잃지 않을 수 있다면 최대한 아래로 내려간다. 스쾃을 할 때 절대로 무릎에 통증을 느끼면 안 된다!

서서 옆으로 발차기: 안쪽 허벅지 운동(STANDING SIDE KICKS: 허벅지 안쪽)

다리를
고정시킨다

앵 커 위 치
최 저

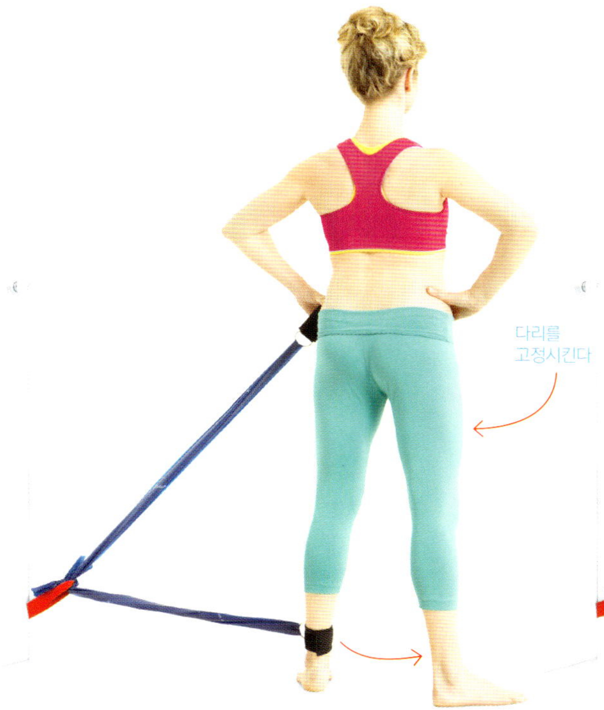

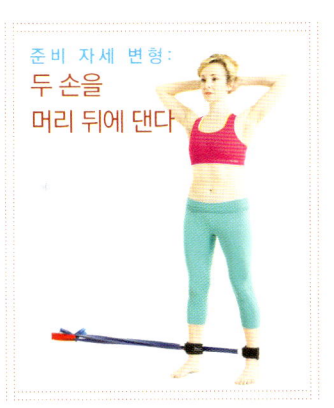

준비 자세 변형:
두 손을
머리 뒤에 댄다

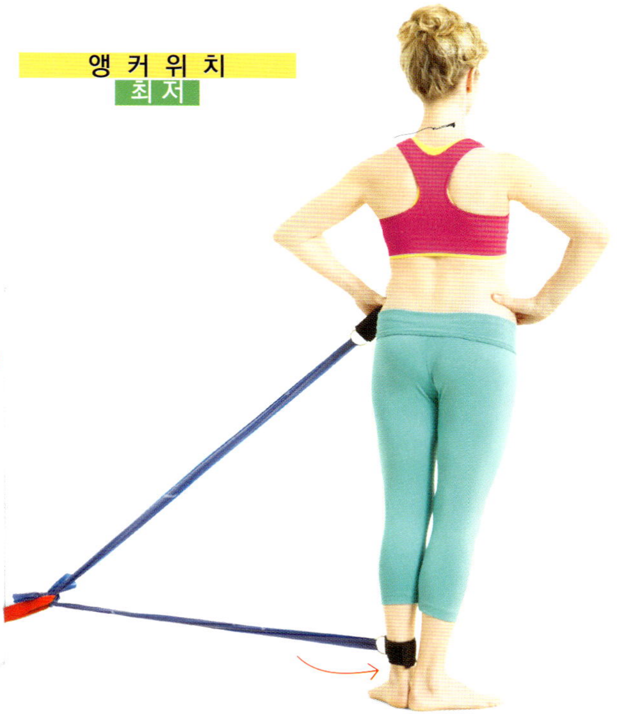

A

- 매트 위에 옆으로 서서 문에 가까운 발목을 밴드 한쪽 끝에 끼운다(저항을 더 강하게 하려면 두 밴드에 동시에 끼워도 된다). 밴드의 다른 쪽 끝은 문에 가까운 손으로 잡는다.
- 두 다리를 어깨너비로 벌렸을 때 안쪽 다리에 밴드의 저항이 충분히 느껴질 정도의 위치까지 걸어 나와 바깥쪽 다리가 매트의 반대쪽 끝에(앵커에서 멀리) 있도록 한다.
- 양쪽 발이 반대방향을 향하도록 약간 벌리고 손은 엉덩이 위에 댄다.

B

- 숨을 강하게 들이쉬며 안쪽 뒤꿈치를 바깥쪽 뒤꿈치를 향해 가져와 두 다리를 단단히 모은다.
- 숨을 내쉬며 밴드를 확 놓지 않도록 통제하면서 발을 천천히 처음 위치로 되돌린다.

반복 횟수: 5회. 반복할 때마다 몸을 더 길게 늘리고 안정화 시킨다. 5회 반복 후, 밴드를 빼지 않고 몸을 반대 방향으로 돌려 바깥쪽 허벅지 운동(다음 페이지)으로 연결한다. 동작을 다 마치면 발목을 바꾸어 실행한다.

필라테스 소도구 : 밴드

서서 옆으로 발차기: 바깥 허벅지 운동
(STANDING SIDE KICKS: OUTER THIGHS)

A

- 안쪽 허벅지 운동을 마친 후에, 밴드를 향해 몸을 돌려 바깥쪽에 있던 발을 안쪽에, 안쪽 발을 바깥쪽에 둔다.
- 밴드를 안쪽 손으로 잡고 충분한 저항이 느껴질 때까지 바깥쪽으로 움직인다.
- 두 발과 다리는 평행하고 손은 엉덩이 위에 위치한다. 한쪽 손은 밴드를 잡고 반대쪽 손은 밴드를 잡지 않은 상태여야 한다.
- 숨을 들이쉬며 허벅지를 옆으로 밀어내듯 바깥쪽 발을 매트에서 떼어낸다. 안쪽 발로 균형을 유지한다(안쪽 골반이 주저앉지 않도록 한다!).
- 숨을 내쉬며 천천히 두 발을 모은다. 동작을 하는 내내 발과 다리의 평행을 유지하여, 발이 안쪽을 향해 꺾이지 않도록 한다.
- 몸 전체 근육의 긴장감을 사용하여 몸을 길게 유지한다.

참고: 운동을 하면서 지탱하는 다리에 많은 자극을 느낄지도 모른다. 그것도 괜찮지만, 지탱하는 쪽의 골반에서 상체를 뽑아내듯 몸을 늘리면 바깥 허벅지를 충분히 운동시킬 수 있다.

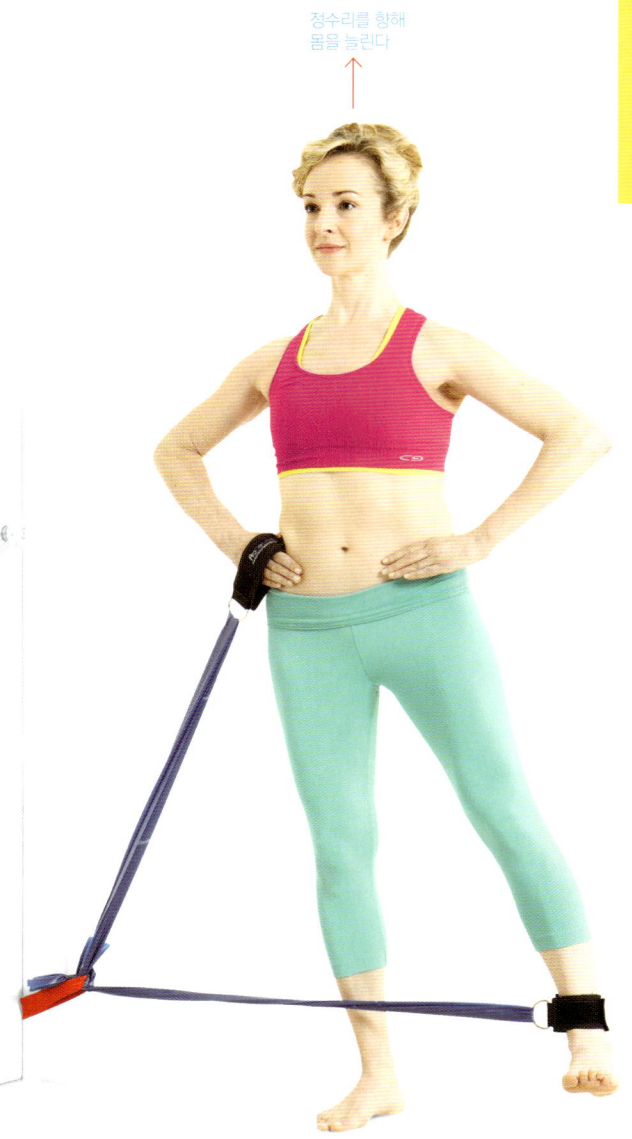

정수리를 향해 몸을 늘린다

앵커위치
최저

반복 횟수: 몸의 힘과 길이를 늘리면서 5회 반복한다. 그다음 밴드에 걸친 발목을 바꾸어 안쪽 허벅지 운동과 바깥 허벅지 운동을 차례로 실행한다.

Chapter 7

바이셉스컬: 언더핸드
(BICEPS CURLS: UNDERHAND)

앵 커 위 치
최 저

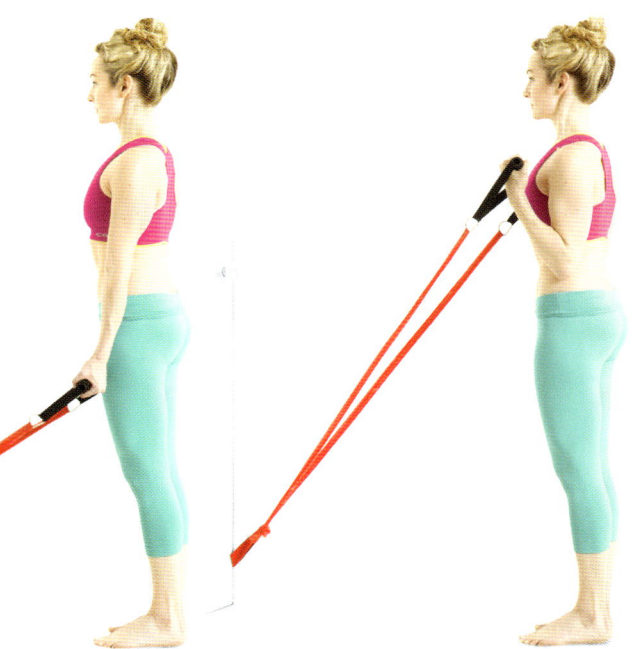

바이셉스컬: 오버핸드
(BICEPS CURLS: OVERHAND)

앵 커 위 치
최 저

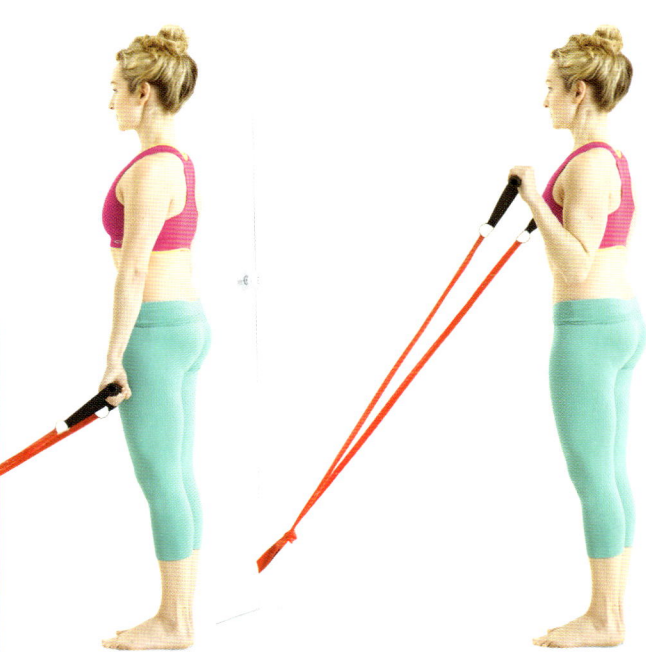

A
- 각 손에 밴드를 쥐고 앵커를 마주보고 선 후, 팔을 굽혔을 때 적당한 저항이 느껴질 정도의 거리까지 뒷걸음질 친다.

B
- 숨을 들이쉬며 손이 어깨에 닿도록 팔을 접어 갈비뼈에 딱 붙인다. 숨을 내쉬며 팔을 편다.

A B
- 바이셉스컬: 언더핸드 동작과 같이 하되, 이번에는 손바닥을 아래로 향하게 하여 실행한다.

반복 횟수: 몸의 자세에 주의를 기울이며 5회 반복한다. 운동의 효과를 늘리려면, 팔을 펼 때마다 마치 체스트 익스팬션(Chest Expansion, 208쪽) 동작을 하듯 손바닥을 아래로 향하게 하여 팔을 몸 뒤로 멀리 뻗는다.

반복 횟수: 5회. 운동의 효과를 늘리려면, 팔을 펼 때마다 마치 체스트 익스팬션(Chest Expansion, 208쪽) 동작을 하듯 팔을 몸 뒤로 멀리 뻗는다.

짐볼을 배럴 대신 사용하기

Chapter 7

원래 "필라테스 공" 같은 것은 없었다고 분명히 밝히고 싶다. 조의 생전에 사용한 유일한 공은 치료용 공(medicine ball)이었고, 오늘날 우리가 운동하면서 사용하는 방식으로 사용되지 않았다. 그렇지만 특히 몸을 신전시킬 때 안정성과 신체의 가동 범위 증가를 위해 공을 필라테스 운동에 접목할 재미있고 창의적인 방법이 많다.

스튜디오에서 필라테스 배럴은 매우 매력적인 기구이다. 스프링이나 저항 장치 때문에 고군분투할 필요도 없고, 단지 몸을 기대어 구부릴 수 있도록 도와주는 멋진 모양을 갖추고 있을 뿐이다. 그 모양(척추의 만곡과 신전을 지지하는 곡선 모양) 자체가 바로 배럴의 기능이다. 하지만 필라테스 배럴은 고정된 반면 스테빌리티 볼(짐볼)은 몸에 따라 움직인다. 따라서 공의 "위에서" 운동을 할 때 공의 표면에 밀착되어 있으려면 반드시 복근을 안과 위로 끌어올려야 한다.

큰 스테빌리티 볼의 호(arc)가 필라테스 배럴의 호와 매우 비슷하지만, 볼은 배럴처럼 고정되어 있지 않기 때문에 여기에서는 여러 가지 기구에서 하는 운동을 소개하며, 각 운동이 어느 기구 운동의 변형인지 표시해 놓았다.

공 위에서 균형을 잡는 것만으로도 코어 근육 전체를 사용하게 될 것이므로, 즐겁게 (그리고 안전하게) 동작들을 실험해 보기 바란다.

필라테스 도구 : 큰 사이즈 공

> 큰 사이즈 공

롤-백(ROLL-BACK)
캐딜락 운동 변형 동작

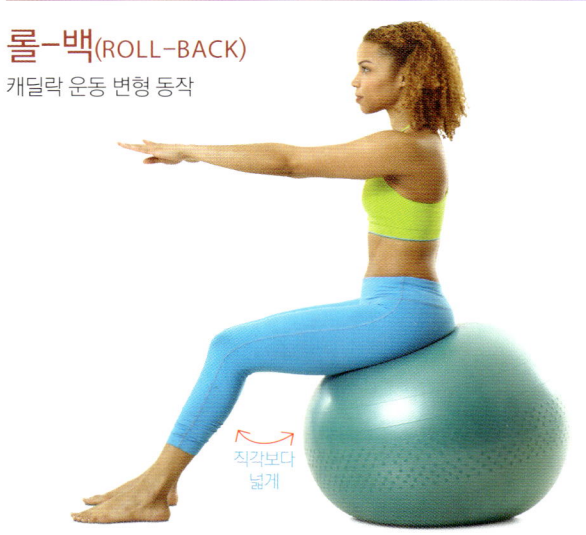

참고: 롤-백과 헌드레드 동작을 할 때 무릎 사이에 소도구를 끼면 복근이 더 강하게 운동된다.

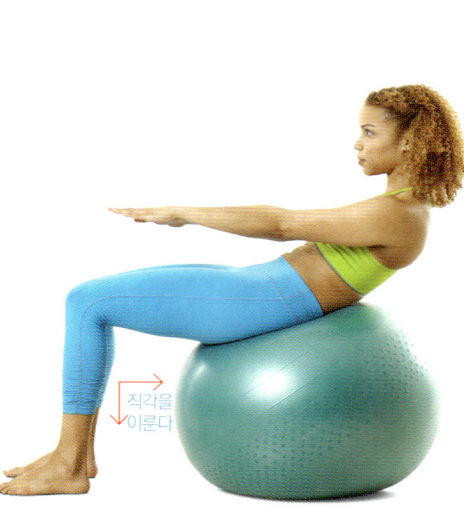

A
- 공 가운데에 곧게 앉아 뒤꿈치가 공에서 약 45센티미터 정도 떨어진 위치에 발바닥을 매트에 대고 놓는다(다리의 접힌 정도가 90도 이상이어야 한다).
- 무릎은 골반너비로 벌린다.
- 손을 어깨 높이에서 앞으로 쭉 뻗고, 중량이 있는 막대기(weighted pole)를 들거나 들고 있다고 상상한다(몸은 둘의 차이를 느끼지 못한다는 것을 기억하라).

B
- 숨을 천천히 들이쉬면서 상체를 더 길게 세우고 천천히 내쉬면서 골반을 앞쪽으로 만다. 척추 마디를 분절하는 움직임으로 공을 뒤꿈치 쪽으로 보낸다.
- 등의 가운데 정도, 즉 몸을 지탱하기 위해 코어에 힘이 많이 들어가는 위치에서 멈춘다.
- (배가 떨린다면 좋은 신호이다! 우리는 이것을 "진실의 떨림"이라고 부른다)

발전 동작
원-레그 롤-백(One-Legged Roll-Back)
롤-백 동작 중 뒤로 기댄 상태에서, 코어 근육의 운동을 멈추지 않으면서 한쪽 다리를 들어 올린다.

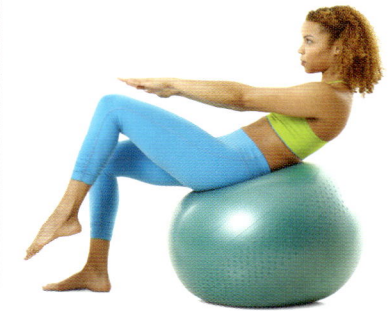

반복 횟수: 셋을 셀 동안 자세를 유지하는 것을 5회 반복한다. 반복할 때마다 허리와 공 사이의 연결을 더 강하게 의식한다.

Chapter 7

헌드레드 (THE HUNDRED)
캐딜락 운동 변형 동작

A
- 공 가운데에 곧게 앉아 뒤꿈치가 공에서 약 45 센티미터 정도 떨어진 위치에 발바닥을 매트에 대고 놓는다(다리의 접힌 정도가 90도 이상이어야 한다).
- 무릎은 골반너비로 벌린다.
- 혹은 동작을 더 어렵게 하려면, 양 무릎과 발을 서로 꼭 붙인다.
- 롤 백 운동에서와 같이, 엉덩이 아래를 몸의 앞면을 향해 말면서 복근에 자극이 느껴지는 위치에서 멈춘다.

B C
- 그 자세에서 팔을 위아래로 100회 흔든다 (63쪽 헌드레드 동작 참조).
- 팔을 흔들면 공도 따라서 튀게 되므로 최대한 동작을 통제한다.

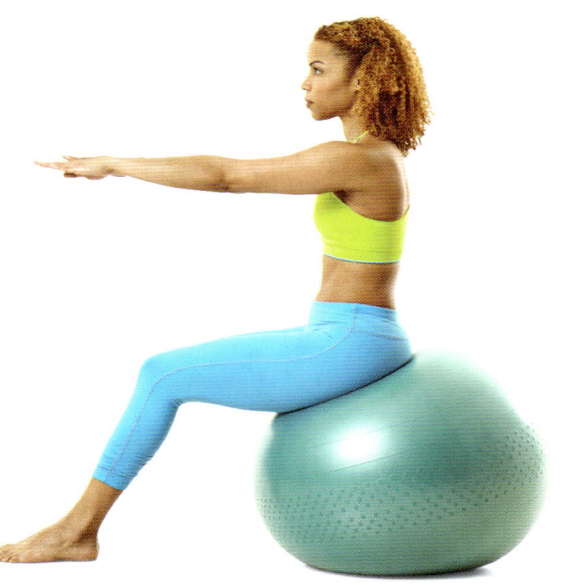

진실의 떨림 (THE TREMOR OF TRUTH)

re: AB Pialtes 소속의 잘 알려진 지도자 캐리 레이건(Cary Regan)은 근육이 부들거리는 것을 "진실의 떨림"이라고 불렀고, 나는 그 명칭을 매우 좋아한다. 나는 그 이름을 서부로 이사 가서도 계속 사용했는데, 이곳의 학생들이 내가 좋아하게 된 "떨림을 감출 수 없다(You can't fake the shake)"라는 새로운 표현을 또 만들었다. 두 가지 다, 근육의 운동이 최고점에 달했을 때의 모습을 표현한다. 몸이 진동하는 것을 근육이 강하게 운동되고 있다는 신호로 이해하되, 적당한 시점에 운동을 멈추어 근육의 힘을 소진 시키지 않도록 한다.

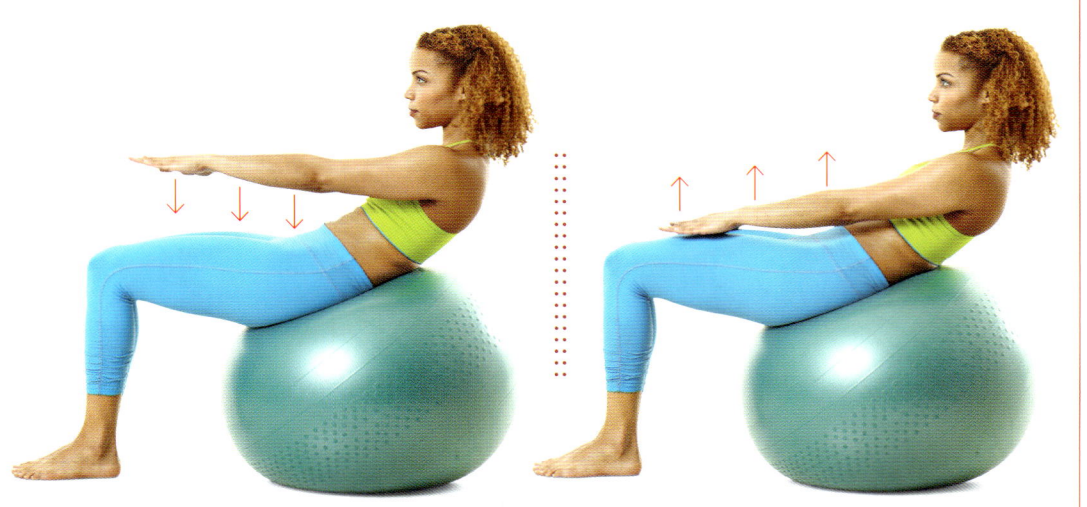

217

필라테스 도구 : 큰 사이즈 공

푸시스루(PUSH-THROUGH)
캐딜락 운동 변형 동작

A
- 스파인 스트레치 운동(68쪽 참조)의 준비 자세를 취한 후 다리 사이에 공을 두고 손을 공의 양쪽에 얹는다.

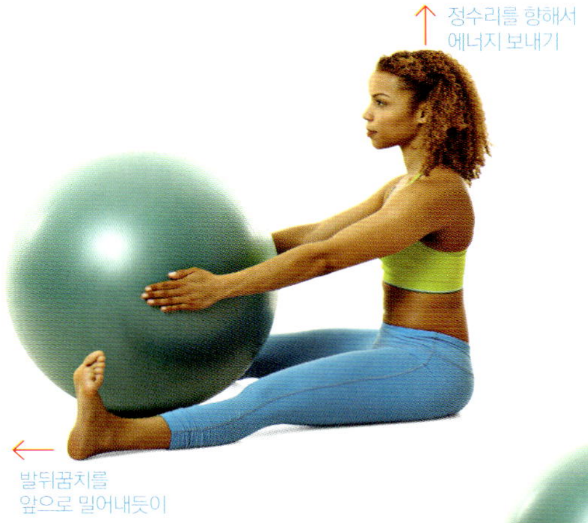

B
- 숨을 들이쉬며 허리를 길게 늘이고, 숨을 천천히 내쉬며 공을 앞으로 밀면서 동시에 등을 둥글게 만다.

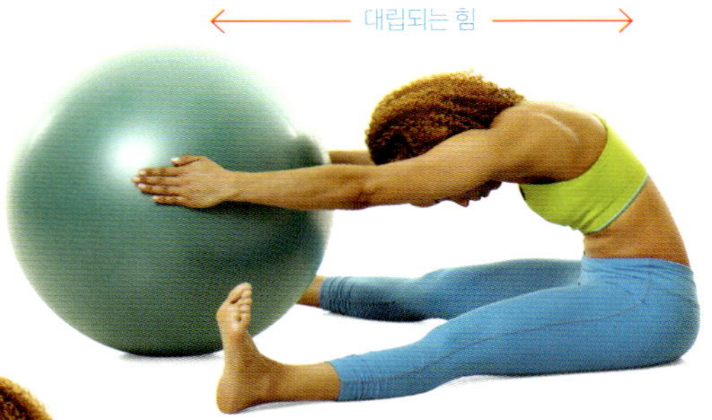

C
- 공을 몸 쪽으로 당기면서 배를 공에서 멀어지게 안으로 당긴다.

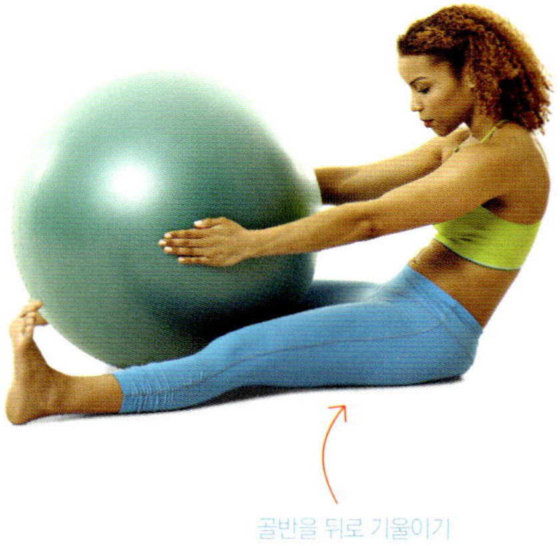

D
- 공을 머리 위로 올리고, 중심보다 조금 앞쪽 그리고 위를 향해 든다.
- 등을 둥글리며 공을 다리 사이로 원위치 시킨다.

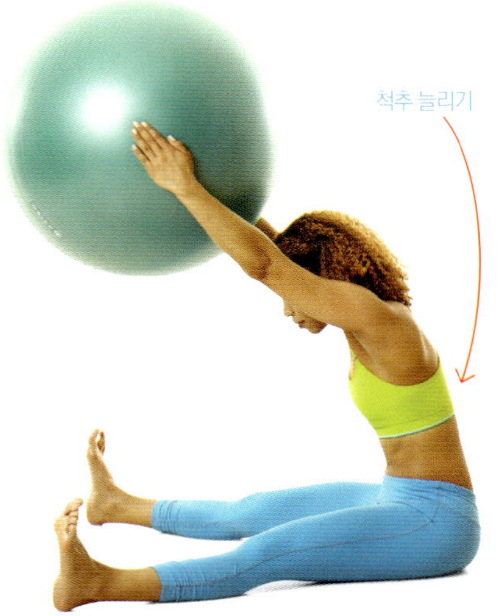

정수리를 향해서 에너지 보내기

발뒤꿈치를 앞으로 밀어내듯이

대립되는 힘

골반을 뒤로 기울이기

척추 늘리기

참고: 필라테스의 분절 동작은 코어의 가장 깊은 근육을 사용하여, 척추 각 마디의 유동성과 몸의 안정성을 동시에 추구한다. 푸시스루와 소우 동작을 할 때 척추에 직접 닿는 도구가 없어도 분절에 집중할 수 있도록 한다.

반복 횟수: 5회. 반복할 때마다 코어를 더 길게 늘이고 더 안정화 시킨다.

Chapter 7

소우(SAW)
매트 운동 변형 동작

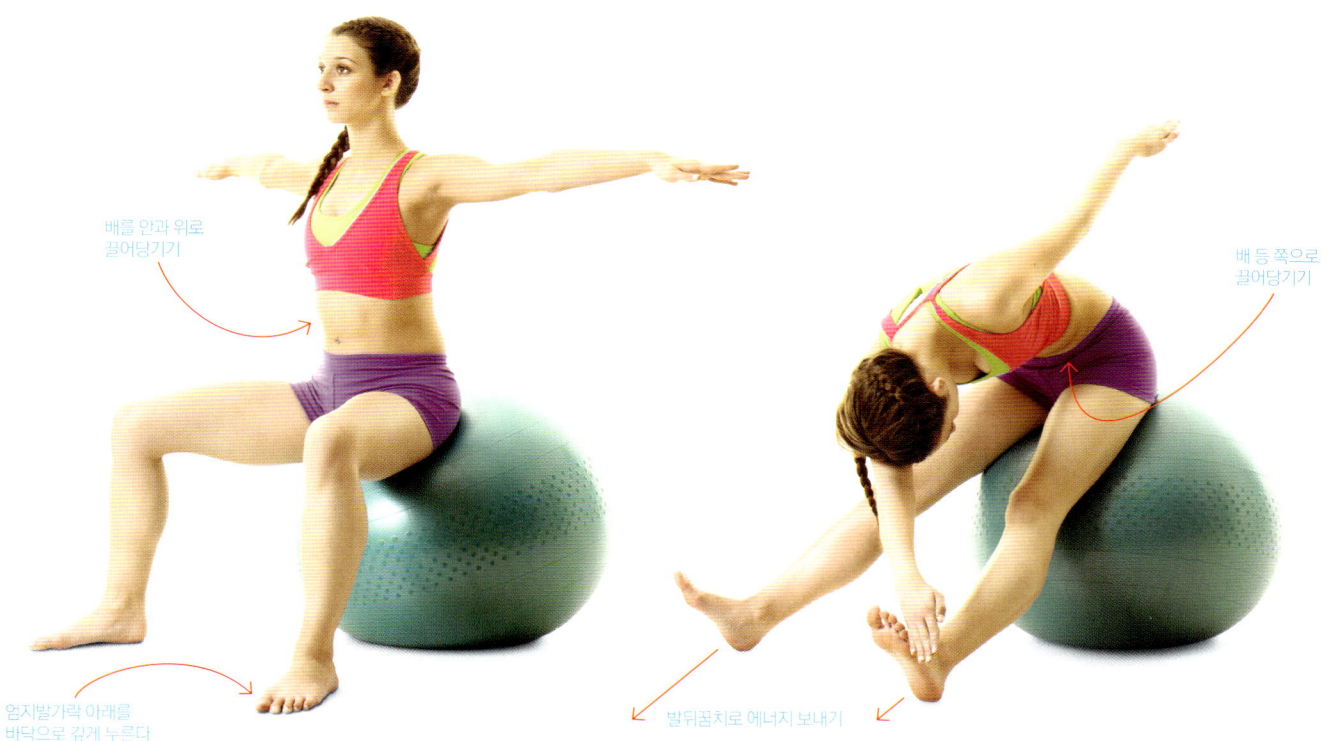

배를 안과 위로 끌어당기기

엄지발가락 아래를 바닥으로 깊게 누른다

배 등 쪽으로 끌어당기기

발뒤꿈치로 에너지 보내기

A
- 공의 중앙이 아닌 앞쪽에 상체를 곧게 펴고 앉는다. 무릎을 굽혀서 다리를 매트보다 넓게 벌리고 발과 무릎이 바깥을 향하도록 돌린다(다리와 허벅지 아래 사이의 각도가 90도 보다 넓어야 한다).
- 팔을 방의 양쪽 벽을 향해 넓게 벌리고 어깨뼈를 가운데로 조인다. 숨을 천천히 내쉬며 몸을 왼쪽으로 돌린다.

B
- 숨을 천천히 내쉬며 왼쪽 다리를 향해 몸을 숙이고, 그와 동시에 공을 뒤쪽으로 굴려 다리가 펴지도록 한다.

반복 횟수: 숨을 천천히 내쉬며 시작 자세로 되돌아온 후 오른쪽도 실시한다. 3세트 반복한다.

필라테스 도구 : 큰 사이즈 공

스완(SWAN)
레더 배럴 운동 변형 동작

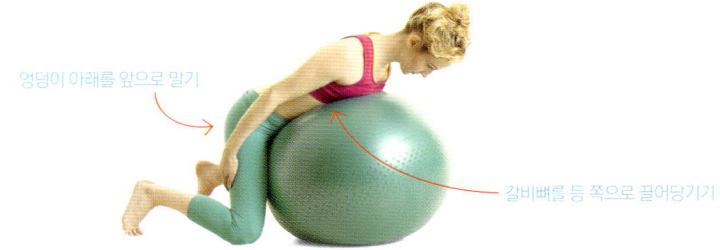

- 엉덩이 아래를 앞으로 밀기
- 갈비뼈를 등 쪽으로 끌어당기기

준비 자세

- 공 위에 엎드려서 무릎을 굽혀 매트에 댄다. 발과 무릎을 매트 너비로 벌리고 발가락이 바닥에 닿도록 한다 (몸이 밀리지 않도록 발가락으로 매트를 단단히 짚는다).
- 손바닥이 아래를 향하도록 하여 손을 허벅지 뒤에 놓는다.

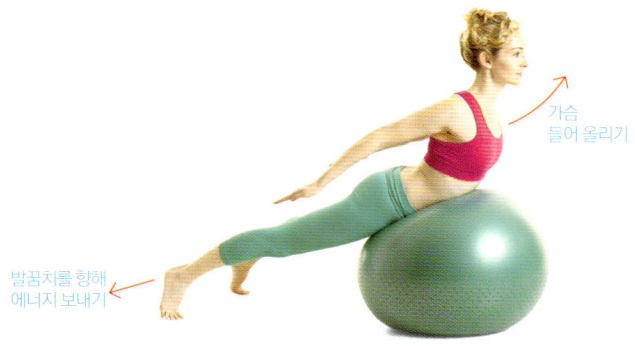

가슴 들어 올리기
발꿈치를 향해 에너지 보내기

플라이트리스 스완(FLIGHTLESS SWAN)

A

- 숨을 천천히 들이쉬며 다리에 힘을 주고 가슴을 공으로부터 들어 올려 척추를 늘인다.
- 윗등과 어깨에 더 강한 자극을 느끼려면, 손을 허벅지에서 떼어내 뒤꿈치를 향해 뒤로 길게 뻗는다.
- 가슴과 어깨의 유동성을 늘리려면, 손을 다시 허벅지에 얹고 가슴을 더 넓게 편다.
- 숨을 깊게 내쉬면서 공 위에 엎드려 시작 자세로 돌아온다.

반복 횟수: 3회. 반복할 때마다 복근을 사용하여 가슴을 더 높이 들어 올린다.

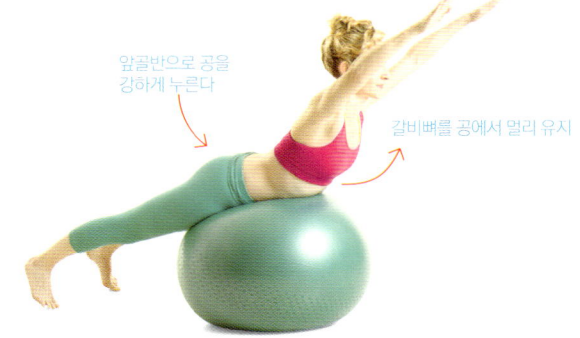

앞골반으로 공을 강하게 누른다
갈비뼈를 공에서 멀리 유지

플라잉 스완(FLYING SWAN)

A

- 마시는 숨에 팔을 천천히 펴면서 가슴을 공에서 떼어내 위로 든다.
- 팔을 몸 앞으로 가져와 앞쪽 벽을 향해 쭉 뻗는다.
- 숨을 천천히 내쉬며 무릎을 접어 시작 자세로 돌아온다.

반복 횟수: 3회. 반복할 때마다 유연성과 통제력을 더 키우도록 노력한다.

Chapter 7

싱글 레그 킥(SINGLE-LEG KICKS)
매트 운동 변형 동작

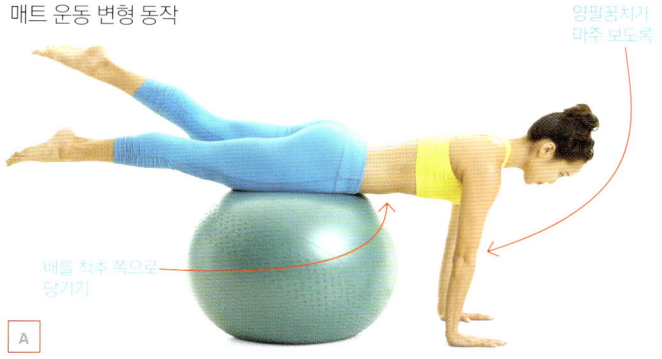
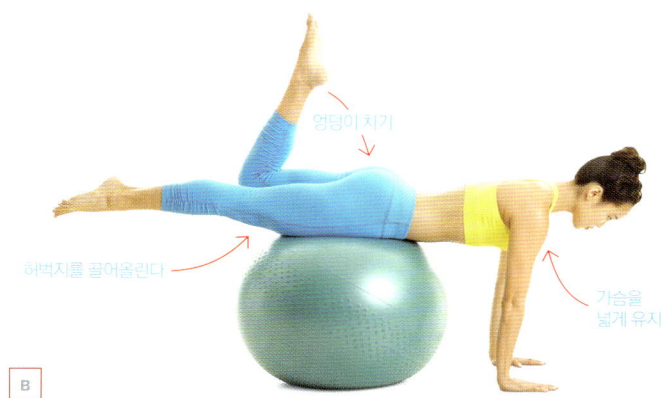

A
- 공 위에 엎드려 손바닥을 바닥에 댄다. 몸을 앞으로 움직여서 골반이 거의 공보다 앞으로 나오는 위치까지 온다. 몸은 플랭크 자세를 취한 채로, 양쪽 다리를 강하게 모으고 가슴은 넓게 편다.

B
- 숨을 들이쉬며 한쪽 허벅지를 공에서 떨어뜨린 후 다리를 접어 엉덩이를 찬다.
- 숨을 고르게 내쉬며 다리를 곧게 하고 허벅지를 공 위로 내린다.

반복 횟수: 반대쪽 다리도 실시한다. 다리를 번갈아가며 양쪽 각 3회 씩 반복한다.

스위밍(SWIMMING)
스파인 코렉터(Spine Corrector) 운동 변형 동작

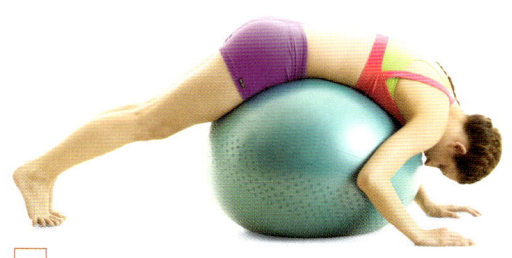
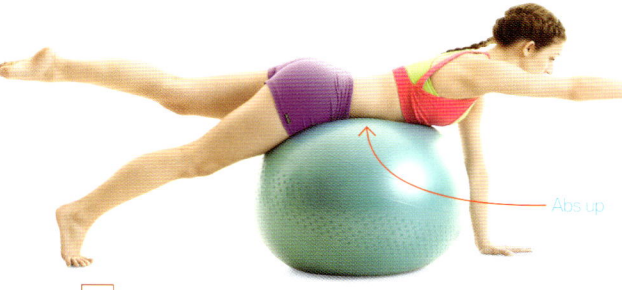

A
- 공 위에 엎드려 배꼽이 공의 가운데에 있도록 한다.
- 다리를 펴서 발가락의 아래 부분을 매트 위에 둔다. 양쪽 허벅지를 붙이고 균형을 잡는다.

B
- 숨을 천천히 들이쉬며 오른팔과 왼다리를 동시에 들어 올린다.
- 숨을 고르게 내쉬며 팔과 다리를 내려놓는다. 숨을 천천히 들이쉬며 왼팔과 오른다리를 동시에 올린다.
- 숨을 고르게 내쉬며 팔과 다리를 내려놓는다.

반복 횟수: 5세트 반복 후, 스위밍 동작의 신전 작용에 반하도록 몸을 공에 완전히 기대어 쉰다. 방향을 바꿔가면서 동작을 반복하고, 매번 점점 더 손을 가볍게 움직이도록 노력한다.

필라테스 도구 : 큰 사이즈 공

닐링 사이드 킥(KNEELING SIDE KICKS)
매트 운동 변형 동작

시작 자세

- 몸의 한 측면을 공 위에 기대고 앉아 아래쪽 다리는 접어서 무릎을 바닥에 대고 위쪽 다리는 일자로 쭉 뻗는다.
- 접은 다리와 아래쪽 팔로 공을 껴안고 손바닥을 공 측면에 댄다.
- 위에 있는 손을 머리 뒤 아래쪽에 대고 팔꿈치를 넓게 벌린다.
- 엉덩이가 공 뒤쪽으로 빠지지 않도록 하면서 위에 있는 다리를 골반 높이로 든다(몸의 아래 측면을 따라 어깨, 갈비뼈, 골반을 정렬시킨다).
- 시작 자세가 완성되면 닐링 사이드 킥 동작들의 지시를 따라 운동한다(129쪽 참조).

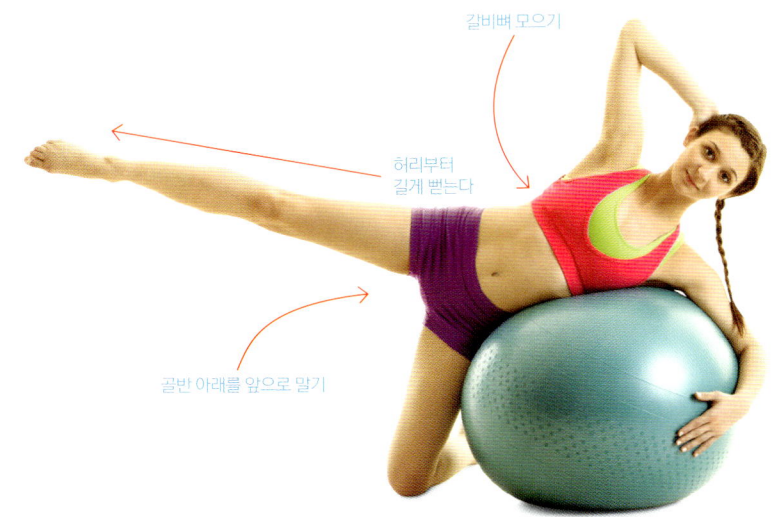

갈비뼈 모으기
허리부터 길게 뻗는다
골반 아래를 앞으로 말기

사이드 밴드(SIDE BENDS)
매트 운동 변형 동작

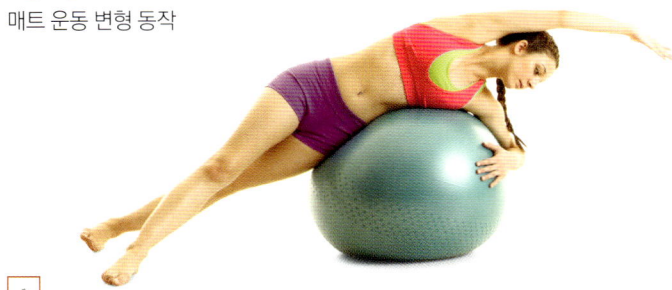

A

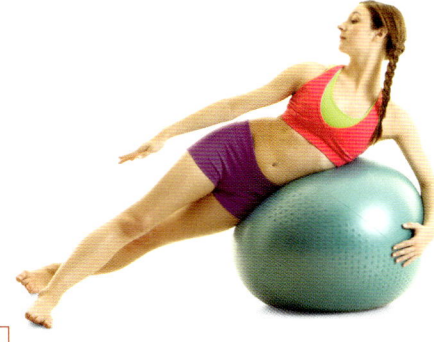

B

- 닐링 사이드 킥 시작 자세에서, 위에 있는 다리는 매트의 긴 면(몸의 앞쪽) 가장자리에 두고, 아래에 있는 다리를 뻗어 아래쪽 발을 매트의 짧은 면의 가장자리에 둔다.
- 아래에 있는 팔로 공을 안고 위에 있는 팔을 귀 옆으로 쭉 뻗어 몸을 공 위에 걸친다.
- 고개를 매트 쪽으로 돌린다.

- 숨을 천천히 들이쉬며 위에 있는 팔을 몸의 옆으로 가져오고 고개를 위쪽 어깨를 향해 돌린다. 상체를 공에서 들어 위쪽 손을 매트의 끝과 발을 향해 뻗는다.
- 숨을 고르게 내쉬며 시작 자세로 돌아온다.

반복 횟수: 몸의 각 방향으로 5회씩 반복한다. 동작을 반복할 때마다 옆구리를 점점 더 강하게 조이고 더 길게 늘인다.

Chapter 7

펠빅 리프트 (PELVIC LIFT)
리포머 운동 변형 동작

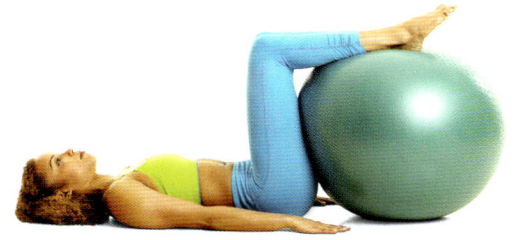

A

- 등을 대고 매트 위에 누워 팔을 몸 옆에 길게 두고, 다리는 공 위에 올린다.
- 공이 허벅지 뒤에 닿을 때까지 몸을 꿈틀거리며 공을 향해 다가간다.
- 무릎과 발을 강하게 붙인 상태에서, 숨을 싶게 내쉬며 발꿈치를 엉덩이에 가깝게 당겨 공을 누른다.

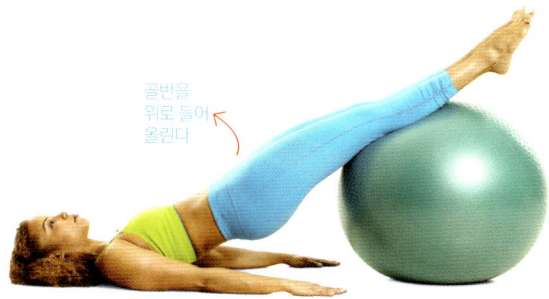

골반을 위로 들어 올린다

B

- 숨을 고르게 들이쉬며 엉덩이를 매트로부터 들어 올리면서 공이 몸에서 멀어지도록 굴린다.
- 숨을 잠시 참으며 골반을 위를 향해 든 상태를 유지한 후, 숨을 천천히 내쉬며 척추 마디마디를 매트에 내려놓듯이 상체를 굴려 내려와서 공을 엉덩이에 가깝게 붙인다.

반복 횟수: 공을 굴릴 때와 밀 때 허벅지의 뒷부분(햄스트링)의 움직임에 집중하며 6회 반복한다.

숄더 롤 다운 (SHOULDER ROLL-DOWN)
캐딜락 운동 변형 동작

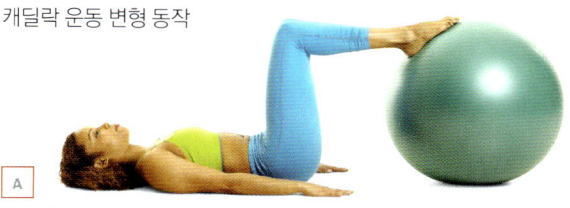

A

- 등을 대고 매트 위에 누워 팔을 몸 옆에 길게 둔다. 무릎과 허벅지가 직각이 되게 하여 발바닥을 공의 가장자리에 둔다.

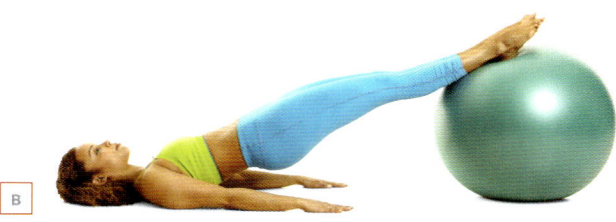

B

- 숨을 깊게 들이쉬며 다리가 펴지고 골반이 공중에 뜰 때까지 공을 밀어낸다.

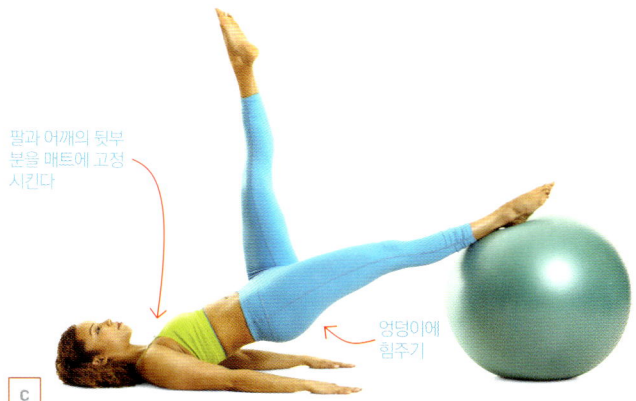

팔과 어깨의 뒷부분을 매트에 고정시킨다

엉덩이에 힘주기

C

- 숨을 고르게 내쉬며 엉덩이가 내려오지 않도록 하면서 한쪽 다리를 머리위로 든다. 숨을 마시면서 발을 공 위로 다시 가져온다. 반대쪽 다리로 반복한다.
- 내쉬는 숨에 다리를 들고, 마시는 숨에 내린다. 숨을 완전히 내쉬면서, 척추 마디마디를 매트에 내려놓듯이 상체를 굴리듯 내려와서 공을 처음의 위치로 되돌린다.

반복 횟수: 3회.

필라테스 도구 : 큰 사이즈 공

백 스트레치 오버 볼 (볼 위에서 등 스트레칭)
레더 배럴 운동 변형 동작

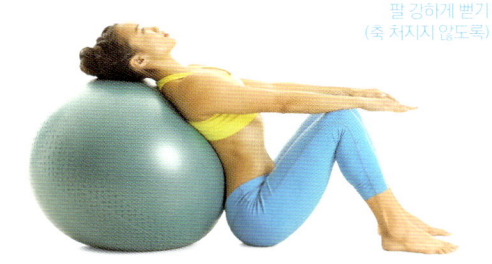
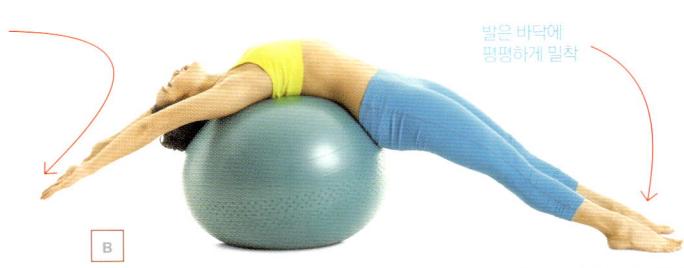

A
- 매트에 앉아 등을 공에 기대고 무릎을 깊게 접는다.
- 발은 최대한 엉덩이에 가깝게 두고 어깨 너비로 벌린다.
- 팔을 펴서 무릎 위에 두고 손바닥은 바닥을 향하도록 한다.

B
- 숨을 고르게 들이쉬며 발로 바닥을 밀어내어 공을 뒤로 굴린다. 팔을 머리 위로 들고 머리의 아래쪽이 공 위에 얹어지도록 한다.
- 숨을 고르게 내쉬며 공을 반대로 굴려 와서 팔을 무릎 위에 다시 올린다. 머리의 아랫부분이 공에 닿은 채로 둔다.

반복 횟수: 5회. 반복할 때마다 배를 척추 쪽으로 더 강하게 끌어당긴다.

풀업 (PULLUPS)
분다체어 운동 변형 동작

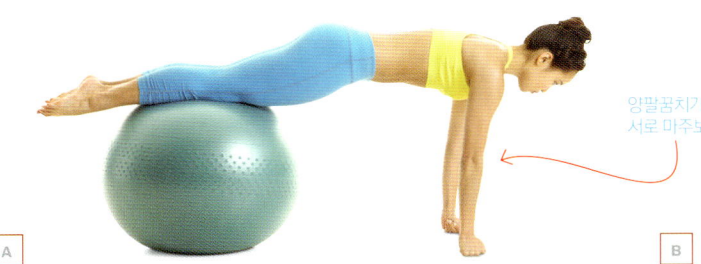
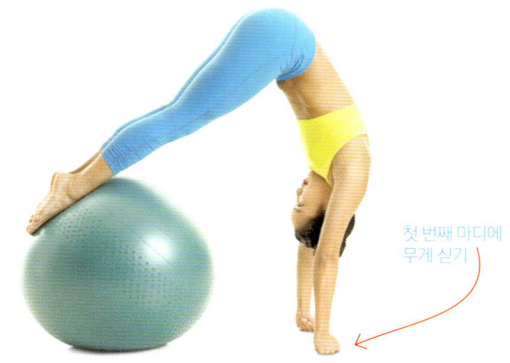

A
- 손을 바닥에 공 위에 엎드려서 무릎이 공보다 약간 앞에 위치할 때까지 공을 굴린다. 정강이로 공을 강하게 누른다.
- 주먹을 쥐고 손목이 어깨 바로 아래에 있도록 한다.

B
- 숨을 천천히 들이쉬며 주먹의 마디로 바닥을 누르고 복근을 위를 향해 끌어당긴다.
- 위 동작의 힘으로 엉덩이를 높이 올려 공중에서 새우 자세를 만든다.
- 어깨가 손목 위에 오도록 하고 배를 오목하게 유지한다.
- 숨을 천천히 내쉬면서 몸을 낮추어 처음의 플랭크 자세로 되돌아온다.

반복 횟수: 손으로 물구나무 서는 자세에서 몸이 최대한 높이 올라가도록 노력하며 3회 반복한다. 이 동작을 사용하여 필라테스를 통해 힘이 얼마나 길러졌는지 하면서 측정할 수 있다.

Chapter 7

암 웨이트 온 더 볼
(ARM WEIGHTS ON THE BALL, 공 위에서 하는 아령 운동)

공 위에서 할 수 있는 아령 운동은 많다. 나는 매트 운동 중 세 가지를 골랐지만, 다른 운동도 시도해 보기를 바란다.

참고: 매트 운동, 밴드 운동, 공 운동 사이에 비슷한 점을 찾아보자. 동작의 원리를 이해하면, 나머지는 단순히 패턴의 변화, 혹은 구성의 영역이다. 코어의 움직임은 변하지 않는다.

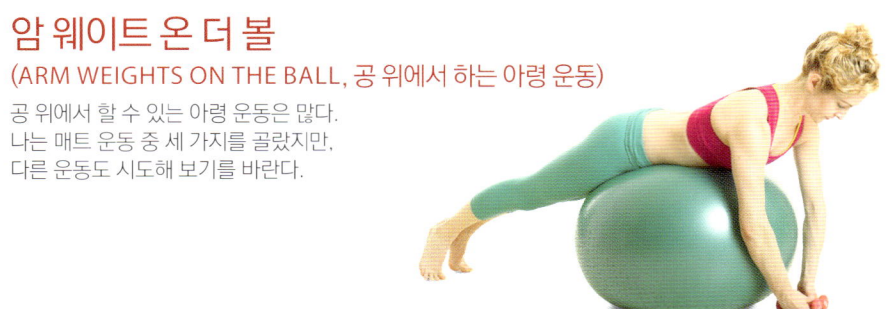

준비 자세

- 공 위에 엎드려 배꼽이 공의 중앙에 오게 한다.
- 다리를 곧게 뻗어 발가락 아랫부분을 매트에 놓고, 양쪽 발꿈치는 붙이고 발가락은 바깥쪽으로 벌린다.
- 양쪽 뒤꿈치와 허벅지를 강하게 짜내듯이 붙인다.

버그 (THE BUG)
108쪽 참조

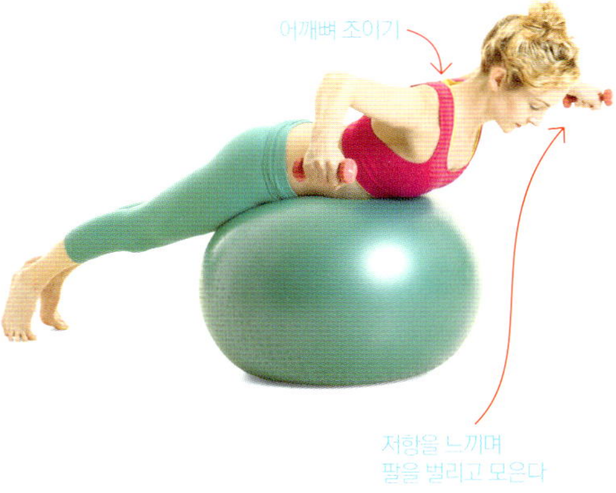

- 어깨뼈 조이기
- 저항을 느끼며 팔을 벌리고 모은다

복싱 (BOXING)
109쪽 참조

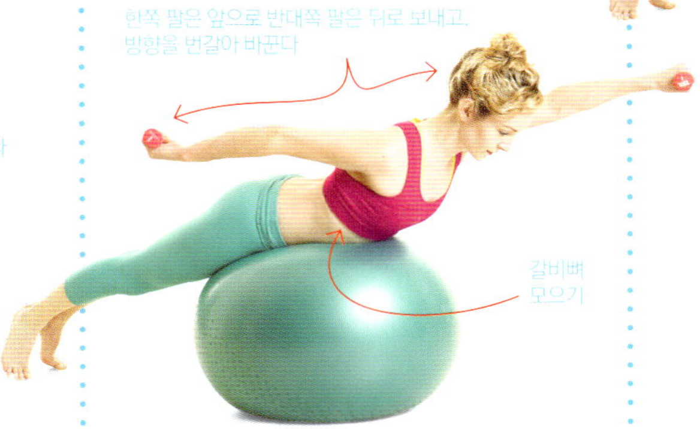

- 한쪽 팔은 앞으로 반대쪽 팔은 뒤로 보내고, 방향을 번갈아 바꾼다
- 갈비뼈 모으기

트라이셉스 익스텐션 (TRICEPS EXTENSIONS)
135쪽 참조

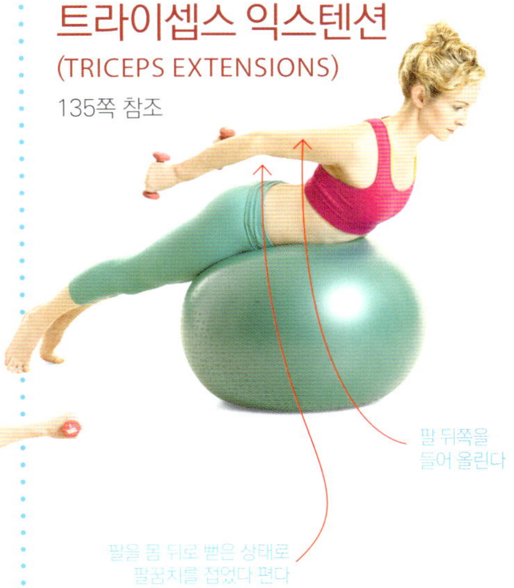

- 팔 뒤쪽을 들어 올린다
- 팔을 몸 뒤로 뻗은 상태로 팔꿈치를 접었다 편다

225

필라테스 도구 : 큰 사이즈 공

짐볼을 배럴 대신 사용하기

> 중간 사이즈 공

20센티미터에서 25센티미터 사이의 공들은 손, 무릎, 발목 사이에 끼어서 안정화를 돕거나 머리, 목, 허리 아래에 두어 몸을 지지하는 도구로 사용할 수 있다. 공의 불안정한 성질을 사용하여 코어 근육의 운동을 극대화 하도록 하자. 이번에 소개할 운동들은 균형감각을 키워주고 공의 커브를 사용하여 더욱 깊은 신전을 유도한다.

Chapter 7

팔 운동 시리즈

이번 시리즈는 어깨를 가동시키고 팔과 등을 연결시킨다. 중간 사이즈의 공을 머리와 목 아래에 두어 섬세한 목뼈를 지지하고 가슴과 어깨가 새로운 각도에서 열리도록 돕는다.

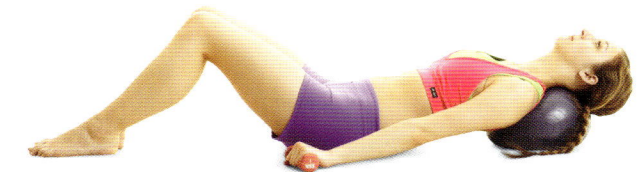

준비 자세

- 공을 위쪽 등 뒤에 놓은 다음, 공을 굴려(몸을 아래쪽으로 이동하여) 공이 어깨와 목 중간에 있도록 한다.
- 머리는 편안하게 둔다. 목은 지지된 상태로 신전시킨다(머리가 공의 뒤쪽으로 약간 넘어가도록 한다).
- 이 운동들은 아령을 사용하거나 사용하지 않고 할 수 있다.
- 무릎과 발은 어깨 너비로 벌려도 되고, 코어 근육을 더 강하게 활성화시키려면 양 다리를 강하게 모은다(무릎 사이에 소도구를 끼워도 된다).

시저(SCISSORS)

참고: 배영을 상상하면서 이 동작을 해도 된다.

A
- 한쪽 팔을 곧게 머리위로 올리고 반대쪽 팔은 몸의 옆을 따라 앞으로 쭉 뻗는다.
- 두 팔 사이에 반대로 흐르는 힘을 느낀다.

B **C**
- 천천히 팔의 방향을 바꾼다.
- 머리 위로 가는 팔을 어깻죽지로부터 움직여 어깨와 등 위쪽을 깊게 가동시킨다.

반복 횟수: 5회. 반복할 때마다 코어의 안정을 유지하면서 어깨의 앞쪽을 더욱 넓게 연다.

227

필라테스 도구 : 중간 사이즈 공

서클(CIRCLES)

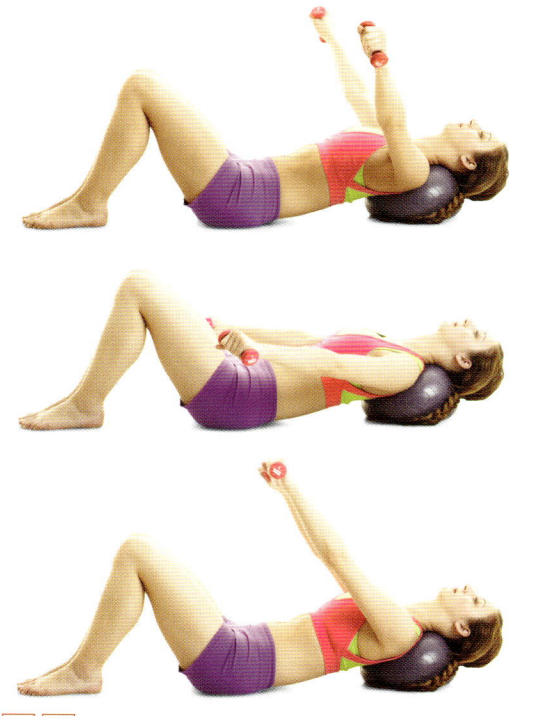

A
- 양쪽 팔을 머리 위로 올린다.

B C D
- 두 팔을 최대한 넓게 양쪽으로 벌리고 팔을 회전시켜 다시 가운데로 모은다.
- 팔을 올릴 때마다 배를 점점 더 오목하게 만든다.

반복 횟수: 한쪽으로 회전 5회, 반대쪽으로 회전 5회.

윙즈(WINGS)

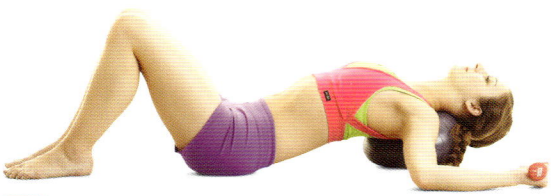

A
- 두 팔을 머리 위로 들고 손을 바닥에 놓는다. 팔꿈치를 접어 어깨 높이에서 직각을 만든다.
- 팔뚝의 뒷면을 바닥에 편하게 놓고 깊은 호흡을 세 번 한다.

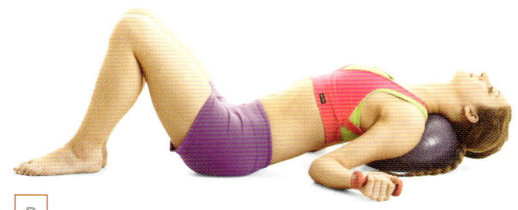

B
- 머리의 뒷면이 바닥에 닿고 팔꿈치를 직각으로 만든 상태에서, 팔꿈치를 몸의 측면을 향해 움직인다.

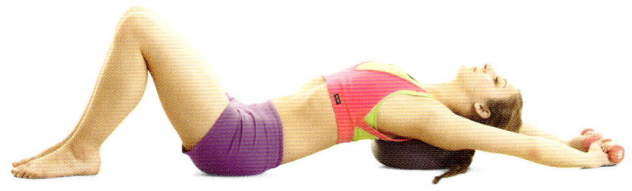

C
- 팔꿈치를 머리 위를 향해 바닥을 쓸며 움직여 머리 위에서 손이 만나도록 한다 (혹은 몸이 불편하지 않은 한도 내에서 손을 최대한 위로 올린다).

반복 횟수: 코어의 힘을 풀지 않으면서 통제된 움직임으로 6회 반복한다.

다리 운동 시리즈

이번 시리즈의 운동들은 골반을 가동시킨다. 중간 사이즈의 공을 천골 아래에 놓으면 허리를 지지하면서 골반과 허벅지 앞쪽을 열 수 있다. 골반을 매트 위에서 드는 동작은 다리를 바다 레벨 아래에서 움직일 수 있도록 한다.

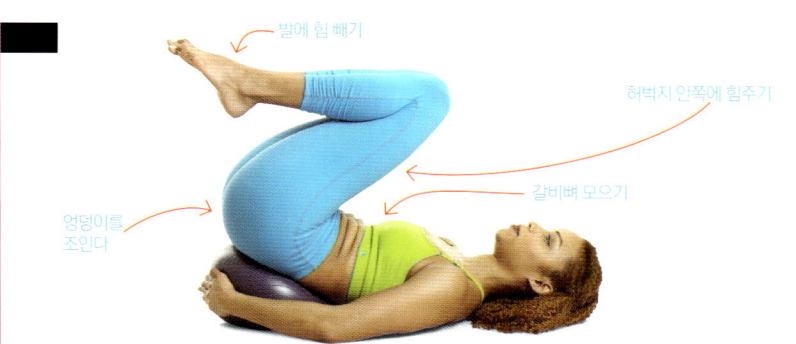

준비 자세

- 등을 바닥에 대고 누워 무릎을 접고 발바닥을 매트 위에 댄다. 골반을 들어서 공을 꼬리뼈와 허리 사이(천골 아래)에 둔다.
- 무릎을 굽혀 가슴을 향해 끌어당기고 손으로 공의 앞부분을 감싼다. 팔꿈치를 벌려서 매트에 평평하게 놓는다.

시저(SCISSORS)

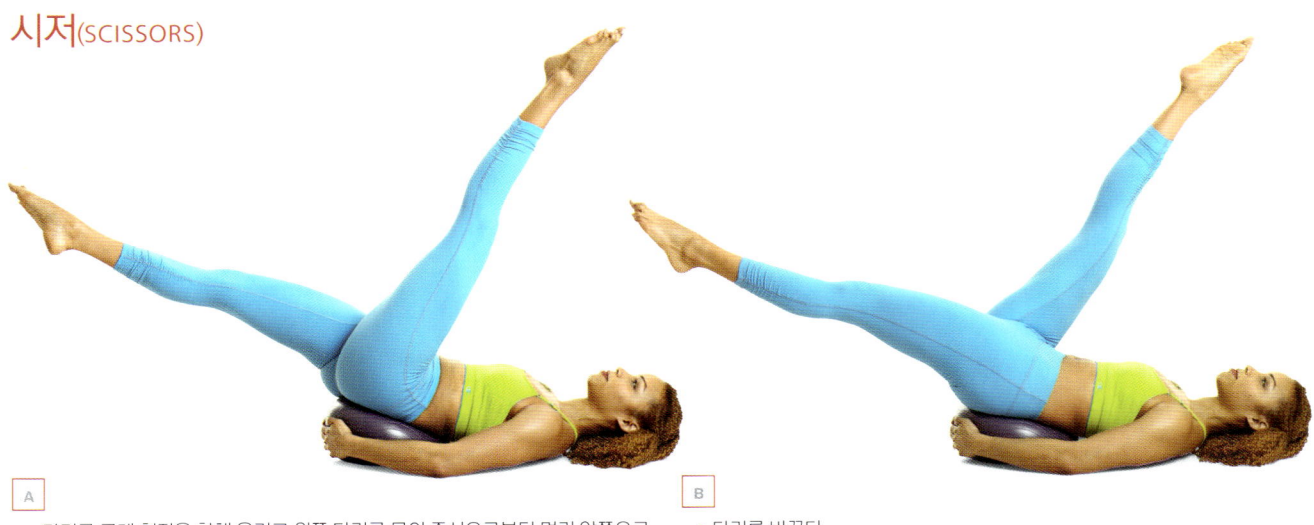

A
- 다리를 곧게 천장을 향해 올리고 왼쪽 다리를 몸의 중심으로부터 멀리 앞쪽으로 뻗는다.

B
- 다리를 바꾼다.
- 허벅지 안쪽에 힘을 주어 양쪽 허벅지가 몸 중심을 기준으로 서로 멀어지지 않도록 한다.

반복 횟수: 다리의 방향을 바꾸며 5세트 반복한다. 반복하면서 점점 더 허리를 길게 늘인다.

필라테스 도구 : 중간 사이즈 공

헬리콥터(HELICOPTER)

헬리콥터는 시저와 서클을 합친 동작이다.

| A | B | C | D | E |

- 왼쪽 다리를 앞으로 뻗고 오른쪽 다리는 머리 쪽으로 올린 채로 다리를 두 번 교차에서 왼쪽 다리가 앞으로 돌아왔을 때 멈추도록 한다.
- 그다음 왼다리는 왼쪽으로, 오른다리는 오른쪽으로 회전시켜 오른다리가 몸의 앞을 향해 뻗은 상태의 시저 준비 자세로 돌아온다.

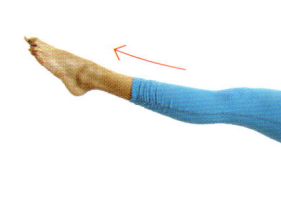
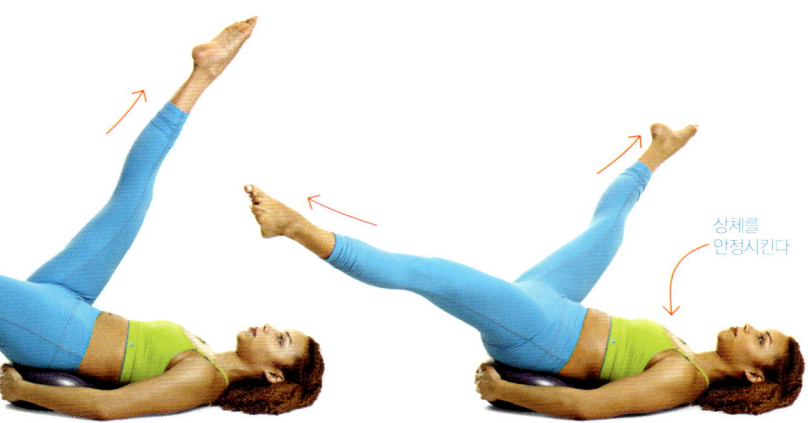

반복 횟수: 시저와 회전 동작을 번갈아 가며 6회 반복한다.

바이시클(BICYCLE)

| A | B | C | D | E |

- 두 다리를 천창을 향해 곧게 올리고 왼다리를 몸의 중심으로부터 멀어지게 앞쪽으로 뻗는다.
- 왼쪽 무릎을 접은 후, 발을 바닥을 쓸며 움직여 엉덩이 근처로 가져와 무릎이 몸과 가까워지도록 한다. 동시에 오른쪽 앞으로 뻗어 동작을 반대쪽으로 반복한다.

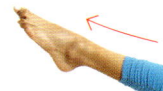
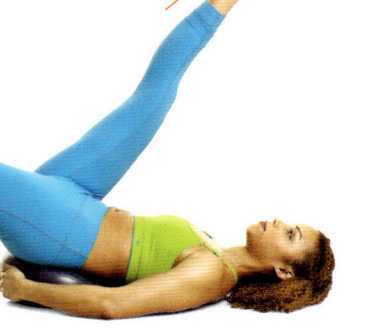
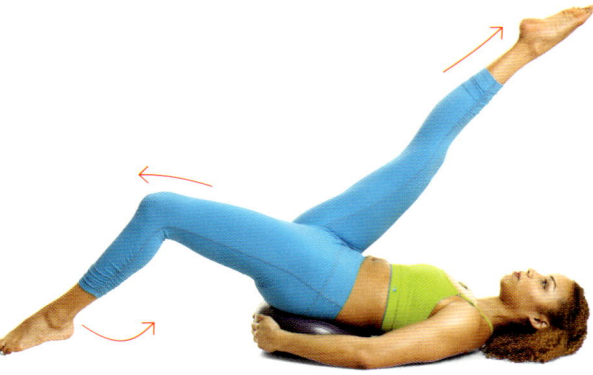

반복 횟수: 다리를 먼저 앞으로 보내면서 6회 실시한 후, 이번에는 다리를 머리 쪽으로 먼저 보내면서 6회 반복한다.

Chapter 7

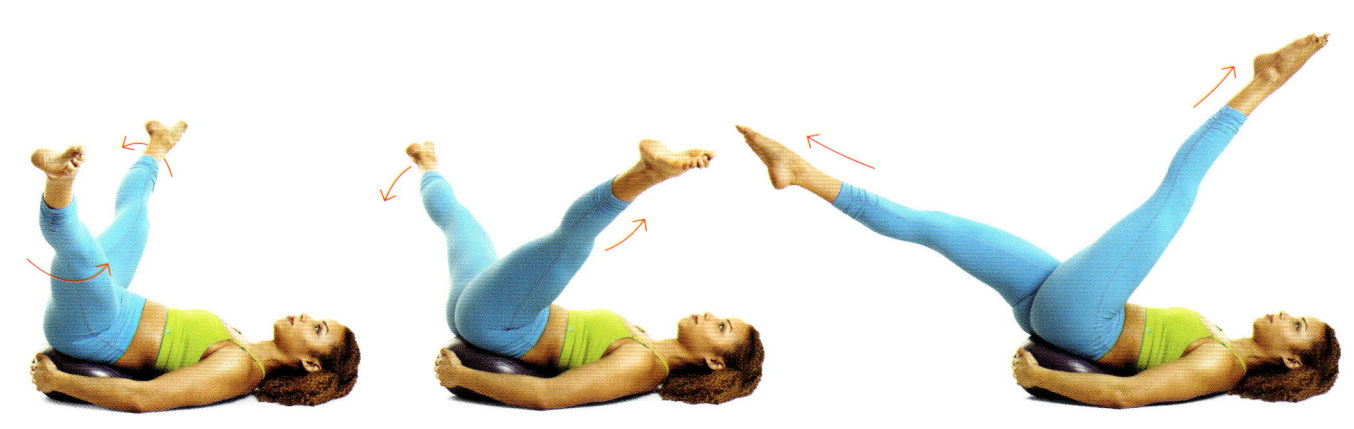

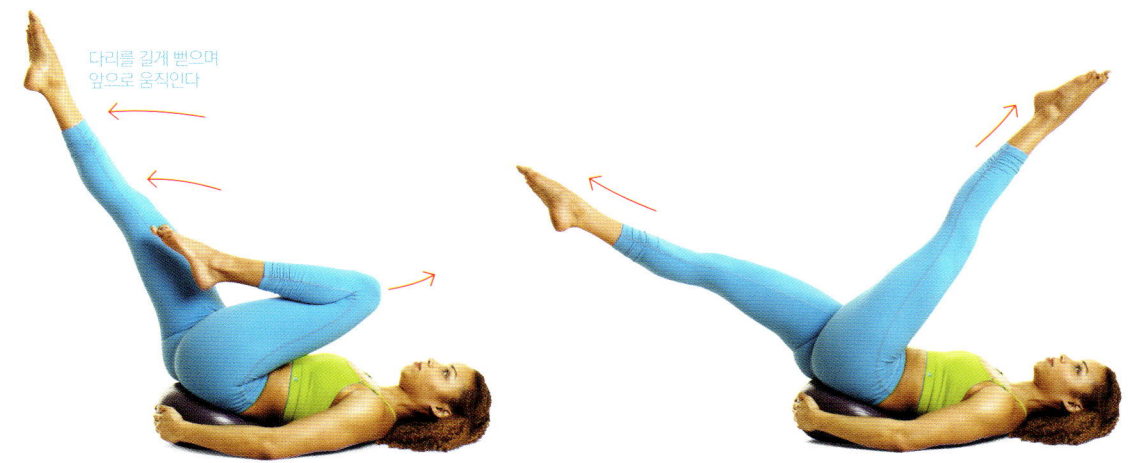

다리를 길게 뻗으며
앞으로 움직인다

스텝을 체어 대신 사용하기

필라테스 체어는 스프링과 페달 운동을 가능하게 하는 것으로 잘 알려져 있지만, 체어의 평평한 면을 몸의 중심을 찾는 데 사용할 수도 있다. 필라테스 기구가 없다면, 낮고 견고한 스텝 박스나 각 면이 30센티미터 정도 되는 디딤대가 최고의 대체 도구일 것이고, 견고한 요가 브릭이나 요가 블록도 사용할 수 있다. 집중(concentration)과 정확성(precision), 그리고 중심화(centering)를 통해 간결한 움직임이 더 효과적이라는 것을 깨닫게 될 것이다.

Chapter 7

앞으로 올라서기 (GOING UP FRONT)

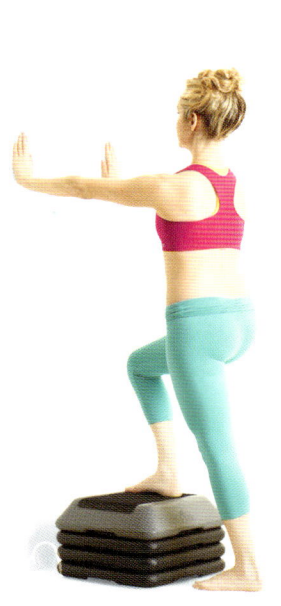
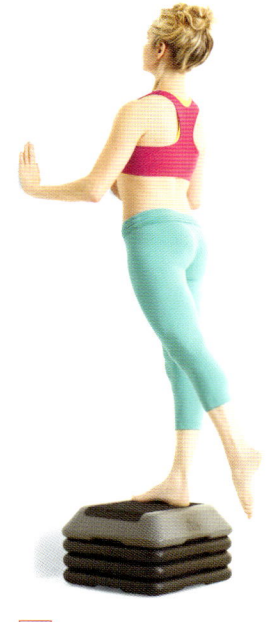

A
- 스텝을 벽에서 30센티미터 정도 떨어진 지점에 놓는다(손바닥이 벽에 닿아야 한다). 발 전체가 스텝의 표면에 들어가도록 놓는다.
- 오른발을 스텝 위에 바르게 올리고 손바닥을 어깨 높이에서 벽에 둔다.

B
- 숨을 마시며 한 다리로 스텝 위로 올라선다. 골반, 무릎, 발목, 발의 정렬이 흐트러지지 않도록 한다.
- 무릎이나 발목이 안쪽으로 말리지 않도록 한다. 골반은 정면을 향한다.
- 스텝 위에 올라선 후, 반대쪽 다리를 몸 뒤로 보내고 동시에 가슴은 반대쪽으로 끌어올린다(서서하는 스완(Swan) 동작이라고 생각하면 된다).
- 숨을 내쉬며 천천히 발을 바닥으로 내린다.

반복 횟수: 5회 반복 후 발을 바꾼다. 반복하면서 올라서는 다리의 정렬을 점점 개선하고 허리를 길게 유지한다.

앞으로 내려가기 (GOING DOWN FRONT)

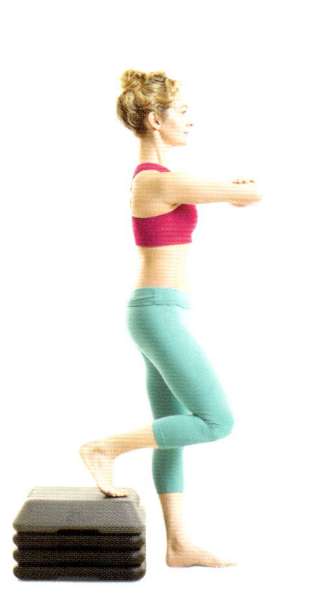
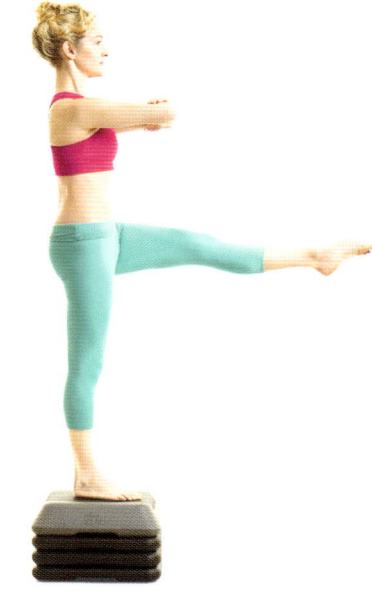

A
- 벽을 등지고 서서 한 발을 스텝 위에 올린다.
- 팔을 접어 가슴 앞에서 포개고, 숨을 천천히 들이 쉬며 서 있는 다리를 접어 공중에 있는 반대쪽 발을 스텝 앞 바닥에 놓는다.

B
- 숨을 고르게 내쉬면서 스텝 위에 올라서고, 그와 동시에 앞에 있는 발을 몸 앞으로 쭉 뻗는다.
- 무릎이 정확하게 발 바로 위에 있도록 한다(발, 발목, 무릎 그 어느 것도 안쪽이나 바깥쪽으로 말리지 않아야 한다).
- 동작을 하는 내내 배를 안과 위로 끌어올려 중력이 몸에 미치는 영향을 최소화 한다.

반복 횟수: 5회 반복 후 다리를 바꾸어 실시한다. 내려갈 때 몸은 코어와 가슴으로부터 위로 끌어올려 동작을 통제한다.

필라테스 도구 : 스텝을 체어 대신 사용하기

고잉 업 사이드 (GOING UP SIDE, 옆으로 올라가기)

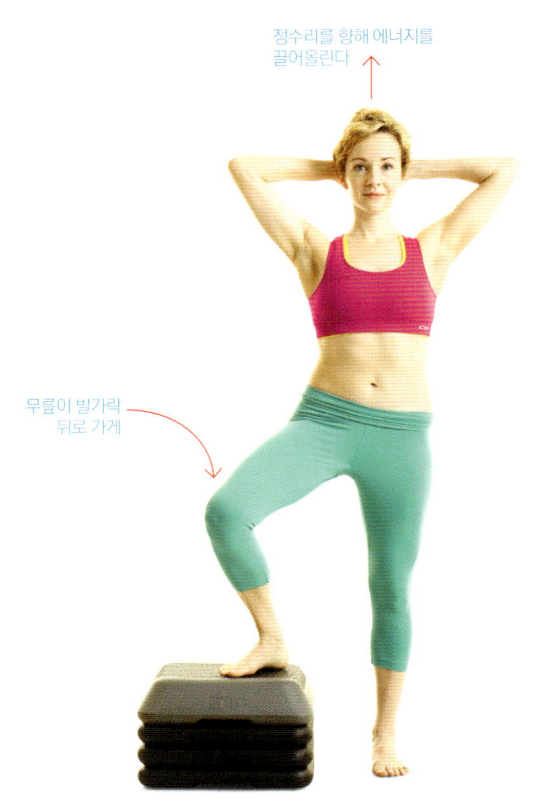
- 정수리를 향해 에너지를 끌어올린다
- 무릎이 발가락 뒤로 가게

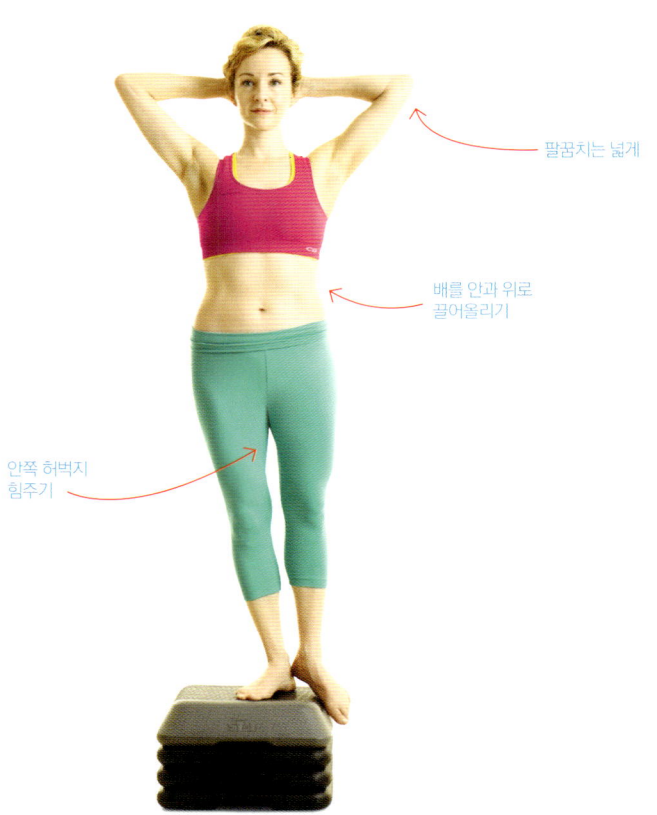
- 팔꿈치는 넓게
- 배를 안과 위로 끌어올리기
- 안쪽 허벅지 힘주기

A
- 벽을 옆에 두고 서서 한쪽 발을 스텝 박스 위에 올리고, 움직일 발은 스텝 박스의 대각선 방향에 둔다.
- 두 손을 머리 뒤나 허리 위에 두고 가슴을 위로 끌어올린다.

B
- 숨을 들이쉬며 스텝 박스에 올라선다. 허리나 골반을 벽 쪽으로 돌리지 않으며, 양쪽 허벅지의 안쪽을 강하게 모은다.
- 숨을 내쉬면서 천천히 발을 바닥으로 다시 내린다.

반복 횟수: 5회 반복 후 방향을 바꾸어 실시한다. 골반과 상체의 정렬을 유지하고 상체의 자세가 흔들리지 않도록 한다.

Chapter 7

슈렁큰 매트
(SHRUNKEN MAT)

내가 가장 좋아하는 변형 동작 중 하나는 어려운 복근 운동을 요가 블록이나 스텝 박스 위에서 실시해서 작은 면적 위에서 신체 무게 중심의 통제를 시험해 보는 것이다.

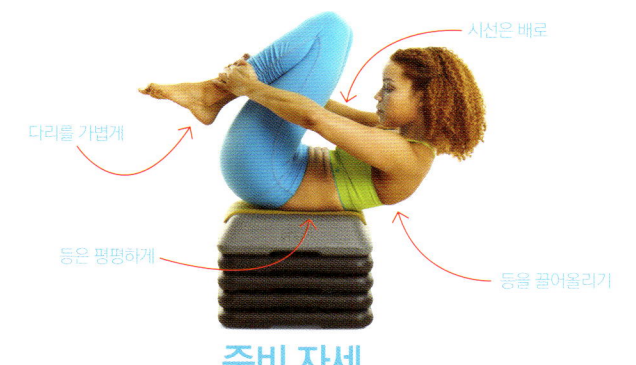

시선은 배로
다리를 가볍게
등은 평평하게
등을 끌어올리기

준비 자세

- 스텝이나 블록 위에 등을 대고 올라가 꼬리뼈가 모서리 바로 바깥쪽에, 배꼽은 블록의 중심에 있도록 한다.
- 이 자세를 먼저 연습하고 싶다면 매트에 누워서 상체를 들고 팔꿈치로 몸을 지탱하면서 아래의 다리 운동을 실시한다.
- 팔꿈치를 매트에서 떼어내고 나면 오로지 코어의 힘만을 사용하여야 한다!

헌드레드(THE HUNDRED)
63쪽 참조

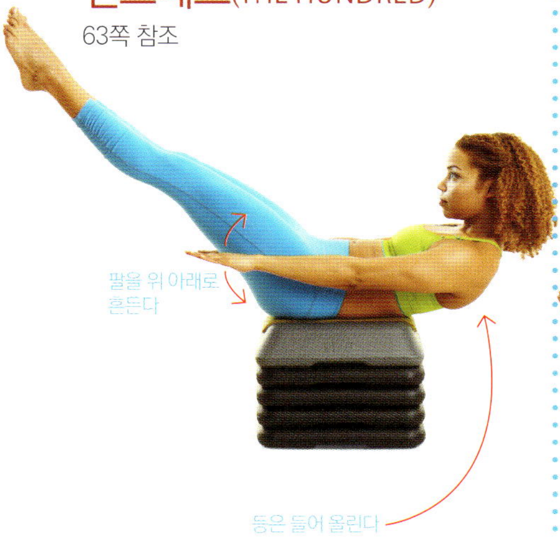

팔을 위 아래로 흔든다
등은 들어 올린다

티저(THE TEASERS)
102, 128, 151쪽 참조

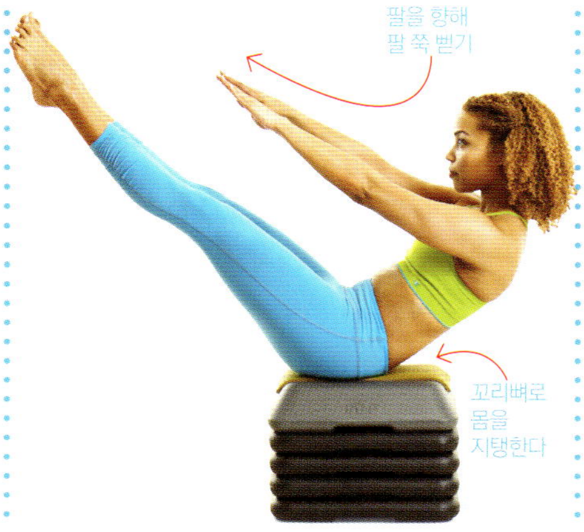

팔을 향해 팔 쭉 뻗기
꼬리뼈로 몸을 지탱한다

복근 운동 시리즈
(THE AB SERIES)
296쪽 참조

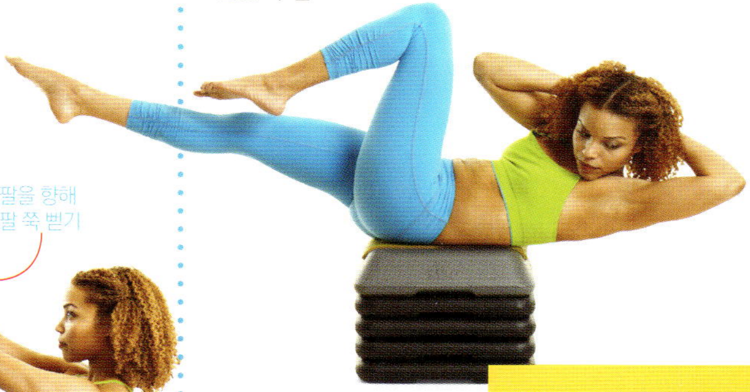

참고: 복근 운동 시리즈는 싱글 레그 스트레치, 싱글 스트레이트 레그 스트레치, 더블 스트레이트 레그 스트레치, 크리스크로스를 포함한다. 이들은 필라테스의 대표적인 운동들이다. 전부 다 실시해 보자!

필라테스 도구 : 스텝을 체어 대신 사용하기

발 운동 4 (FOOTWORK IV)

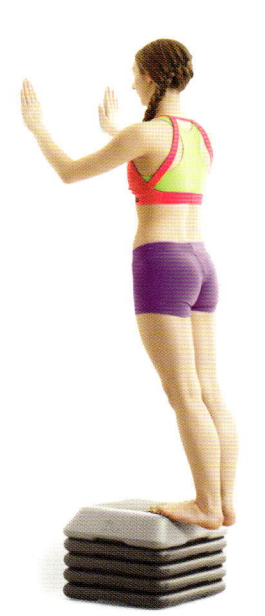
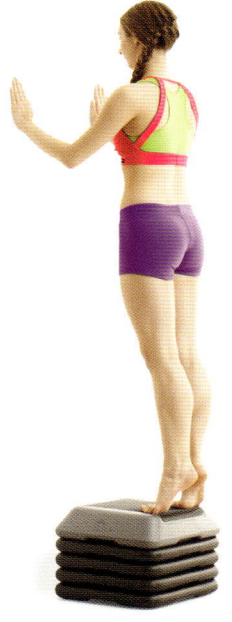

버전 1

A
- 스텝이나 블록을 벽에서 약 15센티미터 떨어진 위치에 둔다.
- 발가락 바로 아랫부분을 블록의 뒤쪽 가장자리에 대고 서서 발뒤꿈치를 붙인다(블록이 뒤로 넘어가지 않도록 조심한다).
- 안정성을 위해 손바닥을 바닥에 댄다.

B
- 숨을 들이쉬며 뒤꿈치를 든다. 뒤꿈치를 강하게 붙여 두 다리를 하나처럼 모은다.
- 날숨에 블록이 넘어가지 않도록 조심하며 천천히 뒤꿈치를 블록의 표면보다 낮게 내려서 다리 뒤를 이완시킨다.
- 숨을 들이쉬며 뒤꿈치를 다시 든다.

반복 횟수: 10회. 반복할 때마다 발을 더 가볍게 들고 허벅지를 더 강하게 붙이며, 배는 더욱더 깊이 끌어당긴다.

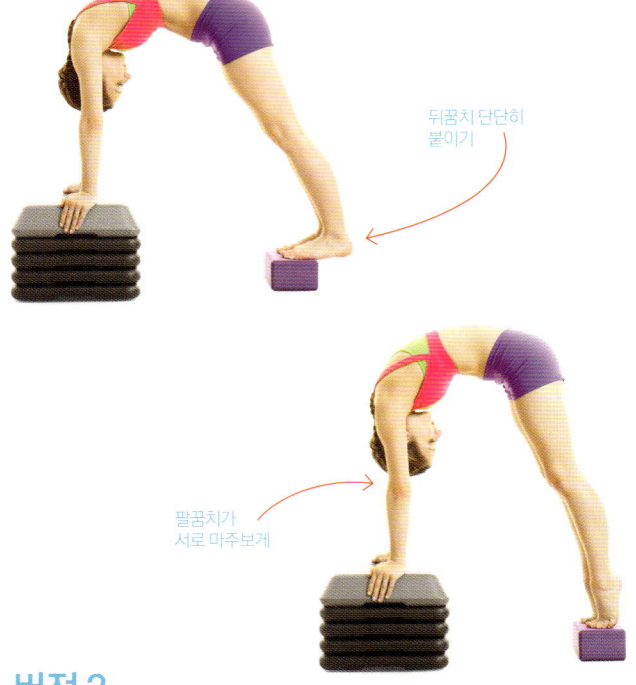

버전 2

A
- 상체를 둥글려 앞으로 숙이고 손을 스텝 위에 놓는다. 두 발을 뒤꿈치를 단단히 붙인 채 요가 블록의 뒤쪽 가장자리에 올린다(블록이 넘어가지 않도록 조심한다).
- 손가락을 바깥쪽으로 향하게 하여 스텝의 양쪽 가장자리를 잡고 어깨가 손목 위에 올 때까지 상체를 숙인다.

B
- 뒤꿈치를 높이 들고, 마치 물구나무서기를 할 때처럼 복근을 척추 쪽으로 최대한 깊이 끌어넣는다. 숨을 천천히 내쉬며 어깨와 윗등, 손목의 정렬을 유지한 채 발뒤꿈치를 내린다.
- 숨을 들이쉬며 뒤꿈치를 다시 올린다.

반복 횟수: 10회. 반복할 때마다 발을 더 가볍게 들고 배를 더 오목하게 만든다.

Chapter 7

러닝(RUNNING)

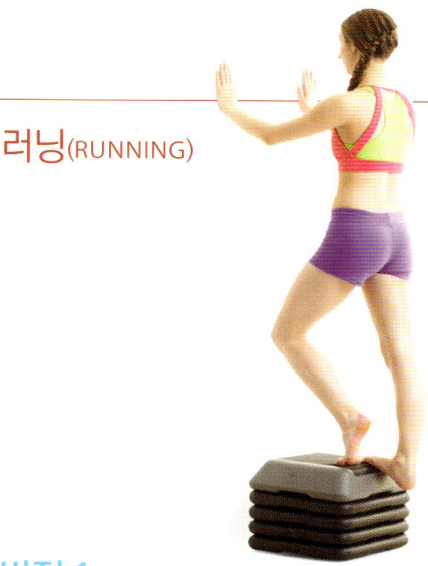
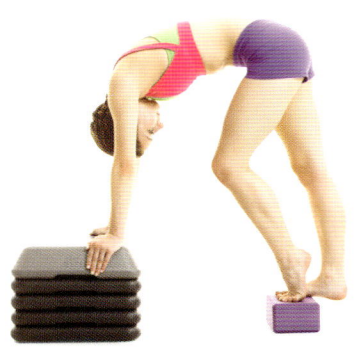

버전 1
- 발 운동 4의 첫 번째 버전과 같이 서서, 이번에는 발뒤꿈치를 떼어 두 발을 평행하게 두고 양쪽 뒤꿈치를 번갈아가며 내린다. 10회 반복한다.

버전 2
- 발 운동 4의 두 번째 버전과 같이 서서, 이번에는 뒤꿈치를 떼어 두 발을 평행하게 두고 양쪽 뒤꿈치를 번갈아가며 올렸다가 내린다. 10회 반복한다.

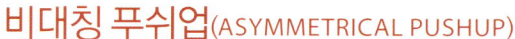

비대칭 푸쉬업(ASYMMETRICAL PUSHUP)
174쪽 참조

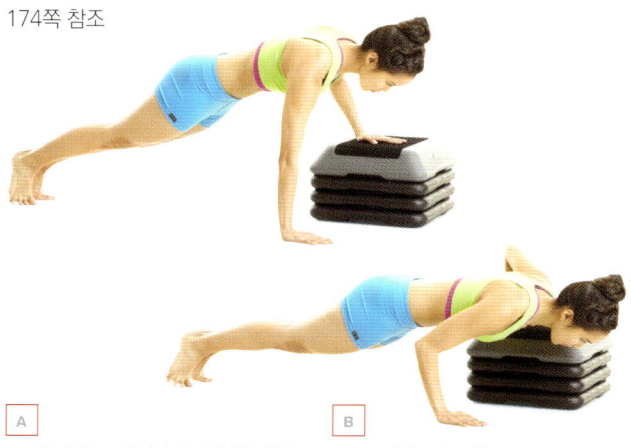

인클라인 푸쉬업/플랭크
(INCLINE PUSHUPS AND PLANKS)

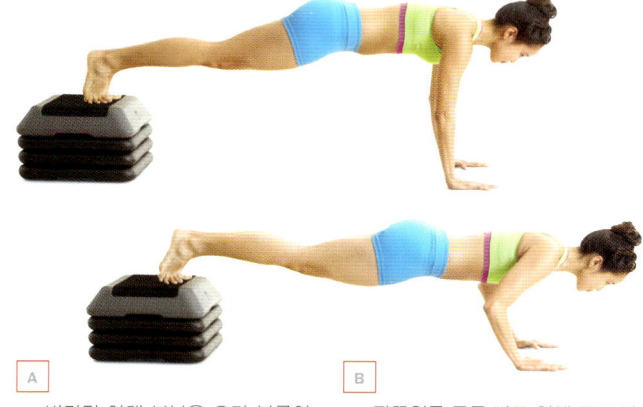

A
- 한 손은 스텝이나 요가 블록 위에, 반대쪽 손은 바닥에 놓는다.

B
- 푸쉬업 3회를 한 세트로 하여, 오른쪽 손을 올리고 두 세트 실시한다. 스텝을 반대쪽으로 옮겨 두 세트 실시한다.

A
- 발가락 아래 부분을 요가 블록이나 스텝의 앞쪽 모서리에 가깝게 두고 플랭크 자세를 취한다(발가락은 든다).

B
- 팔꿈치를 몸통 바로 옆에 두고 자세를 유지하고 움직임을 통제하면서 가능한 한 여러 번 실시한다.

탄성 링과 그 외의 소도구들

스프링을 천재적으로 활용한 것 이외에도 조는 탄성을 이용하여 신체를 변화시키거나 운동을 강화하는 새로운 방법을 창조하는 것에 있어 전문가였다. 그의 한 가지 특별한 작품은 "필라테스 매직 서클"이라 불렸다. 전해지는 이야기에 의하면 이것은 나무 원통을 둘러싸는 금속 밴드(또는 테)에 기반하여 만들어졌다고 한다. 이 원형의 금속 구조물은 여러 겹으로 되어 있었으며, 양쪽에는 나무로 된 받침대가 부착되어 있었다. 원래 "허벅지 장인"이라 불렸지만, 다른 많은 기능도 지니고 있었다.

> 매직 서클

앉은 자세: 매직 서클 무릎 사이에 끼우고 하는 운동(SITTING: MAGIC CIRCLE BETWEEN THE KNEES)

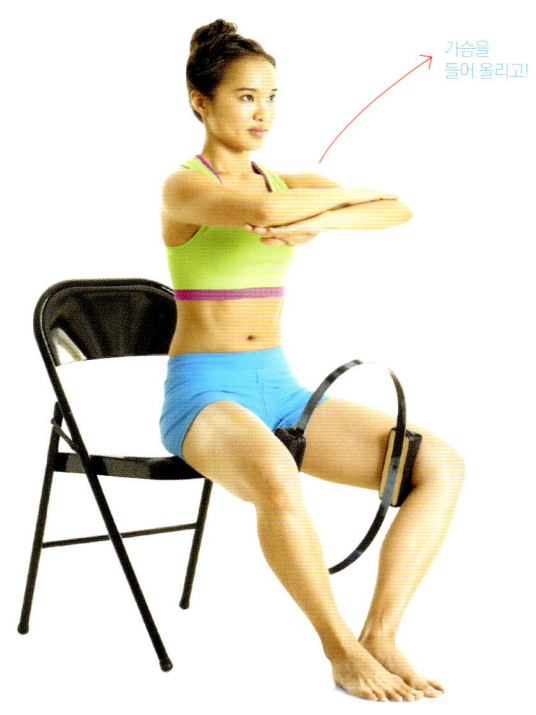

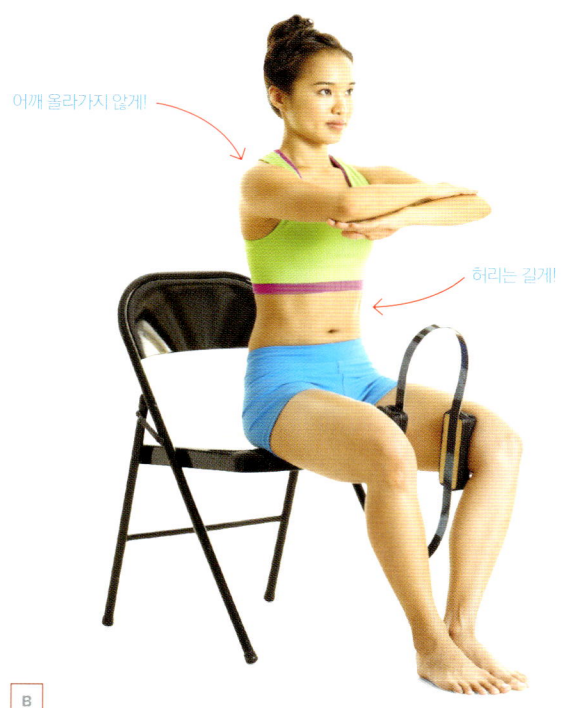

A
- 침대나 의자의 모서리에 걸쳐 앉아(다리가 골반에서 몸과 직각을 이루어야 한다) 서클을 무릎 바로 위 허벅지 사이에 끼운다.
- 상체를 곧게 하고 앉아 양쪽 팔을 가슴 앞에서 접어 포개고 발을 가운데로 모은다.

B
- 숨을 들이쉬며 서클을 조여 타원형으로 만들고 셋을 센다.
- 숨을 천천히 내쉬며 서클을 서서히 풀어준다.

반복 횟수: 3~5회. 반복할 때마다 허리를 더 길게 늘인다.

필라테스 도구 : 탄성 링과 그 외의 소도구들

앉은 자세: 매직 서클 발 사이에 끼우고 하는 운동
(SITTING: MAGIC CIRCLE BETWEEN THE FEET)

참고: 발이 약하거나 평발인 사람이 이 자세로 운동을 하면 발목과 종아리에 미처 경험해 보지 못한 새로운 감각을 느낄 것이다. 발의 아치를 들어 올리는 느낌을 허벅지 안쪽의 움직임과 연결시켜 보자.

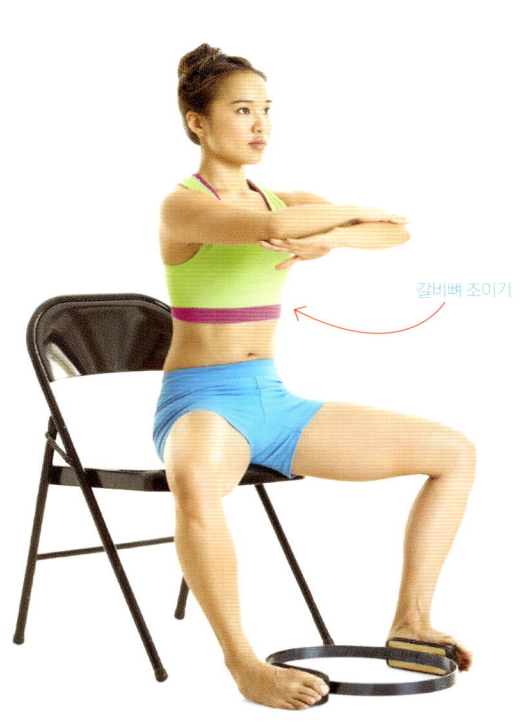

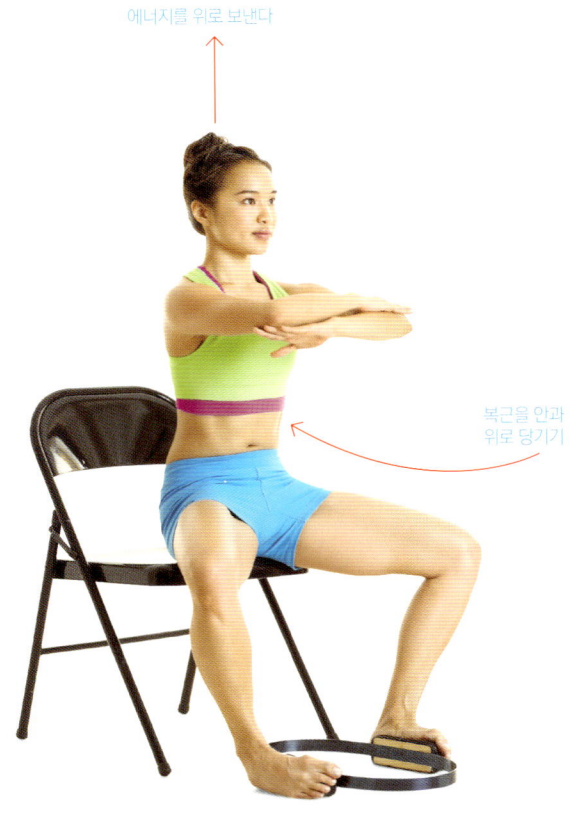

A
- 서클을 바닥 위에 올려놓고 발바닥이 서클 손잡이에 닿도록 발의 위치를 조정한다.
- 무릎을 골반보다 넓게 벌리되 긴장감 없이 벌어지지 않도록 한다.
- 상체를 곧게 펴고 앉아 양쪽 팔을 가슴 앞에서 접어 포갠다.

B
- 숨을 들이쉬며 발로 서클을 조인 후, 셋을 셀 동안 자세를 유지한다.
- 숨을 천천히 내쉬며 서클을 서서히 풀어준다.

반복 횟수: 3~5회.

> 참고: 목의 깊은 곳에 위치한 굴근은 종종 간과되며, 이 부분의 문제가 어깨나 목에 관한 문제로 여겨지는 경우가 많다. 다음의 방법을 시도해 보자. 서클의 한쪽 손잡이를 턱 아래에 두고 양손을 포개어 반대쪽 손잡이를 받친다. 팔꿈치는 넓게 벌려 머리 위치까지 올린다. 혀의 뒷면으로 입천장을 눌렀다가 혀를 굴려 턱 쪽으로 보내 셋을 셀 동안 유지하고 제자리로 보낸다. 3회 반복한다.

Chapter 7

앉은 자세: 매직 서클을 머리에 대고 하는 운동 – 등척 운동 시리즈
(SITTING: MAGIC CIRCLE AGAINST THE HEAD, ISOMETRIC SERIES)

이번 시리즈는 연약한 경추(목뼈)와 관련이 있으며, 동작은 작지만 운동의 효과는 강력하다. 서클을 머리에 대고 누르는 동안 목의 근육으로 머리의 움직임을 안정화 시키는 운동이므로, 동작을 할 때 머리가 몸의 중심선에서 벗어나지 않도록 해야 한다. 등척 운동을 정확하지 않은 동작으로 실행하면 하루 중 언제라도 그 부작용이 나타날 수 있기 때문에 서서히 시작하여 기다렸다가 느낌을 관찰해 본다.

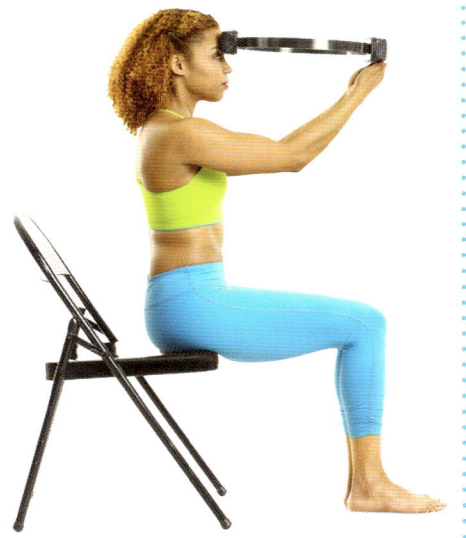 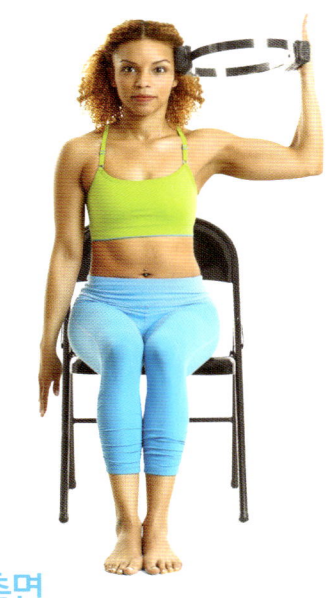 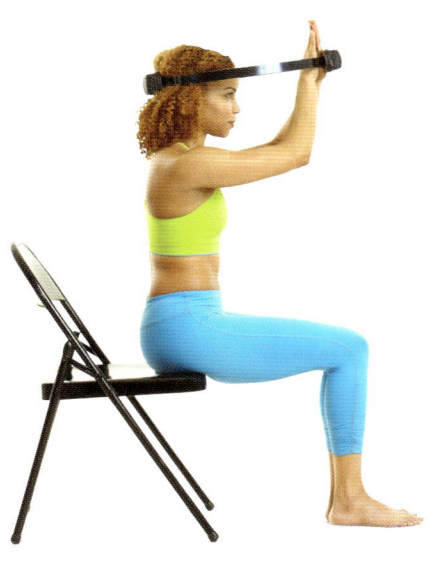

전면

A
- 허벅지 안쪽을 붙이고 상체를 곧게 펴고 앉아 서클 손잡이 한쪽을 이마에 대고 반대쪽 손잡이를 두 손으로 받친다.

반복 횟수: 서클을 누르고 셋을 센 후 서서히 놓는다. 3회 반복한다.

측면

A
- 허벅지를 붙이고 상체를 곧게 펴고 앉아 서클 손잡이 머리의 왼쪽 옆에 대고 반대쪽 손잡이를 왼쪽 손으로 지탱한다.
- 오른손을 머리위로 넘겨 서클을 잡아도 된다.

반복 횟수: 서클을 누르고 셋을 센 후 서서히 놓는다. 3회 실시 후 반대쪽으로 반복한다.

후면

A
- 허벅지를 붙이고 상체를 곧게 펴고 앉는다. 머리를 서클 안으로 넣어 머리의 뒷면이 서클 손잡이 안쪽에 닿도록 하고, 두 손을 포개어 반대쪽 손잡이 안쪽에 댄다.

반복 횟수: 서클을 누르고 셋을 센 후 서서히 놓는다. 3회 반복한다.

필라테스 도구 : 탄성 링과 그 외의 소도구들

선 자세: 매직 서클을 손바닥 사이에 끼우고 하는 운동

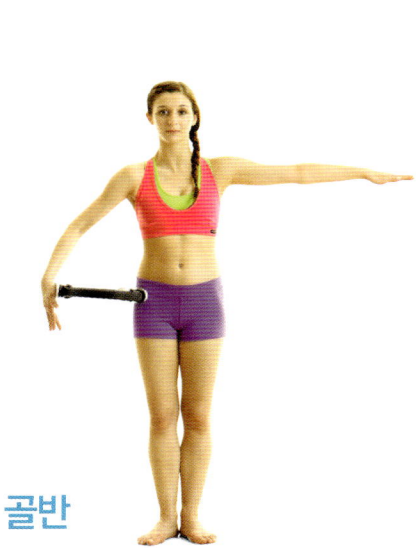

골반

A
- 곧게 서서 발뒤꿈치를 붙이고 발가락은 바깥쪽으로 벌린다. 서클을 한쪽 골반 옆에 대고 손바닥 아래 부분으로 서클의 반대쪽을 지탱한다. 팔꿈치는 몸 바깥쪽을 향해 벌린다.
- 가슴을 끌어올리고 어깨는 내리면서 들이쉬는 숨에 서클을 골반을 향해 누른다.
- 셋을 셀 동안 자세를 유지한 후 천천히 숨을 내쉬며 서클의 조임을 풀어준다.

반복 횟수: 4회 실시하고 방향을 바꾸어 반복한다.

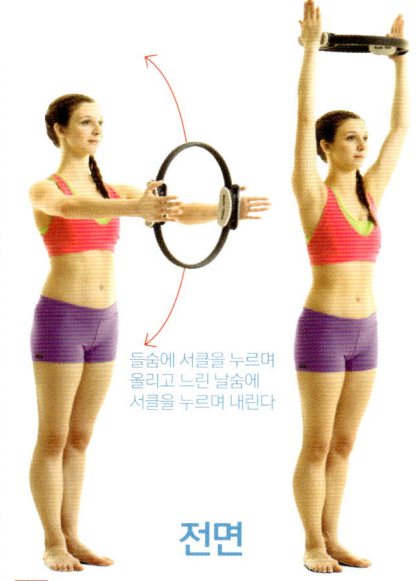

들숨에 서클을 누르며 올리고 느린 날숨에 서클을 누르며 내린다.

전면

A
- 곧게 서서 발뒤꿈치를 붙이고 발가락은 바깥쪽으로 벌린다. 서클을 몸 앞쪽에서 어깨 높이로 들고 팔꿈치는 약간 굽혀 바깥쪽을 향하도록 한다.
- 숨을 들이쉬며 서클을 누른다.
- 숨을 천천히 내쉬면서 누르는 힘을 푼다.

B
- 3회에서 5회 서클을 조인 후, 팔을 머리위로 들고 동작을 반복한다.
- 팔을 골반 높이로 내린 후에 동작을 반복한다.
- 팔을 세 위치(위, 가운데, 아래)로 올리고 내리면서 8~10회 짧고 강하게 서클을 조인다.

반복 횟수: 3회

후면

A
- 곧게 서서 발뒤꿈치를 붙이고 발가락은 바깥쪽으로 벌린다. 가슴을 끌어올리고 어깨를 넓게 펴면서 서클을 몸 뒤에서 잡는다.
- 발목에서부터 몸을 앞으로 약간 기울여 몸이 일자로 공중에 기대는 듯한 자세를 취한다.
- 숨을 들이쉬며 몸 뒤에서 서클을 조인다.
- 움직임이 가능한가? 셋을 셀 동안 조임을 유지한 후, 천천히 숨을 내쉬며 조인 힘을 푼다.

반복 횟수: 3~5회. 혹은, 더 이상 동작을 할 수 없을 때까지 반복한다.

Chapter 7

선 자세: 매직 서클을 발목 사이에 끼우고 하는 운동

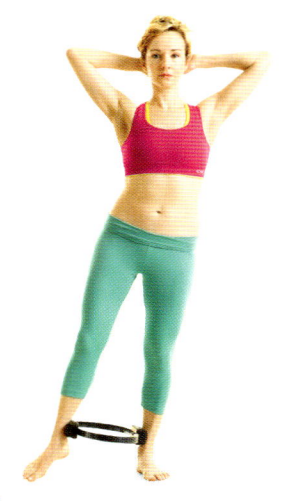

측면

A
- 바르게 서서 서클의 손잡이를 양쪽 발목의 윗부분 사이에 끼운다.
- 팔을 양쪽으로 넓게 벌리거나 손을 머리 위에 대고, 가슴은 끌어올리고 어깨뼈를 가운데로 모은다.
- 체중을 한쪽 다리로 이동하고 반대쪽 발을 매트에서 뗀다.

B
- 숨을 들이쉬며 들려있는 발꿈치를 서 있는 다리 쪽으로 움직여 모아 서클을 조인다. 셋을 셀 동안 유지한다.
- 숨을 천천히 내쉬며 조임을 푼다.

반복 횟수: 3~5회. 앞과 뒤의 운동을 실시 한 후에 방향을 바꾼다.

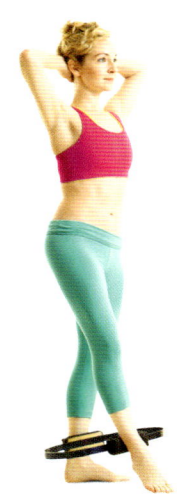

전면

A
- 서클을 돌려서 몸 앞으로 가져와 서클을 한쪽 발의 발목과 반대쪽 발의 뒤꿈치로 잡는다.
- 앞쪽의 발을 매트에서 떼고, 몸은 길고 안정되게 유지한다.

B
- 숨을 들이쉬며 앞쪽 발의 뒤꿈치를 뒤를 향해 이동하여 서클을 조인다. 셋을 셀 동안 유지한다.
- 숨을 천천히 내쉬며 조임을 푼다.

반복 횟수: 3~5회

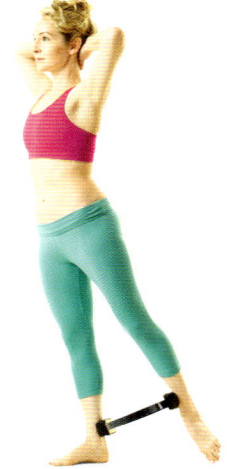

후면

A
- 전면에서 하는 동작을 마친 후, 서클을 뒤로 돌린다. 앞의 발은 바닥에 두고 뒤의 발은 바닥에서 뗀다.

B
- 숨을 들이쉬며 뒤쪽의 발을 앞을 향해 누른다. 셋을 셀 동안 유지한다.
- 숨을 천천히 내쉬며 조임을 푼다.

반복 횟수: 3~5회. 동작을 모두 마치면 반대편 다리로 측면, 전면, 후면 동작을 반복한다.

필라테스 도구 : 탄성 링과 그 외의 소도구들
매직 서클 매트 시리즈

매트 시리즈에 매직 서클을 포함시키면 난이도를 한 층 높여서 운동할 수 있다. 매직 서클을 사용하면, 사용하는 부위가 더 정확하게 운동하도록 유도하여 그 부위의 안정성을 향상시킨다. 여기서는 매직 서클을 대체할 또 다른 소도구로 텐사토너를 추가하였다.

4 싱글 레그 서클 (Single-Leg Circles, 122쪽)

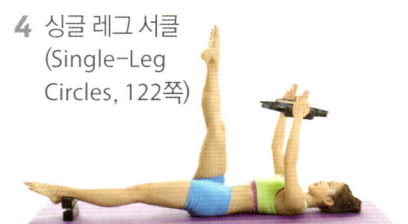

5 롤링 라이크 어 볼 (Rolling Like a Ball, 91쪽)

6 싱글 레그 스트레치 (Single-Leg Stretch, 66쪽)

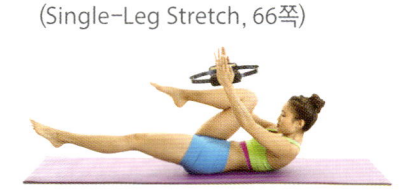

10 크리스크로스 (Crisscross, 123쪽)

11 스파인 스트레치 (Spine stretch, 68쪽)

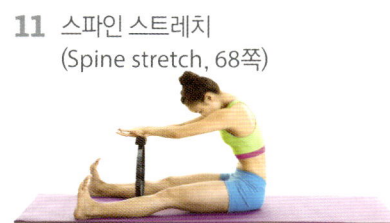

12 오픈 레그 로커 (Open-Leg Rocker, Legs Wide, 123쪽)

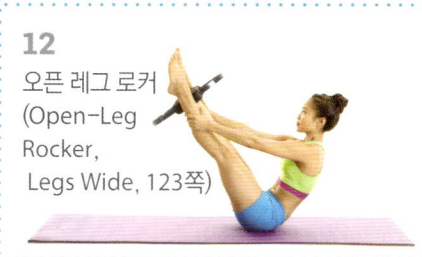

16 싱글 레그 킥 (Single-Leg Kicks, 70쪽)

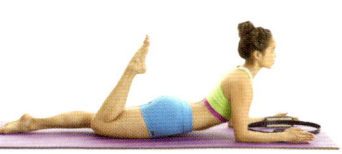

17 더블 레그 킥 (Double-Leg Kicks, 97쪽)

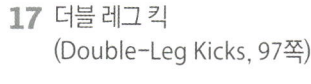
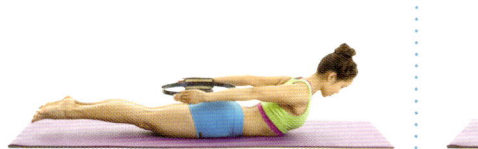

18 넥 풀 (Neckpull, 125쪽)

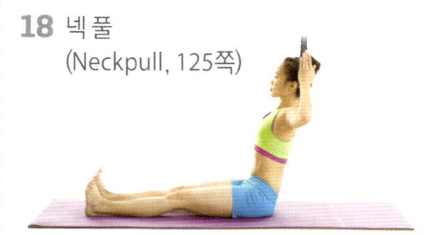

22 싱글 레그 리프트 (Single-Leg Lifts and Beats, 101쪽)

23 티저1, 2, 3(Teaser I, II, III 102, 108쪽)

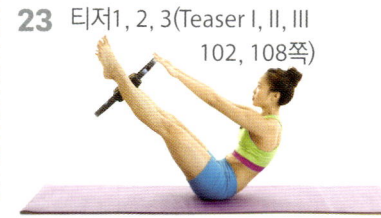

24 힙 트위스트 혹은 힙 서클 (Hip Twist or Hip Circle, 128쪽)

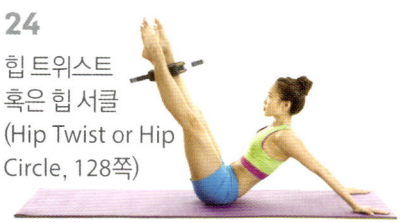

Chapter 7

1 헌드레드
(The Hundred, 63쪽)

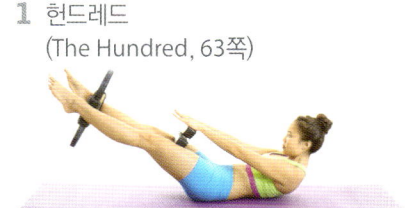

2 롤 업
(Roll-Up, 64쪽)

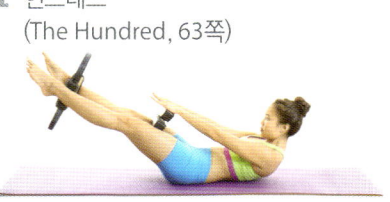

3 롤오버 1
(Rollover I, 121쪽)

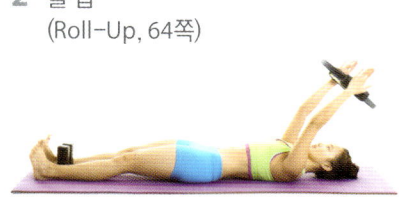

7 더블 레그 스트레치
(Double-Leg Stretch, 67쪽)

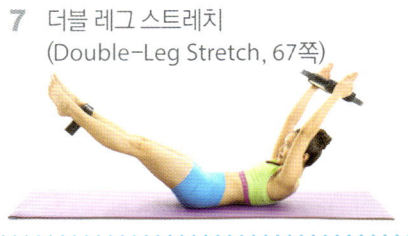

8 싱글 스트레이트-레그 스트레치
(Single Straight-Leg Stretch, 92쪽)

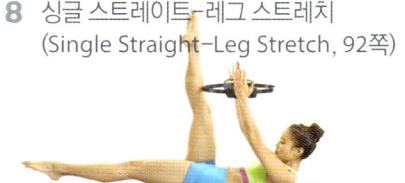

9 더블 스트레이트-레그 스트레치
(Double Straight-Leg Stretch, 122쪽)

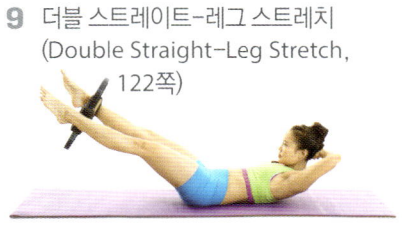

13 콕스크루
(Corkscrew, 124쪽)

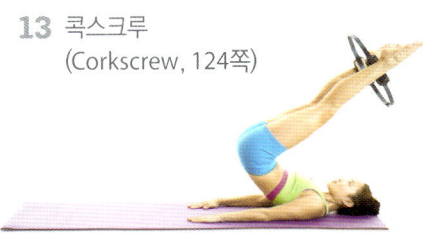

14 소우
(Saw, 95쪽)

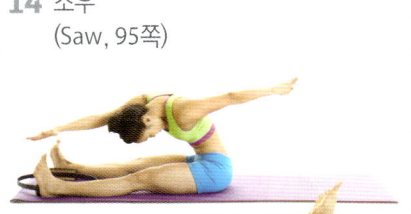

15 스완 다이브
(Swan Dive, 124쪽)

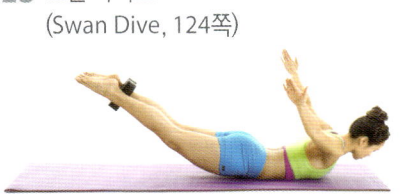

19 스파인 트위스트
(Spine Twist, 98쪽)

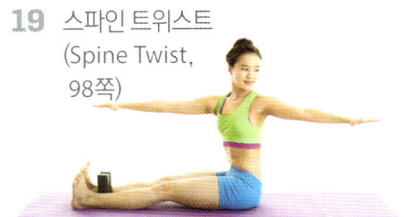

20 잭나이프
(Jackknife, 126쪽)

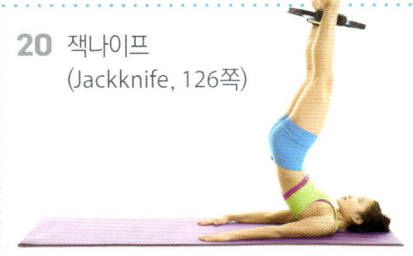

21 Side Kick Series
(71-72, 100-101, 126-127, 150쪽)

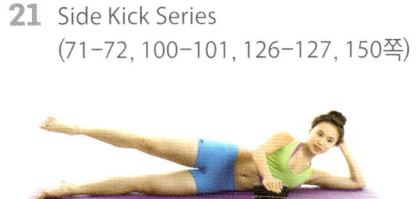

25 실
(Seal, 76쪽)

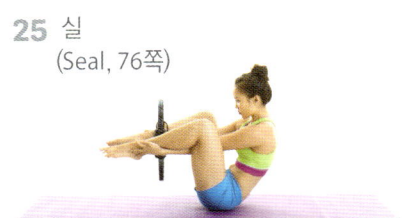

26 로킹
(Rocking, 155쪽)

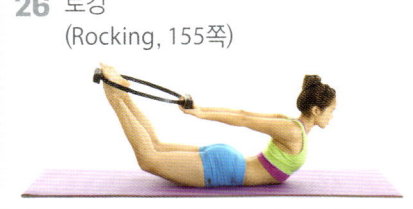

27 필라테스 푸시업
(Pilates Pushup, 105쪽)

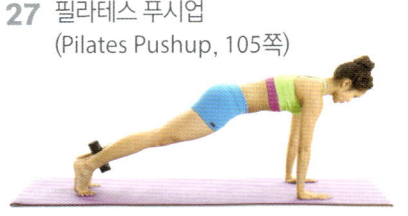

필라테스 도구 : 탄성 링과 그 외의 소도구들

탄성 링과 그 외의 소도구들

> 텐사토너

매직 서클은 어깨너비에서 이루어지는 운동을 위한 완벽한 모양과 크기를 갖고 있지만, 그보다 더 작은 범위의 근육 강화와 안정성을 위한 운동을 하려고 할 때는 이상적인 도구가 아니다. 보완하기 위해 베개나 작은 공을 이용하기도 하지만, 그것들에게는 저항력이라는 매우 중요한 요소가 결핍되어 있다.

Chapter 7

매직 서클의 크기와 불안정성이 적합하지 않은 경우에는 텐사토너를 사용해 보자. 텐사토너는 저항력과 안정성을 갖추고 있을 뿐 아니라 발 교정기(foot corrector) 그리고 심지어는 푸쉬업 보조 기구로서의 기능까지도 가능하다. 텐사토너 역시 휴대가 가능한데, 이런 도구를 여행할 때 가지고 다니면 어디서든지 운동할 환경을 만들 수 있다.

비대칭 푸쉬업 프레스(ASYMMETRICAL PUSHUP PRESS)

A
- 텐사토너를 스텝이나 요가 블록 위에 놓고 그 옆에 선다.
- 몸을 앞으로 숙여 한 손을 텐사토너 위에 올리고 다른 손은 바닥에 둔다.

참고: 몸의 한쪽이 더 약하다면, 그 방향으로 먼저 운동하고, 강한 쪽으로 운동한 후에 다시 방향을 바꾸어 한 번 더 실시한다.

B
- 어깨의 무게를 손 위에 싣고, 뒷걸음질 쳐서 텐사토너의 스프링을 누르며 플랭크 자세를 취한다.

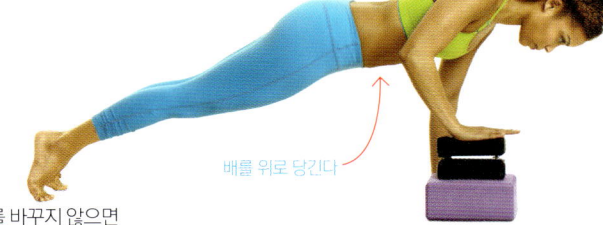

배를 위로 당긴다

C
- 플랭크 자세를 유지한 채, 체중의 위치를 바꾸지 않으면서 텐사토너를 누르는 힘을 늦춘다.
- 텐사토너를 누르고 놓기를 3회 반복한 후, 마지막으로 누를 때 발을 앞으로 가져와 몸을 굴려 일어난다.

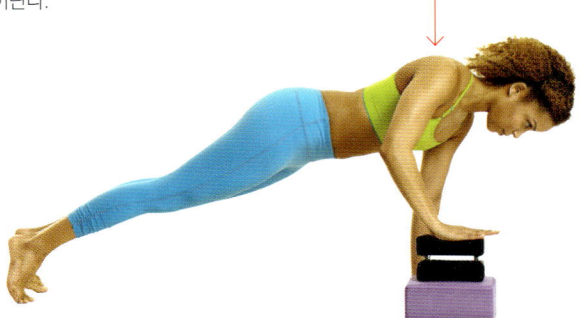

어깨는 최대한 평행을 유지

반복 횟수: 위의 동작을 한 후 반대쪽으로 반복한다.

필라테스 도구 : 탄성 링과 그 외의 소도구들

풋 프레스(FOOT PRESS)

> 참고: 텐사토너는 241쪽의 등척 운동 시리즈를 포함한 매직 서클로 하는 모든 동작에서 사용할 수 있다.

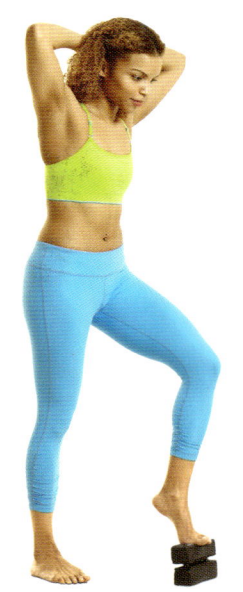

발가락 아래

A

- 한쪽 발의 발가락 아래 부분을 텐사토너의 위쪽 패드에 대고 선다(뒤꿈치는 바닥에 대거나 들어도 된다). 반대쪽 발은 바닥에 둔다.
- 두 손은 엉덩이에 올리거나, 양쪽으로 벌리거나, 포개서 머리 뒤에 둔다.
- 숨을 내쉬며 텐사토너에 무게를 가해 용수철을 압축한다. 누르는 힘으로 복근을 위와 안쪽으로 끌어당겨서 서 있는 다리의 엉덩이, 무릎, 발복 관절에 힘이 실리지 않도록 한다.

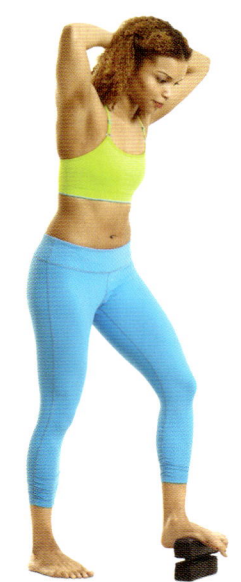

발아치

A

- 그다음 발의 아치를 텐사토너에 대고 같은 동작을 반복한다. 발가락이 토너의 앞쪽 모서리를 감싸고 뒤꿈치가 토너의 뒤쪽 모서리를 감싼다(마치 새가 발로 횟대를 감싸고 있는 것과 같은 모양을 만든다).

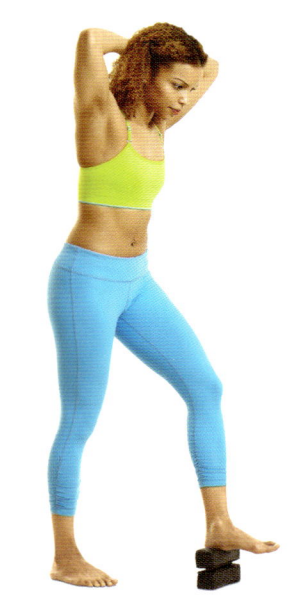

발뒤꿈치

A

- 마지막으로, 뒤꿈치를 텐사토너에 올리고(발가락은 바닥에 대거나 들고 있어도 된다) 동작을 반복한다.

반복 횟수: 누르고 셋을 센 후 발을 뗀다. 한쪽으로 5회 실시 후 반대쪽으로 반복한다.

Chapter 7

테이블 탑 프레스 (TABLETOP PRESS)

A
- 텐사토너를 스텝이나 요가 블록 위에 올리고 등을 바닥에 대고 눕는다. 두 발은 모으고 발의 아치로 토너의 패드를 감싼다.
- 팔을 길게 뻗어 매트를 단단히 누른다.

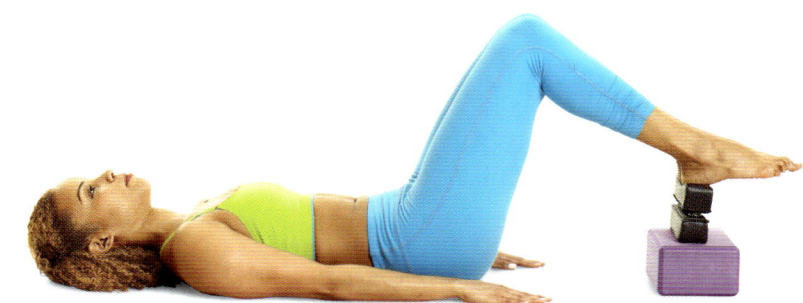

B
- 숨을 들이쉬며 토너의 용수철을 눌러 닫는다.
- 토너가 닫힌 상태에서 골반을 매트로부터 말아 올리고, 몸이 최대한 올라갔을 때 앞쪽 골반을 천장을 향해 밀면서 자세를 유지한다.
- 숨을 천천히 내쉬면서, 토너를 누른 채로 천천히 척추를 분절하며 매트로 돌아온다.
- 천골이 매트에 닿으면 용수철에 가한 힘을 늦춘다.

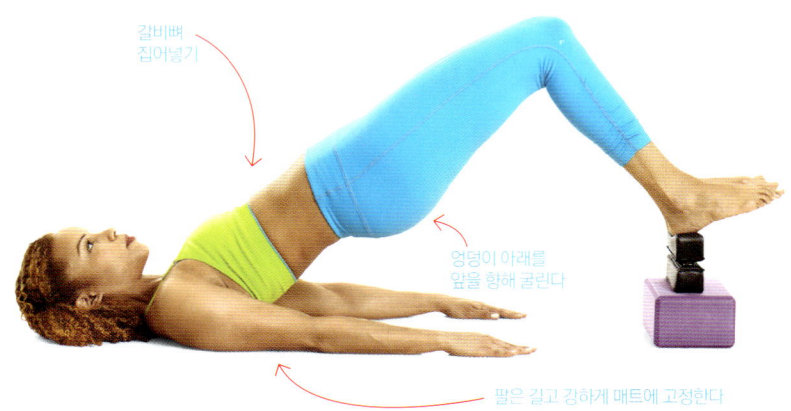

갈비뼈 집어넣기

엉덩이 아래를 앞을 향해 굴린다

팔은 길고 강하게 매트에 고정한다

반복 횟수: 5회. 등의 힘이 아닌 코어의 힘으로 골반을 들어 올린다. 제일 높이 올라갔을 때 허리가 휘어지면 안 된다.

응용 동작
테이블 탑 원 레그 프레스
(Tabletop One-Leg Press)

테이블 탑 프레스 동작의 순서를 반복하고, 한쪽 다리를 위로 쭉 뻗으며 다른 한쪽 다리는 텐사토너를 점점 세게 누른다.

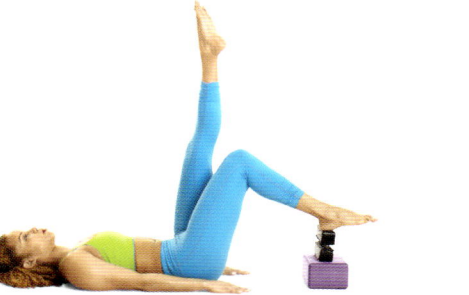
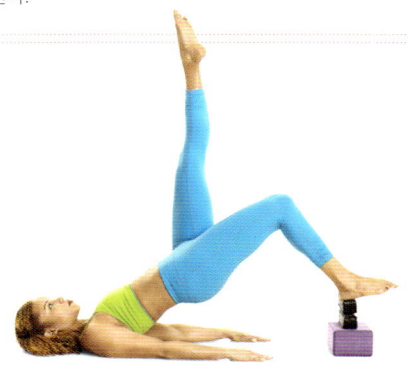

249

필라테스 도구 : 탄성 링과 그 외의 소도구들

스탠딩 프레스(STANDING PRESS)

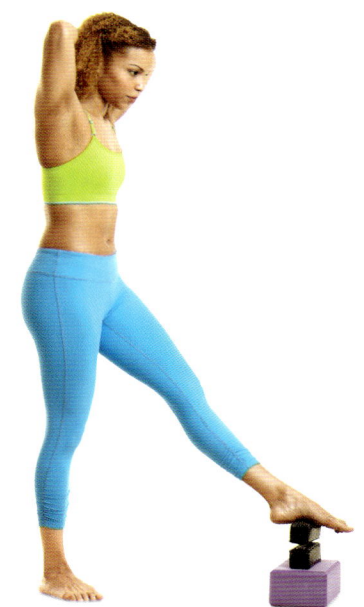

전면

- 텐사토너를 스텝이나 요가 블록 위에 올리고 한쪽 발의 아치로 토너의 패드를 감싼다.
- 두 손은 엉덩이에 올리거나, 양쪽으로 벌리거나, 포개서 머리 뒤에 둔다.
- 숨을 들이쉬며 텐사토너에 무게를 가해 용수철을 압축하고 셋을 쉴 동안 자세를 유지한다. 숨을 내쉬고 힘을 늦춘다.
- 다리는 곧게 뻗되 무릎을 부드럽게 한다.

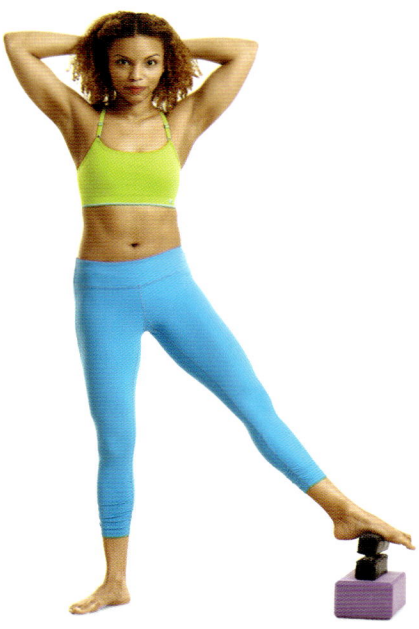

측면

- 텐사토너를 몸의 옆에 두고 서서 한쪽 발의 아치로 토너의 패드를 감싼다. 안쪽 허벅지를 골반에서부터 바깥쪽으로 회전시킨다.
- 두 손을 포개서 머리 뒤에 두고, 숨을 들이쉬며 텐사토너를 눌러 닫는다. 허벅지 안쪽을 활성화하며, 셋을 쉴 동안 자세를 유지한다.
- 숨을 내쉬고 힘을 늦춘다.
- 누를 때마다 옆구리를 더 길게 늘인다.

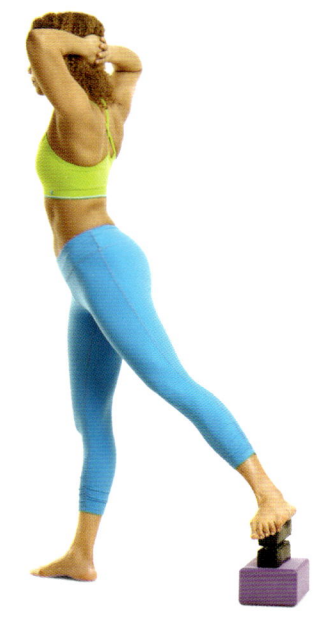

후면

- 텐사토너를 등지고 서서 팔을 바깥쪽으로 회전시켜 발꿈치와 아치가 토너 위에 있도록 둔다. 유난히 유연한 사람이 아니라면, 이 자세를 취하려면 골반을 회전시켜야 한다.
- 뒤꿈치가 토너에서 떨어지지 않도록 하며 상체를 최대한 정면을 향해 유지한다.
- 두 손은 포개서 머리 뒤에 두거나, 엉덩이에 올리거나, 양쪽으로 벌린다.
- 숨을 들이쉬며 텐사토너를 눌러 닫는다. 허벅지 안쪽을 활성화 하며, 셋을 쉴 동안 자세를 유지한다. 숨을 내쉬고 힘을 늦춘다.
- 다리는 곧게 뻗되 무릎을 부드럽게 한다.

반복 횟수: 앞으로 3회 반복 후, 직각으로 몸을 돌려 옆으로 3회 반복하고, 몸을 더 회전시켜 뒤로 3회 반복한다. 모두 반복하면 뒤로 돌아 있는 상태에서 발을 바꿔 뒤부터 시작한다.

Chapter 7

시팅 레그 플레스 프론트(SITTING LEG-PRESS FRONT)

A
- 텐사토너를 스텝이나 요가 블록 위에 올리고 다리를 뻗고 앉아 한쪽 발목의 뒷부분을 토너의 윗면에 댄다.
- 손을 몸 뒤에 둔 채 상체를 쭉 펴고 앉고, 손가락으로 바닥을 누른다.
- 숨을 들이쉬며 패드를 눌러서 토너를 닫고 셋을 쉰다.
- 숨을 내쉬면서 힘을 늦춘다.

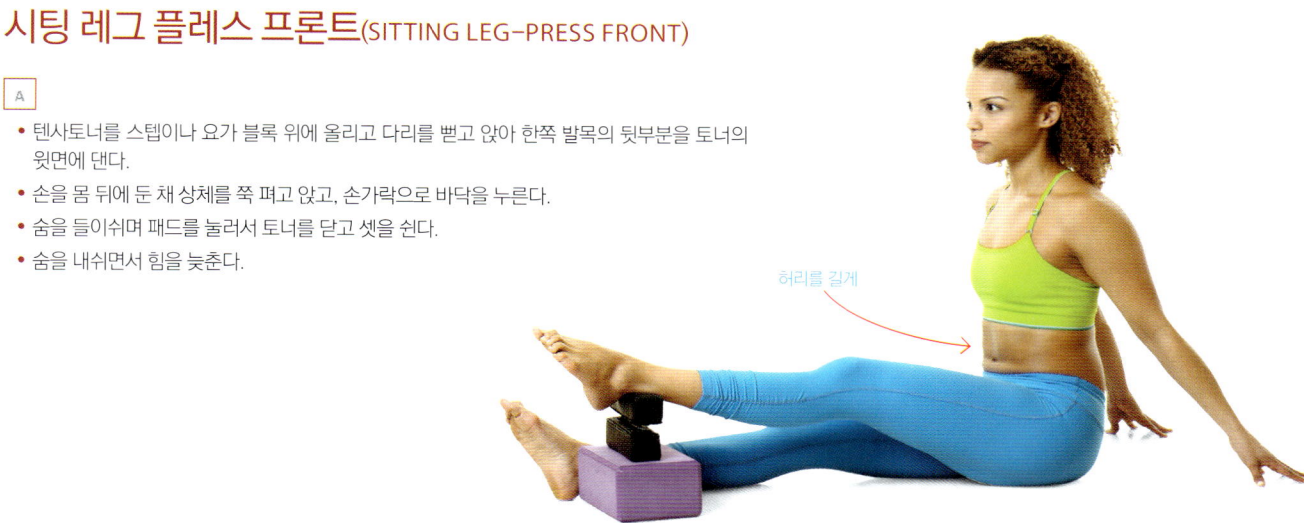

허리를 길게

반복 횟수: 다리를 누르는 동작의 반대 작용으로 허리를 세운다. 3회 반복 후 반대쪽도 실시한다.

사이드 라잉 레그 프레스(SIDE-LYING LEG PRESS)

A
- 텐사토너를 스텝이나 요가 블록 위에 올린다. 다리를 곧게 뻗고 옆으로 누워 한쪽 발목의 안쪽을 토너에 올린다.
- 아래쪽 다리는 블록의 앞으로 길게 뻗는다.
- 사이드 킥 시리즈에서처럼 양손을 포개어 머리 아래에 둔다(71쪽 참조).
- 숨을 들이쉬며 패드를 눌러서 토너를 닫고 셋을 쉰다.
- 숨을 내쉬면서 힘을 늦춘다.

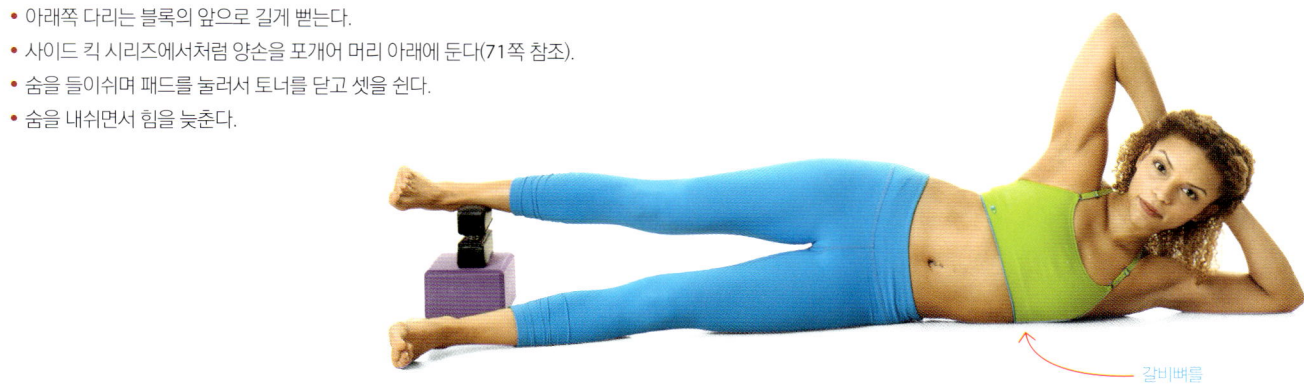

갈비뼈를
위로 끌어당긴다

반복 횟수: 다리를 누르는 동작의 반대 작용으로 허리를 늘인다. 3회 반복 후 반대쪽도 실시한다.

251

필라테스 도구 : 탄성 링과 그 외의 소도구들

발 운동

로마나는 "허술한 기초 위에 튼튼한 구조를 만들 수 없다"라고 말하곤 했다. 당신이 만약 제대로 갖추어진 필라테스 스튜디오에서 필라테스의 전 과정을 훈련받은 지도자와 운동한다면, 발과 발목을 위한 중량을 사용하는 근력 강화 운동을 많이 접하게 될 것이다. 발에 저항력을 적용하기 전에, 먼저 발가락의 본분에 대해서 알아보자.

어떻게 발로 우리의 몸을 가장 잘 지지할 수 있을까?

첫 번째 단계는 지면과 세 접점 사이의 균형을 맞추는 것이다.

- 뒤꿈치, 새끼발가락 아래, 엄지발가락 아래

두 번째 단계는 세 종류의 아치 사이의 균형을 유지하는 것이다.

- 횡아치: 발가락 아래 도톰한 부분을 가로질러 위치한 아치
- 내측 종아치: 발바닥 안쪽의 따라 위치한 아치
- 외측 종아치: 발바닥 바깥쪽 을 따라 위치한 아치

〈뉴욕 타임스(New York Times)〉 기사에 따르면 미국 인구의 75퍼센트 정도가 살면서 한 번 이상 발의 통증을 경험한다고 한다. 그리고 그 통증은 대부분의 경우 잘 맞지 않는 신발을 신으면서 발을 부자연스러운 틀에 억지로 구겨 넣기 때문이라고 한다. 맞다, 바로 당신이 제일 좋아하는 힐에 대한 얘기다! 약한 발과 발목으로 인해 생길 수 있는 문제들은 다음과 같다.

- 과도한 내전(pronation)(발이 안쪽으로 기울어져 아치가 무너진 상태)
- 과도한 외전(supination)(발이 바깥쪽으로 기울어진 상태)
- 골반, 무릎, 허리, 어깨와 목의 통증
- 전방 십자 인대(ACL) 손상

- 족저 근막염
- 아킬레스건염
- 정강이 통
- 발목의 염좌 혹은 피로골절
- 건막류, 티눈, 굳은살; 발가락의 휘어짐

신체 확인: 굽이 높은 구두는 발의 건강에 있어서 최악의 선택이라는 것은 이제 놀랍지 않다. 맨발이 가장 좋고, 맨발로 모래 위를 걷는 것이 궁극적인 선택이다. 바닷가에 갈 이유로 훌륭하지 않은가? 집 근처에 해변이 없다고 해도 하루에 5분씩 맨발로, 그리고 발꿈치를 들고 걸어 다녀 보자.

Chapter 7

나의 발 만나기

발은 26개의 뼈(그리고 두 개의 종자골(sesamoid))와 33개의 관절에 120개 이상의 근육, 인대, 그리고 신경이 얽혀 있는 복잡한 구조이다. 발의 크기가 신체의 나머지 부분에 비교하여 매우 작기 때문에(신발 크기가 280이라고 해도 말이다) 한 걸음 한 걸음이 발에 엄청난 충격을 준다. 발에 가해지는 힘은 체중 보다 약 50퍼센트 더 크다. 우리는 보통 발로 서서 네 시간을 보내고, 이상적인 상황에서는 8000에서 10000보 정도 걷는다. 하루 동안 수백 톤의 무게를 발에 가하는 것이다! 발이 강하고 유연하지 않으면, 몸 전체에 문제가 생길 수 있다.

> 참조: 맨발 달리기 공동체의 많은 사람들은 적절하게도 신발을 "작은 발을 위한 관"이라고 부른다. 왜냐하면 맞지 않는 신발로 인해서 몸 전체가 망가질 수 있기 때문이다. 종종 단순히 신발을 바꾸는 것만으로도 변화를 만들 수 있다. 양말도 마찬가지이다. 발에 맞는 양말을 신고, 자주 벗는 것이 좋다.

발등(DORSAL)
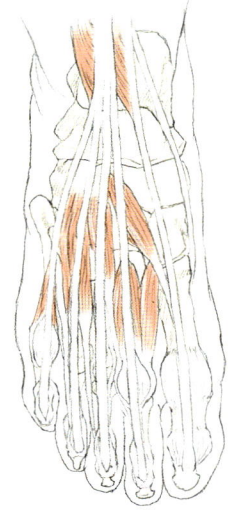

정면(ANTERIOR)
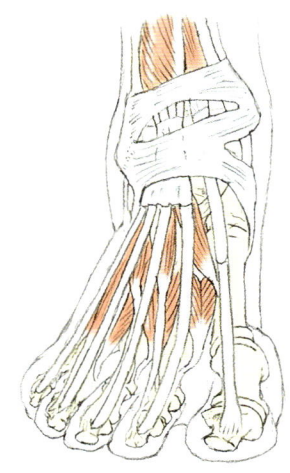

후면(POSTERIOR)
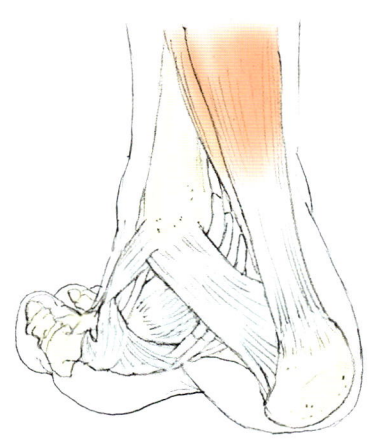

발바닥(PLANTAR)
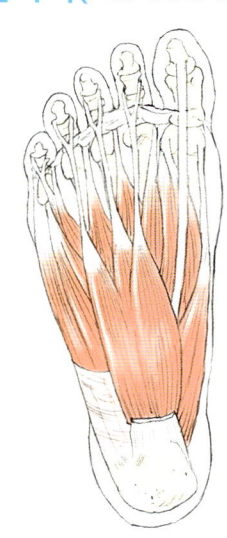

필라테스 도구 : 탄성 링과 그 외의 소도구들

탄성 링과 그 외의 소도구들

> 풋 코렉터
(FOOT CORRECTOR, 발 교정기)

조셉 필라테스는 발의 힘과 발에 대한 자각을 늘리기 위한 몇 가지 독특한 장치를 설계했다. 9쪽에 나온 풋 코렉터와 토 엑서사이저 외에도 그는 리포머와 다른 스프링 운동을 할 때 발을 인식할 수 있도록

Chapter 7

발바닥에 부착하는 금속으로 된 신발 안창을 만들었다.

  이 보강 장치는 보통 칫솔질 하는 동안, 책상에서, 신호등을 기다리면서, 혹은 텔레비전을 보면서 사용할 수 있다. 나는 가끔씩 기구 운동을 하기 전에 조의 풋 코렉터를 이용하는 것으로 클라이언트의 수업을 시작한다. 그 이유는 일단 우리 몸의 토대를 파워하우스와 연결하고 나면 근육의 조화로운 사용이 가능해지기 때문이다.

  이 책의 모든 운동을 실시하면서 당신의 발이 코어에 얼마나 잘 연결되어 있는지 확인해 보라. 조의 토 코렉터를 탄탄한 고무줄 두 개를 묶어서 비슷하게 만들어 보자. 브로콜리를 묶는 고무줄은 보통의 고무줄보다 두껍고 강하여 충분한 저항을 만든다.

티 타올 운동 (TEA TOWEL EXERCISE)

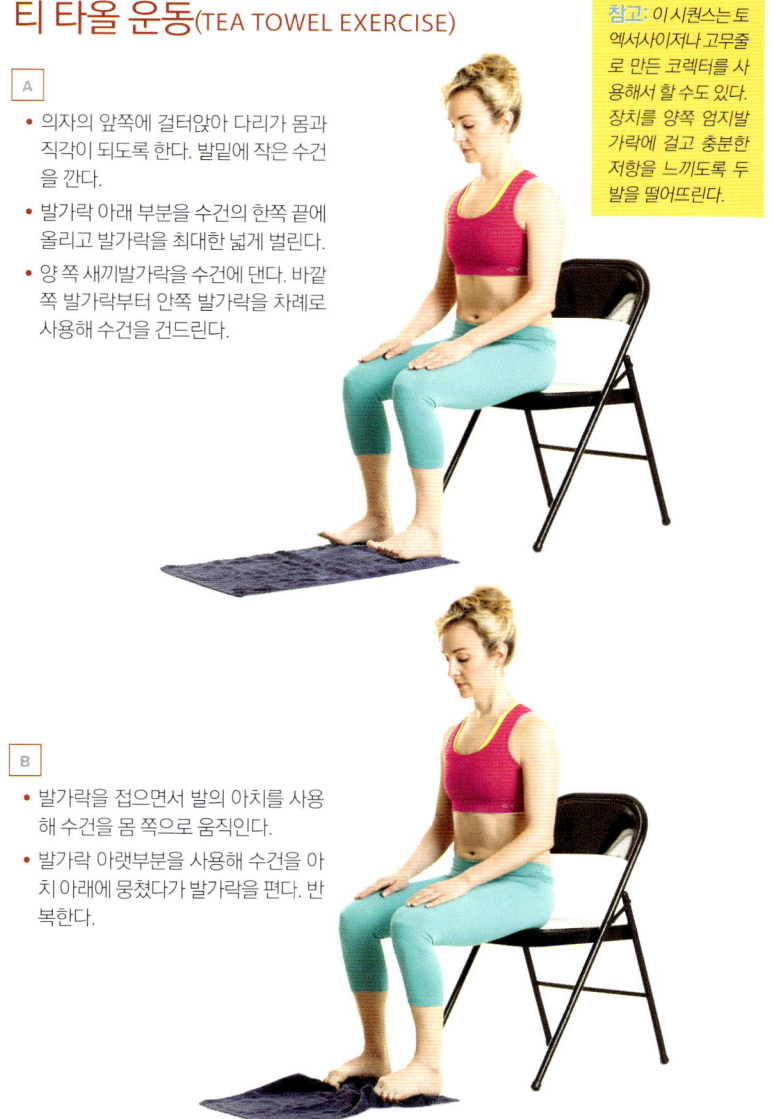

참고: 이 시퀀스는 토 엑서사이저나 고무줄로 만든 코렉터를 사용해서 할 수도 있다. 장치를 양쪽 엄지발가락에 걸고 충분한 저항을 느끼도록 두 발을 떨어뜨린다.

A
- 의자의 앞쪽에 걸터앉아 다리가 몸과 직각이 되도록 한다. 발밑에 작은 수건을 깐다.
- 발가락 아래 부분을 수건의 한쪽 끝에 올리고 발가락을 최대한 넓게 벌린다.
- 양쪽 새끼발가락을 수건에 댄다. 바깥쪽 발가락부터 안쪽 발가락을 차례로 사용해 수건을 건드린다.

B
- 발가락을 접으면서 발의 아치를 사용해 수건을 몸 쪽으로 움직인다.
- 발가락 아랫부분을 사용해 수건을 아치 아래에 뭉쳤다가 발가락을 편다. 반복한다.

반복 횟수: 수건이 전부 발 아래로 당겨질 때까지 동작을 반복한 후 수건을 펼치는 동작을 실행한다. 발을 발목에서 발등 쪽으로 약간 꺾으며 발가락을 구부린 다음, 발가락을 다시 쫙 펴면서 수건을 조금씩 펼친다.

필라테스 도구 : 탄성 링과 그 외의 소도구들

2X4 운동
(2X4 EXERCISE)

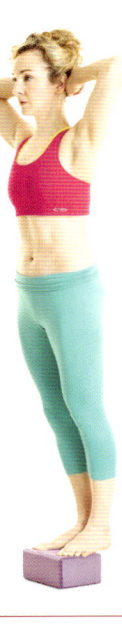
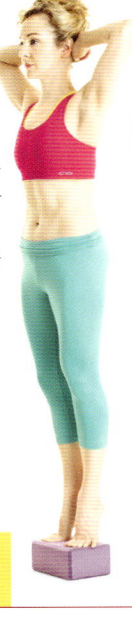
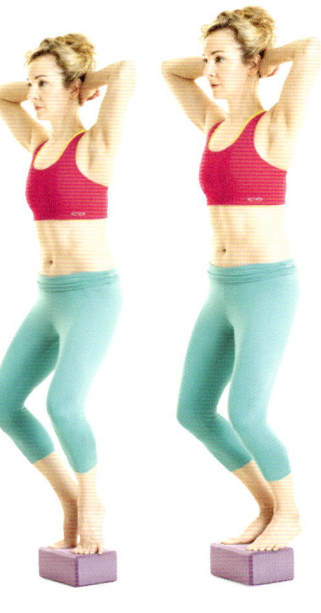

A
- 발가락 아랫부분을 바닥보다 높은 면(요가 블록, 스텝, 2x4 등)에 올리고 선다.

2x4는 측면의 가로와 세로의 길이가 각 4cm와 9cm정도 되고 길이가 약 45cm인 얇고 긴 막대기 모양의 소도구이다.

반복 횟수: 3회씩 반복 후, 순서를 반대로 해서 3회 더 실시한다. 발과 발목을 최대한 높이 올린다.

B
- 양쪽 뒤꿈치를 들고 몸의 중심선을 향해 강하게 붙인다.
- 균형을 잡기 위해 벽을 짚거나 손을 포개서 머리 뒤에 둔다.

참고: 이 운동은 보드나 스텝이 없이 실행해도 된다.

C D
- 발꿈치를 붙인 상태에서 다리를 깊이 접어 무릎을 어깨 너비 정도로 양쪽으로 벌린다.
- 골반이나 상체가 앞 또는 뒤로 기울기 전에 멈춘다.
- 균형을 유지하며 뒤꿈치를 바닥을 향해 내린다.
- 발뒤꿈치를 아래를 향해 계속 내리면서 다리를 편다.

빅 토 프레스 (BIG TOE PRESS)

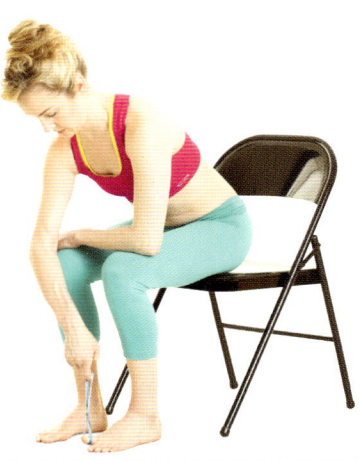
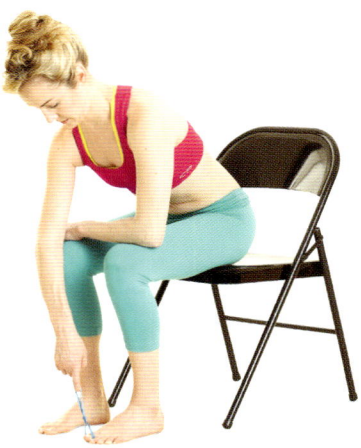

A
- 풋 코렉터의 한쪽 고리에 엄지발가락을 넣고 다른 쪽 고리에 손가락을 건다.

B
- 발을 바닥에 평평하게 댄 상태에서, 엄지발가락을 들었다가 밴드의 저항을 느끼며 바닥으로 내린다.
- 발목이 안쪽으로 또는 바깥쪽으로 움직이는지 관찰하고, 엄지발가락 외의 다른 부분의 움직임을 최소화한다.

반복 횟수: 각 발로 10회 반복한다. 더 많은 효과를 얻기 위해서 다른 발가락으로도 시도해 보자!

열 발가락 벌리기
(10-TOE SPREAD)

A
- 앉거나 (가급적이면) 서서 발바닥을 바닥에 댄다. 양쪽 엄지발가락에 풋 코렉터의 고리를 걸고 열 발가락을 최대한 벌린다.

B
- 뒤꿈치를 든다.

반복 횟수: 발가락 사이의 거리를 유지하며 10회 반복한다.

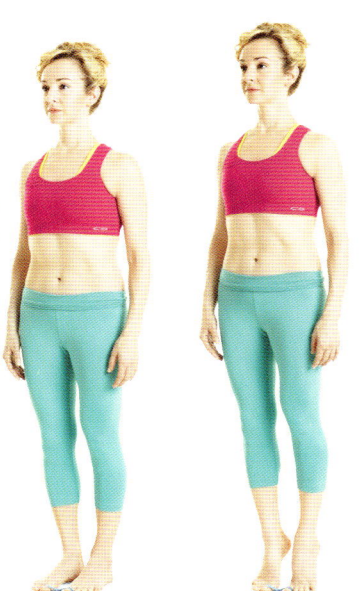

엄지발가락 들기
(BIG TOE LIFT)

A
- 앉거나 (가급적이면) 서서 발바닥을 바닥에 댄다. 양쪽 엄지발가락에 풋 코렉터의 고리를 걸고 열 발가락을 최대한 벌린다.
- 열 발가락으로 바닥을 깊게 누른 후 엄지발가락만 바닥에서 들어 올린다.

반복 횟수: 10회.

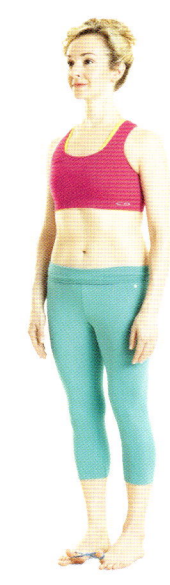

여덟 발가락 들기
(EIGHT-TOE LIFT)

A
- 앉거나 (가급적이면) 서서 발바닥을 바닥에 댄다. 양쪽 엄지발가락에 풋 코렉터의 고리를 걸고 열 발가락을 최대한 벌린다.
- 엄지발가락으로 바닥을 깊게 누르면서 나머지 발가락을 바닥에서 들어 올린다.

반복 횟수: 10회.

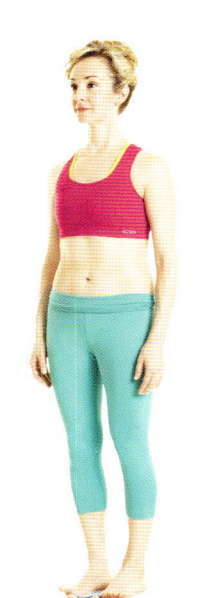

아치 스트레칭
(LONG ART STRETCH)

A
- 발을 어깨너비로 벌리고 서서 양쪽 엄지발가락에 풋 코렉터의 고리를 건다.
- 무릎을 약간 접고 벌려서 체중을 발의 바깥쪽에 싣는다.

B
- 체중을 바깥에 실은 채 열 발가락을 들고 5초간 유지한다.

반복 횟수: 매일 5회씩 반복하거나 가능한 한 자주 실시한다.

벽: 수직으로 세운 매트

마지막으로 설치의 문제나 비용 없이 사용할 수 있는 최고의 "소도구"는 벽이다. 튼튼하고 똑바르고 몸의 무게를 지탱할 수 있는 한, 벽은 운동의 좋은 동반자가 된다. 특히 당신이 곧게 서는데 어려움을 느낀다면 더욱 그렇다. 우리가 우리의 신체에 대해 가지고 있는 인식은 종종 왜곡되어 있기 때문에, 단순히 몸의 곡선을 느끼는 것과는 대조적으로 벽을 사용하면 촉각을 통해 자세를 측정하는 훌륭한 방법이 될 수 있다. 어떤 사람들이 벽은 인공 구조물이며 따라서 우리의 유기적인 신체를 잘 반영하지 못한다고 말할 수도 있지만, 우리의 몸이 어떻게 공간 속에서 차지하는지 알아내려고 할 때 도움이 될 수 있다.

Chapter 7

롤-다운 (ROLL-DOWN)
81쪽 참조

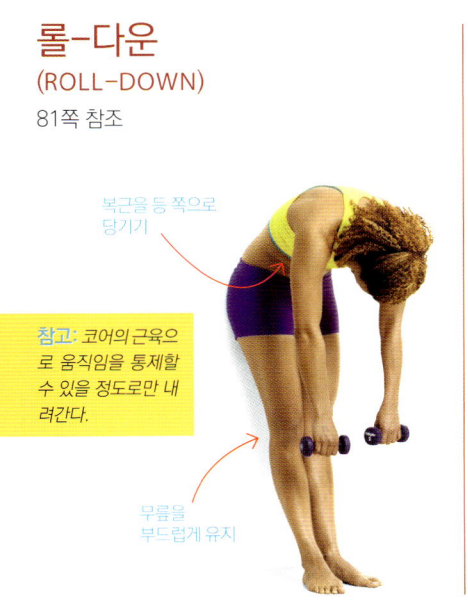

복근을 등 쪽으로 당기기

참고: 코어의 근육으로 움직임을 통제할 수 있을 정도로만 내려간다.

무릎을 부드럽게 유지

푸시오프 (PUSHOFFS)
112쪽 참조

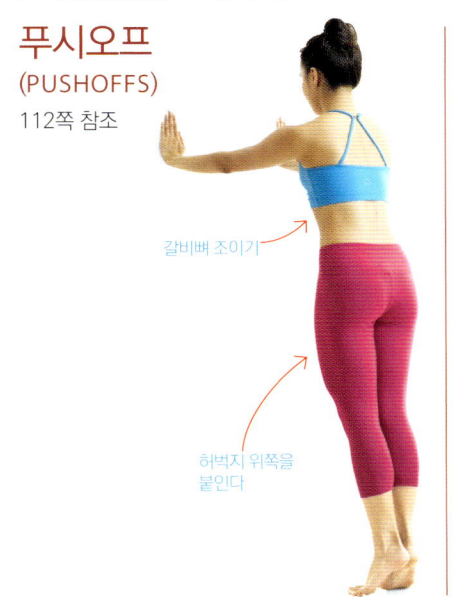

갈비뼈 조이기

허벅지 위쪽을 붙인다

코너 푸시오프 (코너 푸시오프S)
113쪽 참조

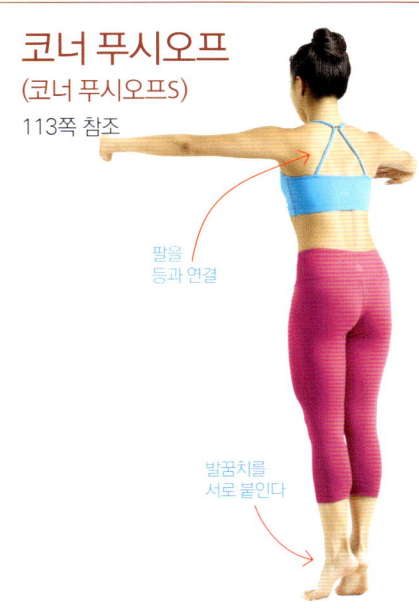

팔을 등과 연결

발꿈치를 서로 붙인다

암 서클 (ARMS CIRCLES)
79쪽 참조

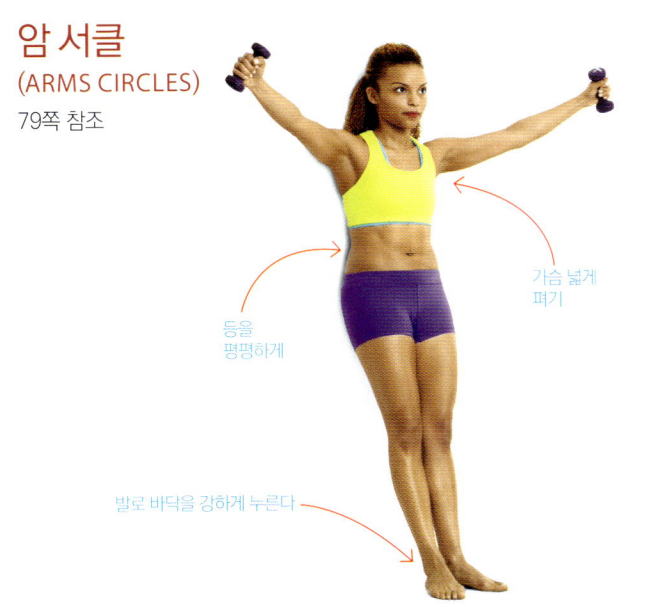

등을 평평하게

가슴 넓게 펴기

발로 바닥을 강하게 누른다

플러시 위드 서클 (FLUSH WITH CIRCLES)
110쪽 참조

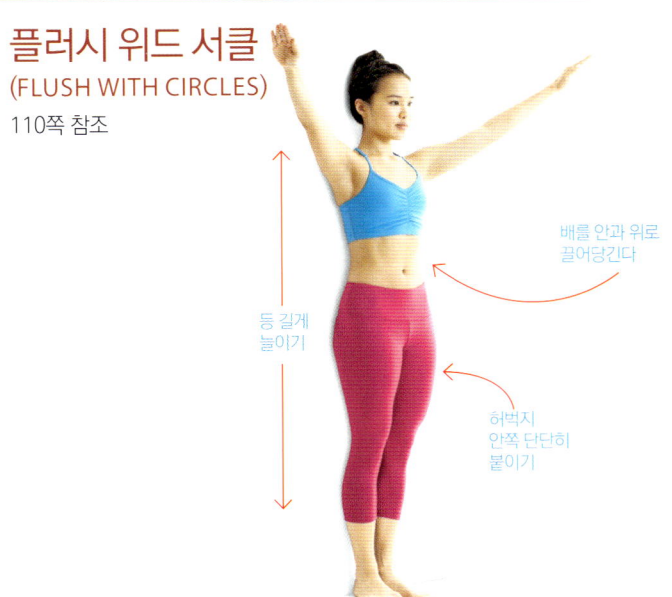

배를 안과 위로 끌어당긴다

등 길게 늘이기

허벅지 안쪽 단단히 붙이기

259

필라테스 도구 : 벽

스쾃 (SQUATS)
80쪽 참조

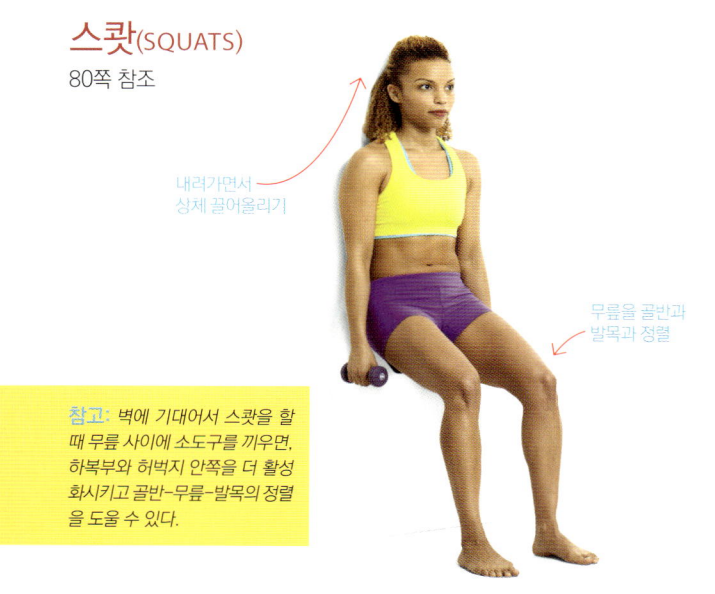

참고: 벽에 기대어서 스쾃을 할 때 무릎 사이에 소도구를 끼우면, 하복부와 허벅지 안쪽을 더 활성화시키고 골반-무릎-발목의 정렬을 도울 수 있다.

- 내려가면서 상체 끌어올리기
- 무릎을 골반과 발목과 정렬

싱글 레그 스쾃 (SINGLE-LEG SQUATS)
139쪽 참조

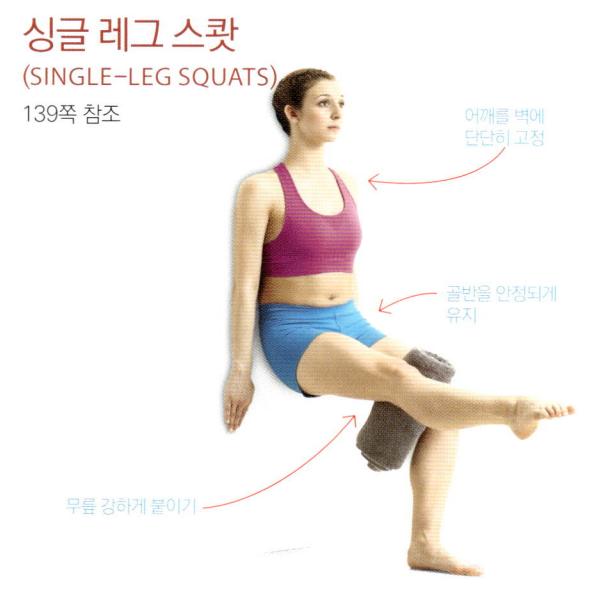

- 어깨를 벽에 단단히 고정
- 골반을 안정되게 유지
- 무릎 강하게 붙이기

스쾃 위드 서클 (SQUATS WITH CIRCLES)
111쪽 참조

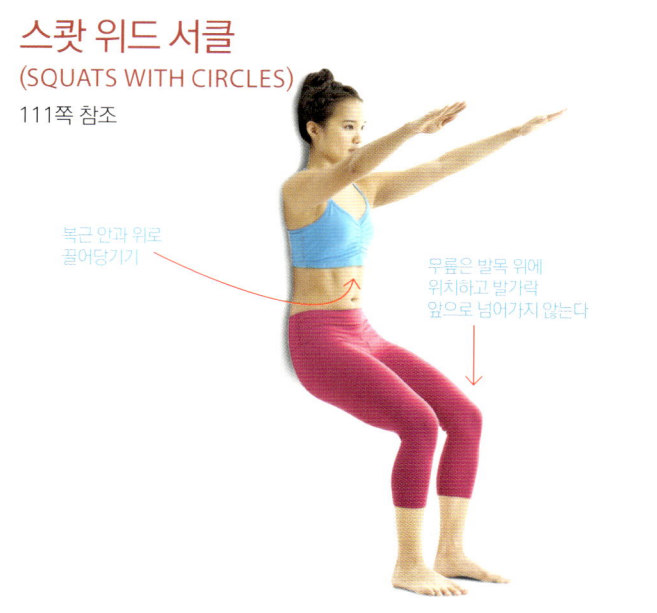

- 복근 안과 위로 끌어당기기
- 무릎은 발목 위에 위치하고 발가락 앞으로 넘어가지 않는다

스쾃 위드 윙즈 (SQUATS 위드 윙즈)
138쪽 참조

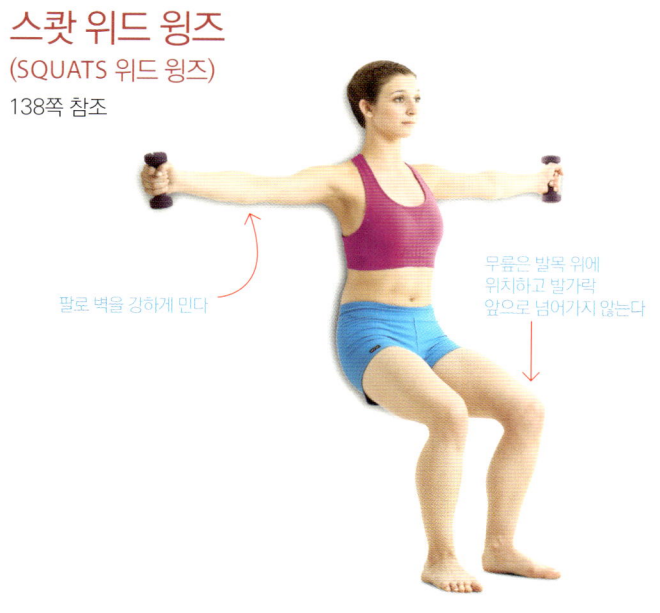

- 팔로 벽을 강하게 민다
- 무릎은 발목 위에 위치하고 발가락 앞으로 넘어가지 않는다

Chapter 7

척추 스트레칭: 벽을 향해 스트레칭하기
(SPINE STRETCH: BACK TO THE WALL)

68쪽 참조

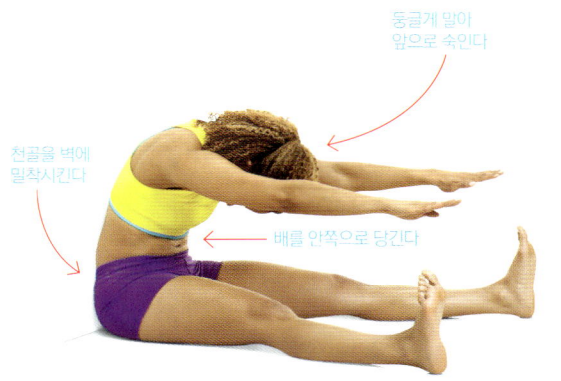

- 천골을 벽에 밀착시킨다
- 둥글게 말아 앞으로 숙인다
- 배를 안쪽으로 당긴다

척추 비틀기: 벽에 발 대고 비틀기
(SPINE TWIST: FEET TO THE WALL)

- 안정감과 촉각을 통한 피드백을 위해 발바닥을 벽에 붙이고 척추 비틀기를 한다. 몸을 비틀면서 골반에서 시작하는 힘을 사용하여 발바닥으로 벽을 더 강하게 민다.

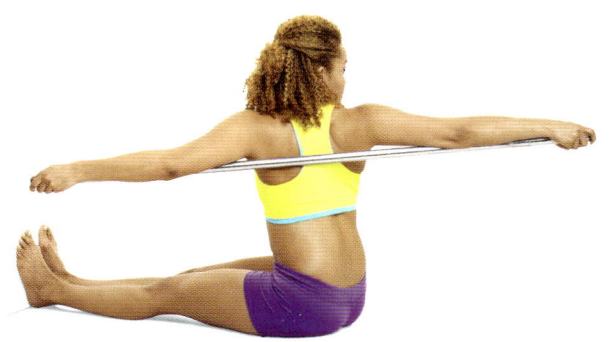

펠빅 리프트: 벽을 타고 하체 들어 올리기
(DRIVE YOU UP A WALL)

A

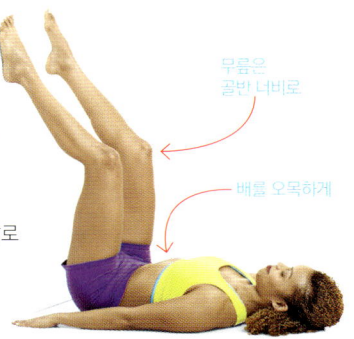

- 등을 대고 바닥에 누워서 발바닥을 벽에다 붙인다. 다리는 골반 너비로 벌리고 양팔은 몸 옆에 둔다.
- 손가락이 벽에 닿도록 한다.
- 다리가 ¾ 정도 펴질 때까지 발로 벽을 타고 올라간다.

- 무릎은 골반 너비로
- 배꼽 오목하게

B

- 가슴을 넓게 펴고 팔의 뒷면으로 매트를 단단하게 누른다. 골반을 앞으로 말아 정강이가 벽과 직각을 이룰 때까지 엉덩이를 들어 올려 윗부분으로 몸을 지탱한다.

- 팔의 뒷면으로 바닥 강하게 누르기
- 목에 체중이 실리지 않게!

C

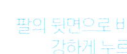

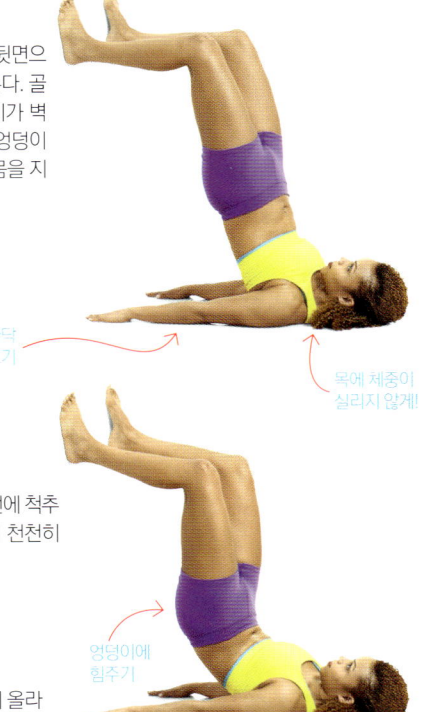

- 숨을 고르게 내쉬며 한 번에 척추 마디 하나씩 내려놓듯이 천천히 시작 자세로 내려온다.

- 엉덩이에 힘주기

반복 횟수: 5회. 최대한 높게 올라간 상태에서 셋을 쉬고 내려온다.

261

CHAPTER 8

자세별로 배우는 필라테스

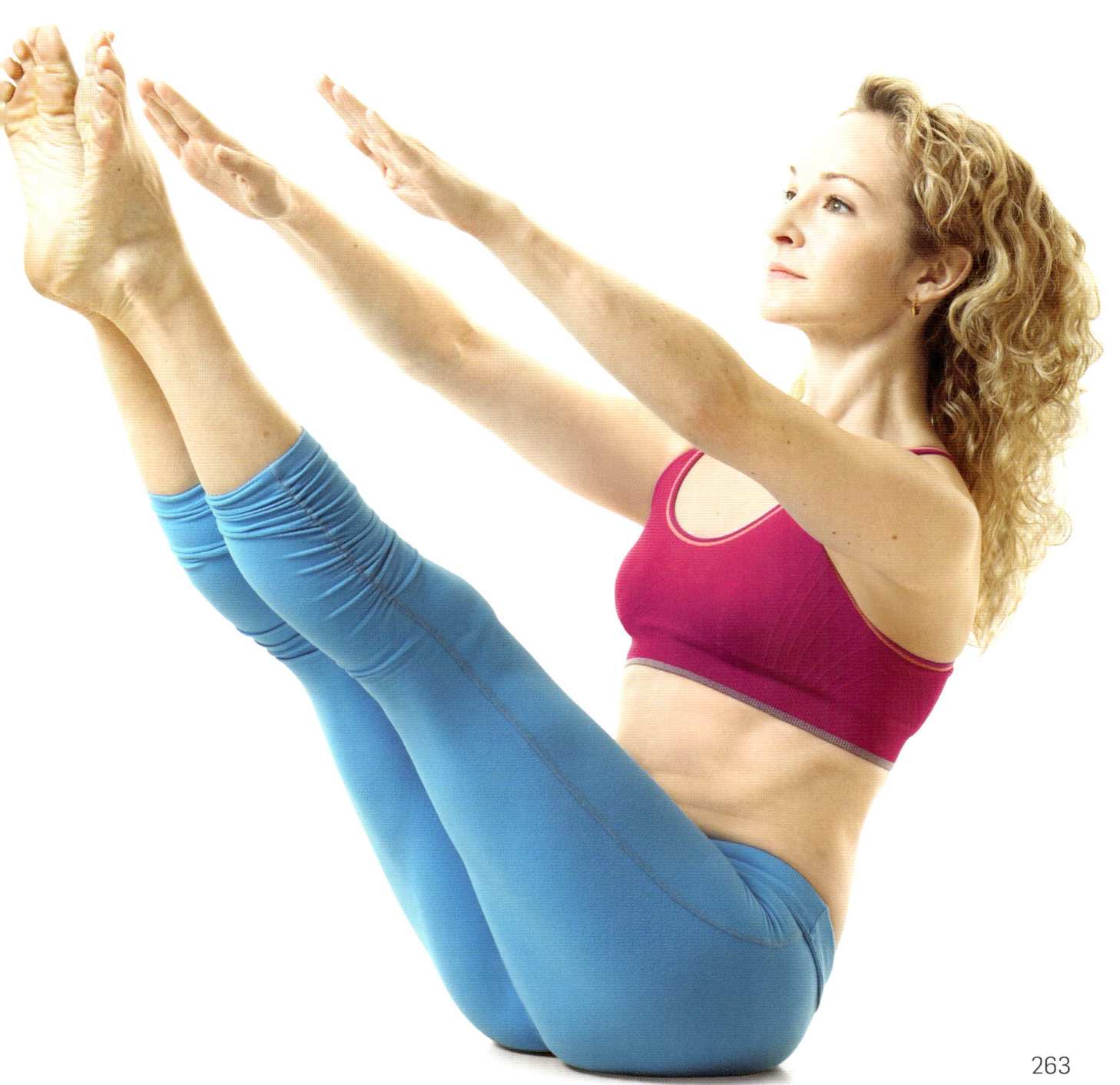

자세별로 배우는 필라테스

몸의 균형을 잡자

만약 당신이 이미 매트 시리즈 한두 개를 실행했다면, 당신은 아마도 이 챕터에서 더 개인적인 조언과 도움을 찾고 있을 것이다. 아니면 단순히 호기심으로 보고 있을지도 모르겠다. 어느 쪽이든, 환영한다! 신체의 불균형이나 문제점의 해결, 혹은 구체적인 목표를 위해서 필라테스를 스스로에게 맞게 조절하며 실행하는 단계에 들어서게 되면, 더 민감하게 지각하고 세밀한 것을 연마하고 필요가 있다. 그렇게 하기 위해서 이제 당신은 흥미롭지만 이질적이고, 한편으로는 수사관들이나 사용할 법한 신체에 관한 언어를 배울 것이다. 나는 당신이 몸에 대해 더 잘 알수록 몸을 더 잘 돌 보아 궁극적으로는 몸과 마음이 더 건강해 질 것이라고 확신한다.

스스로에게 맞는 운동을 만드는 것은 자신에게 실제로 필요한 것이 무엇인지 찾아내는 것을 의미한다! 당신은 이미 1장의 정신적, 영적 인성 검사를 완성했을 것이다(1장 15페이지의 "시작하기 전에"를 참고하라). 이제 당신 몸의 특징을 살펴보고, 당신이 집중하거나 향상시키고 싶은 부분을 찾아보자.

몸의 상태를 살펴보자

우선 스스로가 어떤 물리적인 조건을 가지고 운동을 하는지 객관적으로 바라보지 않고는 몸의 변화를 가져오기가 매우 어렵다. 거울 앞에 서서 아래의 질문들에 대답하기를 바란다. 나의 대학 전공 중 하나는 미술이었고, 나는 선과 공백, 질량과 부피를 보는 법과, 비판적이기 보다 예술적인 시선을 갖는 것을 훈련 받았다. 평소에 나의 눈에 띄는 것은 균형, 비율 그리고 자세 이 세 가지이다.

전신거울을 바라보면서 현재 자신의 신체를 형성하는 습관의 흔적을 찾아보자:

1. 양쪽 어깨의 높이가 같은가? 다른 한쪽이 더 높지는 않습니까?
2. 머리가 똑바른가 아니면 한쪽으로 기울어져 있는가? 코가 한쪽으로 치우쳐 있는가? 왜 다른 방향이 아닌 그 한 방향으로 치우쳐 있는가?
3. 양쪽의 팔과 몸통 사이의 공간이 같은가? 그렇지 않다면 어떤 방향으로 움직여야 같아지는가?
4. 손을 자연스럽게 몸 옆에 두었을 때 손을 바라보면 엄지와 검지만 보이는가, 아니면 다섯 손가락이 다 보이는가? 만약 엄지와 검지보다 더 보인다

면 팔을 쭉 펴 보라 -손목의 뒤틀림이 어깨나 팔꿈치에서 시작되는가?
5. 골반 위의 높이가 같은가? 그렇지 않다면 왜 한쪽이 더 높다고 생각하는가? 자주 한발로 서 있는가? 한쪽 주머니에 다른 쪽보다 무언가를 더 많이 넣어서 다니는가?
6. 무릎이 앞을 향하는가, 아니면 바깥쪽이나 안쪽을 향하는가? 만약 정면을 향하고 있지 않다면 앞을 바라보도록 할 수 있는가? 그리고 그렇게 하려면 몸의 어떤 부분을 조절해야 하는지 확인할 수 있는가? 평소와는 다른 근육이 사용되는가?
7. 발목이 일직선인가, 아니면 안쪽이나 바깥쪽으로 기울어지는가? 만약 일직선으로 만들려면 어떻게 해야 하는가? 예를 들어 발의 더 많은 면적이 바닥에 닿는가? 더 안정적으로 느껴지는가?
8. 어깨는 엉덩이와 비교했을 때 더 넓은가 아니면 그 반대인가? 당신의 상체나 하체가 더 세다고 느껴지는가? 그리고 그것이 위의 비율과 관련이 있다고 생각하는가?
9. 당신의 몸통은 다리보다 더 긴가, 아니면 반대이거나 같은가? 상체와 하체가 서로를 균등하게 지지하는가, 아니면 한 쪽이 몸을 바르게 세우는데 더 많은 부담을 지는가?
10. 전체적으로 당신의 자세는 어떤 모습인가? 몸을 위로 끌어당기며 활짝 펴진 모습인가? 둥그렇고 말려 있는가? 뻣뻣하고 굳어 있는가? 부드럽고 유연한가?

당신의 몸에 대해 새로운 점을 발견했는가? 이러한 발견을 당신의 앉는 습관과 연관시켜 생각할 수 있는가? 서는 습관, 자는 습관, 혹은 무언가를 옮기는 습관과 연관시킬 수 있는가? 당신은 사람들이 똑바로 서고 앉는 자세가 그들이 스스로에 대해 느끼고 살아가는 방식에 절대적인 영향을 미친다는 것을 알고 있는가? 연구결과에 따르면 "열리고 개방적인" 자세는 스트레스 호르몬 코르티솔을 감소시키고, 테스토스테론을 증가시키며, 위험에 대한 내성과 강한 자아상을 갖도록 한다. 반면에 소극적인 자세는 반대의 효과를 가져온다. 생각해 볼만한 문제이다.

이제, 이 장의 운동 시퀀스들을 살펴보고 스스로에게 가장 잘 맞는 운동을 찾아보자. 당신이 필라테스의 신조, 그중에서도 특히 집중, 조절, 중심, 호흡, 균형을 염두에 두고 있는 한, 운동들을 자유롭게 골라서 섞어도 좋다. 필요하다면 제 5장 필라테스 입문 부분을 복습하기를 권한다. 필라테스 고유의 운동인지 여부에 상관없이, 여기에 소개된 어떤 운동이라도 올바른 목적의식을 가지고 실행하면 신체가 필라테스로 다져진 특유의 몸매로 변화할 것이다.

마지막으로 매트 주요 운동 시퀀스는 운동을 진행하는 동안 몸의 균형을 맞추려고 한 조의 의도(예를 들어 앞으로 숙이고 나면 뒤로 젖히는 운동이 따르고, 바로 눕는 자세 다음에는 엎드린 자세가 따른다)에 맞추어 계획되었기 때문에 그 부분은 제시된 순서를 따라야 한다는 것을 기억해야 한다.

> *"척추 운동을 더 하고 마음을 비워라. 척추 운동에 우선순위를 두면 모든 운동이 향상된다. 장기와 뼈는 척추를 중심으로 각자의 위치를 찾아간다. 모든 것은 척추가 바로 서면 제자리로 맞아 떨어진다. 이와 같은 방향성을 가지면 동작과 몸이 모두 길어지고, 가벼워지며, 더욱 큰 즐거움이 될 수 있다."*
> -필라테스 장로 메리 보웬 (Mary Bowen)

자세별로 배우는 필라테스: 척추 정렬

당신의 신성한 척추

필라테스의 본질 중 하나는 척추의 유동성과 자율성이다. 조가 종종 사람은 척추의 상태만큼 젊다는 말을 했다고 한다. "당신이 서른이라도, 척추가 경직되어 뻣뻣하다면 당신은 늙은 것이다. 60살이라도, 척추가 완전히 유연하다면 당신은 젊은 것이다."

중력은 우리가 좋든 싫든 간에 우리를 지구를 향해 당기고 있다. 그럼에도 불구하고 척추가 내려앉는 것을 막는 방법은 근육이(관절이 아니다!) 우리의 몸을 지탱하도록 하는 것이다. 말할 필요도 없이 척추는 많은 작은 독립적인 뼈로 이루어져 있고, 그 때문에 주변의 근육으로부터 약간의 도움이 필요하다. 우리가 상호작용하는 수백 개의 근육에서 초점을 좁혀 상대적으로 적은 수의 척추 주변의 근육, 그리고 더 나아가 척추의 굴곡에 집중하면, 필라테스를(그리고 일반적인 의미의 움직임을) 한층 더 쉽게 이해할 수 있고, 다가가기 쉬운 운동으로 바라보게 될 것이다.

몸의 모든 부분들이 연관되어 있기 때문에 동작의 "정상적인" 범위가 어느 정도인지에 대한 지침이 없이 얼마만큼 움직여야 하는지 알기가 어렵다. 다음은 척추의 일반적인 관절 가동 범위와 흔히 볼 수 있는 자세 불균형의 네 가지 유형을 소개한다.

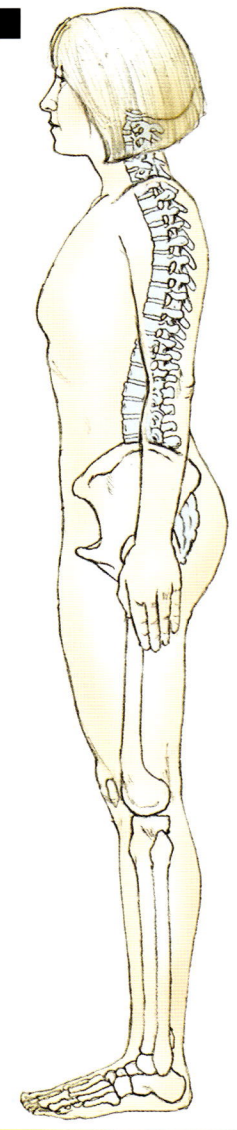

이상적인 자세

정상적인 관절의 운동 범위(ROM)

- **목:** 경추 – 굴곡(앞으로 숙이기) 40°, 신전(뒤로 젖히기) 75°, 측면 굴곡(옆으로 굽히기) 35°, 회전(좌우 회전) 50°
- **등:** 흉추 – 굴곡 45°, 신전 25°, 측면 굴곡 20°, 회전 35°
- **허리:** 요추 – 굴곡 60°, 신전 35°, 측면 굴곡 20°, 회전 5°
- **엉치뼈와 꼬리뼈** (5개의 뼈가 하나로 합쳐져 있다)

"좋은 자세는 신체 전체의 작용을 완벽히 조절할 수 있을 때 성공적으로 얻어진다."

– 조셉 필라테스

Chapter 8

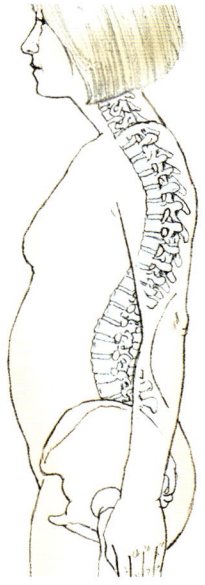

척추 전만/후만 자세
(척추 후만-전만 자세, 268쪽 참조)

- 긴장된 고관절 굴근(장요근)으로 인한 고관절 문제
- 목 긴장(자전거 혹은 스피너를 타는 사람들은 주의해야 한다)
- 가슴과 등 상부가 좁음
- 약한 목 굴근
- 약하거나 지나치게 긴 허벅지 뒤 근육(햄스트링)과 대둔근
- 약한 복근

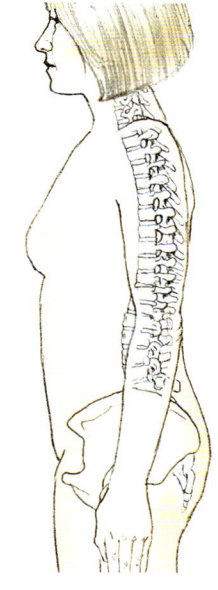

편평등 자세
(FLAT-BACK POSTURE, 274쪽 참조)

- 갈비뼈사이의 굳어진 근육이 호흡을 얕게 만듦
- 상복부와 호흡기 근육이 짧고 굳어진 상태
- 굳어진 햄스트링 근육
- 길고 약한 고관절 굴근
- 몸이 앞으로 기울어져서 전족부에 과한 압박이 실림
- 과신전된 무릎과 족저 굴곡(혹은 배측 굴곡이 있는 발목이 약간 굴곡된 상태)

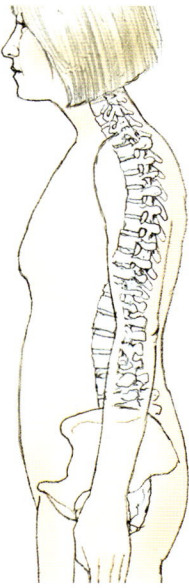

굽은 등 자세
(SWAYBACK POSTURE, 280 쪽 참조)

- 약하고 긴 등 상부의 신근
- 약한 목 굴근(ROM의 제한)
- 앞으로 말린 어깨
- 약한 전거근 혹은 앞톱니근(견갑골을 잡아 주는 근육)
- 상복부 근육은 짧고 튼튼한 반면 하복부 근육은 약한 상태
- 약하고 긴 외복사근, 짧지만 굳어진 내복사근
- 허리가 굳어져 있거나 통증이 있는 상태
- 굳어지고 약한 둔부
- 굳어지고 늘 긴장된 햄스트링
- 과신전된 무릎
- 족저근막염

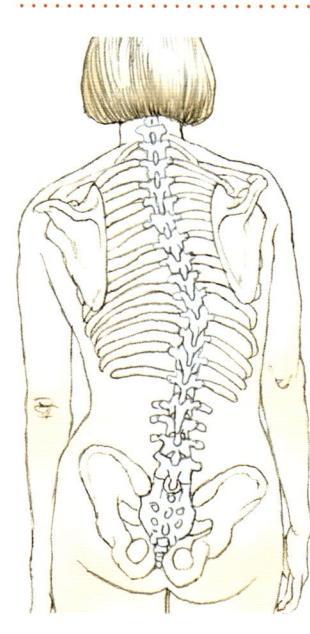

척추 측만증
(척추 측만증, 286쪽 참조)

- 척추 돌아감
- 척추 휘어짐
- 늑골과 견갑골이 한쪽 등에서 두드러짐
- 한쪽 어깨가 낮음
- 한쪽 견갑골이 다른 쪽보다 높음
- 골반 한쪽이 앞으로 튀어나옴
- 한쪽 다리가 다른 쪽보다 짧아 보임
- 엉덩이 한쪽이 올라간 상태

자세별로 배우는 필라테스

척추 전만, 후만 자세

다음이 당신의 몸이 묘사하는가?
- 머리가 몸보다 앞으로 나와 있고, 목뼈가 정상과 반대로 굽어져 있어 턱이 앞으로 쭉 빠져나와 있다.
- 등 상부가 바깥쪽으로 휘어져 있다.
- 어깨가 앞쪽으로 둥글게 말려서 가슴이 움푹 들어갔으며 견갑골이 넓게 벌어져 있다(척추에서 멀리 뻗어져 있음).
- 눕거나 벽에 기대고 서 있을 때 허리와 지탱하는 면 사이에 큰 공간이 생기고, 앞으로 몸을 굽혀도 여전히 공간이 남는다.
- 골반이 앞으로 기울어졌다(참고: 전만증 자세는 체조 선수와 임산부들에게 흔히 생긴다).

증상
- 긴장된 고관절 굴근(장요근)으로 인한 고관절 문제
- 목 긴장(자전거 혹은 스피너를 타는 사람들은 주의해야 한다)
- 가슴과 등 상부가 좁음
- 약한 목 굴근
- 약하거나 지나치게 긴 허벅지 뒤 근육(햄스트링)과 대둔근
- 약한 복근

운동 팁
- 하체를 올바르게 정렬하게 하고 하체부터 몸의 위를 향해 운동한다.
- 고관절 굴근, 목, 허리, 등 상부를 스트레칭 한다.
- 햄스트링, 둔부, 복근을 강화한다.
- 엎드릴 때 척추 정렬을 위해 패드나 베개를 머리 밑에 둔다.

Chapter 8

시작 운동

1 덤벨 로우 푸쉬업
(172쪽)

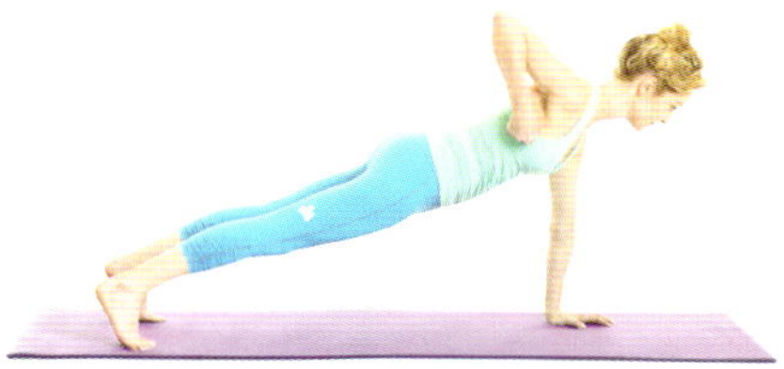

2 비대칭 푸쉬업/플랭크
(174쪽)

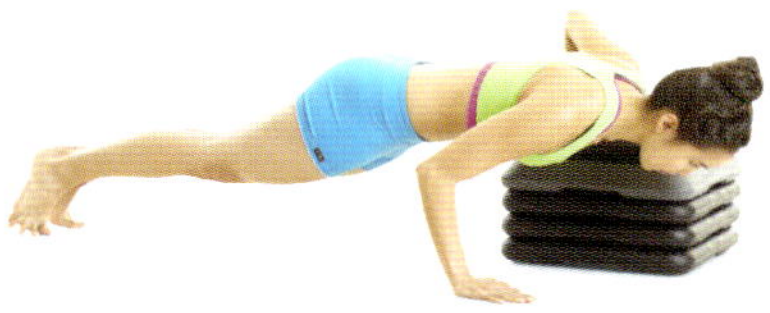

3 펠빅 리프트
(60쪽)

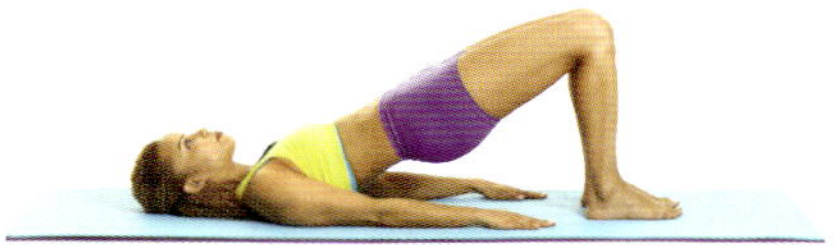

주요 운동

1 헌드레드
(63쪽)

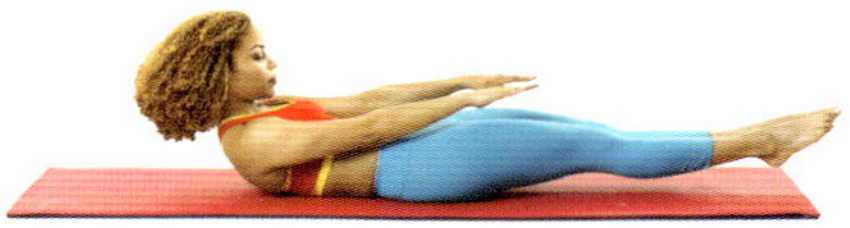

2 롤 업
(64쪽)

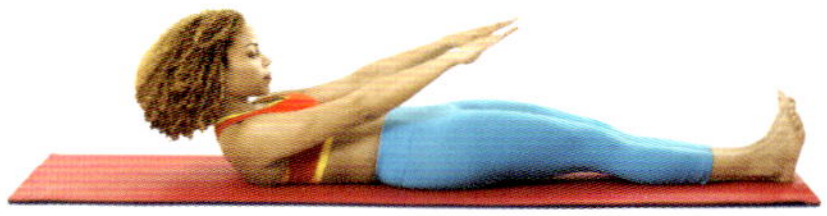

3 싱글 레그 서클
(65쪽) *아래쪽 다리를 매트에서 떼고 실시

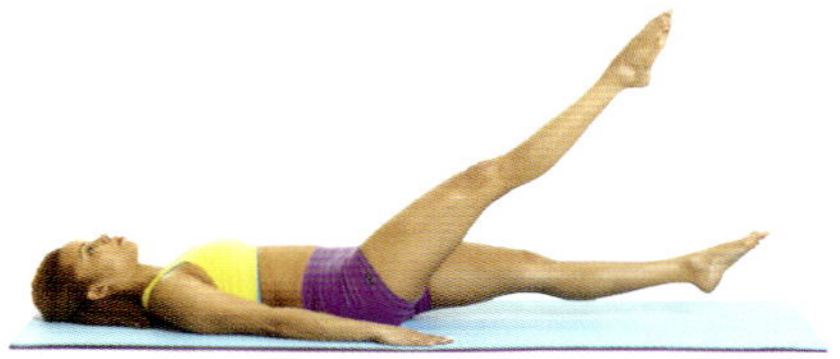

269

자세별로 배우는 필라테스: 척추 후만-전만 자세

주요 운동 (계속)

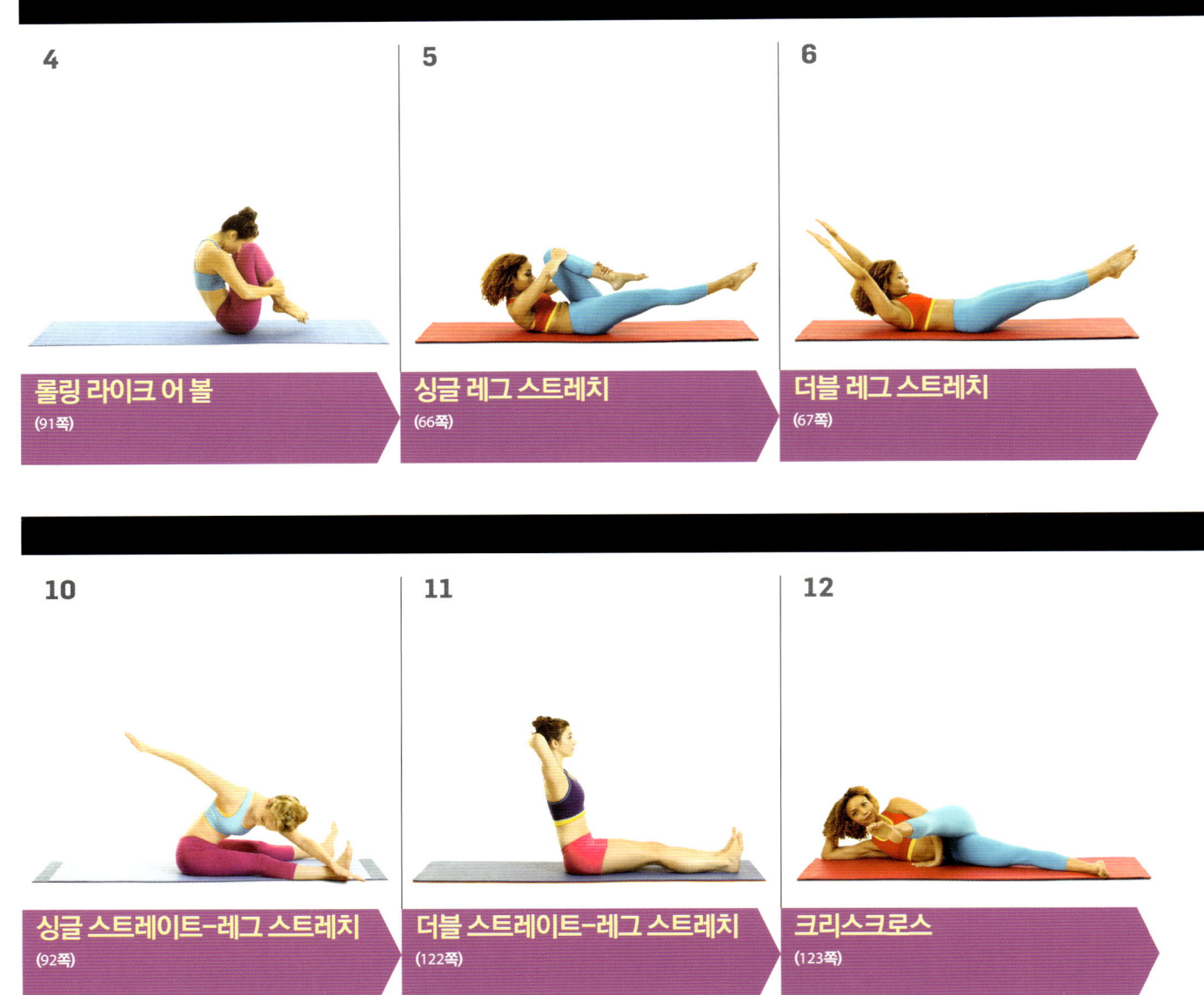

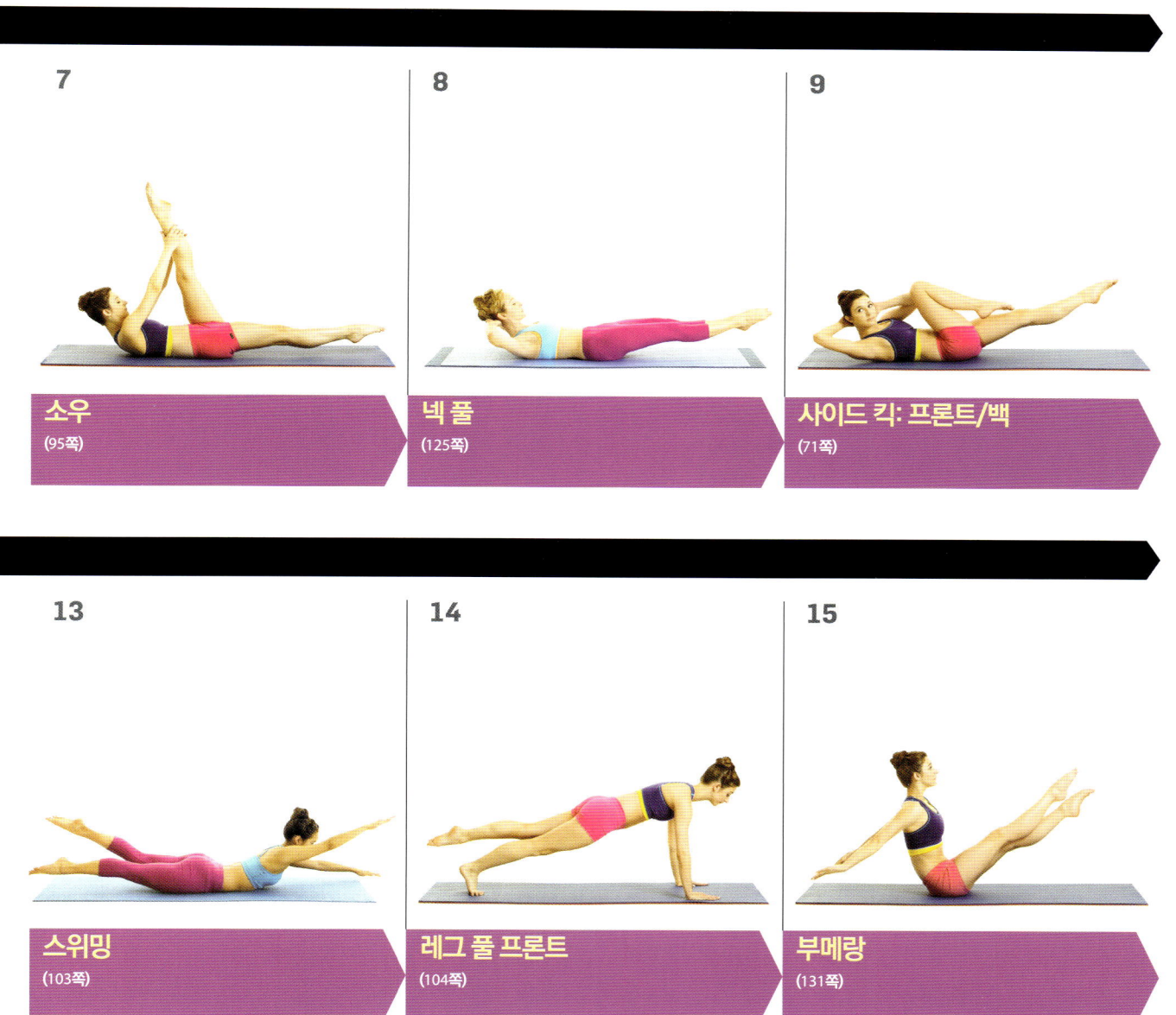

자세별로 배우는 필라테스: 척추 후만-전만 자세

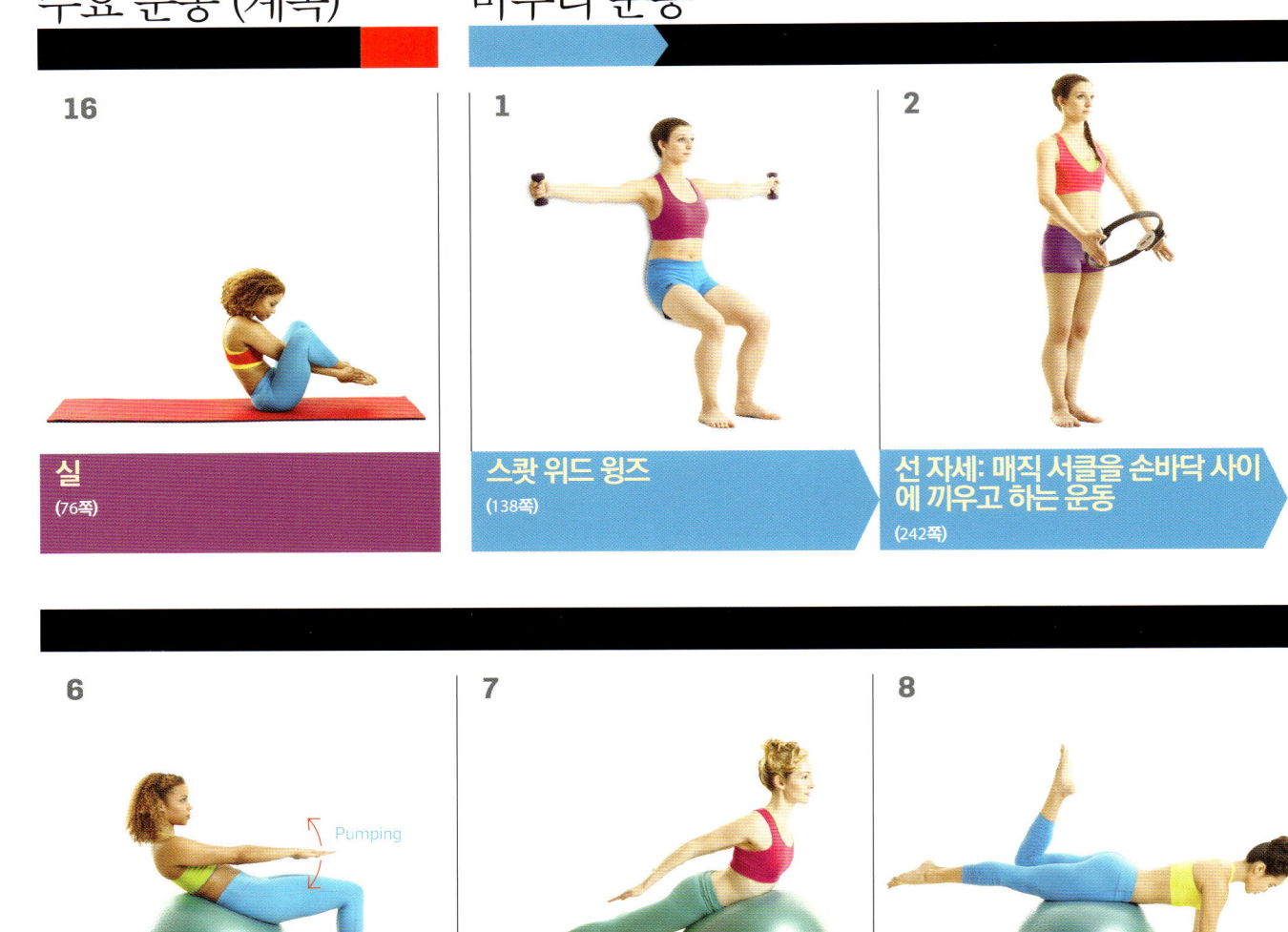

Chapter 8

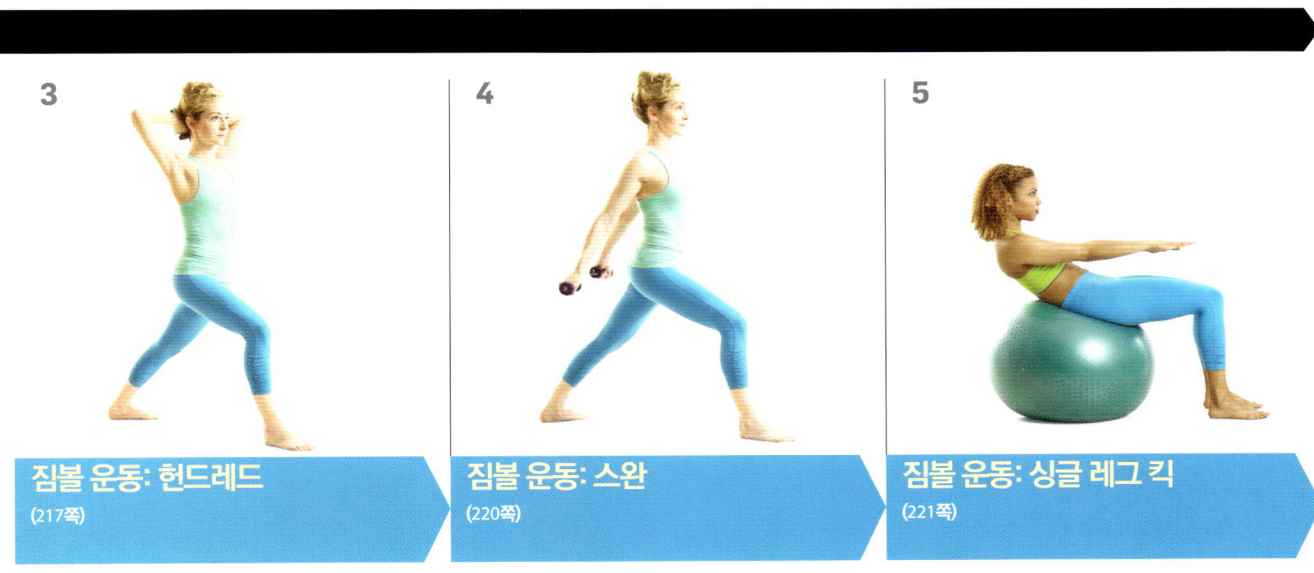

3 짐볼 운동: 헌드레드 (217쪽)

4 짐볼 운동: 스완 (220쪽)

5 짐볼 운동: 싱글 레그 킥 (221쪽)

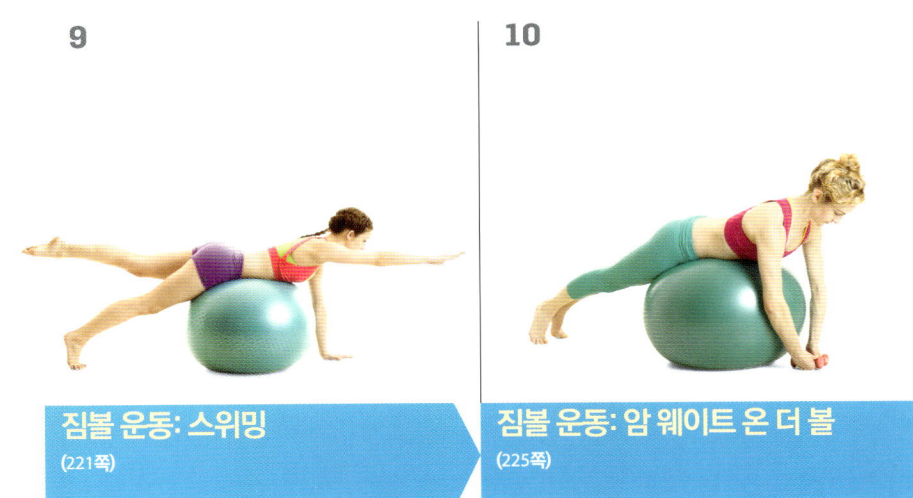

9 짐볼 운동: 스위밍 (221쪽)

10 짐볼 운동: 암 웨이트 온 더 볼 (225쪽)

자세별로 배우는 필라테스

편평등 자세

다음이 당신의 몸이 묘사하는가?
- 숨을 얕게 쉬는 편이다.
- 엉덩이가 빈약해서 바지의 뒤쪽이 약간 헐렁하다.
- 발가락 아래와 엄지발가락에 굳은살이 배겨 있다.
- 어깨가 앞쪽으로 둥글게 말려서 가슴이 움푹 들어갔으며 견갑골이 넓게 벌어져 있다(척추에서 멀리 뻗어져 있음).
- 골반이 뒤쪽으로 기울어져서 허리는 편평하고 무릎은 신전 되어 있다(참고: 몸 전체가 약간 앞으로 기울어져 있는지 확인한다. 벽에 등을 기대면 확인하기 쉽다).

증상
- 갈비뼈사이의 굳어진 근육이 호흡을 얕게 만듦
- 상복부와 호흡기 근육이 짧고 굳어진 상태
- 굳어진 햄스트링 근육
- 길고 약한 고관절 굴근
- 몸이 앞으로 기울어져서 전족부에 과한 압박이 실림
- 과신전된 무릎과, 족저 굴곡(혹은 배측 굴곡이 있는 발목이 약간 굴곡된 상태)

운동 팁
- 갈비뼈 주변의 몸 측면을 활짝 편다.
- 햄스트링의 긴장을 푼다.
- 고관절 굴근(장요근)을 강화한다.
- 발과 발목에 체중을 고르게 싣는다.
- 엎드릴 때 척추 정렬을 위해 패드나 베개를 머리 밑에 둔다.

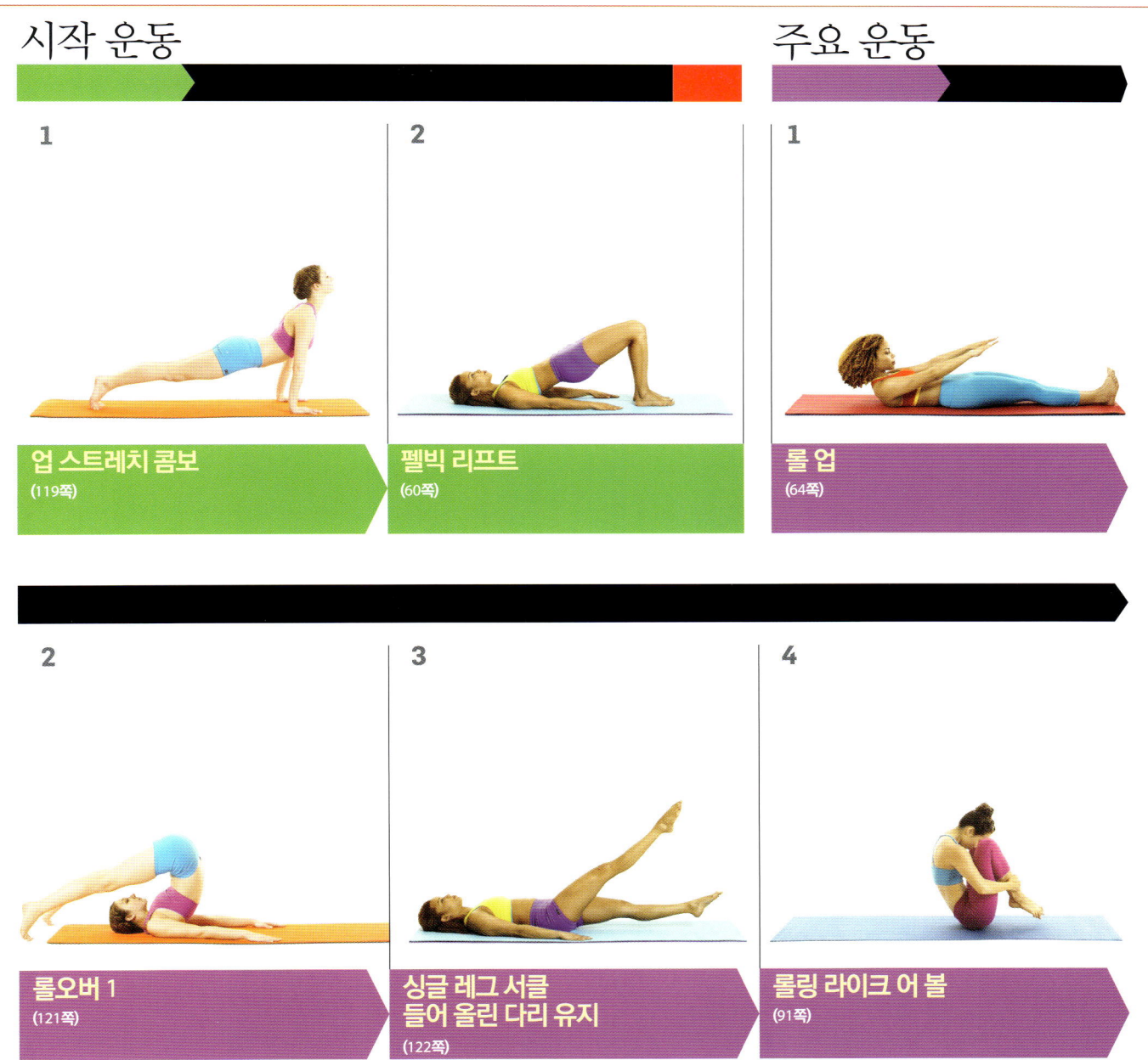

자세별로 배우는 필라테스: 편평등 자세

주요 운동 (계속)

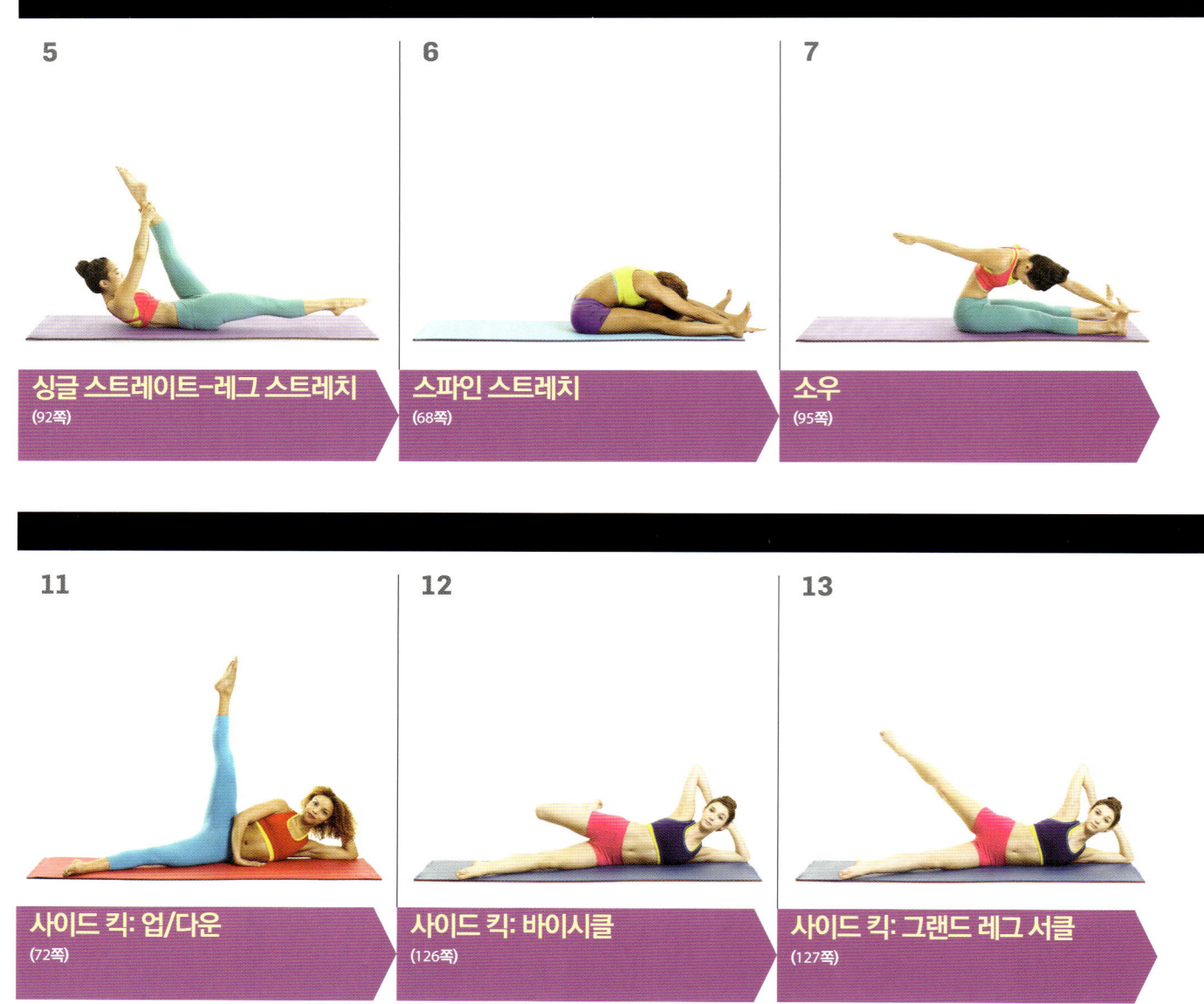

Chapter 8

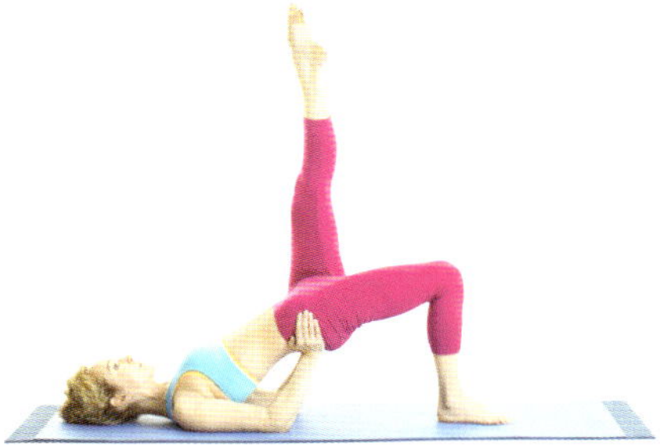

8	9	10
숄더 브릿지 (98쪽)	스파인 트위스트 (98쪽)	사이드 킥: 프론트/백 (71쪽)

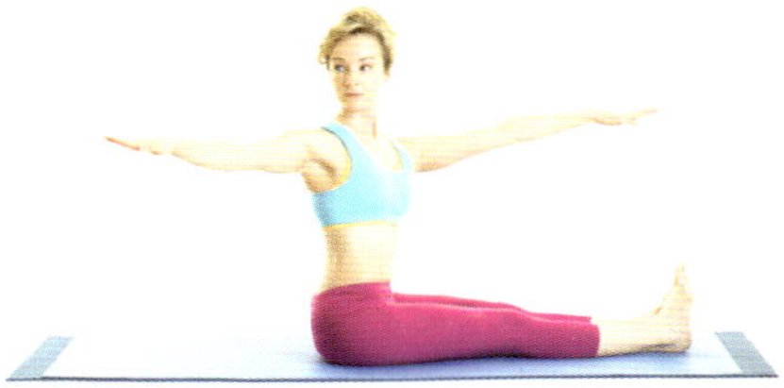

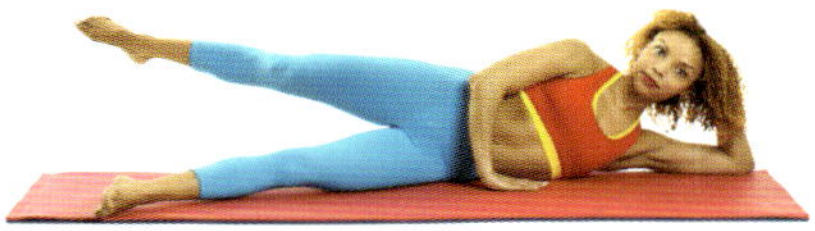

14	15	16
스위밍 (103쪽)	레그 풀 프론트 (104쪽)	사이드 밴드 프렙 1 (74쪽)

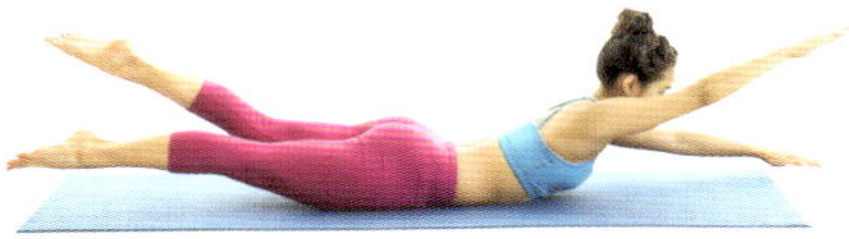

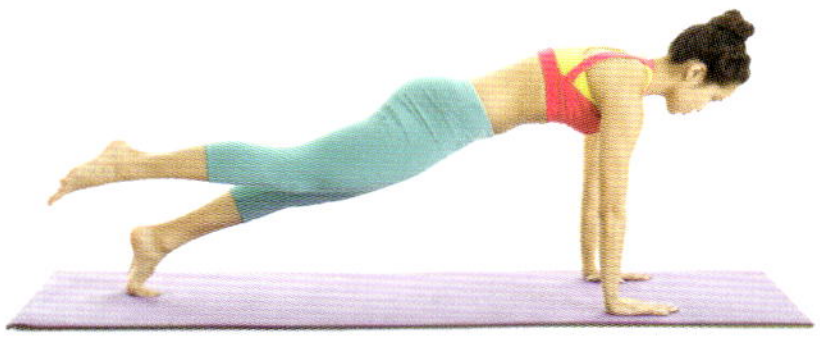

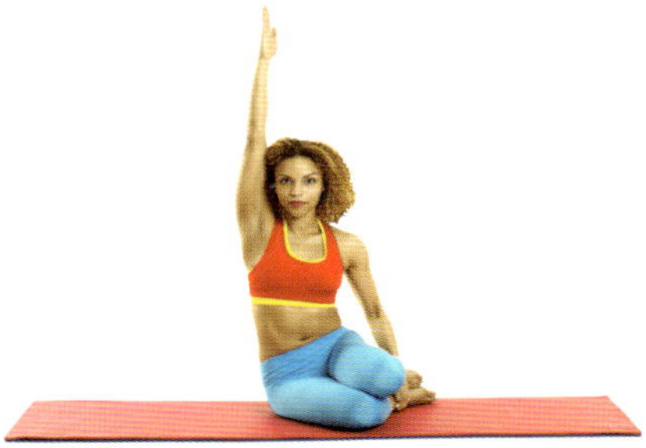

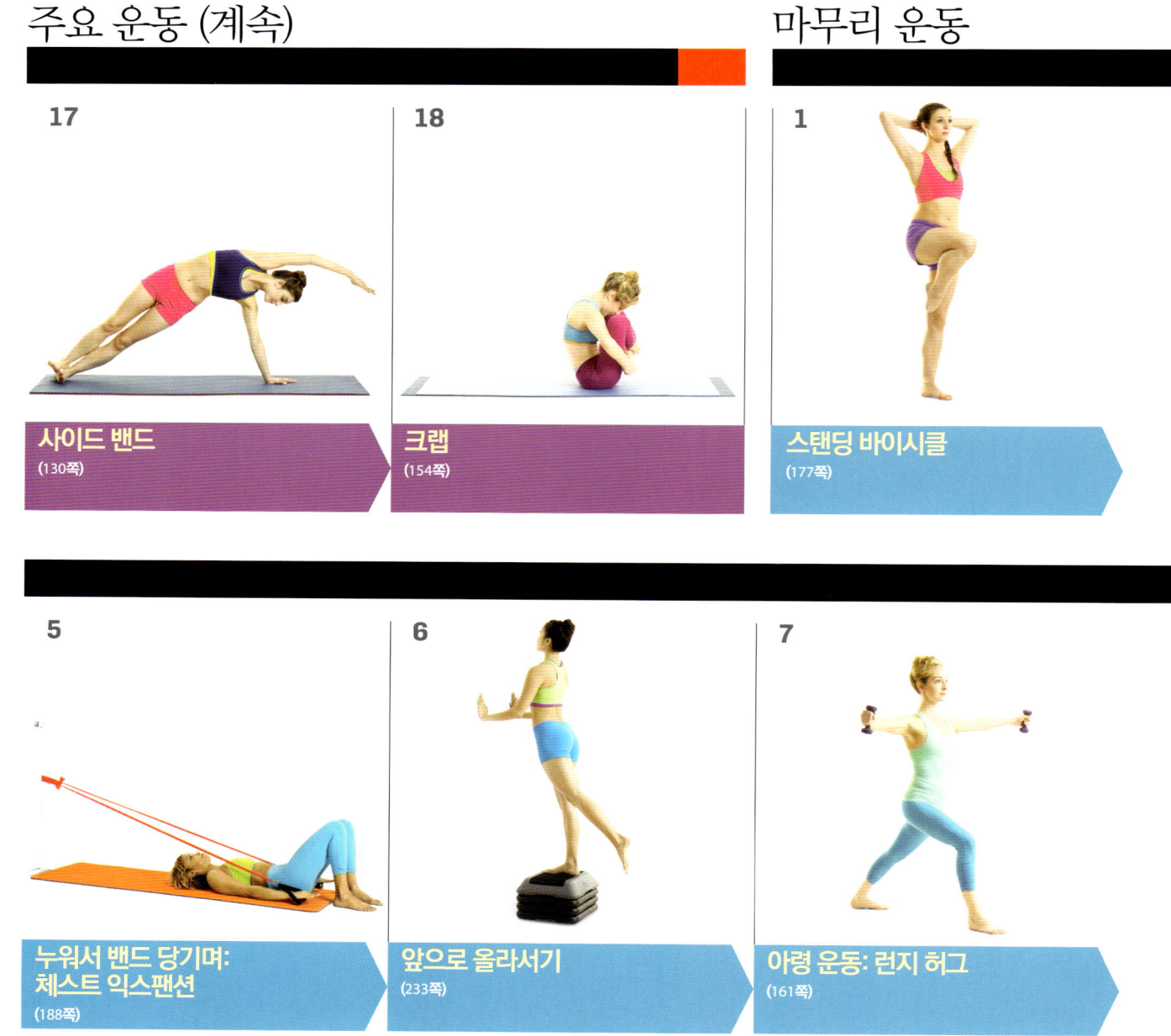

Chapter 8

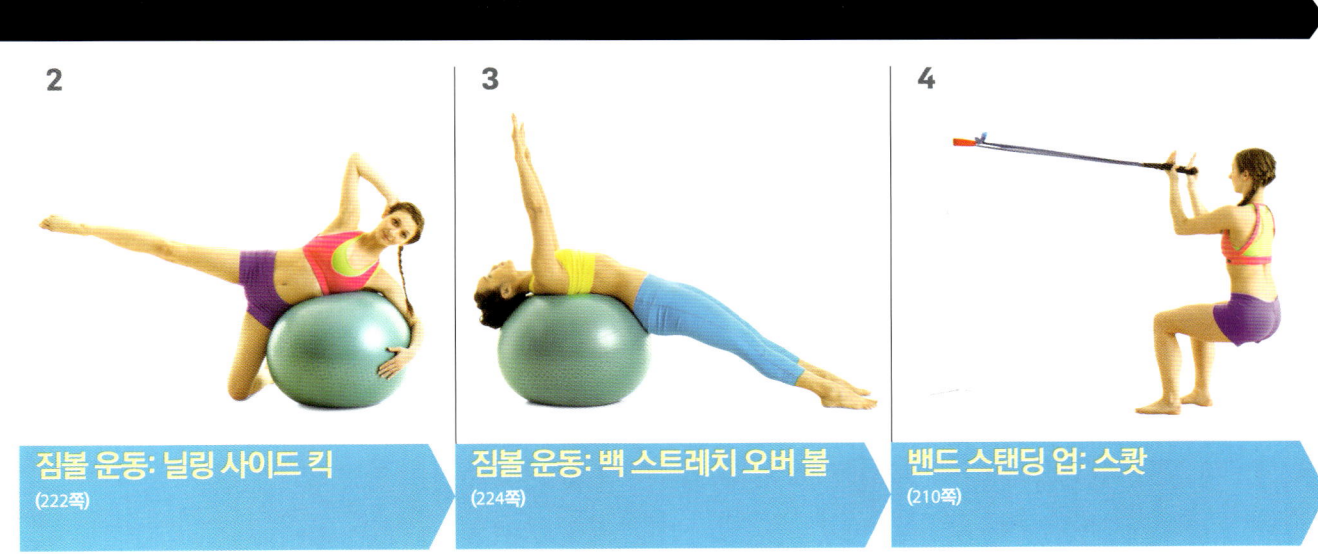

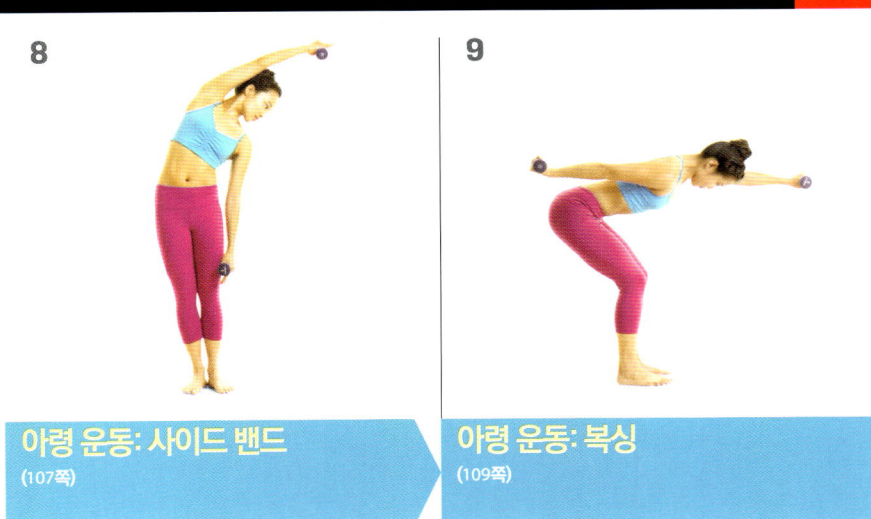

자세별로 배우는 필라테스: 굽은 등 자세

굽은 등 자세

다음이 당신의 몸이 묘사하는가?
- 머리가 몸보다 앞으로 나와 있고, 목뼈가 정상과 반대로 굽어져 있어 턱이 앞으로 쭉 빠져나와 있다.
- 허리는 편평하고 골반이 발목보다 앞으로 나와 있으며, 갈비뼈가 뒤로 튀어나와 있다.
- 들어가는 척추의 만곡이 등의 가운데가 아닌 허리에서 생기며, 무릎은 과신전되었다.
- 어깨가 앞쪽으로 둥글게 말려서 가슴이 움푹 들어갔으며 견갑골이 넓게 벌어져 있다(척추에서 멀리 뻗어져 있음).
- 눕거나 벽에 기대고 서 있을 때 허리와 지탱하는 면 사이에 큰 공간이 생기고, 앞으로 몸을 굽혀도 여전히 공간이 남는다(참고: 굽은 등 자세는 달리기 선수, 십 대들, 발레리나, 오래 앉아 있는 사람들, 혹은 오래 서 있는 사람들, 특히 한쪽 다리로 오래 서 있는 사람들에게 흔히 생긴다. 둔근이 약해진 성인들에게 많이 나타난다).

증상
- 약하고 긴 등 상부의 신근
- 약한 목 굴근(ROM의 제한)
- 앞으로 말린 어깨
- 약한 전거근 혹은 앞톱니근(견갑골을 잡아주는 근육)
- 상복부 근육은 짧고 튼튼한 반면 하복부 근육은 약한 상태
- 허리가 굳어져 있거나 통증이 있는 상태
- 굳어지고 약한 둔부
- 굳어지고 늘 긴장된 햄스트링
- 과신전된 무릎
- 족저근막염

운동 팁
- 장요근, 둔부, 외복사근을 강화한다.
- 골반의 굴곡 작용을 강화한다.
- 엎드릴 때 척추 정렬을 위해 패드나 베개를 머리 밑에 둔다.

Chapter 8

시작 운동

1 웨이브 (118쪽)

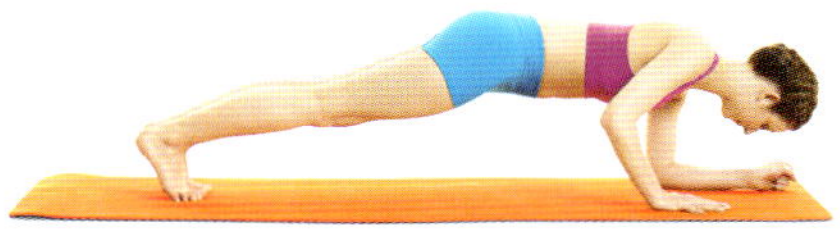

2 스파이더 플랭크 (171쪽)

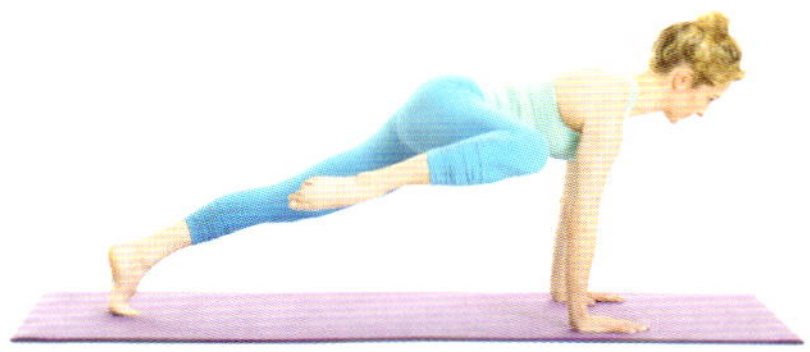

3 펠빅 리프트 (60쪽)

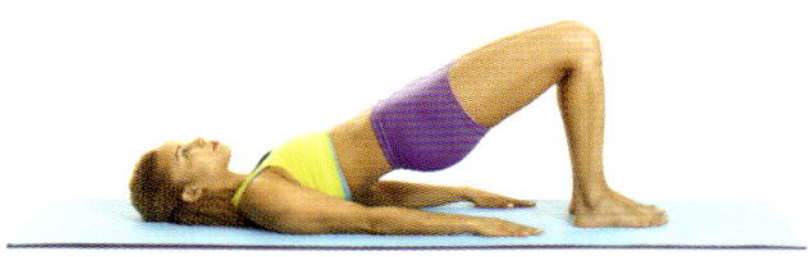

주요 운동

1 헌드레드 (63쪽)

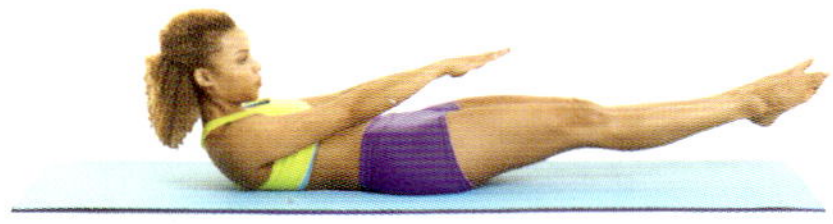

2 롤 업 (64쪽)

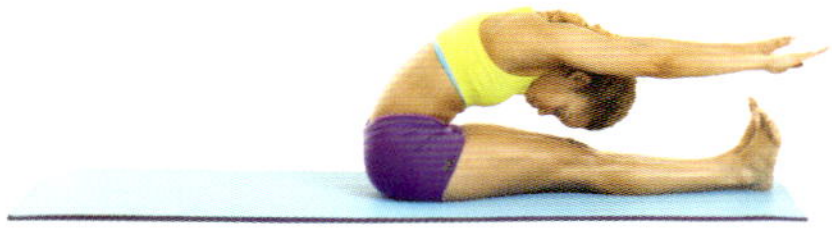

3 싱글 레그 서클 그리고 다리 한쪽 위로 뻗어 돌리기 (65쪽)

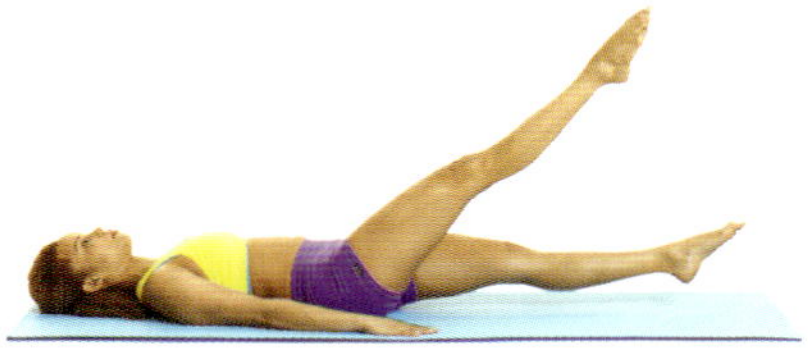

자세별로 배우는 필라테스: 굽은 등 자세

주요 운동 (계속)

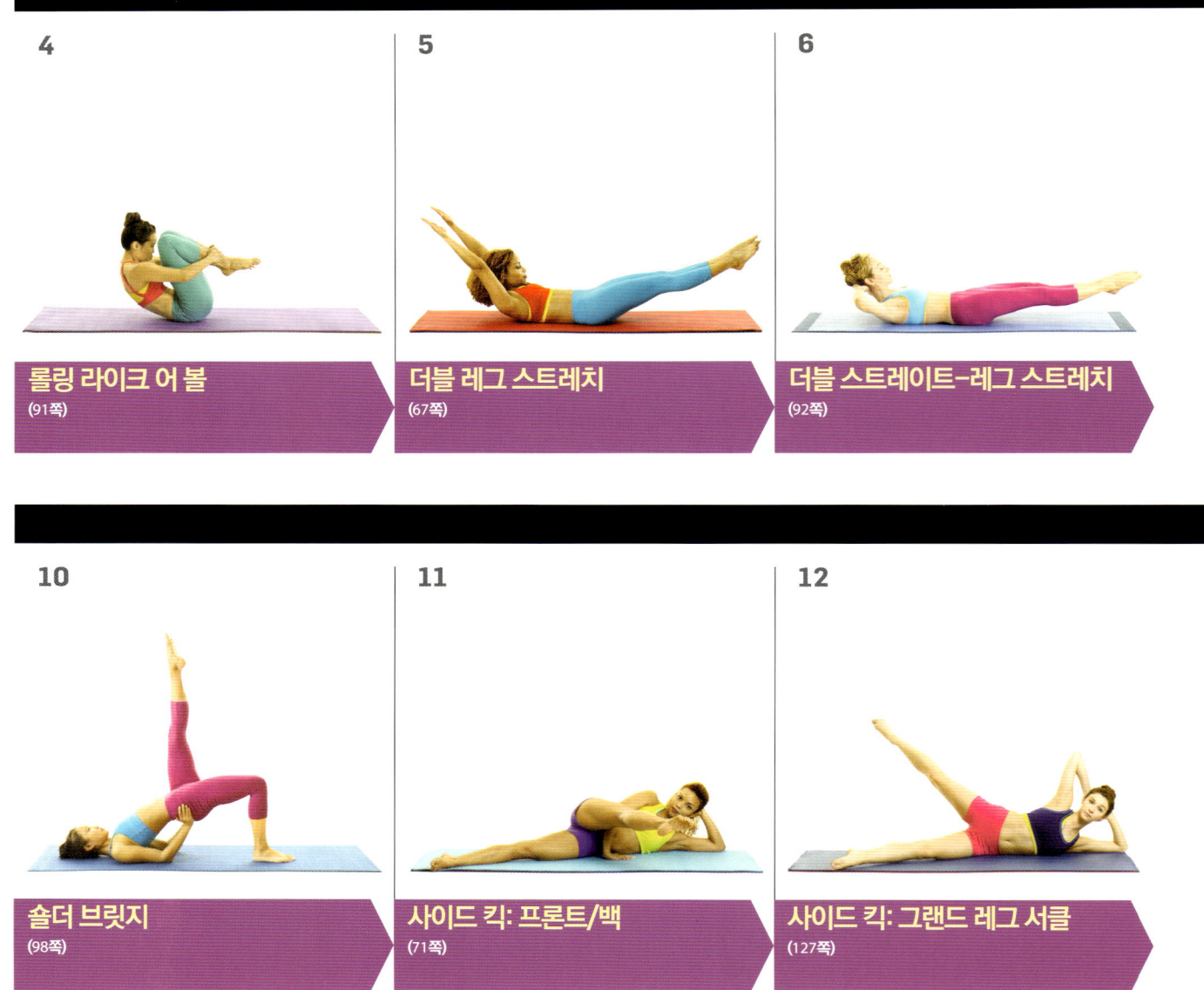

Chapter 8

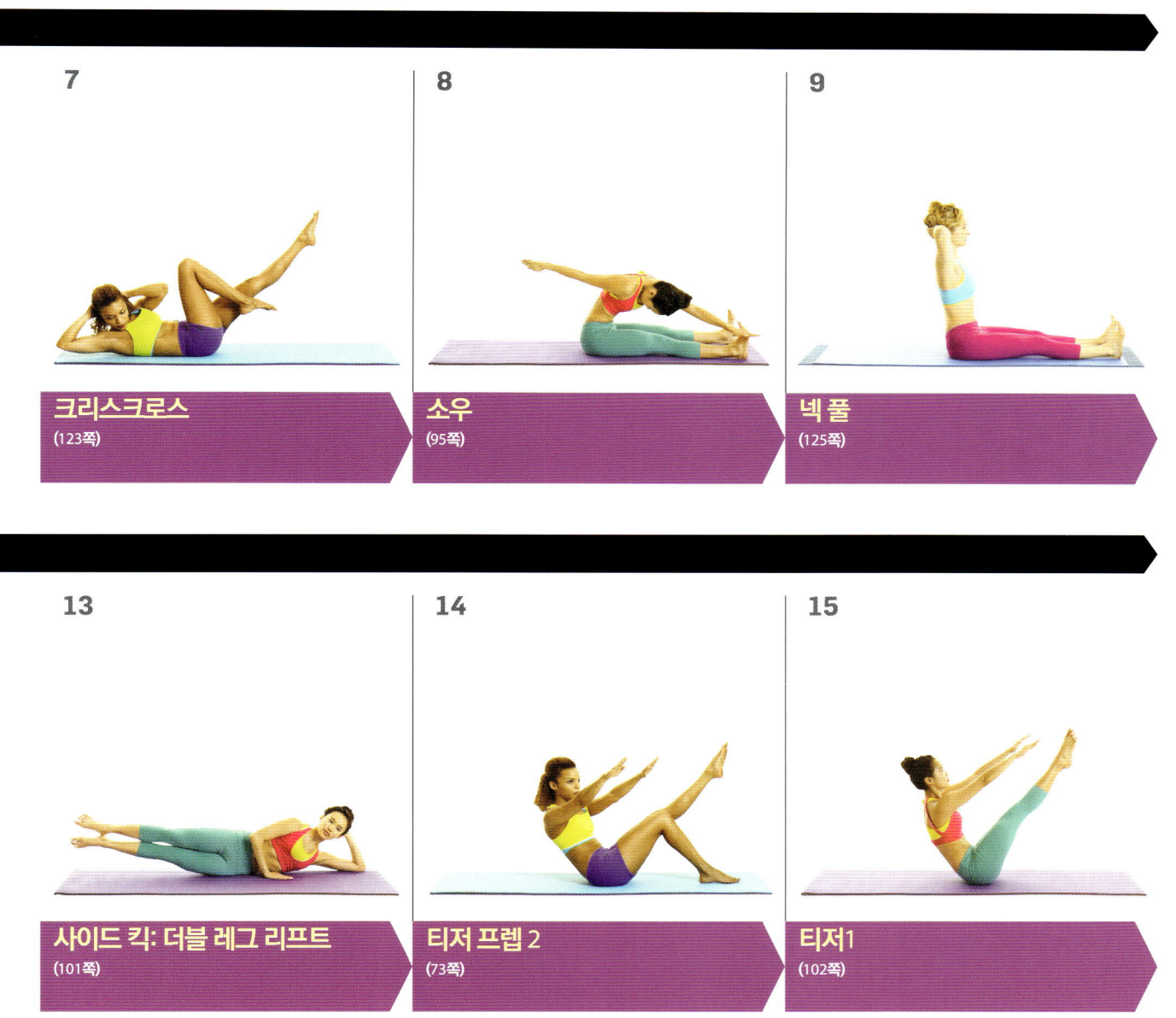

자세별로 배우는 필라테스: 굽은 등 자세

주요 운동 (계속)

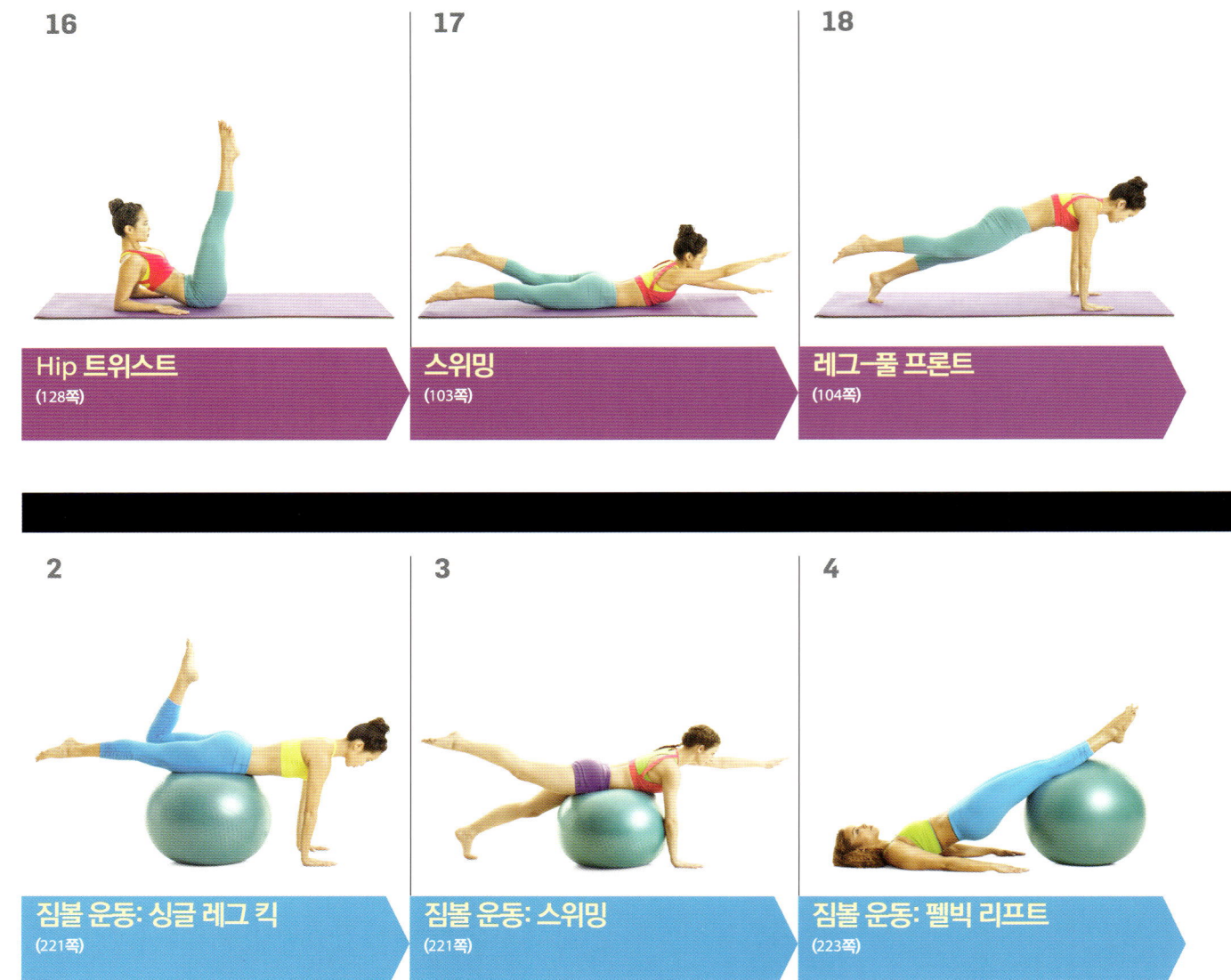

Chapter 8

마무리 운동

19 사이드 밴드 (130쪽)

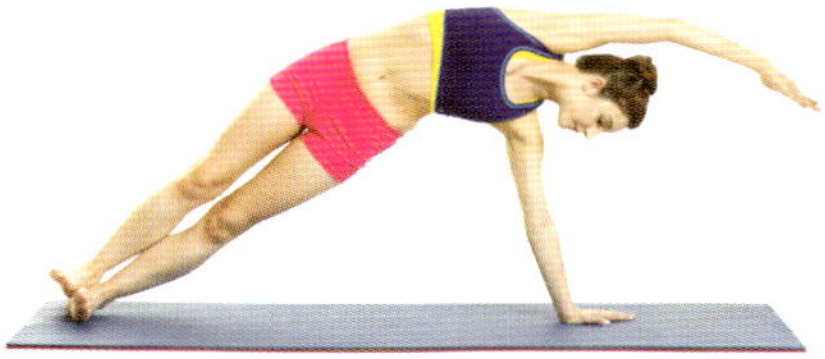

20 실 (76쪽)

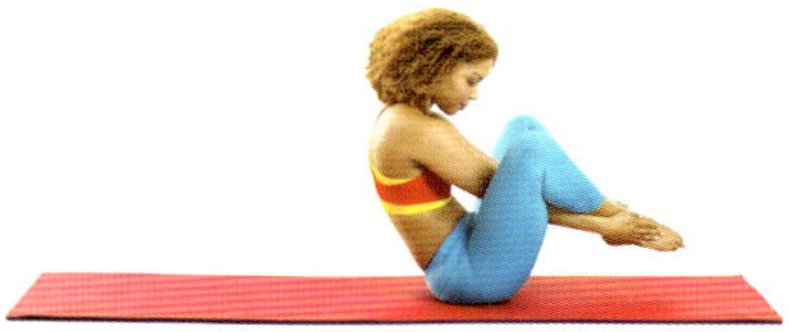

1 짐볼 운동: 스완 (220쪽)

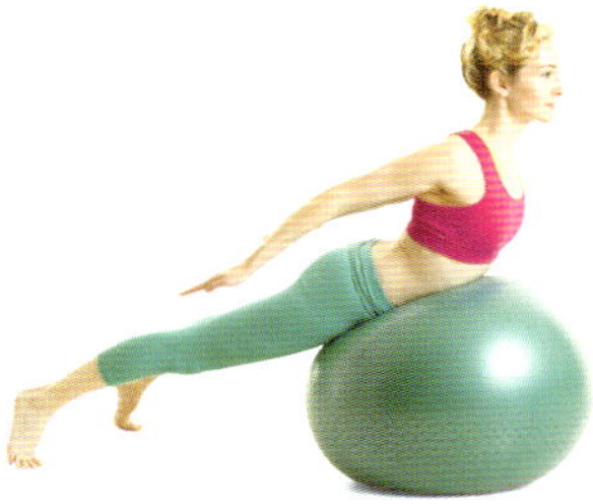

5 짐볼 운동: 숄더 롤 다운 (223쪽)

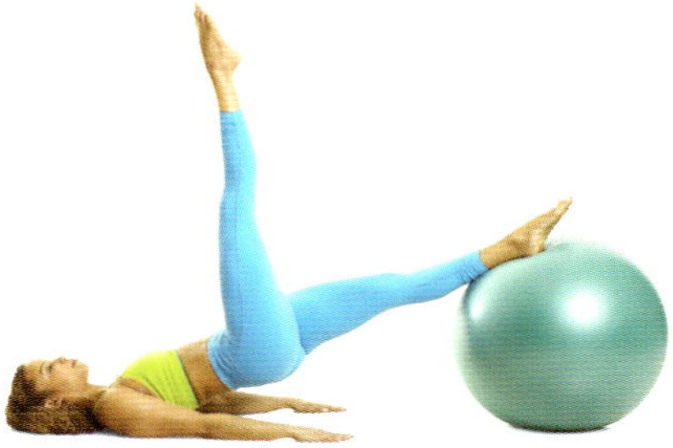

6 암 웨이트: 런지
런지 자세에서 아령 운동을 해보라. (159–61쪽)

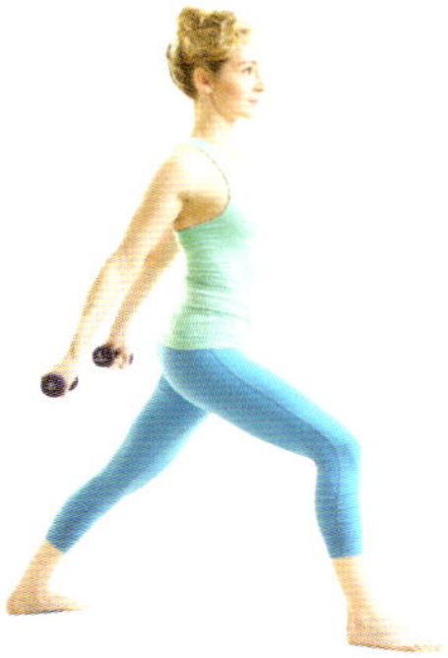

7 엎드려서 밴드 당기기: 풀링 스트랩 (190쪽)

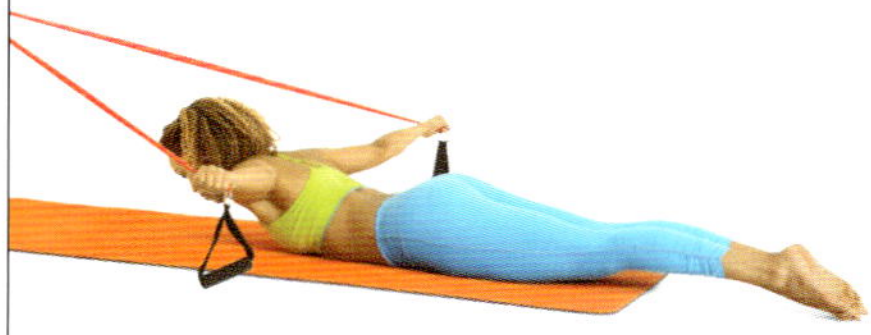

자세별로 배우는 필라테스

척추 측만증

다음이 당신의 몸이 묘사하는가?
- 한쪽 어깨 혹은 한쪽 골반이 반대쪽 어깨나 골반보다 높고, 머리가 몸의 중심을 벗어나 있으며, 양쪽의 허리와 팔꿈치 사이의 공간이 다르다.
- 몸이 한쪽으로 기울어져서 한쪽 팔이 다른 쪽 팔보다 길게 보이고 옷을 비뚤게 입은 것처럼 보인다.
- 앞으로 몸을 숙일 때 한쪽 갈비뼈가 다른 쪽보다 높이 솟아나온다.
- 한쪽의 갈비뼈가 도드라지는 바람에 한쪽 어깨뼈가 더 높이 있다(참고: 기능성 측만증이 있으면 앉을 때 골반이 자동으로 수평이 되므로 척추의 이상 만곡이 사라진다. 구조적 측만증이면 앉아도 만곡에 변화가 없다).

증상
- 척추 돌아감
- 척추 휘어짐
- 늑골과 견갑골이 한쪽 등에서 두드러짐
- 한쪽 어깨가 낮음
- 골반 한쪽이 앞으로 튀어나옴
- 한쪽 다리가 다른 쪽보다 짧아 보임
- 엉덩이 한쪽이 올라간 상태

운동 팁
- 몸의 양쪽 근육의 길이와 힘이 균일하게 운동한다.
- 상체의 양쪽 어깨와 양쪽 골반이 모두 정렬되도록 신경 써서 약한 쪽의 근육을 더욱 활성화시킨다.
- 등에 쑥 들어간 부분이 있다면 그 부분에 접은 수건을 두어 복근의 힘으로 수건을 밀어 누른다.
- 운동에서 몸의 한쪽만 사용하는 동작이나 평소 생활에서 불균형을 초래하는 나쁜 습관에 주의를 기울인다.

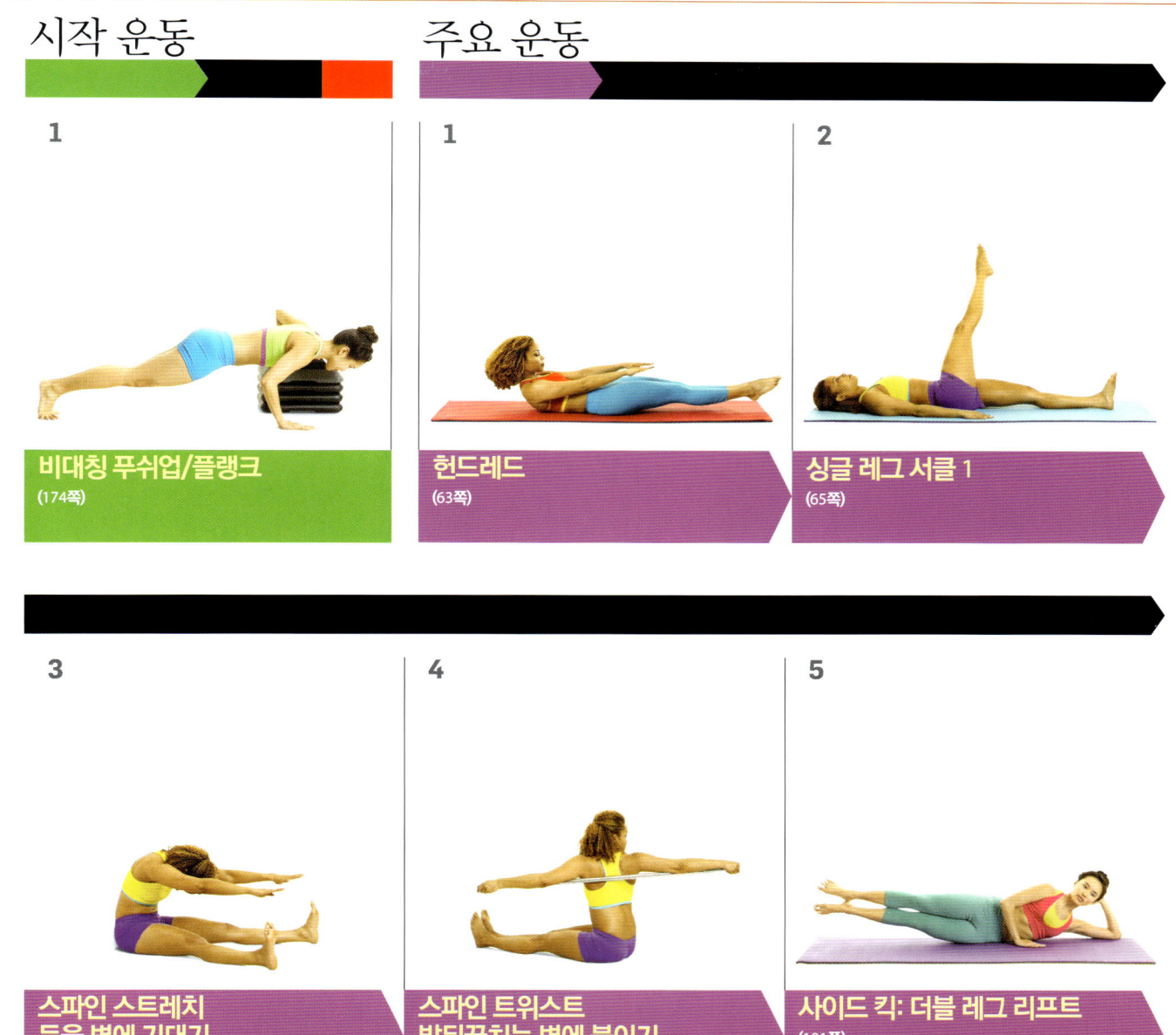

자세별로 배우는 필라테스: 척추 측만증

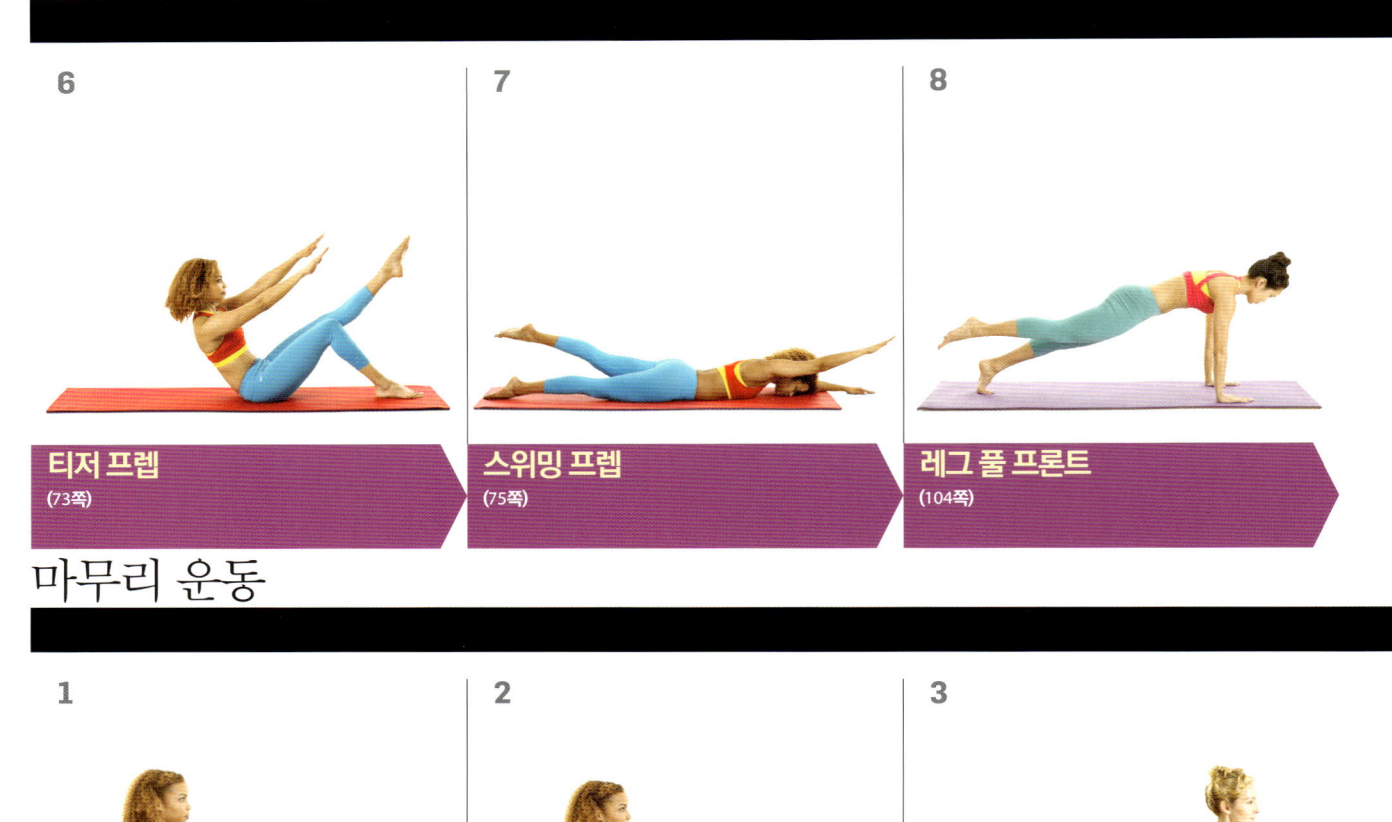

마무리 운동

Chapter 8

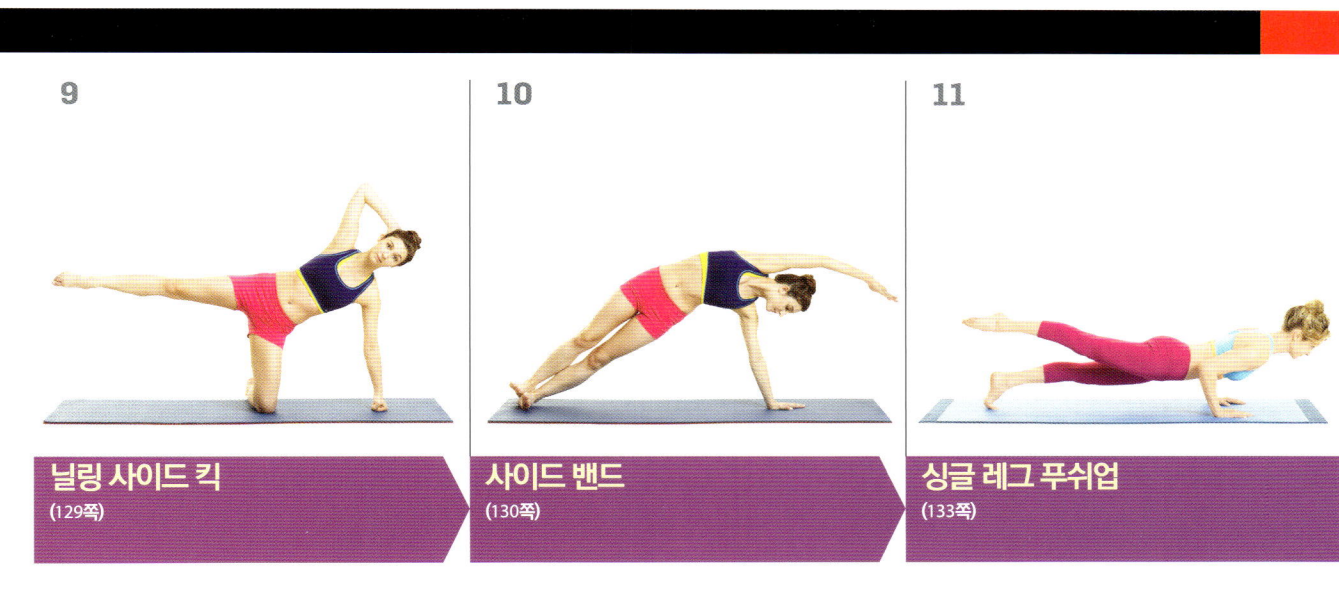

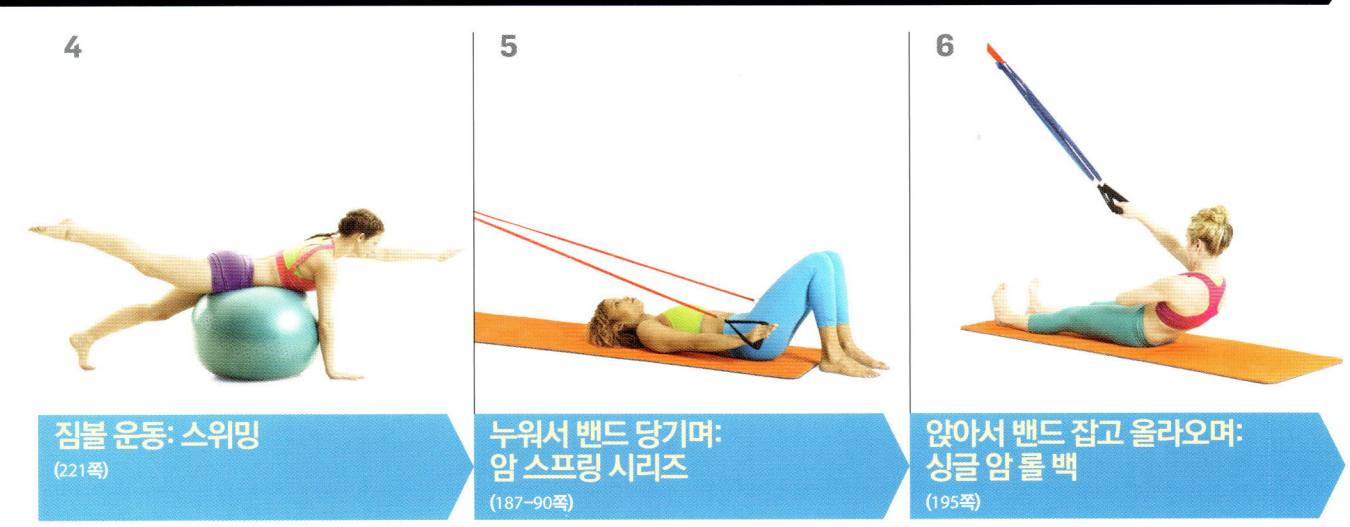

척추 측만증

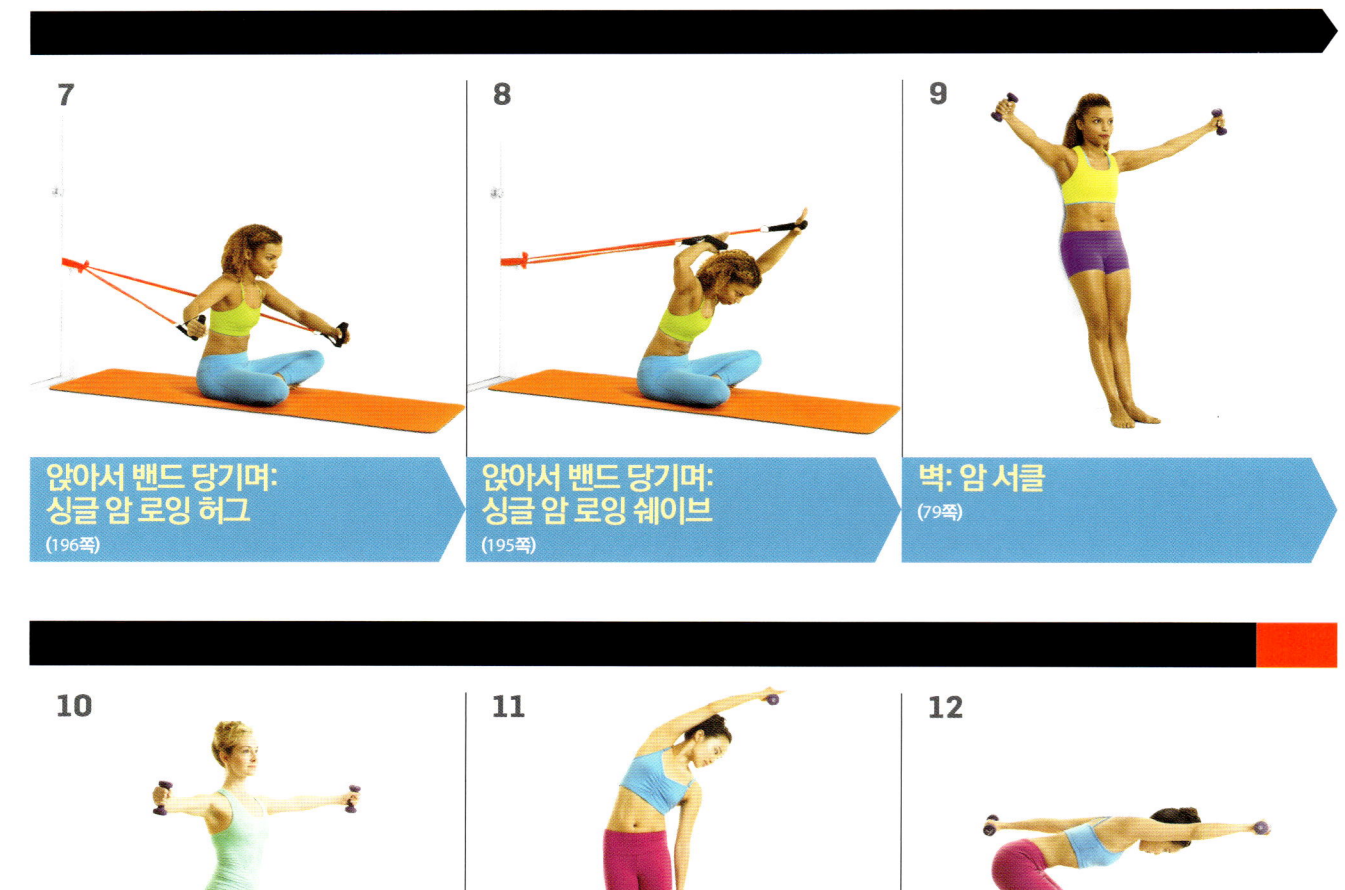

Chapter 8

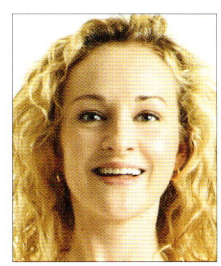

앰버는 최근 브룩 실러(Brooke Siler)의 re:AB 필라테스 지도자 과정(Pilates Teacher Training Program)을 수료했다.

앰버 스톤(Amber Stone)

"대학교 때까지 춤을 추었고, 그 이후로도 프로페셔널 무용수로서 활동하며 '고통을 이겨내자'는 자세로 수년을 보냈다. 그러나 큰 차사고로 여러 부상을 겪고 난 후에는 더 이상 몸의 손상을 무시할 수 없었다. 나는 필라테스 여름 집중 강좌에 등록했고, 오랜 시간 혹사당한 근육을 꾸준히 교정해 주는 이 시스템과 사랑에 빠졌다. 필라테스는 내 몸의 힘을 되찾도록 도와주었고 나로 하여금 진정으로 균형 잡힌 건강을 위해 대담하게 노력하도록 용기를 주었다."

건강한 운동에 대한 나의 이해력은 뛰어난 진보성, 시적인 운동 철학, 그리고 폭발적인 매력을 갖춘 필라테스를 매일 수행하면서 깊어졌다.

CHAPTER 9
정확한 필라테스

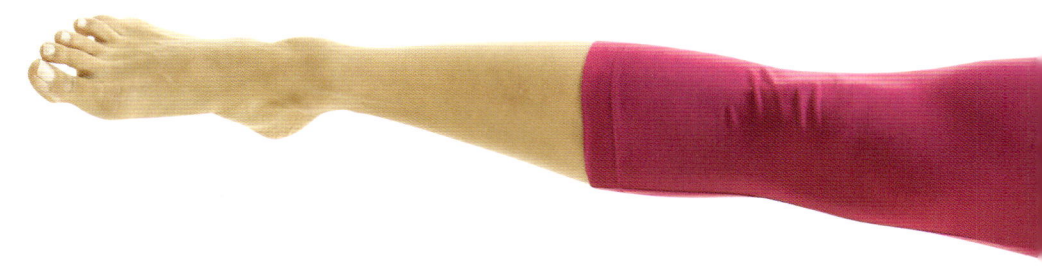

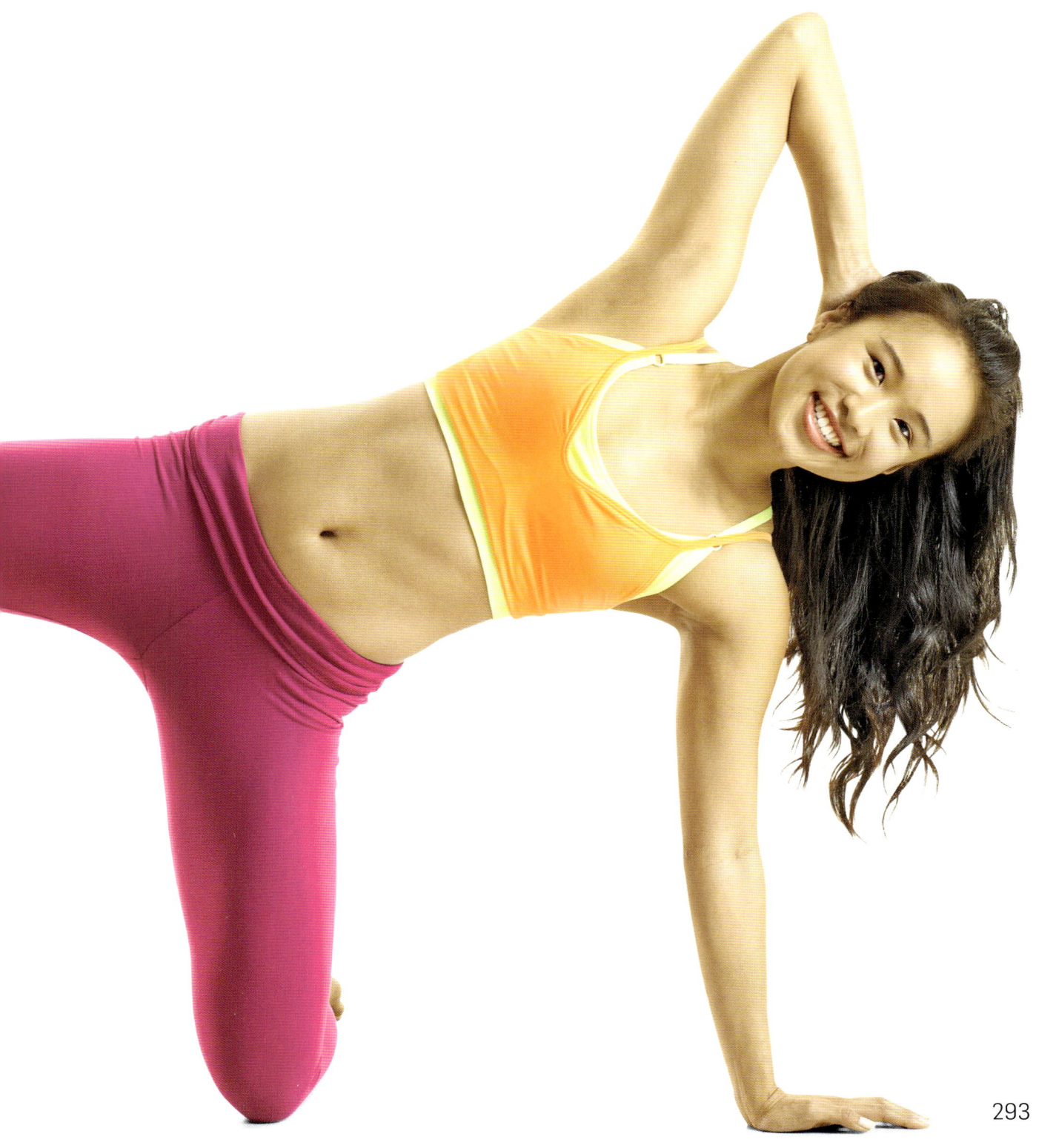

정확한 필라테스

집중과 조정

필라테스의 독보적인 효과는 몸을 부분별로 나누지 않고 신체 전체를 완전히 통제하는 것에서 온다. 그러나 클라이언트를 위해 수업을 계획할 때 우리 교사들은 각 학생이 가장 필요한 운동을 중심으로 방향을 조정하고, 그러다 보면 때로는 학생의 신체 중에 균형이 더욱 필요한 부분을 찾아 그 영역을 더욱 강조하게 된다. 그러나 우리는 전신이 통일된 완전체로 움직일 것을 끊임없이 요구한다. 다만 최종 목적을 달성하기 위해 목표 한두 가지를 설정한다. 이번에 소개할 것은 신체 조정을 위한 신체 부위별 운동이다. 설령 어떤 운동이 당신이 필요한 부위를 위한 운동이 아닌 듯 보여도 그 부위가 강화되고 있지 않다고 생각하지 말기 바란다. 필라테스는 근육 조직에 골고루 운동의 효과를 분산시킨다. 다만 이번 운동 시리즈에서는 약한 근육들이 나머지 근육들을 따라잡을 수 있도록 몸의 특정 부위에 정신과 신체의 관심을 집중시킨다.

정확한 운동을 하려면 단순히 자신이 집중하고 싶은 근육을 알고 그에 따라 운동하기만 하면 된다. 사람들이 "어떻게 복근 운동을 해야 할지 모르겠다"고 말할 때 보통 어떤 근육들이 복근에 포함되는지, 그리고 그 근육들이 하는 일이 무엇인지 모르는 경우가 대부분이다. 일단 각 근육의 끝이 서로를 향해 당겨지면서 강화되고, 서로 멀어지면서 길어지며, 그 사이에 놓여 있으면서 안정된다는 것을 알고 나면 당신은 곧 "어떻게 해야 할지 모르겠다"라고 하지 않게 될 것이다.

나는 매트 시리즈를 검토하면서 이번 시리즈의 주요 운동에 포함할 위의 기준에 잘 맞는 동작과 변형 동작들을 선별했다. 또한 당신의 컨디션이나 시간 제약에 따라 운동에 추가할 수 있는 시작 운동과 마무리 운동들을 골랐다. 최상의 결과를 얻으려면, 자신의 몸에 맞는 운동을 선택하여 그 운동에 집중하자. 만약 당신이 운동하다가 목표로 삼은 근육을 사용하고 있지 않은 것처럼 느껴진다면, 단순히 원하는 부위로 마음을 다시 모아 그 근육을 활성화하면 된다.

Chapter 9

복근

지금까지 봤듯이, 모든 필라테스 동작들은 파워하우스의 복근으로부터 시작한다. 그러나 우리는 때때로 멋지게 운동하는 모습을 연출하느라 덜 바람직하고 덜 효율적인 근육을 사용하기도 한다. 이제 복부의 근육들이 어디에 있고 그것들의 기능이 무엇인지 설명하겠다. 또한 복근을 사용하지 않고는 할 수 없는 운동들을 소개한다.

복부의 주요 근육들

- 복직근(식스팩, rectus abdominis)은 가슴과 치골을 서로 당긴다(롤 업(Roll-up)에서 사용된다).
- 내복사근(internal oblique)과 외복사근(external oblique)은 몸의 각 측면의 갈비뼈와 골반을 서로 당긴다(소우(Saw)에서 사용된다).
- 복횡근(transversus abdominis)은 코르셋처럼 몸의 중앙을 가로질러 조인다("배를 안과 위로 끌어당기는" 대부분의 동작에서 사용된다).
- 요근(psoas)은 허벅지와 몸통을 서로 향해 굽히도록 해 준다(티저(Teaser)에서 사용된다).

"필라테스 시스템은 신체 전반을 고려한다는 개념에 기반을 둔다. 즉 운동 루틴은 부상이나 문제에 초점을 맞추는 것이 아니라 모든 동작을 통해 몸 전체를 사용하게 한다.
— 필라테스 장로 브루스 킹(Bruce King)

정확한 필라테스: 복근

시작 운동

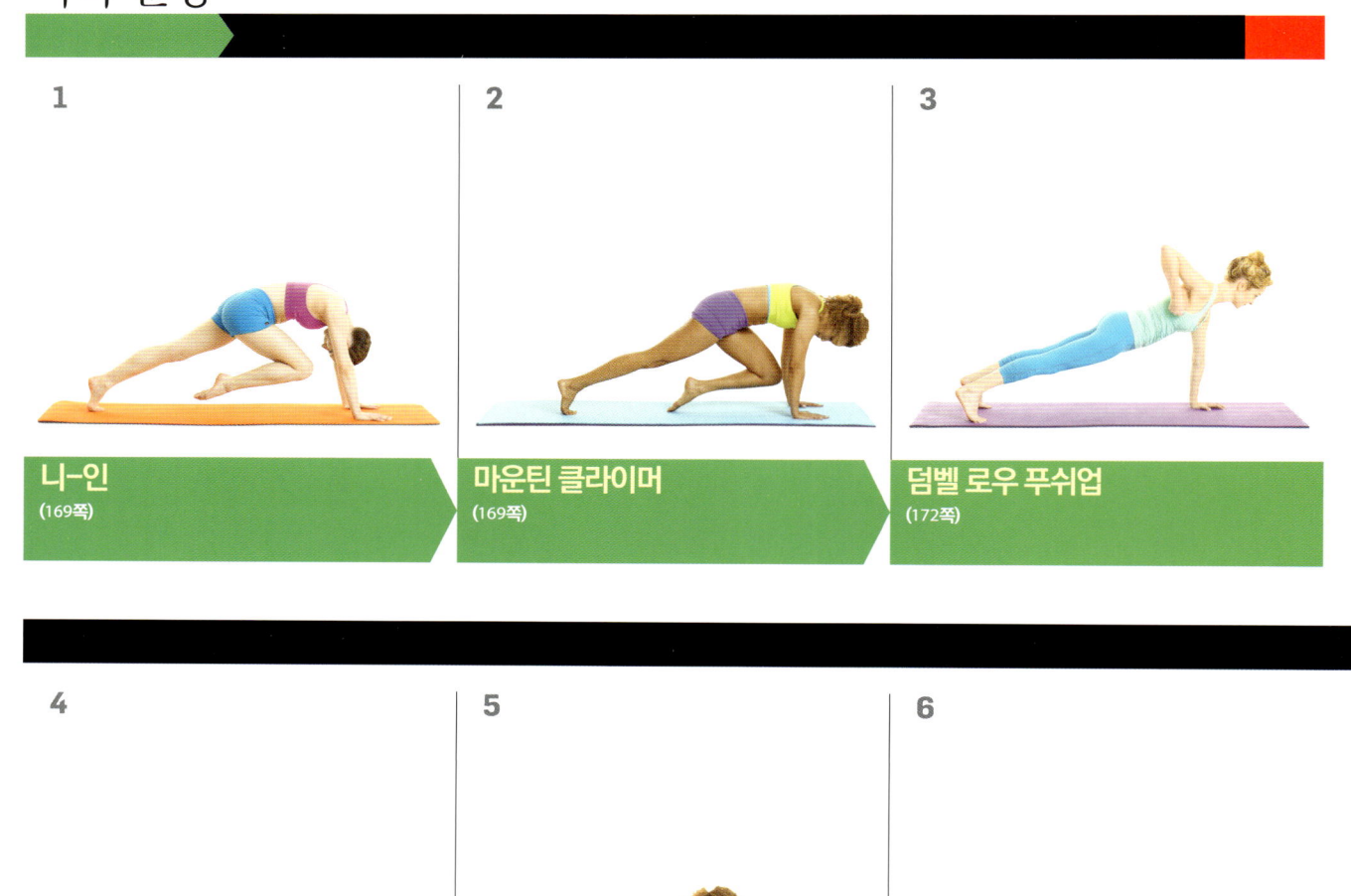

1. 니-인 (169쪽)
2. 마운틴 클라이머 (169쪽)
3. 덤벨 로우 푸쉬업 (172쪽)
4. 싱글 레그 서클 1: 힙 오프 (65쪽)
5. 롤링 라이크 어 볼 핸즈 프리 (91쪽)
6. 싱글 레그 스트레치 핸즈 프리 (66쪽)

주요 운동

1 헌드레드 (63쪽)

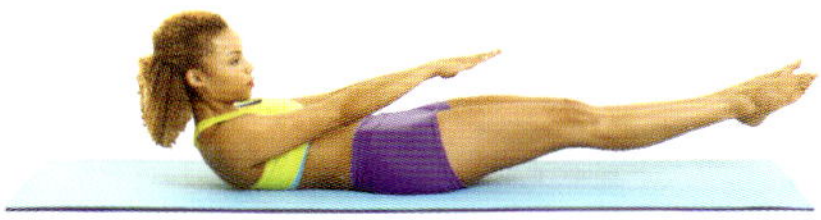

2 롤 업 (64쪽)

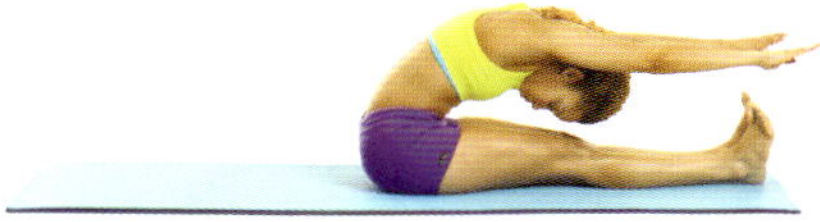

3 롤오버 1 (123쪽)

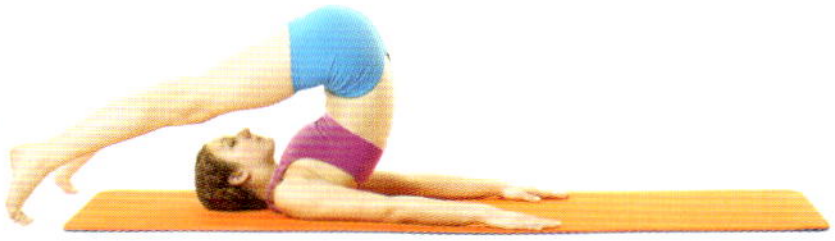

7 더블 레그 스트레치 핸즈 프리 (67쪽)

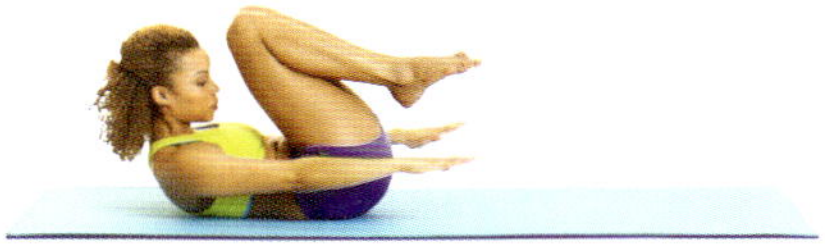

8 싱글 스트레이트-레그 스트레치 핸즈 프리 (92쪽)

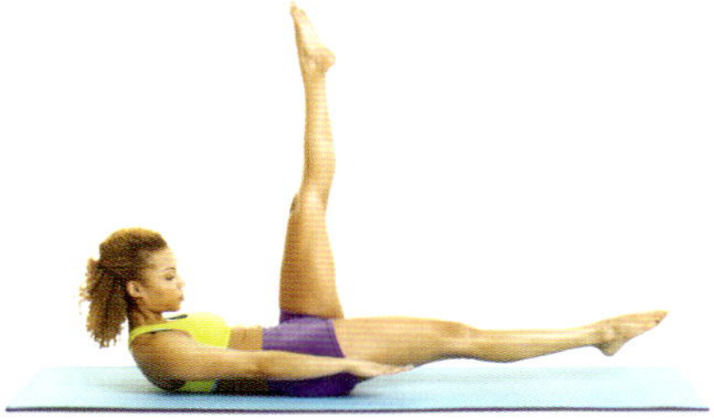

9 더블 스트레이트-레그 스트레치 핸즈 프리 (92쪽)

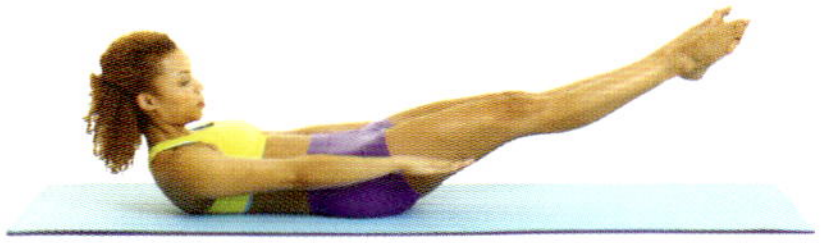

정확한 필라테스: 복근

주요 운동 (계속)

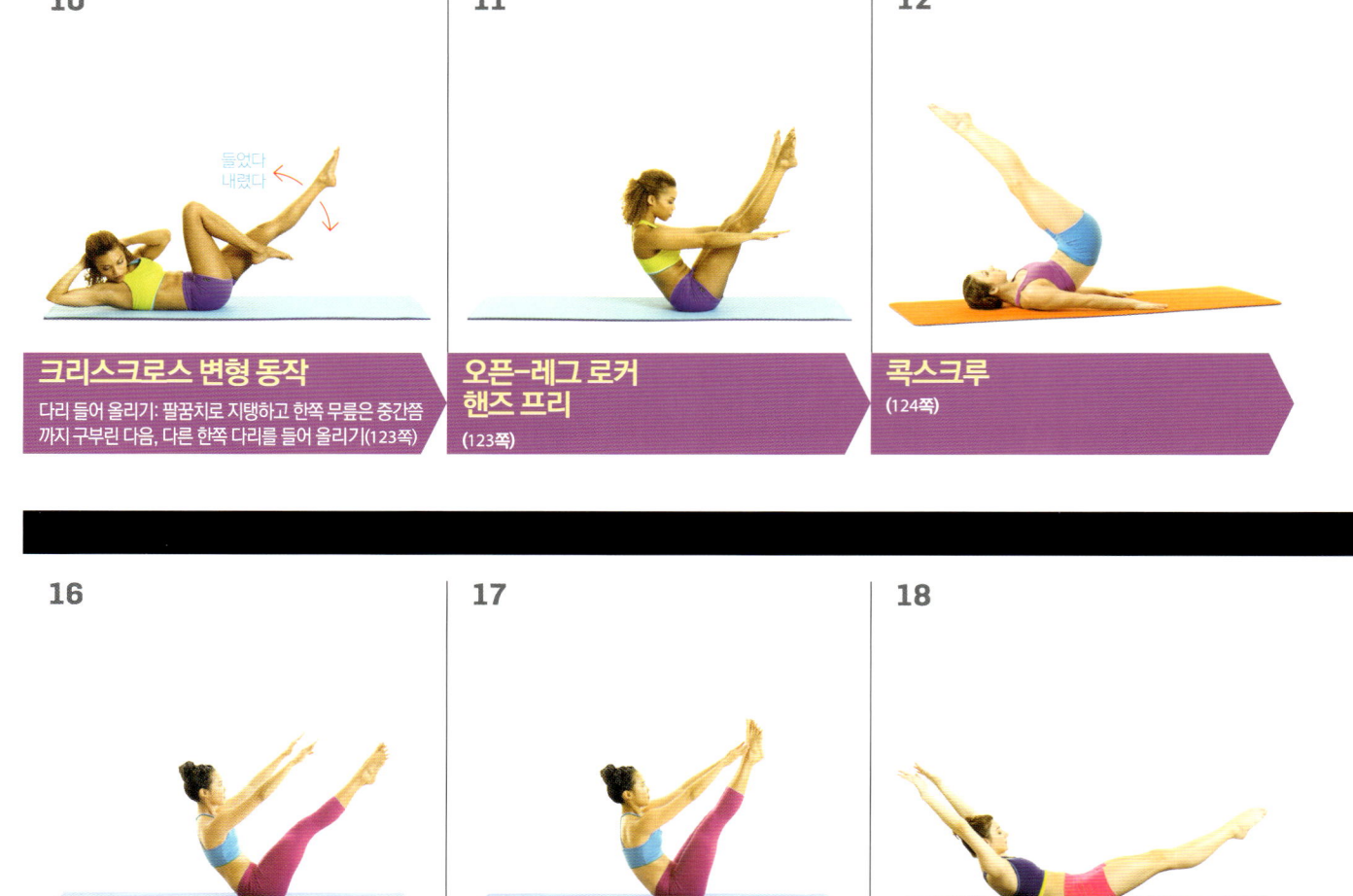

Chapter 9

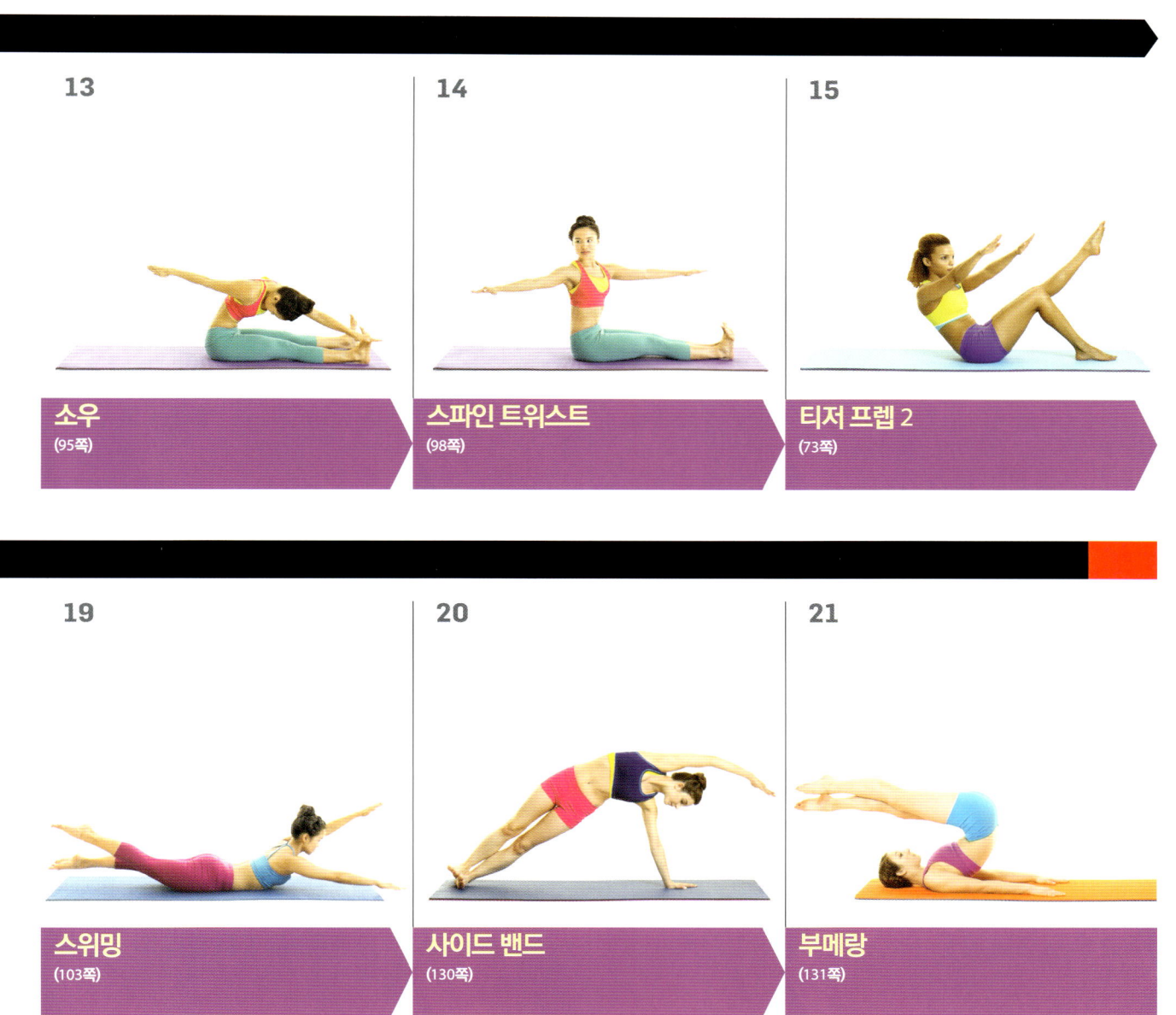

정확한 필라테스: 복근

마무리 운동

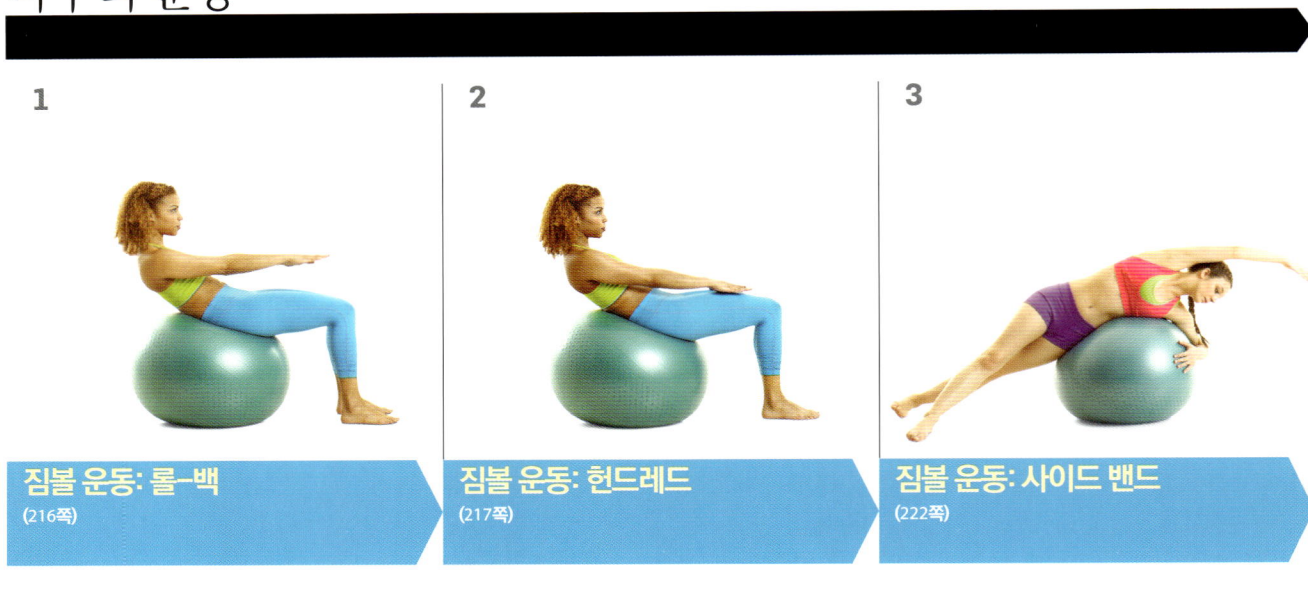

1 짐볼 운동: 롤-백 (216쪽)
2 짐볼 운동: 헌드레드 (217쪽)
3 짐볼 운동: 사이드 밴드 (222쪽)

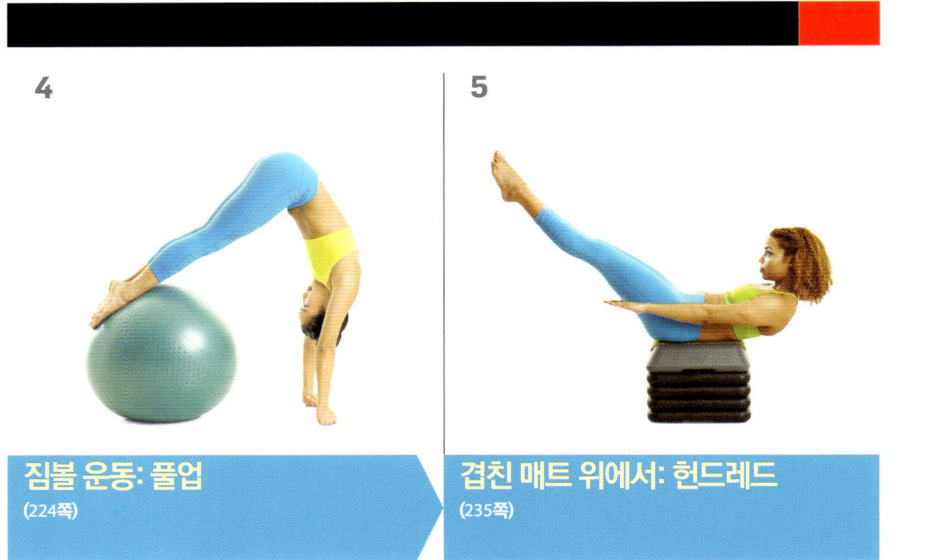

4 짐볼 운동: 풀업 (224쪽)
5 겹친 매트 위에서: 헌드레드 (235쪽)

편평등 자세

등은 배의 바로 뒤에 있기 때문에 두 부위는 서로 직접적인 영향을 미친다. 따라서 많은 복근 운동 동작들이 여기서도 반복된다. 복근과 등근육은 둘이 서로 협조할 때 가장 잘 작동한다. 이 두 근육 군을 멜빵이라고 생각하면 된다. 앞쪽의 멜빵을 짧게 당기면 뒤쪽은 늘어나서 자리를 잡고, 반대의 경우도 마찬가지다. 가장 적은 노력으로 바르고 편안한 자세를 유지하기 위해서는 양측의 균형을 유지하는 것이 중요하다.

등의 주요 근육들

- 척주기립근(Erector spinae)은 척추를 늘이고 측면으로 굽히며, 골반은 앞으로 기울게 한다(로킹(Rocking), 사이드 밴드(Side Bends)에서 이 근육을 사용한다).
- 상부 승모근(trapezius)은 목을 늘이고, 회전하고, 측면으로 굽힌다. 견갑골을 들어 올린다.
- 중부 승모근은 견갑골을 모은다("어깨뼈 조이기"라는 지시를 따를 때 이 근육을 사용한다).
- 하부 승모근은 견갑골을 내린다.
- 광배근, 혹은 넓은등근육(Latissimus dorsi)은 팔을 몸을 향해서 그리고 몸의 뒤쪽으로 움직이고, 몸통의 중앙을 향해 회전시킨다(부메랑(Boomerang)동작에서 팔을 뒤로 올릴 때 사용한다).
- 요방형근(Quadratus lumborum)은 골반을 갈비뼈로 들어 올리고, 척추를 늘이고 측면으로 굽힌다(사이드 밴드에서 이 근육을 사용한다).

정확한 필라테스: 등

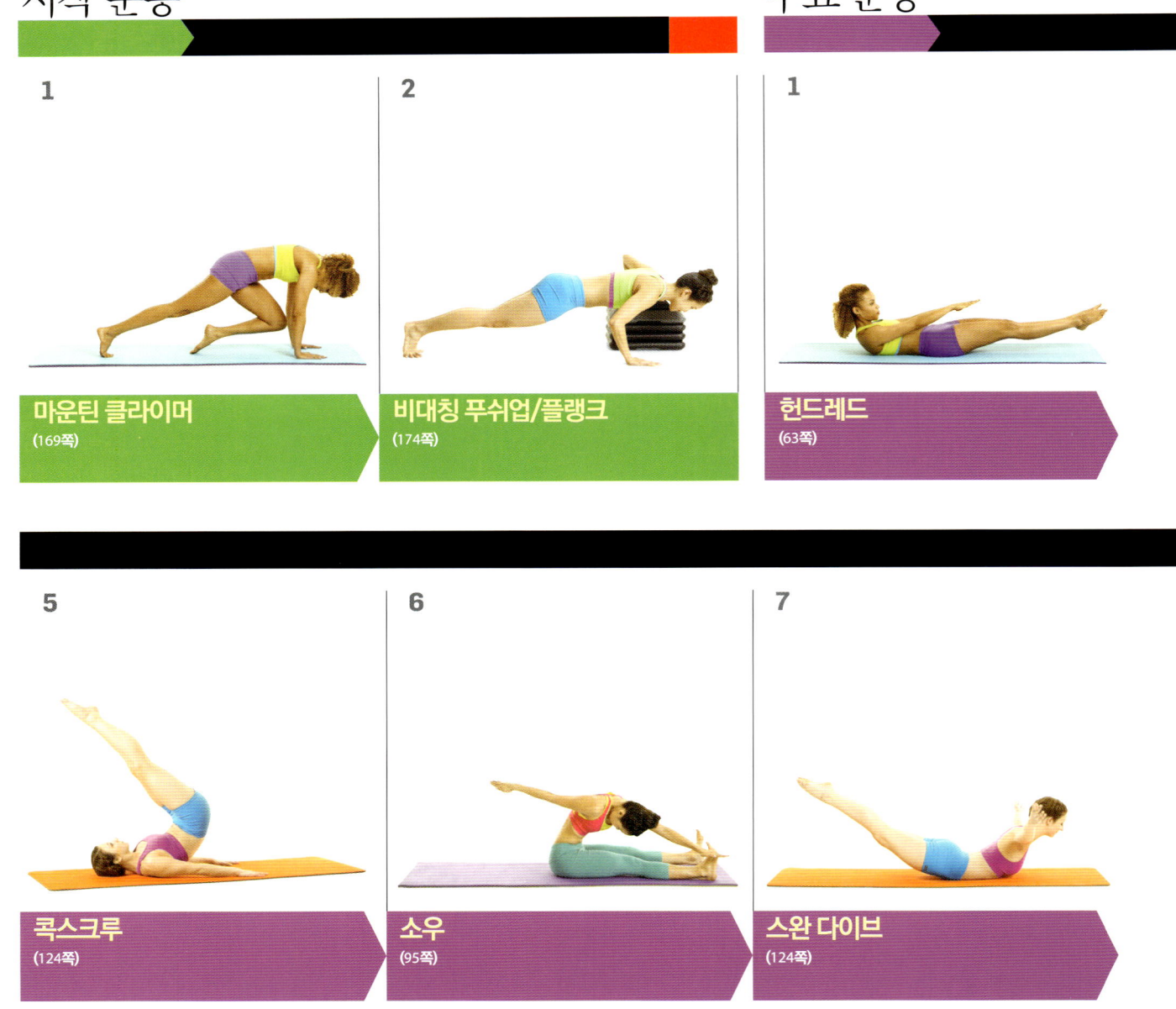

Chapter 9

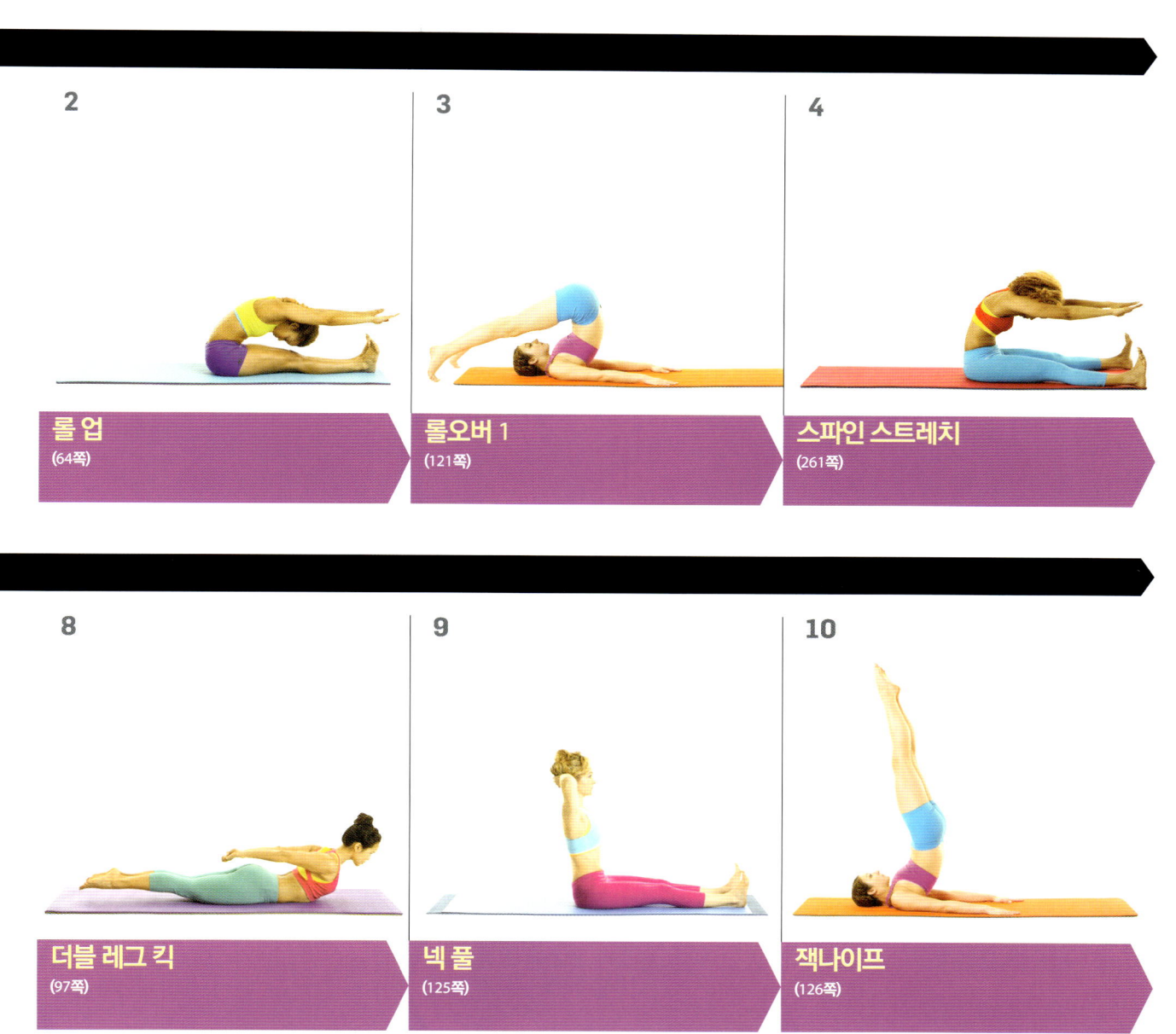

정확한 필라테스: 등

주요 운동 (계속)

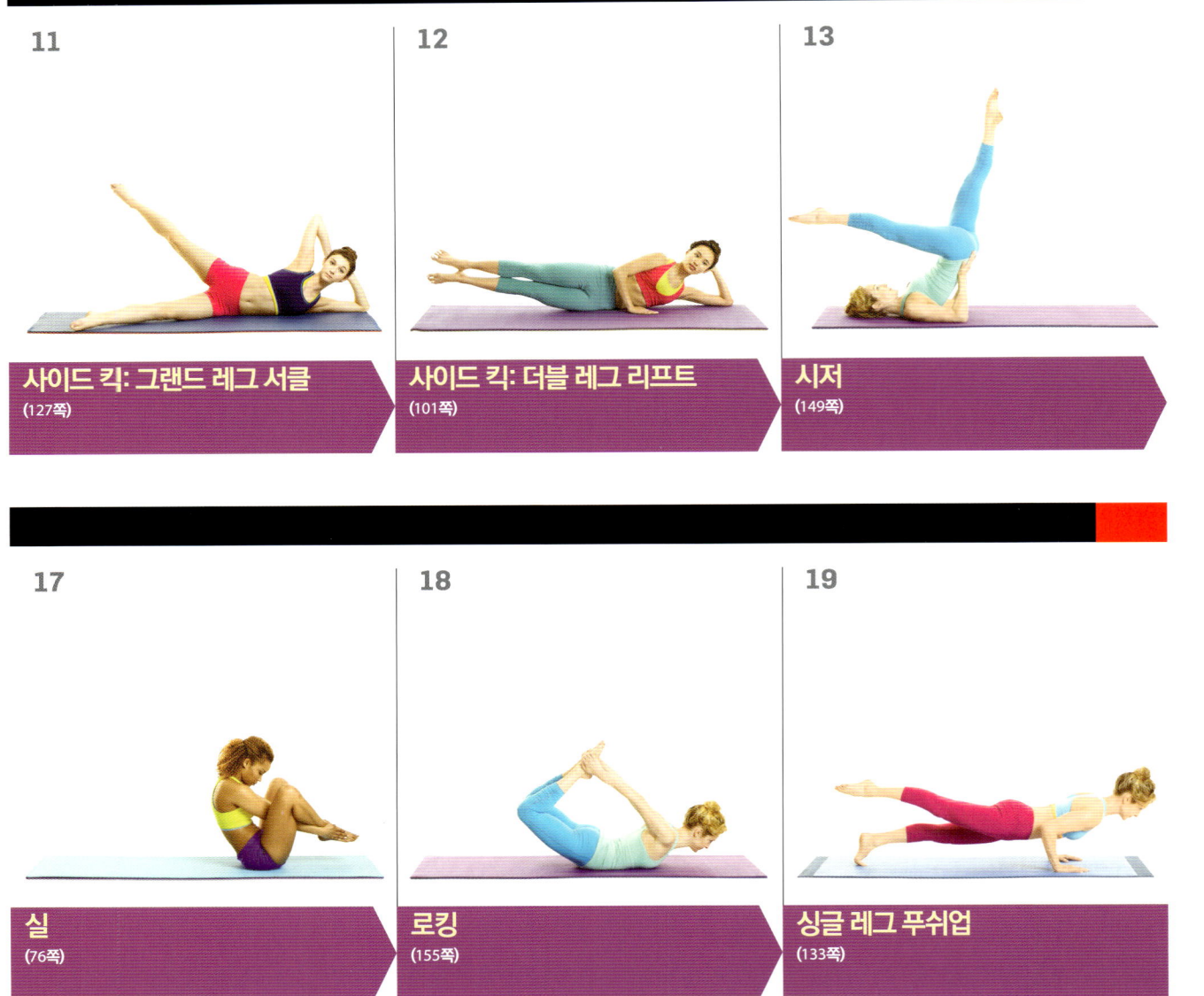

Chapter 9

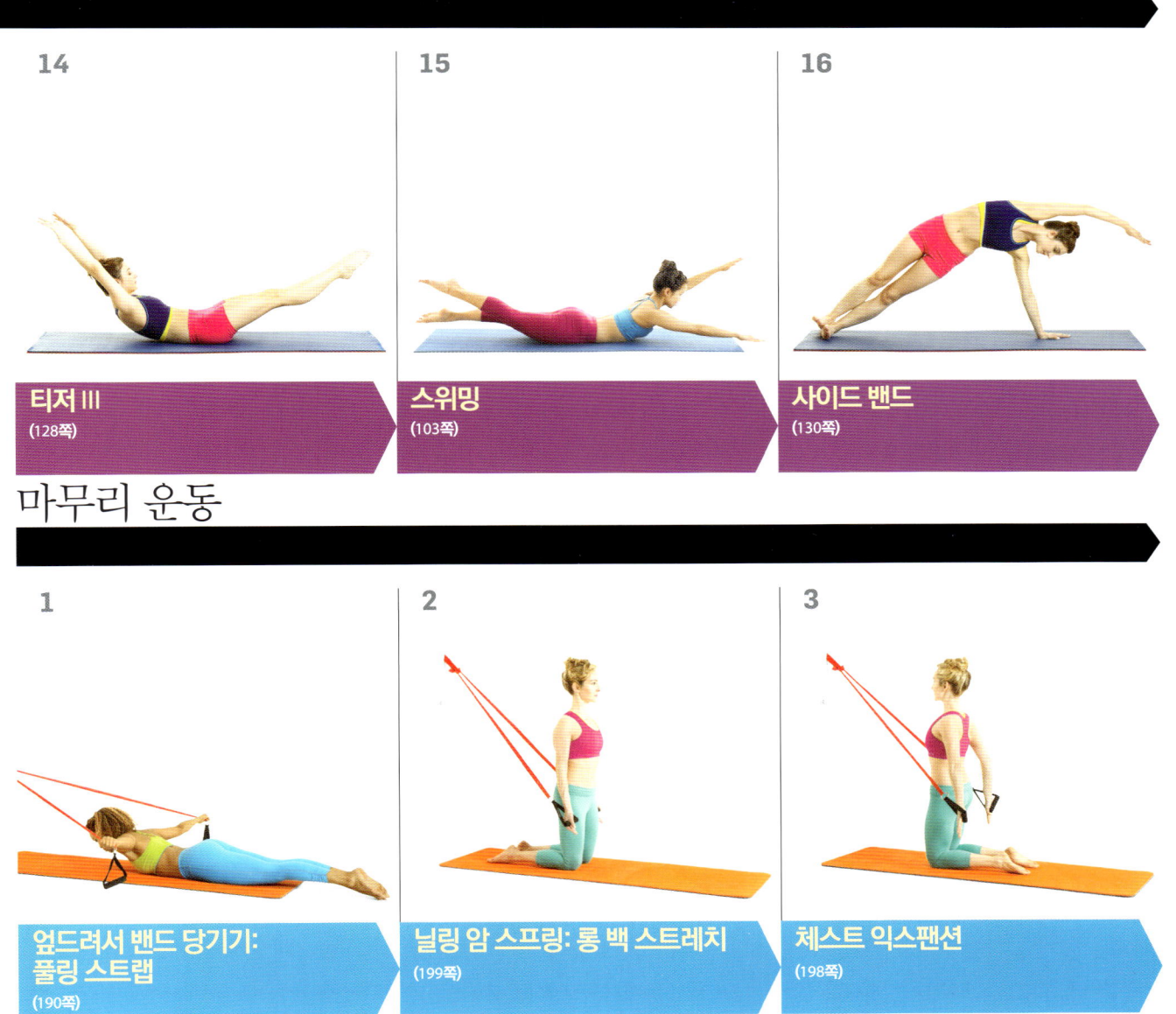

마무리 운동

정확한 필라테스: 등

마무리 운동 (계속)

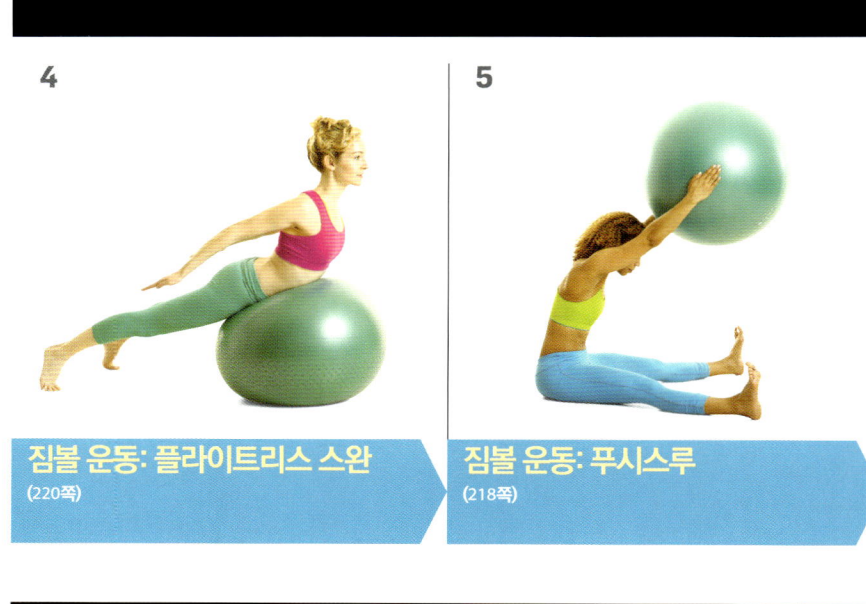

4 짐볼 운동: 플라이트리스 스완 (220쪽)

5 짐볼 운동: 푸시스루 (218쪽)

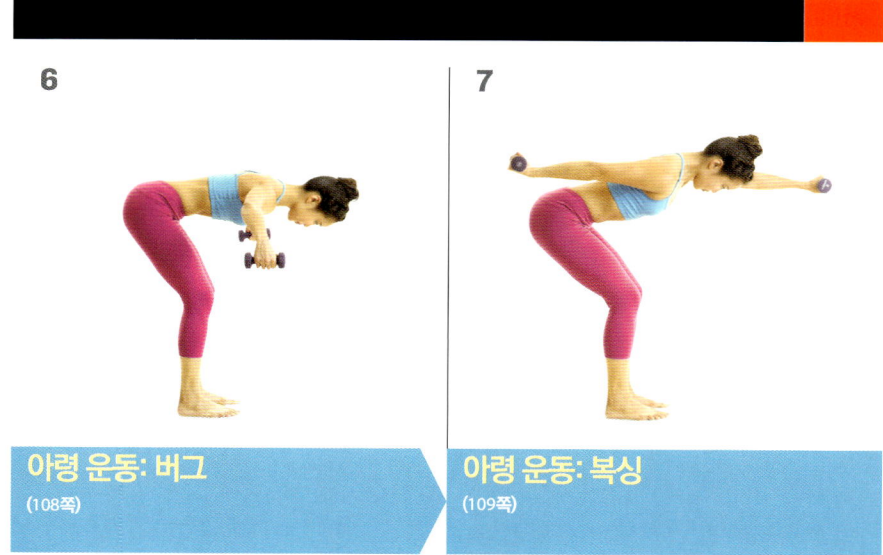

6 아령 운동: 버그 (108쪽)

7 아령 운동: 복싱 (109쪽)

둔근

모든 사람들이 멋진 뒤태를 갖기를 원한다. 그러나 타고나지 않았더라도, 지금부터라도 그것을 만드는 것은 확실히 가능하다. 완벽한 뒷모습을 조각하기 위해서는 그저 힘을 주는 것이 아니라 엉덩이의 위와 아래를 강화하는 것부터 시작해야 한다. 운동으로 엉덩이를 탄탄하게 만드는 것은 실제로 하는 것보다 말이 더 쉬울지도 모른다. 그러나 당신이 맵시 있는 뒷모습을 만들고 싶다면 몸의 어느 부분을 강하게 운동해야 할지 잊지 않아야 할 것이다. 최상의 결과를 얻으려면 상부 안쪽 허벅지의 뒷부분을 활성화시키고(어떤 느낌인지 알 때까지 허벅지 사이에 테니스공을 끼고 운동하는 것도 좋다), 동작을 하는 내내 엉덩이에 집중을 하면서 운동해야 한다.

둔부의 주요 근육들

- 대둔근, 중둔근, 소둔근(Gluteus maximus, medius, minimus)은 골반뼈 안에서 허벅지를 회전하고, 뒤로 밀고, 몸에서 멀리 늘린다(옆으로 누워서 하는 바이시클(Side Kicks: Bicycle) 동작에서 이 근육들을 사용한다).
- 둔부의 근육들은 (롤 백에서처럼) 골반의 아래쪽을 앞으로 둥글게 만다.

정확한 필라테스: 둔근

시작 운동

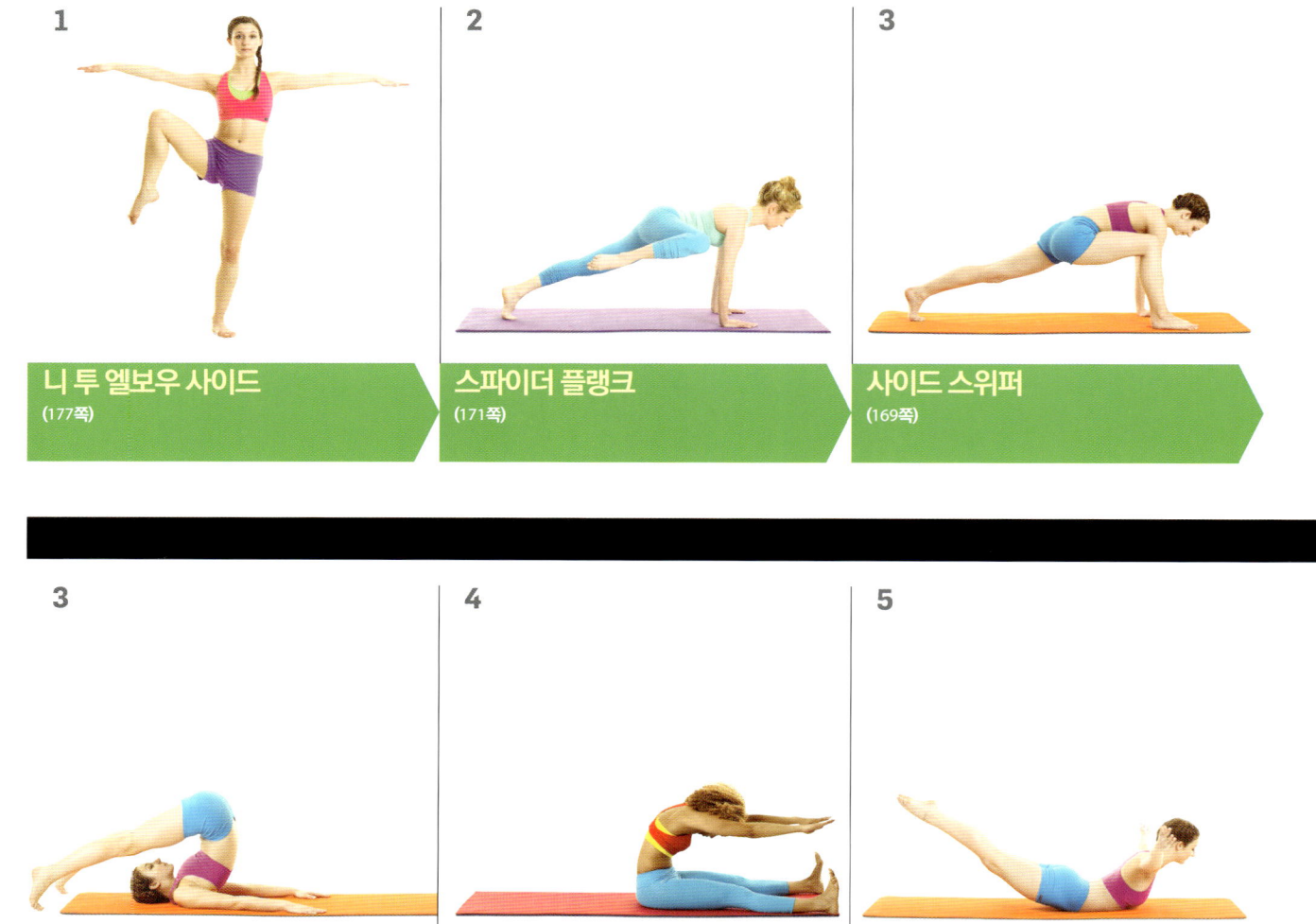

1. 니 투 엘보우 사이드 (177쪽)
2. 스파이더 플랭크 (171쪽)
3. 사이드 스위퍼 (169쪽)
3. 롤오버 1 다리 벌리기 (121쪽)
4. 스파인 스트레치 (68쪽)
5. 스완 다이브 (124쪽)

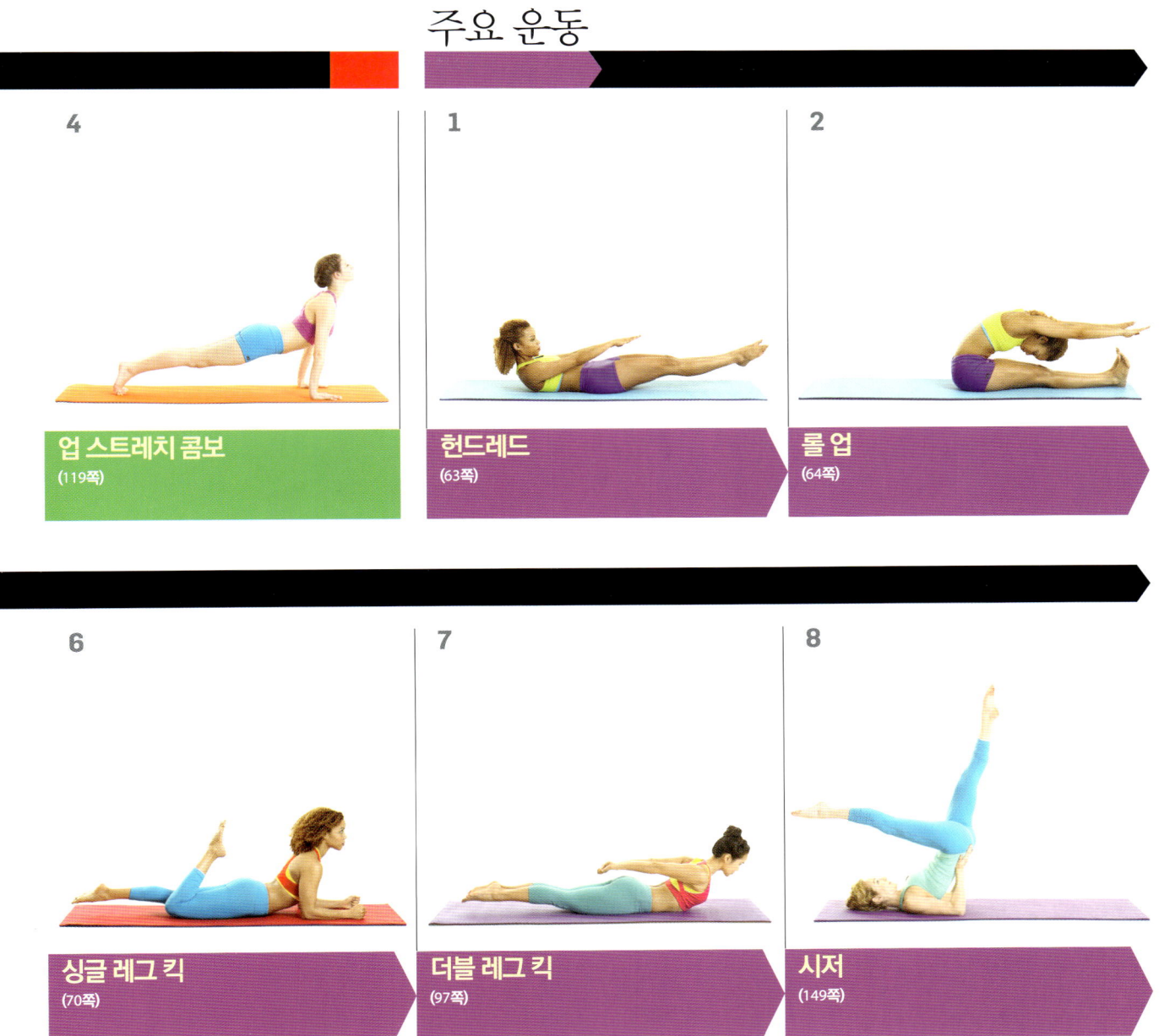

정확한 필라테스: 둔근

주요 운동 (계속)

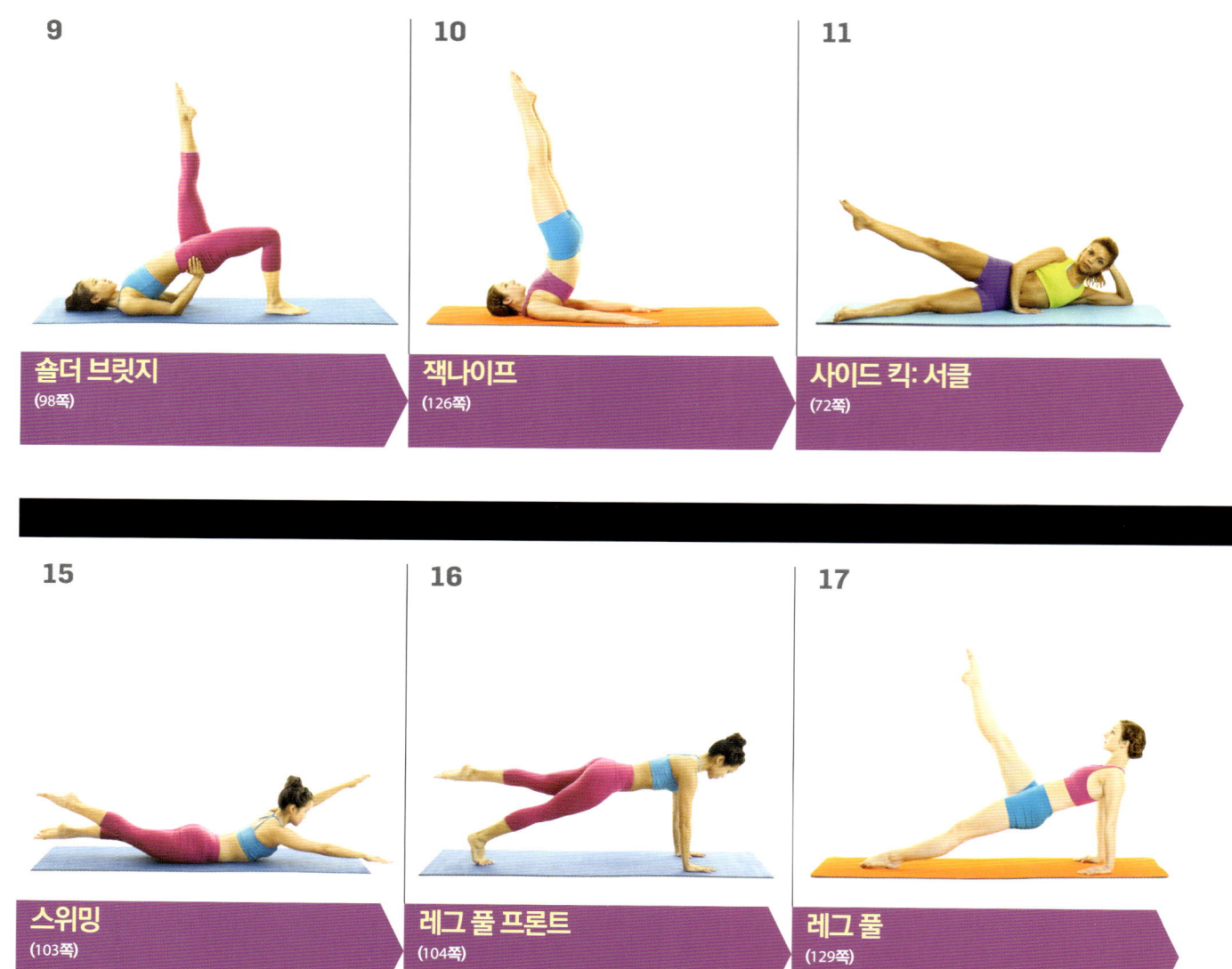

Chapter 9

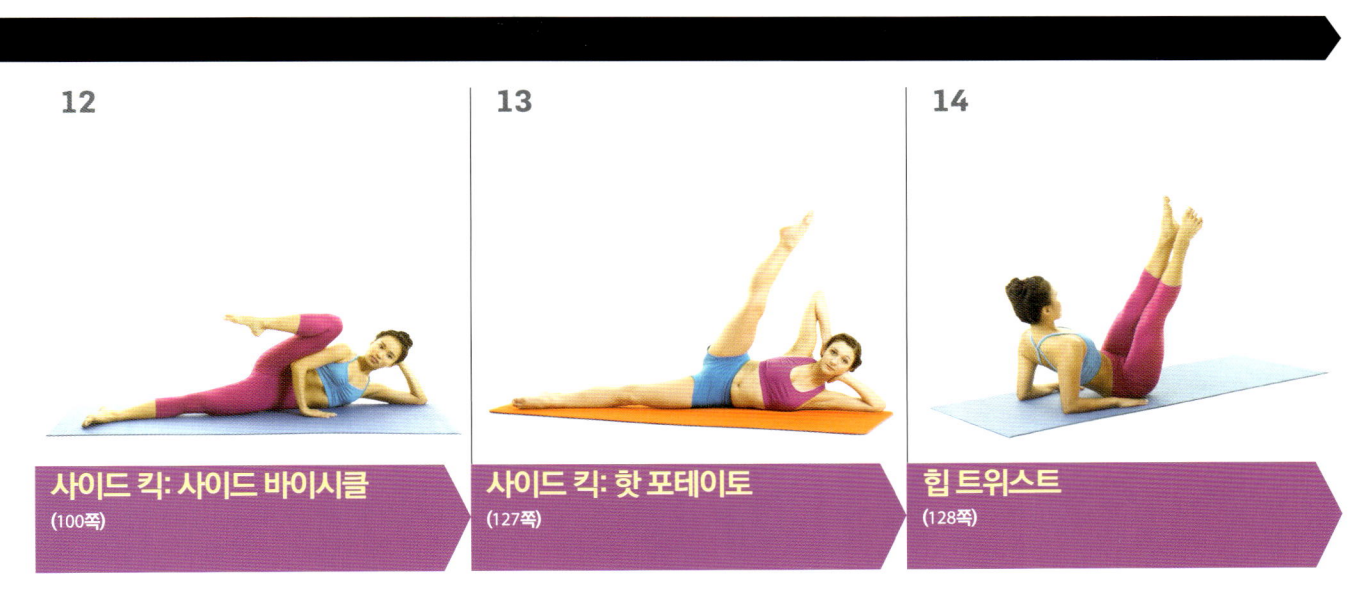

12 사이드 킥: 사이드 바이시클 (100쪽)

13 사이드 킥: 핫 포테이토 (127쪽)

14 힙 트위스트 (128쪽)

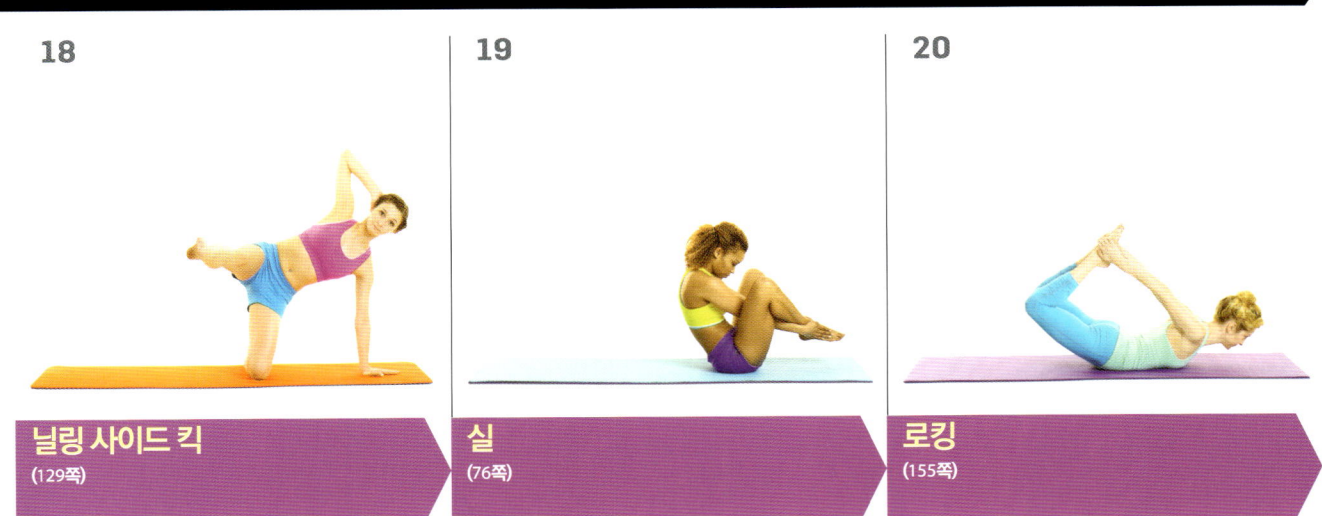

18 닐링 사이드 킥 (129쪽)

19 실 (76쪽)

20 로킹 (155쪽)

정확한 필라테스: 둔근

주요 운동 (계속) | 마무리 운동

21

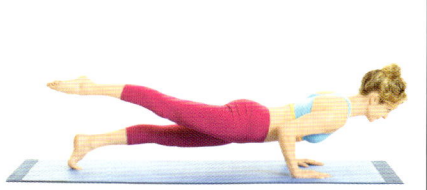

싱글 레그 푸쉬업
(133쪽)

1

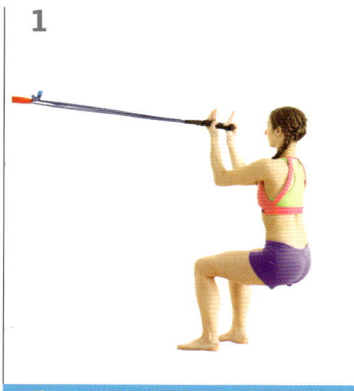

밴드 스탠딩 업: 스쾃
(210쪽)

2

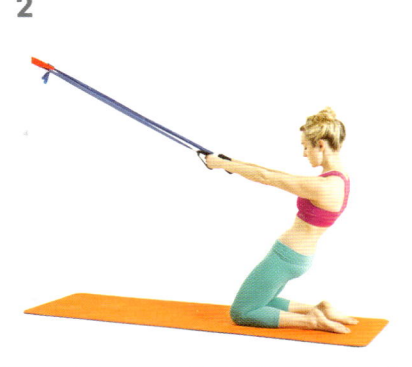

닐링 암 스프링: 허벅지 스트레칭
(200쪽)

6

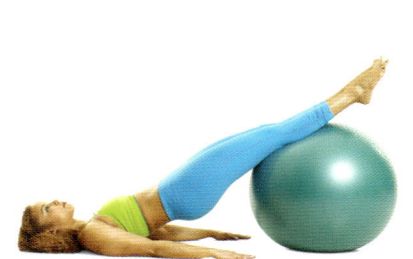

짐볼 운동: 펠빅 리프트
(223쪽)

7

짐볼 운동: 싱글 레그 킥
(221쪽)

8

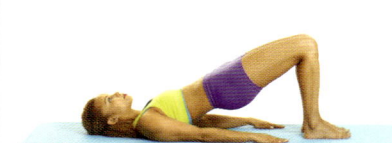

펠빅 리프트
(60쪽)

Chapter 9

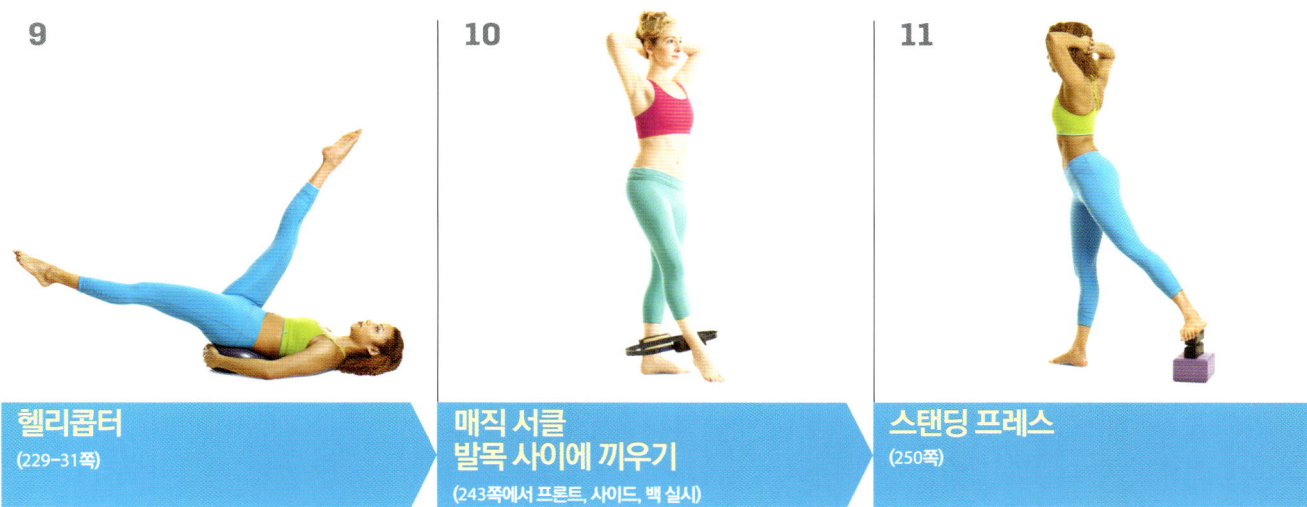

3 누워서 밴드 당기기: 레그 스프링 시리즈
(192-93쪽의 동작 중 어느 하나 혹은 전부)

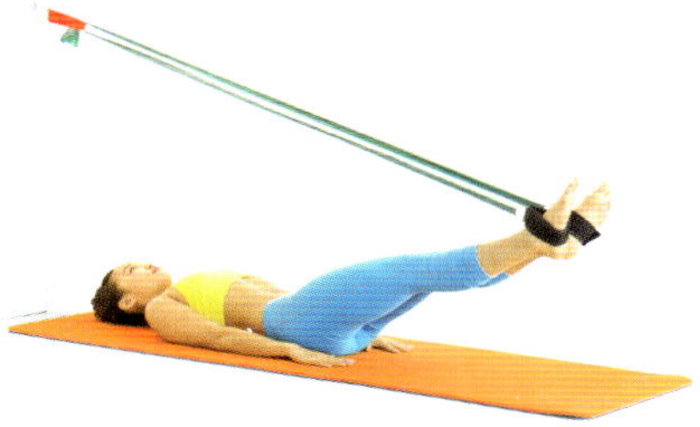

4 밴드 스탠딩 업: 스탠딩 사이드 킥: 허벅지 안쪽과 바깥쪽
(211쪽)

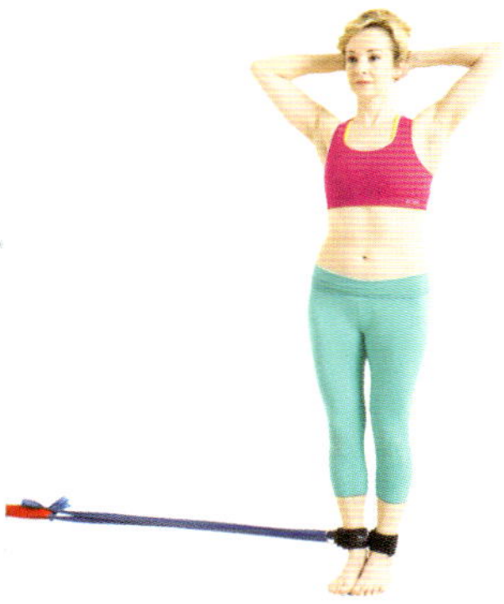

5 짐볼 운동: 숄더 롤 다운
(223쪽)

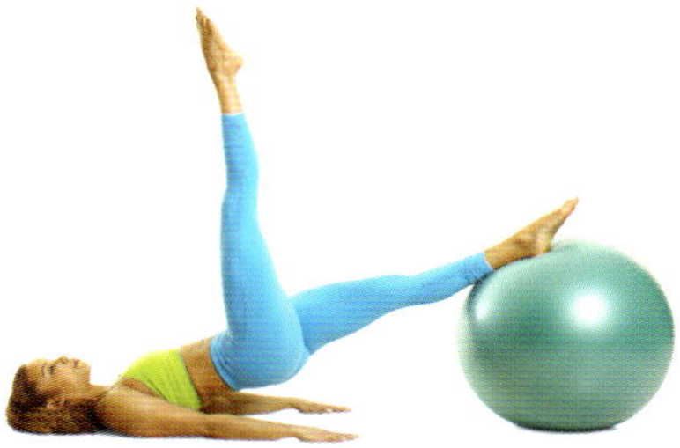

9 헬리콥터
(229-31쪽)

10 매직 서클 발목 사이에 끼우기
(243쪽에서 프론트, 사이드, 백 실시)

11 스탠딩 프레스
(250쪽)

313

정확한 필라테스

팔

마돈나와 미셸 오바마의 아름답고 건강한 팔이 최근에 상당한 화제가 되었다. 당신이 원하는 것이 탄탄한 삼두근이거나 혹은 볼록한 이두근이거나, 아니면 그저 팔을 편안하게 움직일 수 있는 것이거나, 당신은 팔을 최선으로 운동시킬 방법을 원할 것이다. 필라테스에서는 팔을 등의 연장으로 보기 때문에 여기에 소개된 운동을 할 때 팔이 파워하우스(코어)의 뒷면에 깊게 연결된 느낌을 찾도록 한다.

팔의 주요 근육들

- 이두근(biceps)은 팔꿈치를 구부리고 위팔을 어깨에서 수축한다(팔 접기 운동 혹은 이두근 운동(Biceps Curl)에서 사용한다).
- 삼두근(triceps)은 팔꿈치를 펴고 위팔을 어깨에서부터 뻗게 한다(트라이셉스 익스텐션(triceps extensions)운동에서 사용한다).
- 삼각근 혹은 어깨세모근(deltois)은 팔을 모든 방향(특히 옆)으로 들게 한다(벽에 기대어 하는 운동: 스쾃 위드 윙즈(벽: Squats 위드 윙즈)운동에서 사용한다).

Chapter 9

시작 운동

1 웨이브 (118쪽)

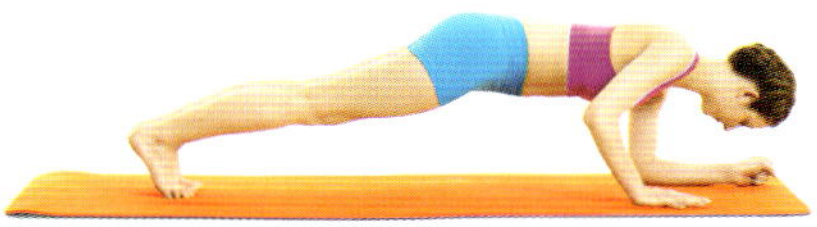

2 비대칭 푸쉬업/플랭크 (174쪽)

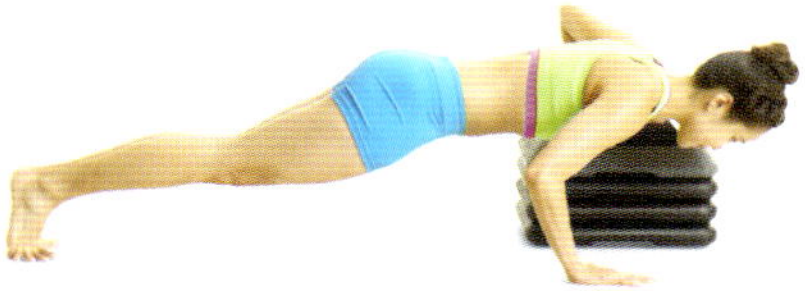

3 덤벨 로우 푸쉬업 (172쪽)

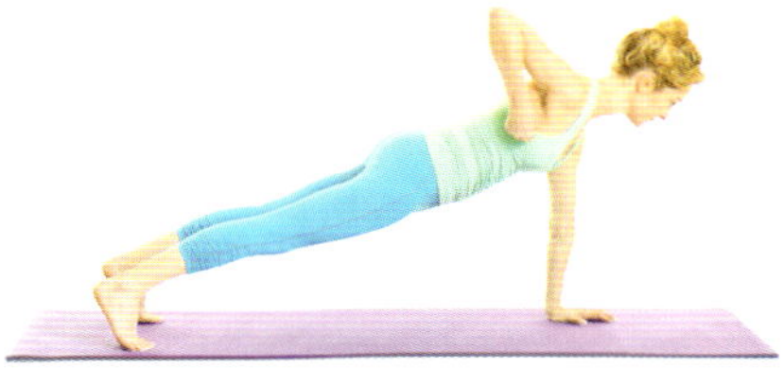

4 수퍼맨 플랭크 (171쪽)

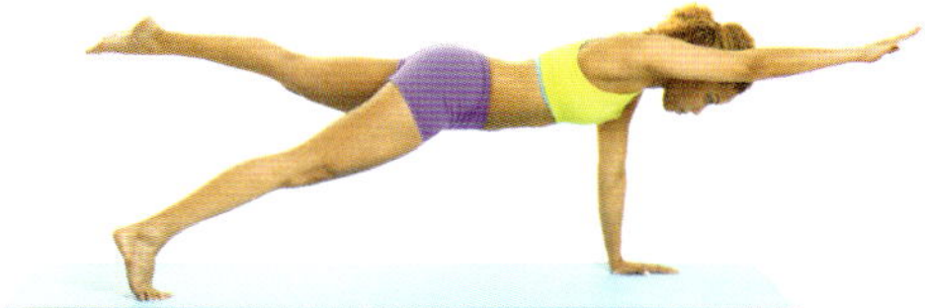

5 사이드 플랭크 (171쪽)

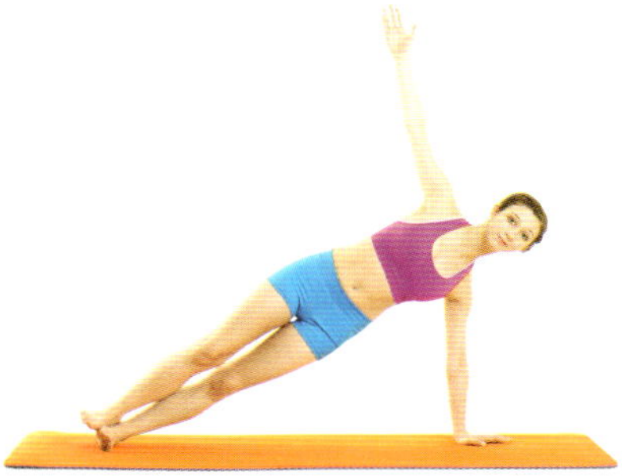

주요 운동

1 헌드레드: 웨이티드 폴 사용 (63쪽)

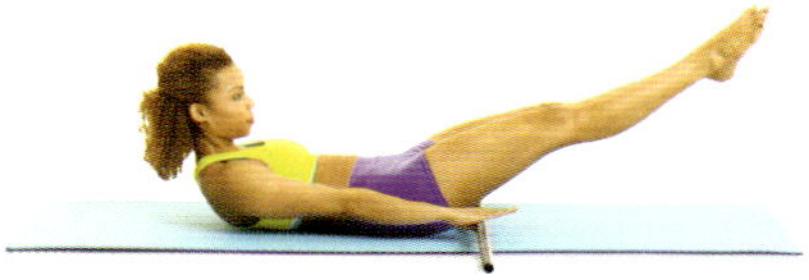

정확한 필라테스: 팔

주요 운동 (계속)

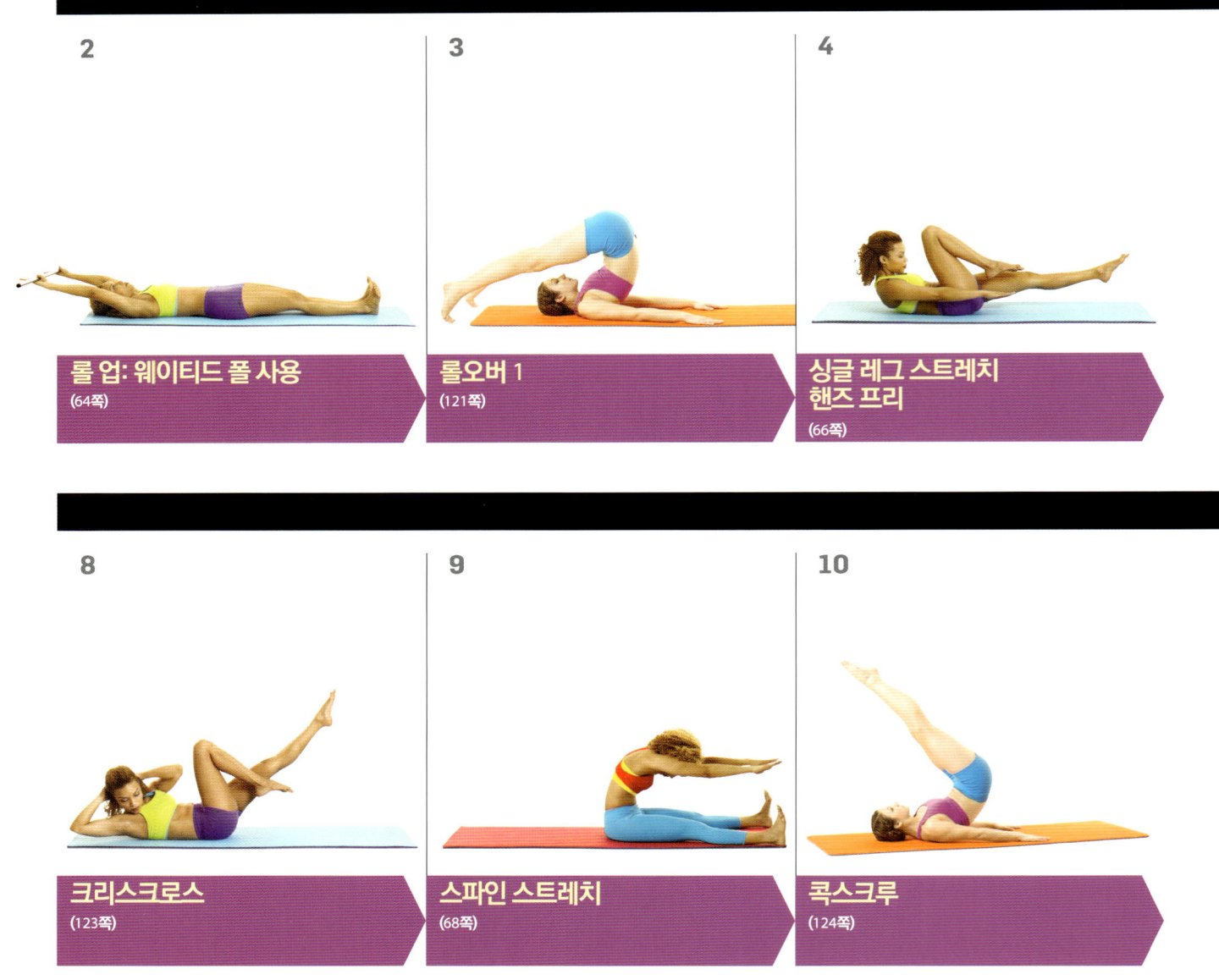

Chapter 9

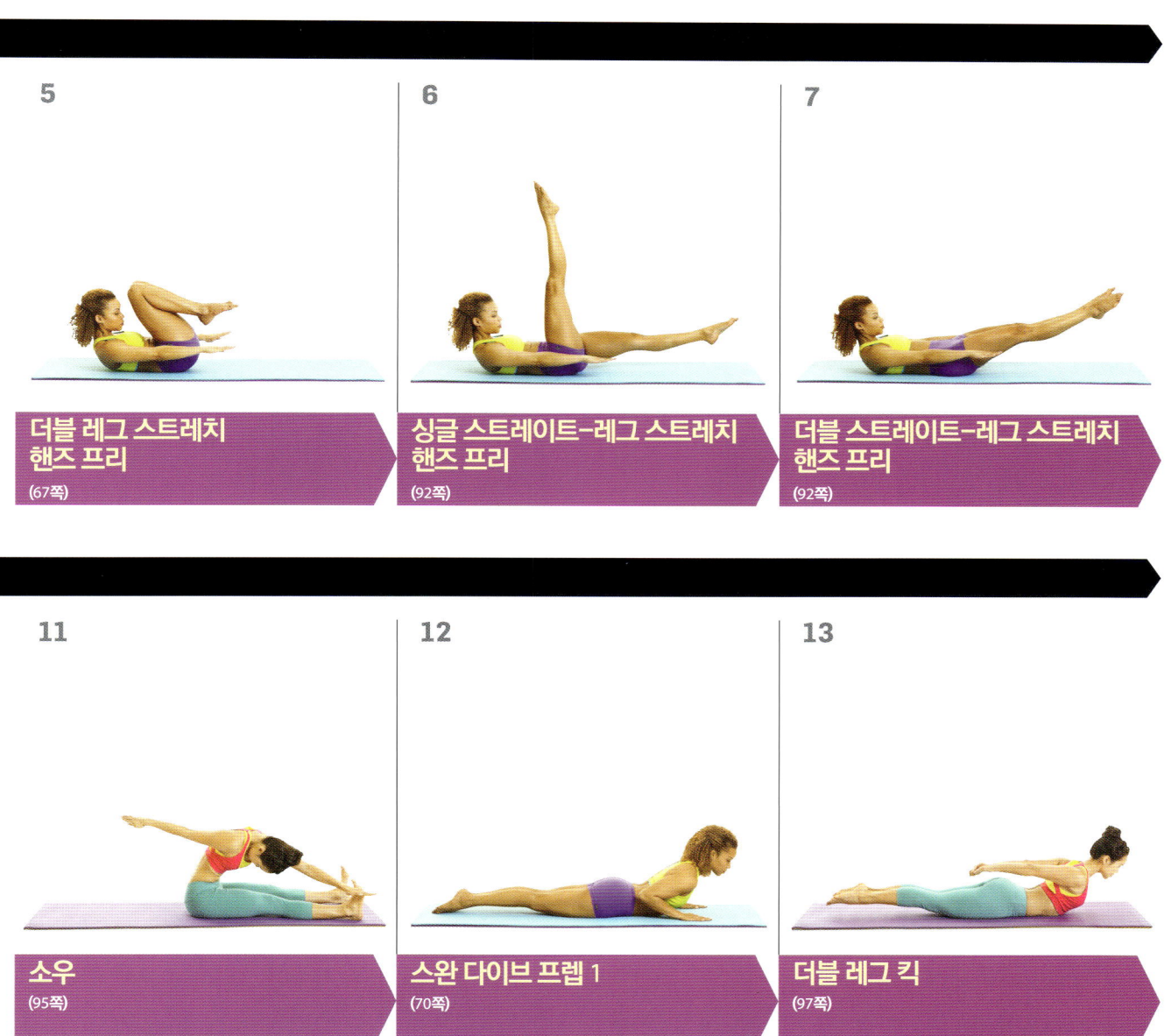

317

정확한 필라테스: 팔

주요 운동 (계속)

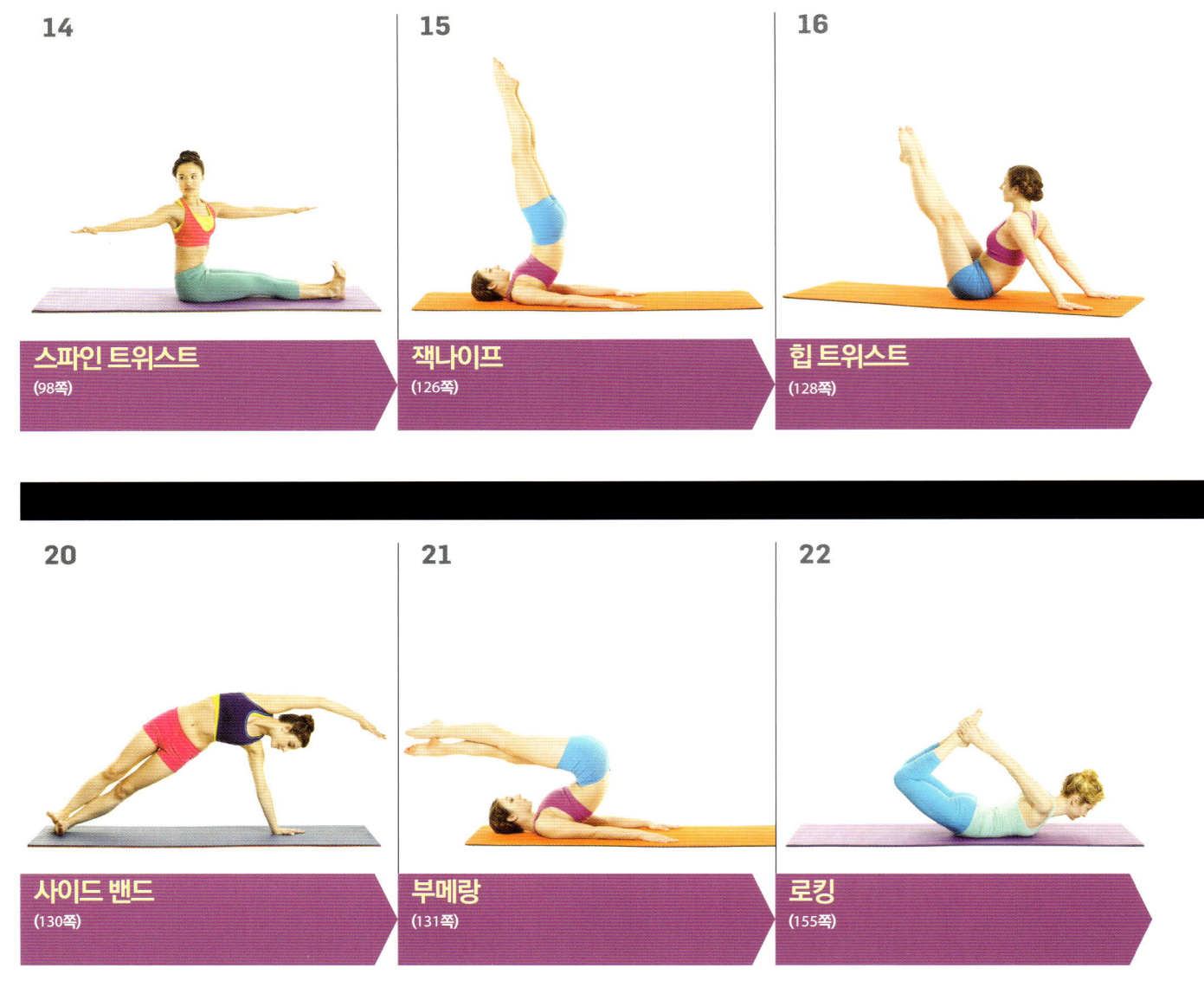

14 스파인 트위스트 (98쪽)
15 잭나이프 (126쪽)
16 힙 트위스트 (128쪽)
20 사이드 밴드 (130쪽)
21 부메랑 (131쪽)
22 로킹 (155쪽)

Chapter 9

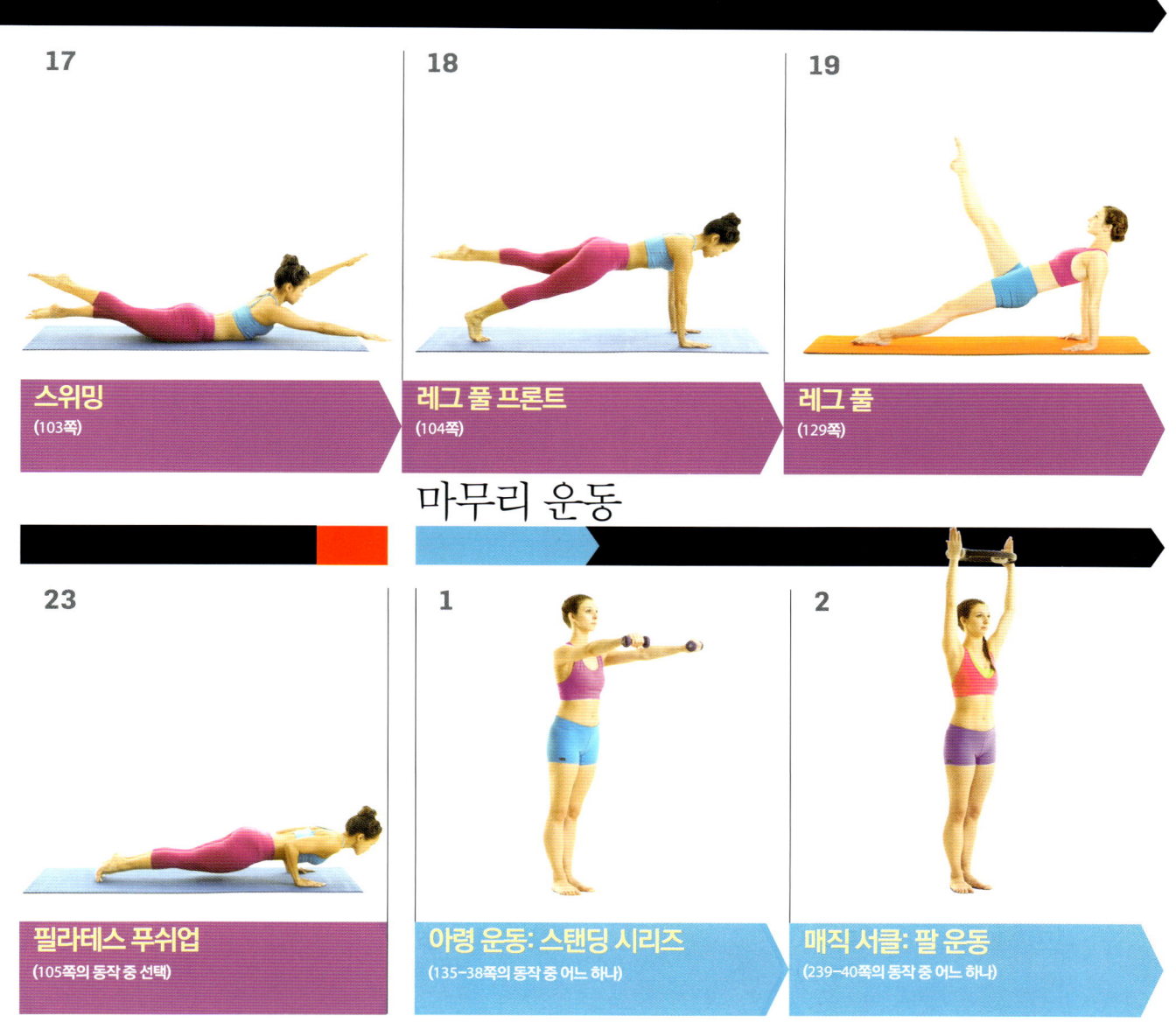

| 17 스위밍 (103쪽) | 18 레그 풀 프론트 (104쪽) | 19 레그 풀 (129쪽) |

마무리 운동

| 23 필라테스 푸쉬업 (105쪽의 동작 중 선택) | 1 아령 운동: 스탠딩 시리즈 (135-38쪽의 동작 중 어느 하나) | 2 매직 서클: 팔 운동 (239-40쪽의 동작 중 어느 하나) |

정확한 필라테스: 팔

마무리 운동 (계속)

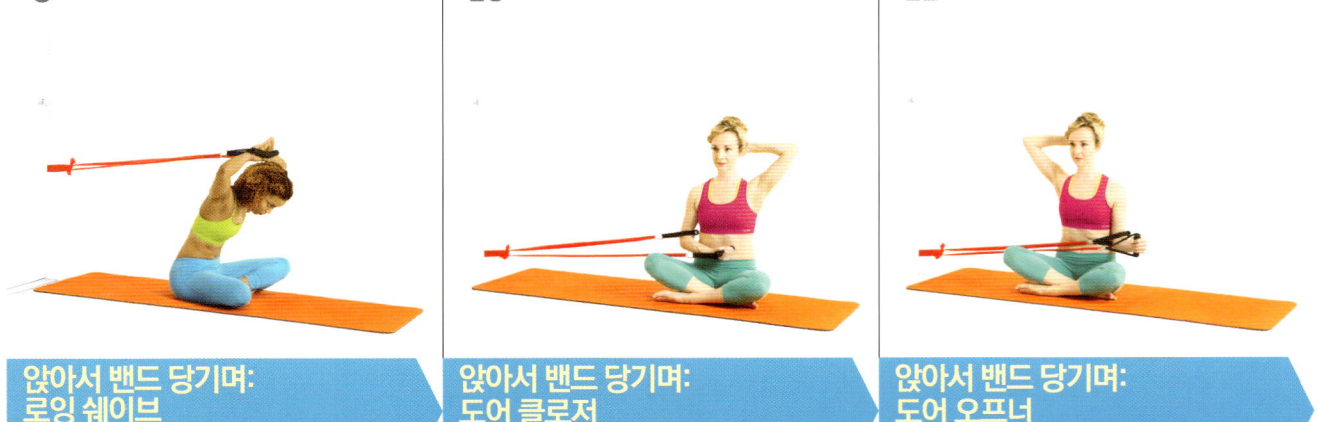

3 누워서 밴드 당기기: 암 스프링 시리즈 (187-90쪽)

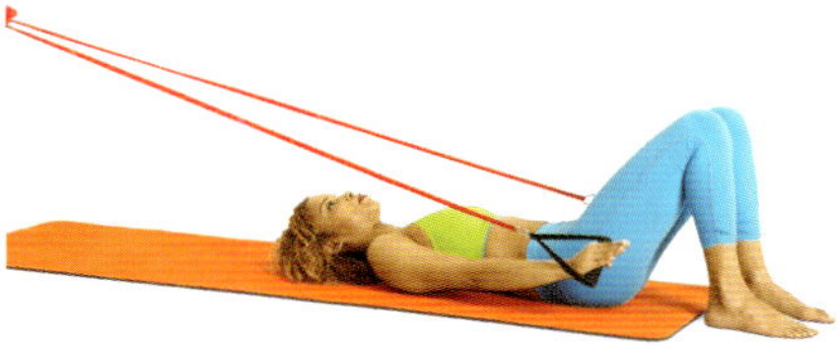

4 엎드려서 밴드 당기기: 풀링 스트랩 (190쪽)

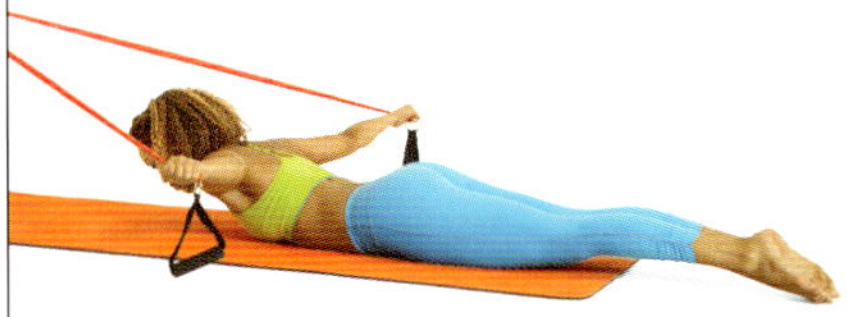

5 체스트 익스팬션 (198쪽)

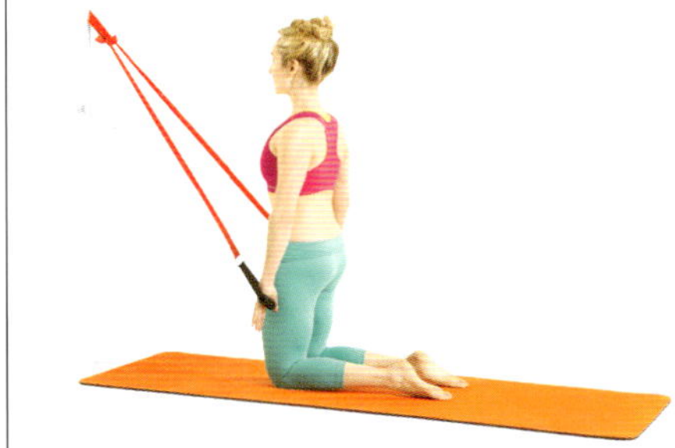

9 앉아서 밴드 당기며: 로잉 쉐이브 (195쪽)

10 앉아서 밴드 당기며: 도어 클로저 (197쪽)

11 앉아서 밴드 당기며: 도어 오프너 (197쪽)

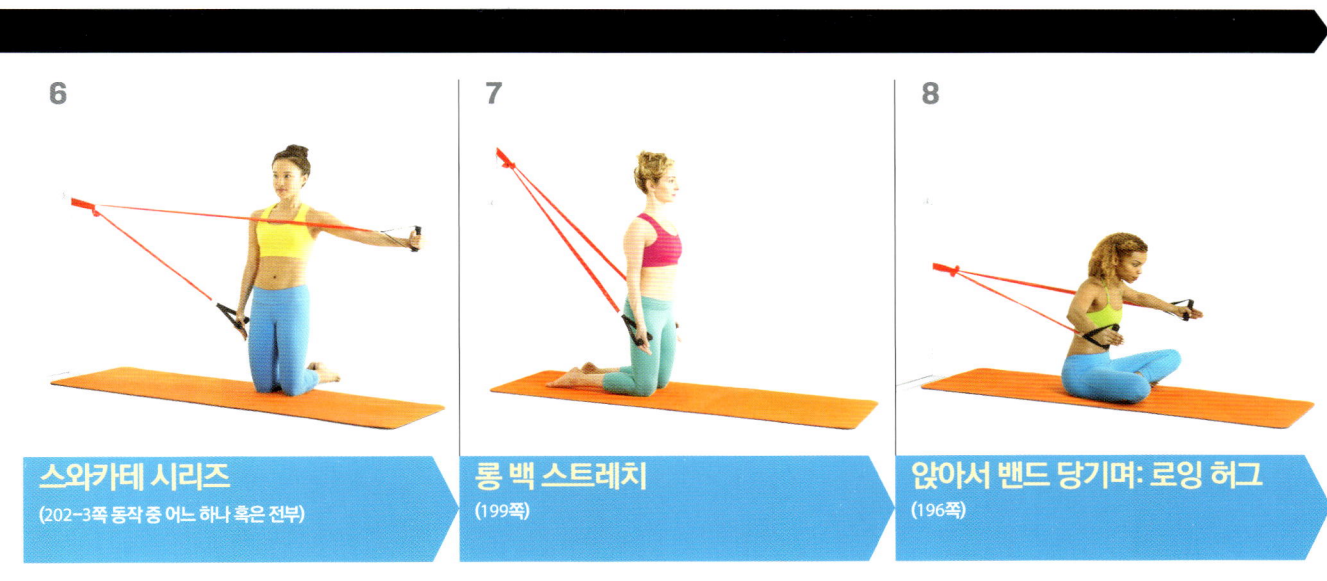

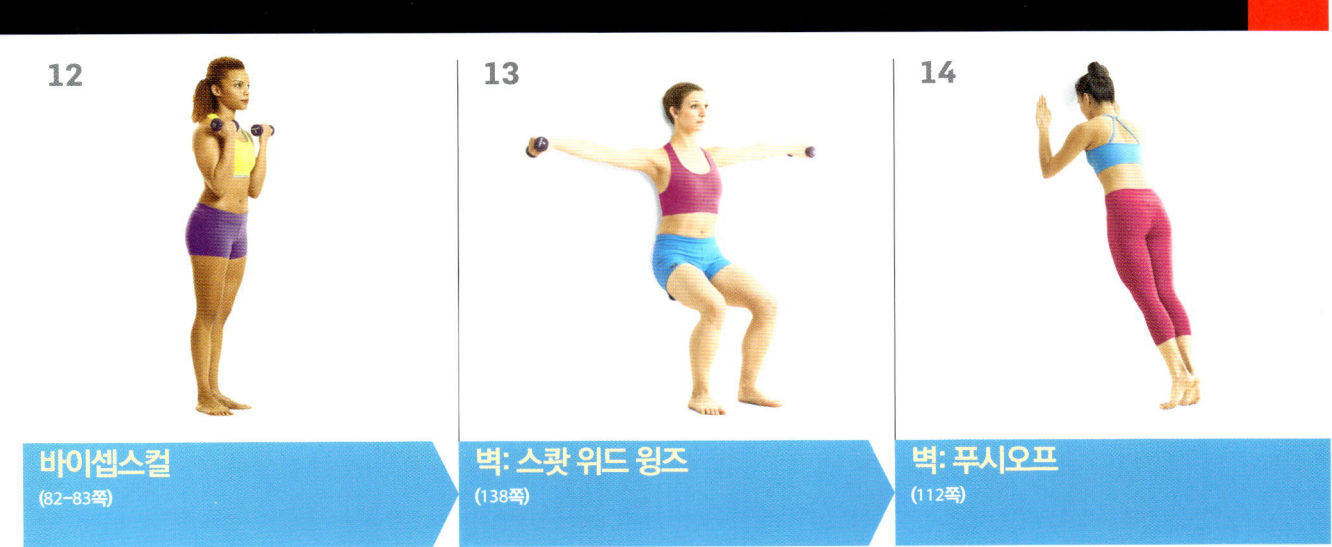

정확한 필라테스

허벅지

우리가 매일 움직이는 방식 때문에 허벅지의 특정 근육들은 다른 근육보다 더 많이 사용된다. 예를 들어 우리가 걷고, 달리고, 계단을 오르내릴 때 여러 근육들이 움직여야 하지만 대부분의 사람들은 대퇴사두근을 주로 사용한다. 우리의 마음속에 그 근육이 가장 먼저 떠오르기 때문이다. 물론 필라테스는 당신이 생각의 범위를 넓히기를 요구한다. 그러니 이번에 소개되는 시퀀스를 실행할 때 허벅지의 앞, 뒤 및 옆 근육을 모두 사용하자. 균형과 효율성을 얻을 수 있을 것이다.

허벅지의 주요 근육들

- 허벅지 뒷근육(hamstring)은 무릎을 구부리고, 허벅지를 뒤로 움직이고, 골반을 뒤로 기울인다(골반 후방경사). (싱글 레크 킥(Single-Leg Kicks)을 올바르게 할 때 이 근육을 사용한다)
- 대퇴사두근(quadriceps femoris)은 무릎을 펴고, 허벅지를 엉덩이에서 구부리고, 골반을 앞으로 기울인다(골반 전방경사). ("무릎을 부드럽게"라는 지시는 대퇴사두근의 사용을 줄이고 허벅지에 골고루 힘을 분산시키라는 뜻이다).
- 내전근(adductors)은 허벅지를 몸의 중간으로 움직인다("허벅지 안쪽을 단단히 붙이기"라는 주문에 이 근육을 사용하면 된다).
- 외전근 군(abductor group, 대퇴근막장근(TFL)과 봉공근(sartorius) 포함)은 허벅지를 몸의 중간에서 멀리 움직인다(사이드 킥: 업/다운 운동에서 사용된다).

Chapter 9

시작 운동

1 플랭크 잭 (170쪽)

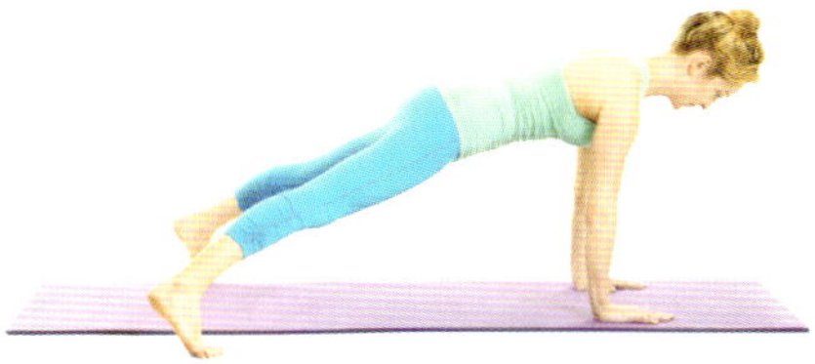

2 무릎 올려 제자리 뛰기/ 엉덩이 차며 제자리 뛰기 (89쪽)

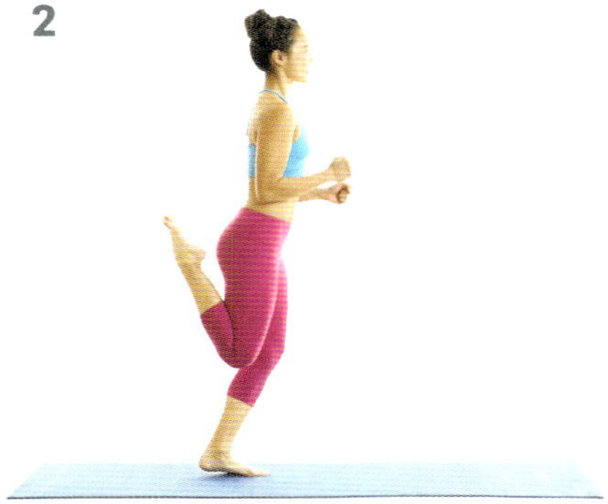

3 엘리펀트 플랭크 (87쪽)

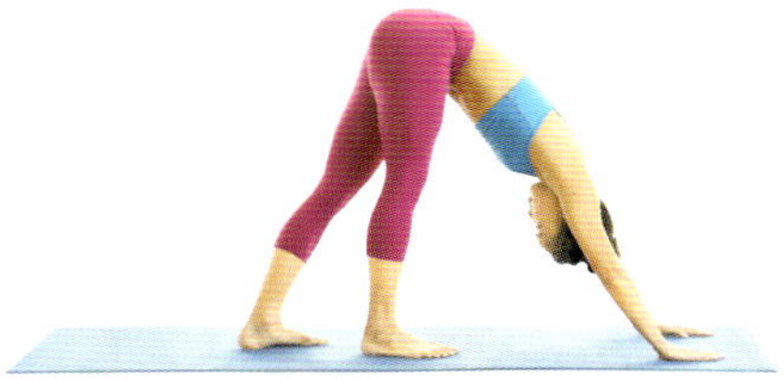

4 마운틴 클라이머 (169쪽)

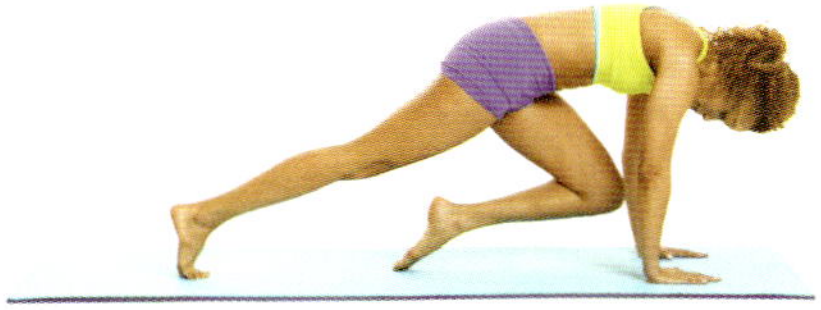

5 스쾃 스러스트 (172쪽)

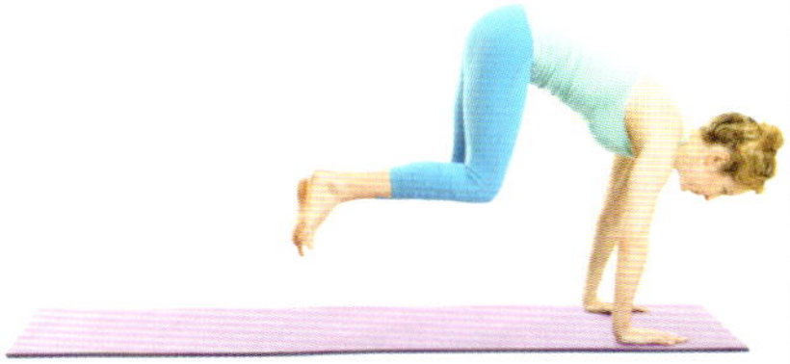

주요 운동

1 매트로 내려가기 (91쪽)

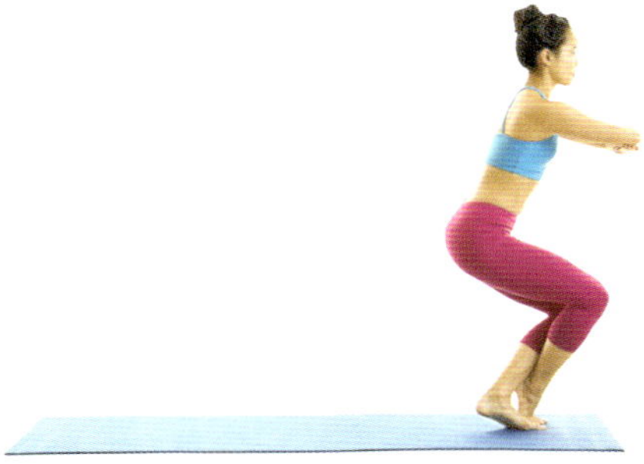

정확한 필라테스: 허벅지

주요 운동 (계속)

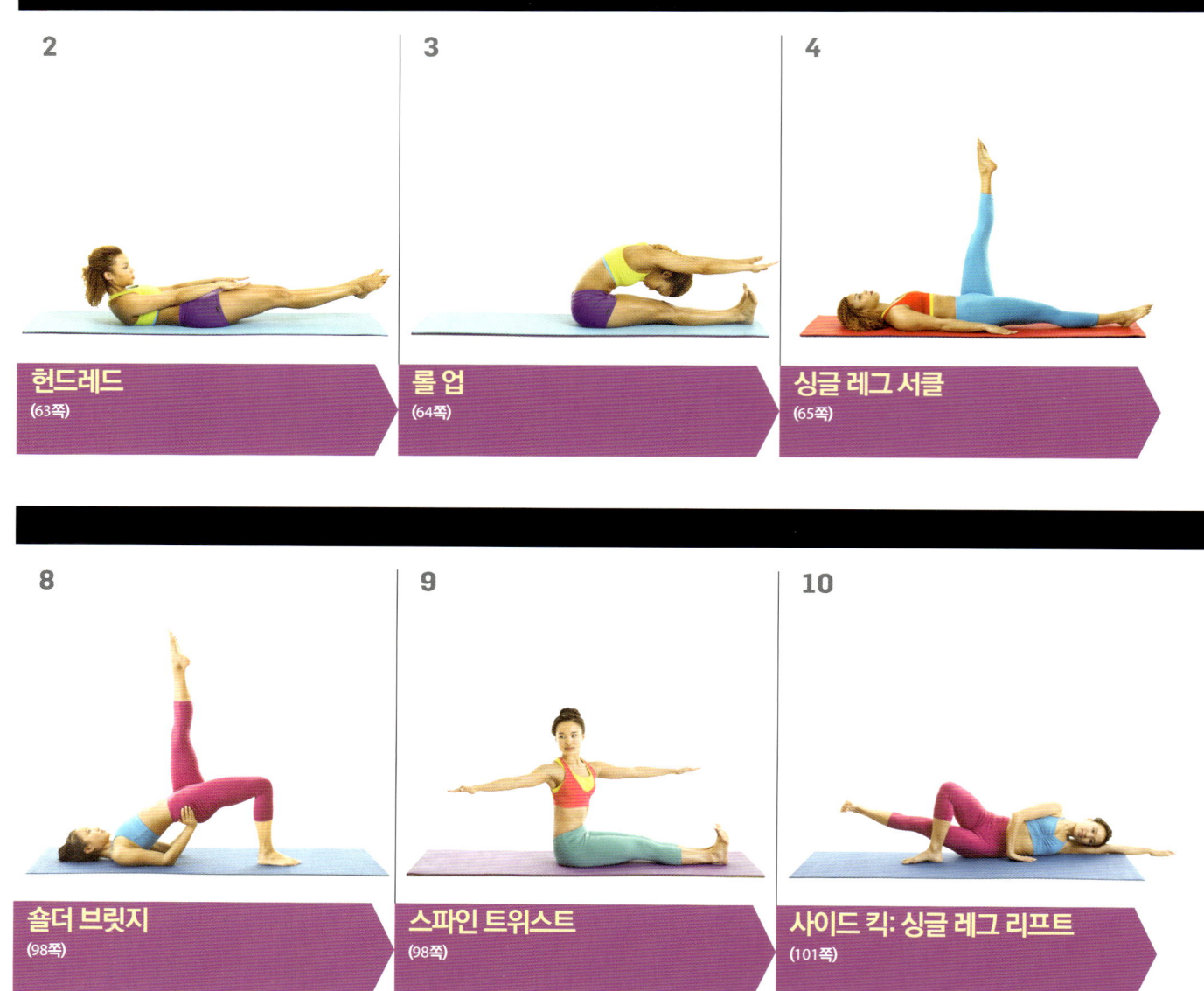

Chapter 9

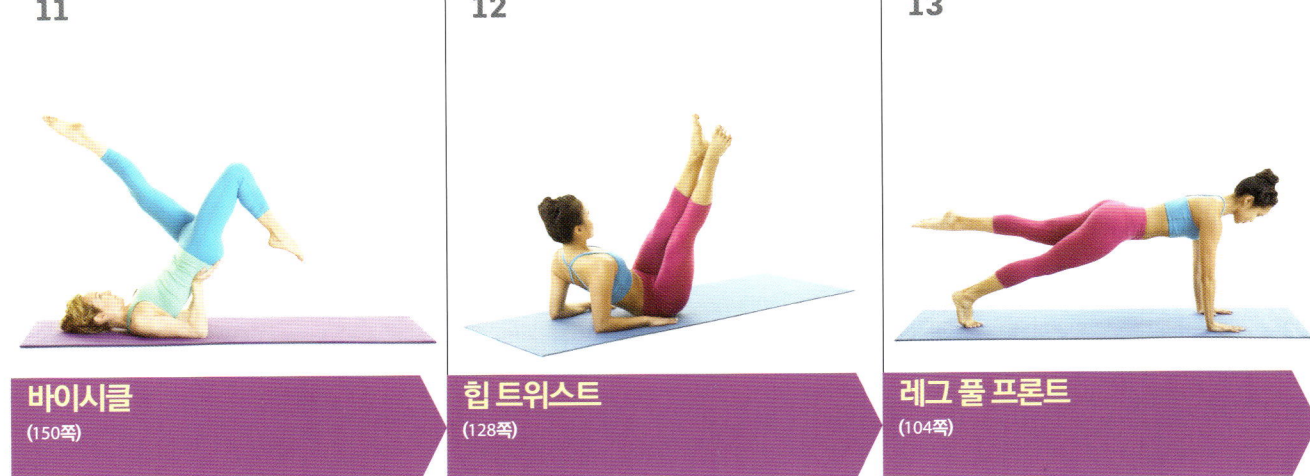

5	6	7
롤링 라이크 어 캐논볼 (147쪽)	더블 스트레이트-레그 스트레치 프렙 (92쪽)	싱글 레그 킥 (70쪽)

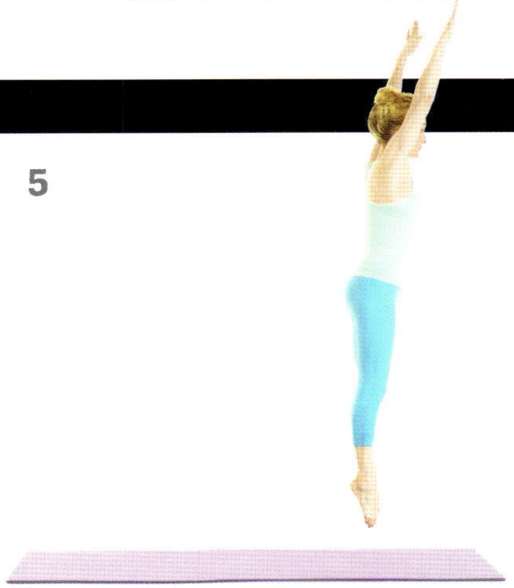

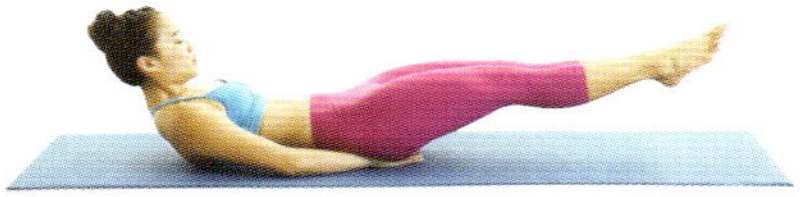

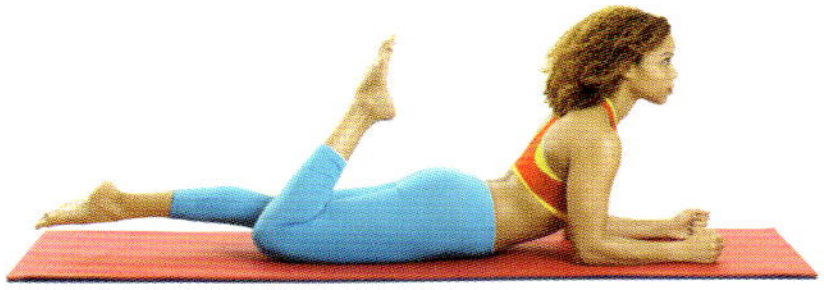

11	12	13
바이시클 (150쪽)	힙 트위스트 (128쪽)	레그 풀 프론트 (104쪽)

정확한 필라테스: 허벅지

주요 운동 (계속)

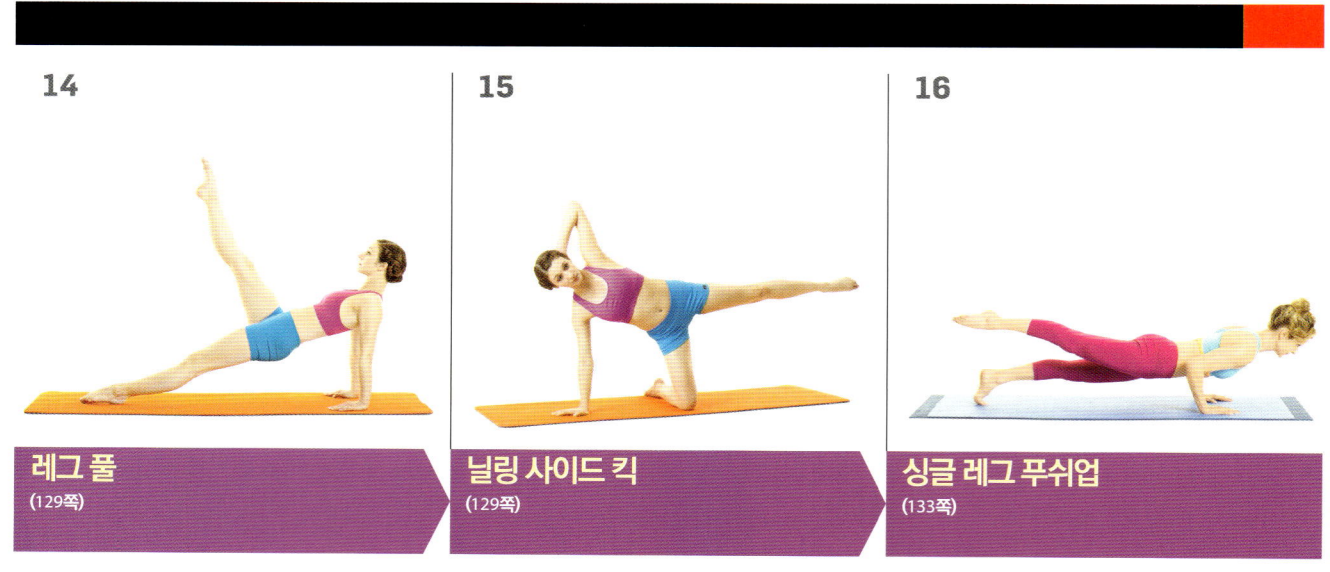

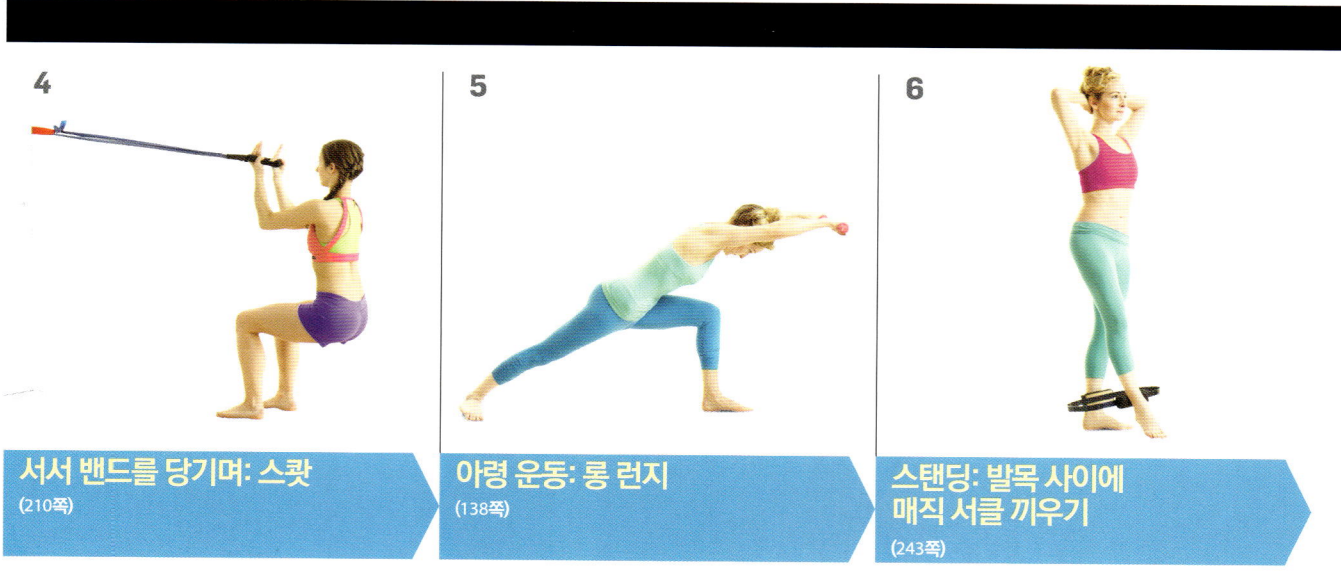

Chapter 9

마무리 운동

1
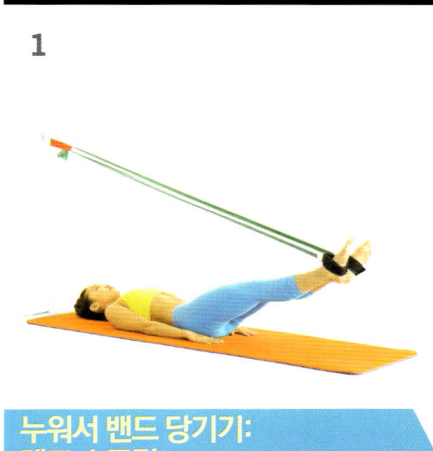
누워서 밴드 당기기:
레그 스프링
(192–93쪽의 동작 중 어느 하나 혹은 전부)

2
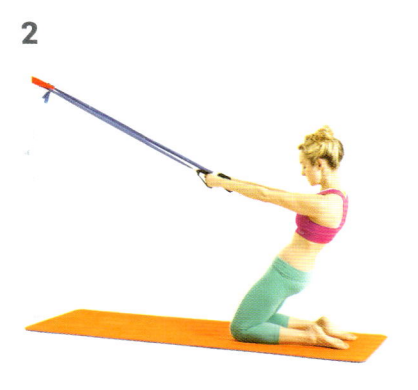
허벅지 스트레칭
(200쪽)

3
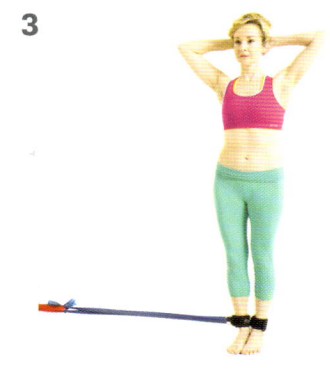
밴드 스탠딩 업: 허벅지 안쪽
(211쪽)

7
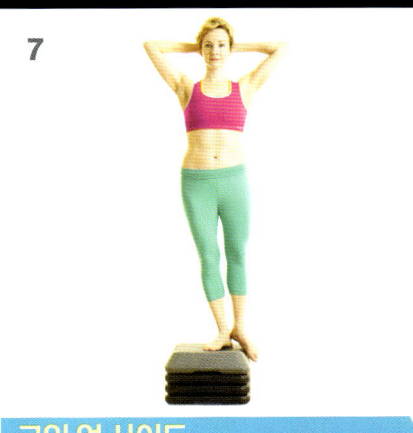
고잉 업 사이드
(234쪽)

8
벽: 스쾃
(80쪽)

9
펠빅 리프트:
벽을 타고 하체 들어 올리기
(261쪽)

정확한 필라테스

다리/발

다리와 발의 연결은 매우 중요하다. 왜냐하면 발과 다리의 움직임을 보상하려고 하는 모든 패턴이 결국에는 무릎, 골반, 그리고 그 위에까지 영향을 미치기 때문이다. 강하고 유연한 다리를 유지함으로써 몸이 땅과 연결되고 발 위로 쌓인 몸의 구성 요소들을 더욱 잘 관리할 수 있다. 이번 시리즈를 하는 동안 발을 늘 의식해야 한다. 최대한 자주 발목을 접었다 펴고, 발바닥을 매트에 대고 있을 때는 발의 모든 부분에 고루 무게를 실어야 한다. 발에 무게를 분산시켜 시키는 방법에 대해서는 253쪽의 "나의 발 만나기" 부분을 참조하라.

다리/발의 주요 근육들

- 비복근(gastrocnemius)과 가자미근(soleus)−종아리 근육: 둘 다 발을 발목에서 뻗는 작용을 한다. 비복근은 무릎은 구부린다.
- 종아리근 군(fibularis group)−아래쪽 다리 바깥 근육: 이 중 두 개의 근육은 발을 뻗는 작용을 하고 하나는 발을 발등 쪽으로 구부린다. 발목을 외전 시키고, 근육이 건강할 때는 발목을 안정시킨다.
- 경골근(tibialis)과 신근(extensors)−정강이 근육: 둘 다 발을 발등 쪽으로 구부린다.

Chapter 9

시작 운동

1 무릎 올려 제자리 뛰기/
엉덩이 차며 제자리 뛰기
(89쪽)

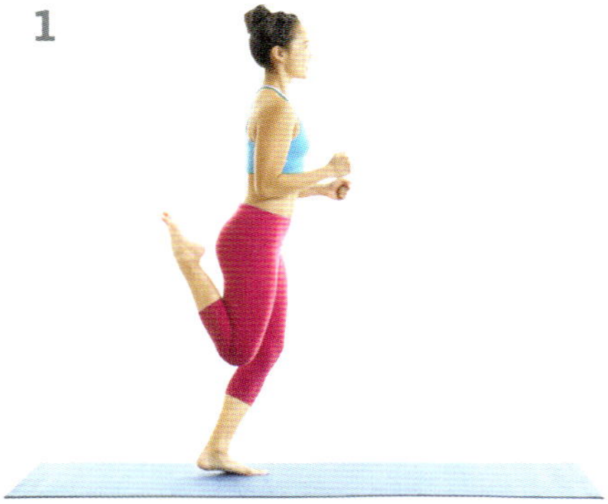

2 니 투 엘보우 프론트
(177쪽)

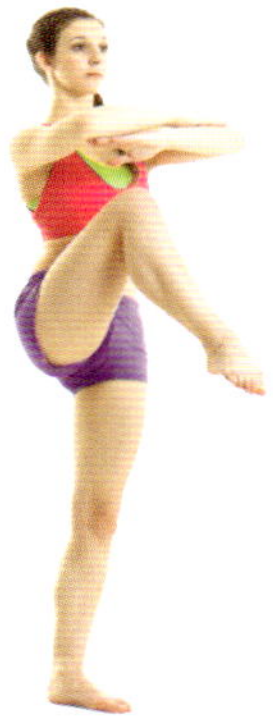

3 니 투 엘보우 사이드
(177쪽)

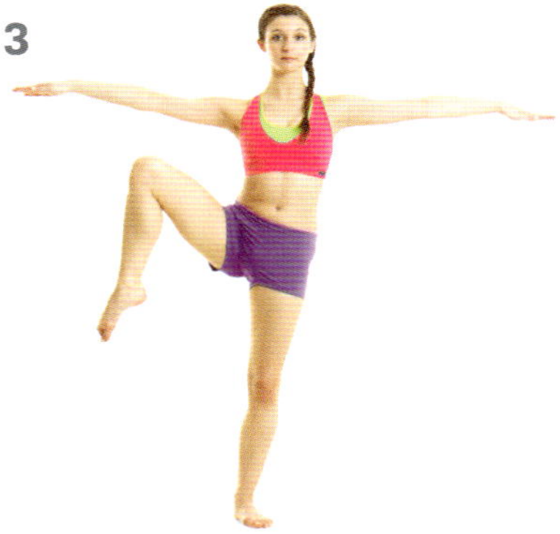

주요 운동

4 스쾃 스러스트
(144쪽)

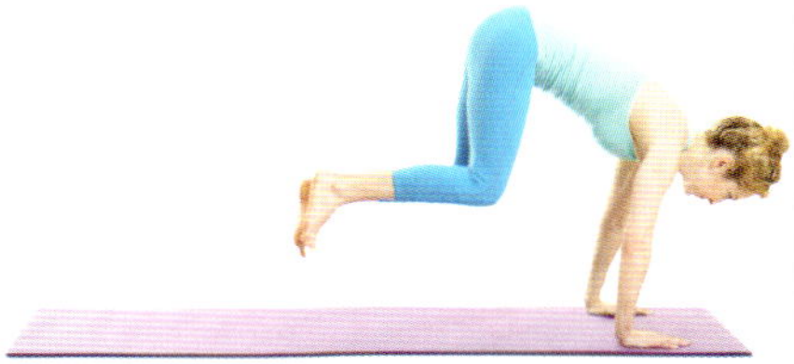

5 펠빅 리프트
(60쪽)

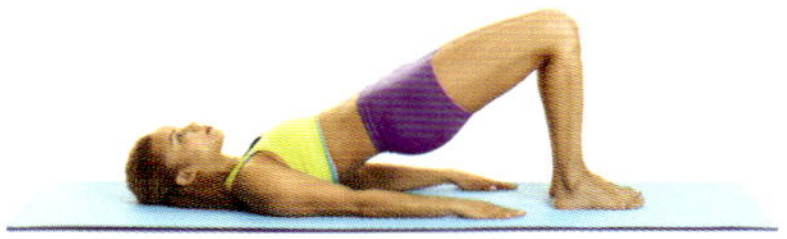

1 롤 업
(64쪽)

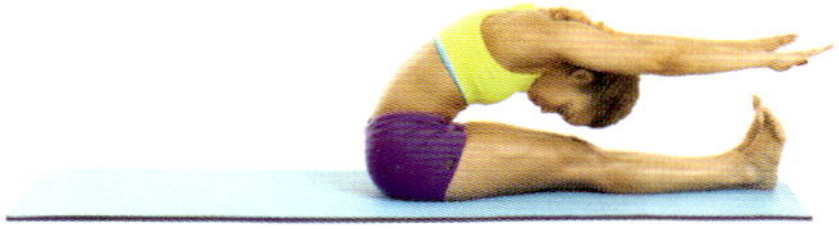

정확한 필라테스: 다리와 발

주요 운동 (계속)

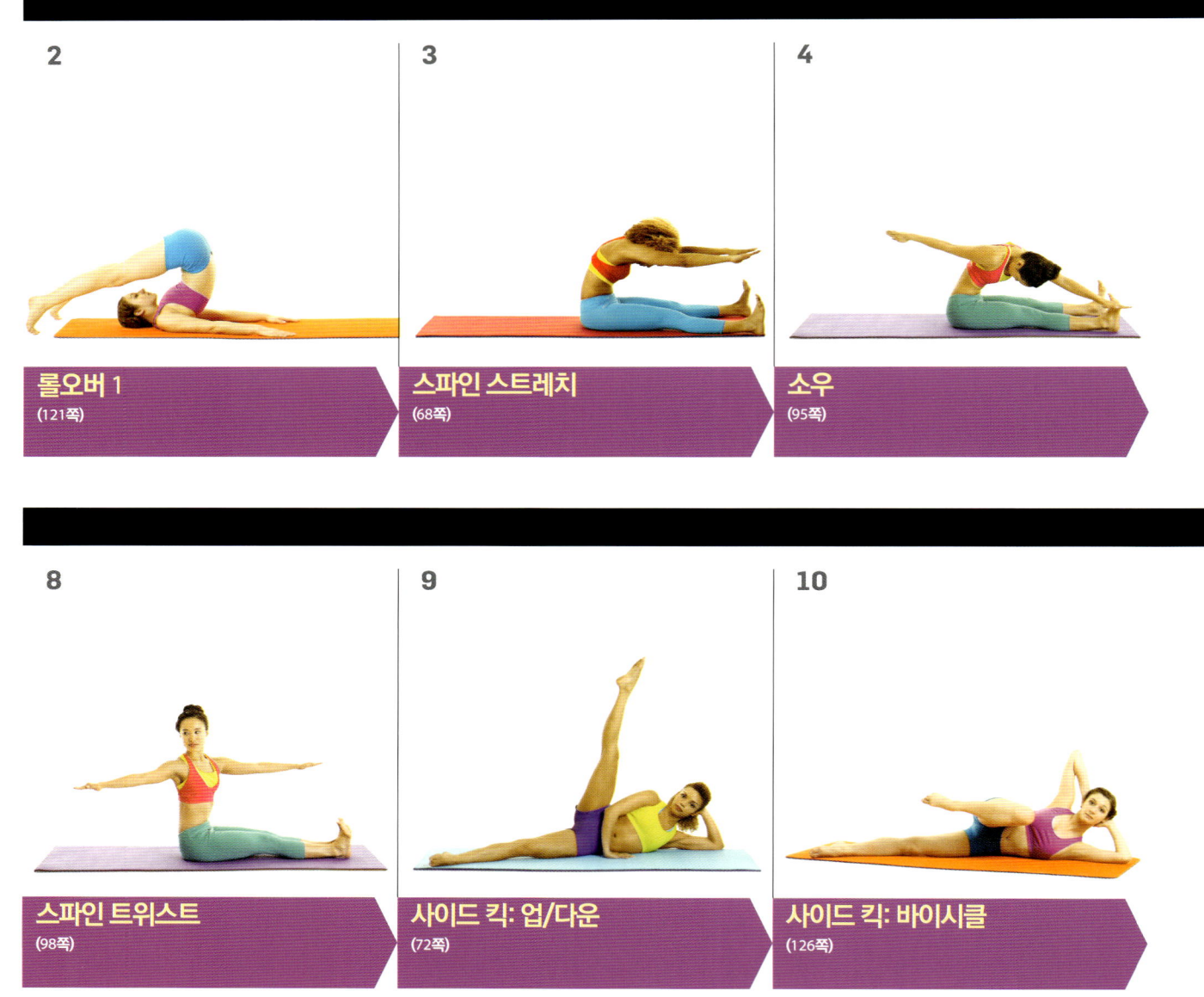

Chapter 9

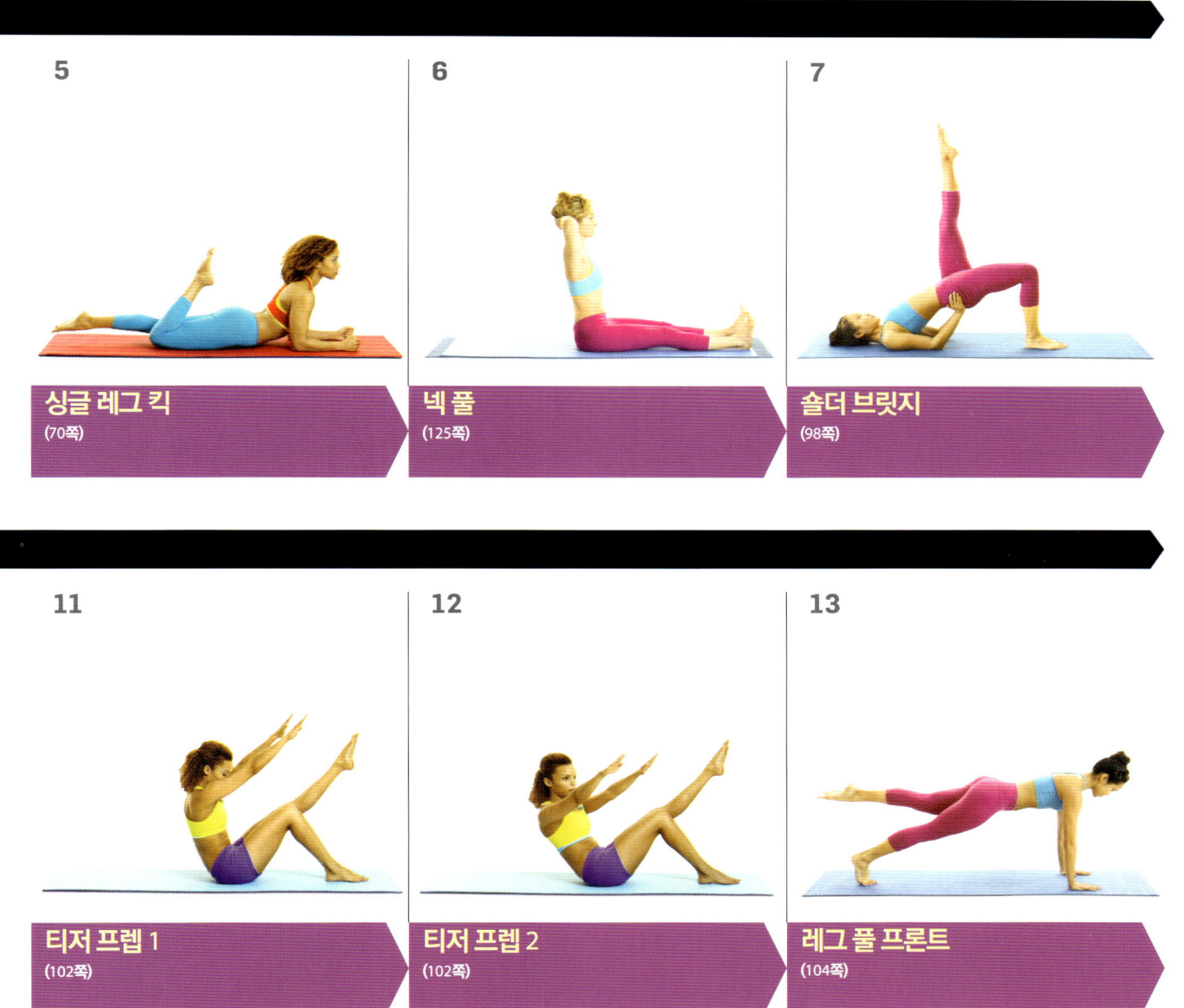

정확한 필라테스: 다리와 발

주요 운동 (계속)

14 레그 풀 (129쪽)

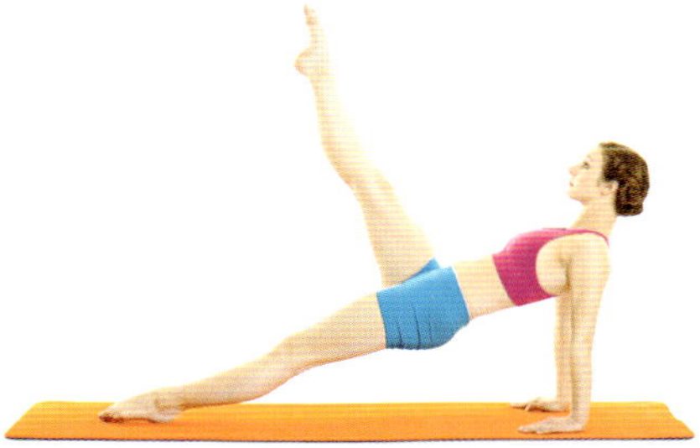

15 사이드 밴드 (130쪽)

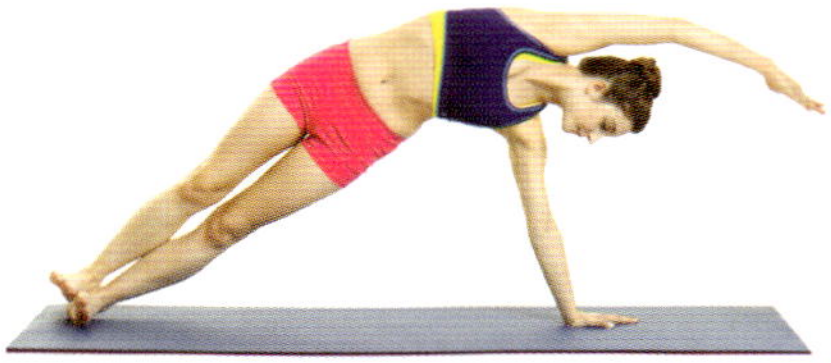

16 실 (76쪽)

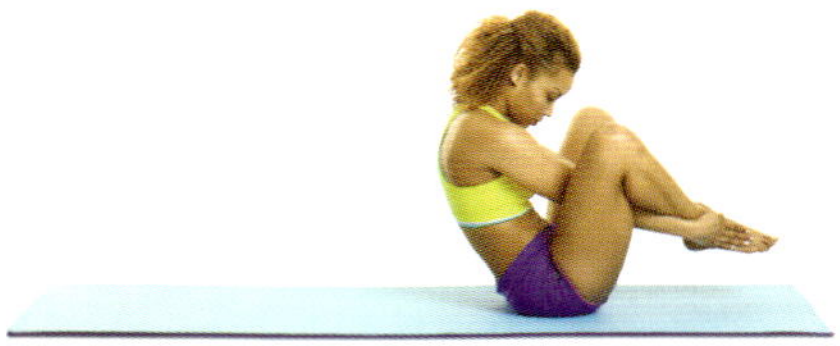

2 앉아서: 매직 서클 발 사이에 끼우기 (240쪽)

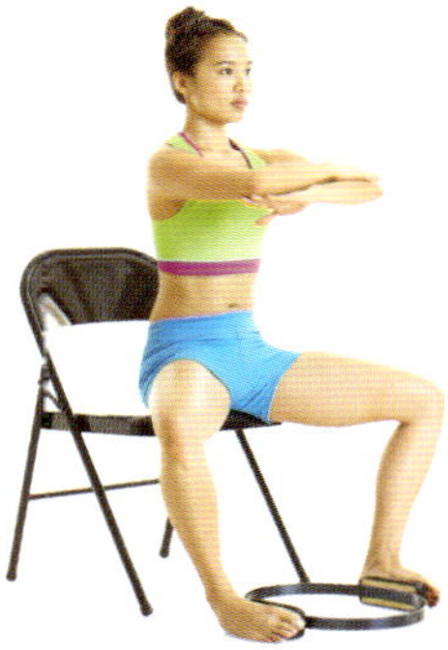

3 벽: 싱글 레그 스쾃 (139쪽)

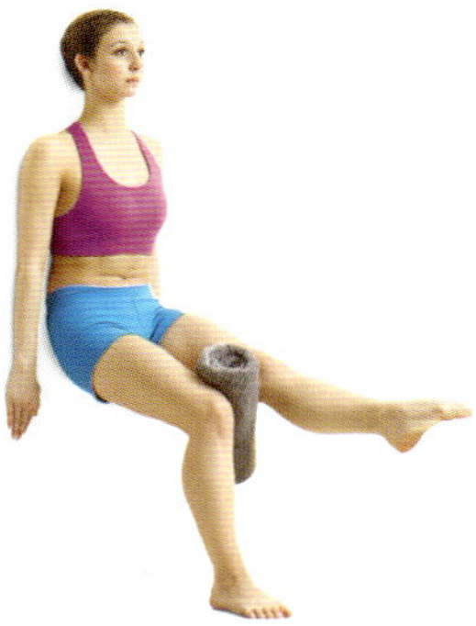

4 아령 운동: 런징 (161–63쪽)

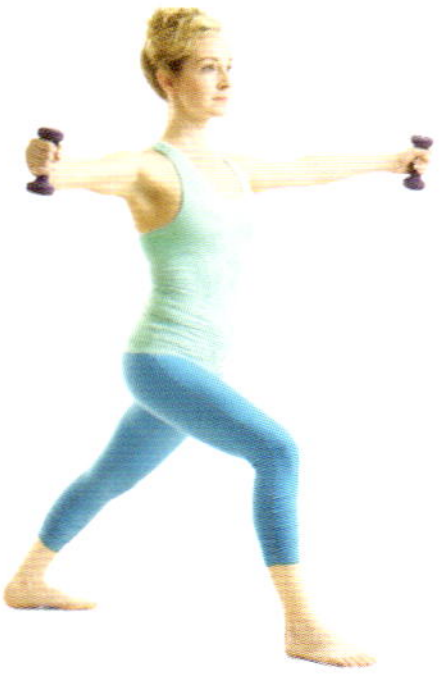

Chapter 9

마무리 운동

17 필라테스 푸쉬업 (105쪽)

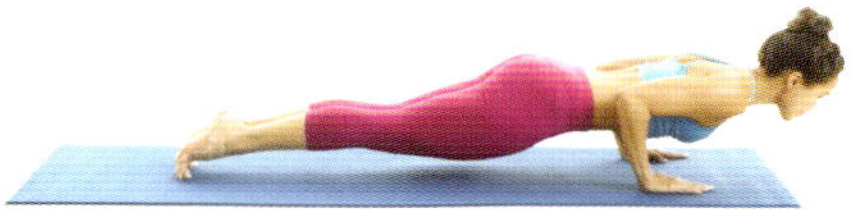

18 싱글 레그 푸쉬업 (133쪽)

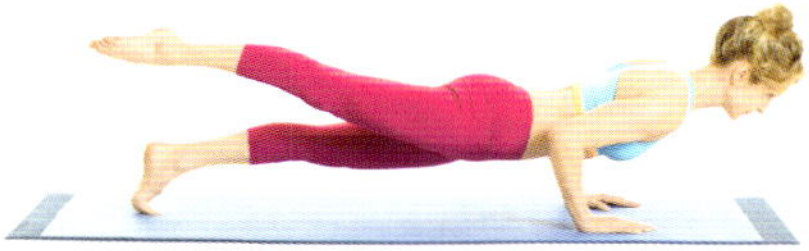

1 밴드 스탠딩 업: 스쾃 (210쪽)

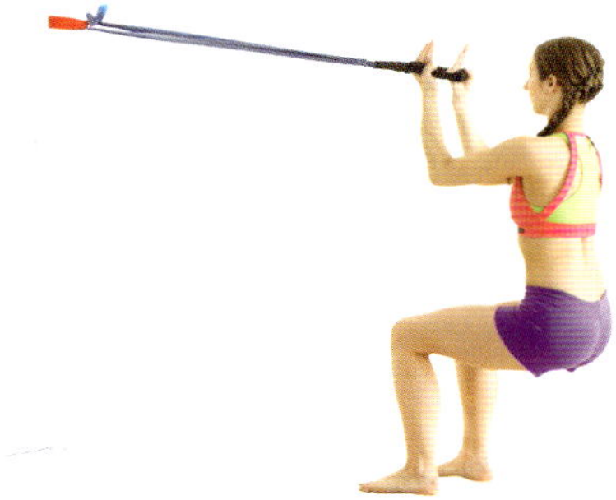

5 짐볼 운동: 롤-백 (216쪽)

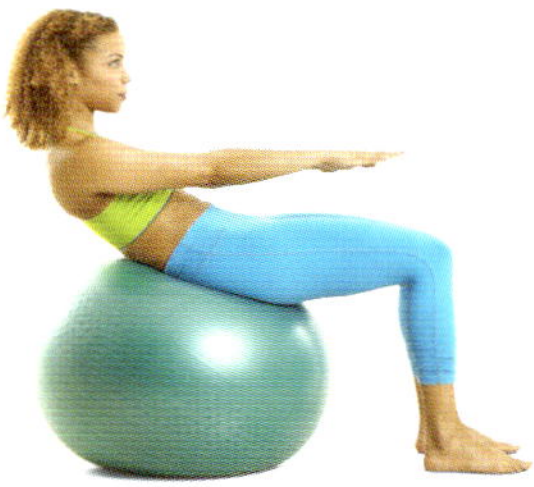

6 짐볼 운동: 펠빅 리프트 (223쪽)

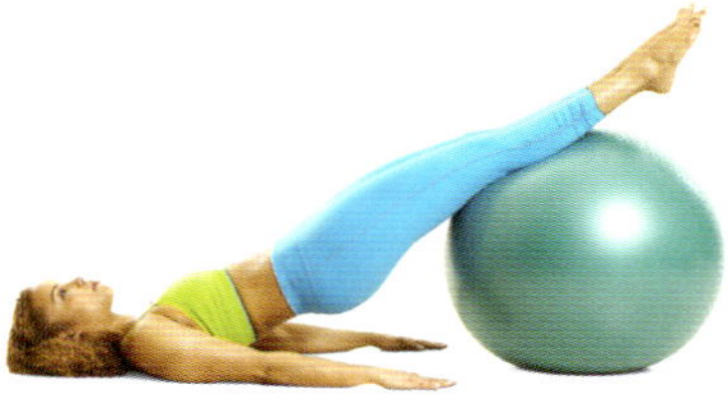

7 짐볼 운동: 볼 위에서 등 스트레칭 (224쪽)

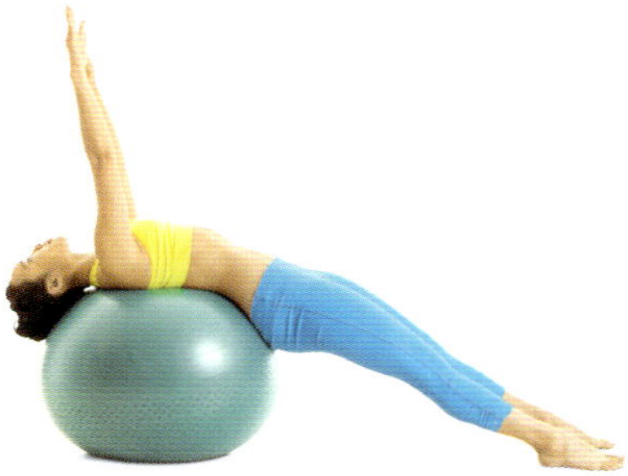

333

정확한 필라테스: 다리와 발

마무리 운동 (계속)

8 앞으로 올라서기 (233쪽)

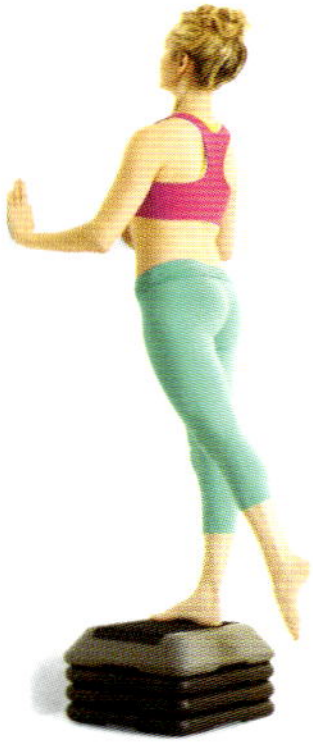

9 고잉 업 사이드 (234쪽)

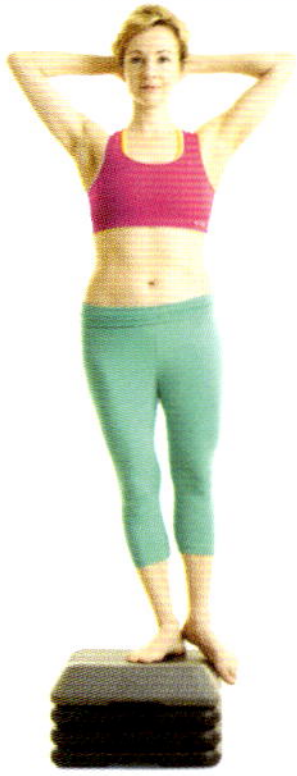

10 발 운동 4 (236쪽)

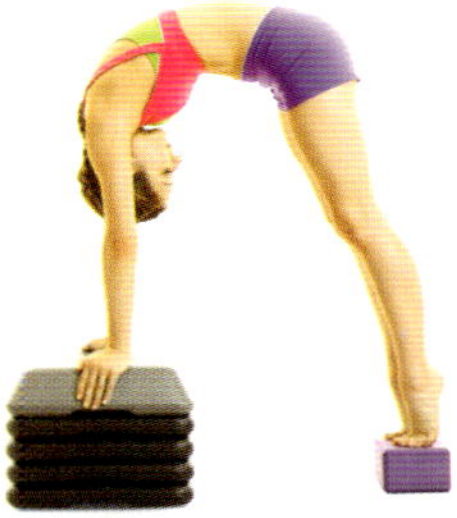

11 버터플라이 트위스트 (178쪽)

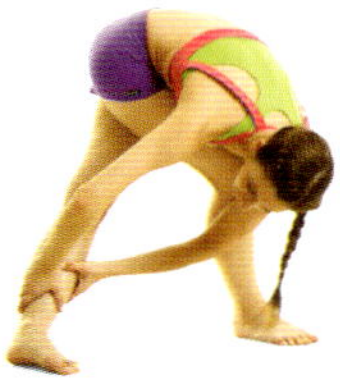

Chapter 9

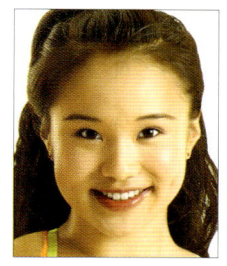

케이티는 현재 브룩 실러 (Brooke Siler)의 re:AB 필라테스 지도자 과정(Pilates Teacher Training Program) 을 통해 훈련 중이다.

케이티 입(Katie Yip)

"나는 축구팀에서 선수로 뛴 경험이 있는데, 필라테스가 얼마나 신체적으로, 정신적으로, 감정적으로 나에게 도전이 되는지에 놀랐다. 나의 약점이 명백해졌고, 내가 실제로 내 몸을 거의 통제하지 못했다는 것을 알았다. 필라테스는 나에게 몸의 한계를 벗어남으로써 이루고자 하는 일을 성취할 수 있도록 자신감을 주었다. 누가 대체 필라테스로 무장한 사람에게 이룰 수 없는 일이 있다고 말할 수 있을까?"

"공부와 수련을 통해 나는 필라테스가 운동의 한 종류 그 이상이라는 것을 깨달았다. 필라테스는 나에게 스스로에 대해 책임을 지고 내 삶의 모든 부분에서 규칙과 관리를 적용하도록 가르쳐줬다."

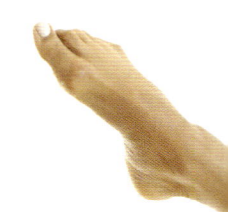

CHAPTER 10
목적별 필라테스

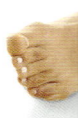

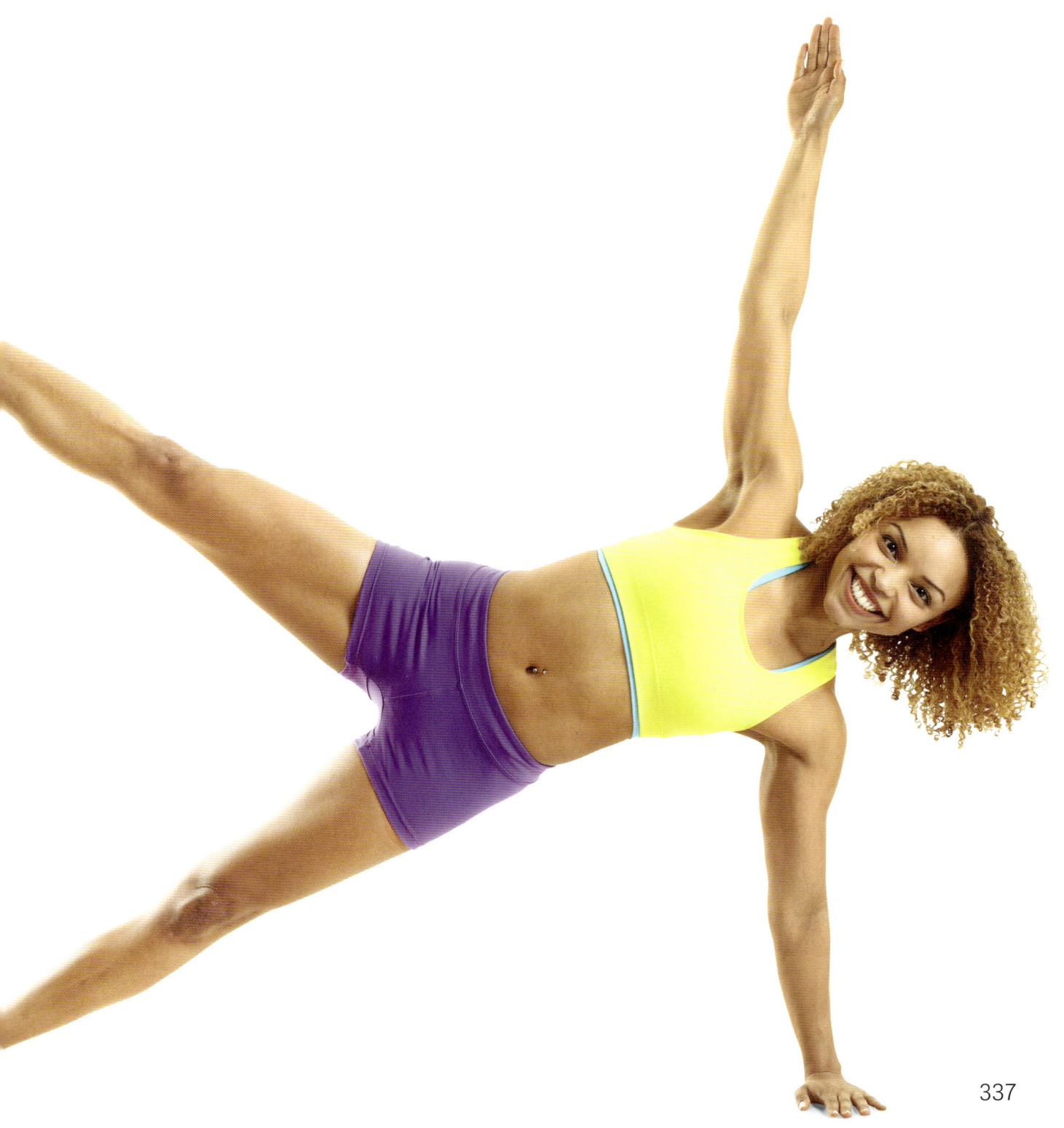

목적별 필라테스

피트니스 목표

이 장은 목표 지향적이다. 필라테스를 하면서 진도를 측정할 수 있어야 한다. 실제로 짧은 능력 테스트를 실행하는 것도 좋은 생각이다(예를 들어 얼마나 숨을 참을 수 있는지, 플랭크 자세를 얼마나 오래 유지할 수 있는지 시험해 본다). 그리고 결과를 기록한다. 선택한 운동을 일주일에 서너 번(가능하다면 더 자주!) 한 후에, 다시 테스트해 보아 목표에 가까워졌는지 확인해 보라. 당신이 운동 시리즈 고르는 것을 돕기 위해서 여기 짧은 인지 테스트를 준비했다. 문항에 "예"라고 답한 경우, 그 부분을 향상하는 데 도움이 되는 운동을 하면 된다. 발전해야 할 카테고리가 많다면, 그날그날 집중할 카테고리를 정하여 시도한다.

피트니스 인지도 테스트

1. 감기에 자주 걸린다. **A**
2. 층계를 오르면 숨이 찬다. **A B**
3. 온종일 앉아서 일한다. **A C**
4. 숨을 참고 있을 때가 많거나 숨을 얕게 쉰다. **B**
5. 어깨가 앞으로 굽었고 흉부가 약간 오목하다. **B**
6. 뛸 때 옆구리에 통증이 온다. **B**
7. 손이 등 뒤 어깨뼈 가운데에 닿지 않는다. **C**
8. 거의 항상 몸이 뻣뻣하게 느껴진다. **C**
9. 서 있을 때 손이 발가락에 닿지 않는다. **C**
10. 서 있을때 손이 발가락에 쉽게닿는다. **D**
11. 사람들이 나를 몸치라고 부른다. **D**
12. 팔굽혀펴기를 할 수 없다. **D**
13. 자주 넘어진다. **D**

A = 칼로리 연소 운동
B = 지구력 운동
C = 유연성 운동
D = 근력 운동

Chapter 10

유산소와 칼로리 연소 운동

아주 간단히 말하자면, 운동을 더 많이 하고 근육을 단련할수록 더 많은 칼로리를 태울 수 있다. 체중을 사용한 운동(푸쉬업이나 플랭크 등)을 전환 동작으로 실행해서 한층 더 지방을 연소시키자!

운동 팁

- 운동의 리듬을 깨지 않는다.
- 위아래 움직임을 많이 추가한다(예를 들어 기회가 생길 때마다 앉은 자세에서 선 자세로 이동한다).
- 팔을 심장보다 높게 들면 심장이 더 힘차게 뛴다.
- 근육을 단련하기 위해 저항을 더한다.
- 동작 간에 원활하고 효율적으로 전환한다(예를 들어 아령을 준비해 두어 멈추지 않고 운동할 수 있도록 한다).
- 동작에 익숙해지면 이 시리즈를 20분 이내에 실행한다.

"잘 계획된 운동 몇 가지를 균형 잡힌 순서로 올바르게 실행하는 것이 엉성한 체조나 부자연스럽게 몸을 뒤트는 것보다 더 가치 있다." - 조셉 필라테스

목적별 필라테스: 더 나은 유산소 운동과 칼로리 연소

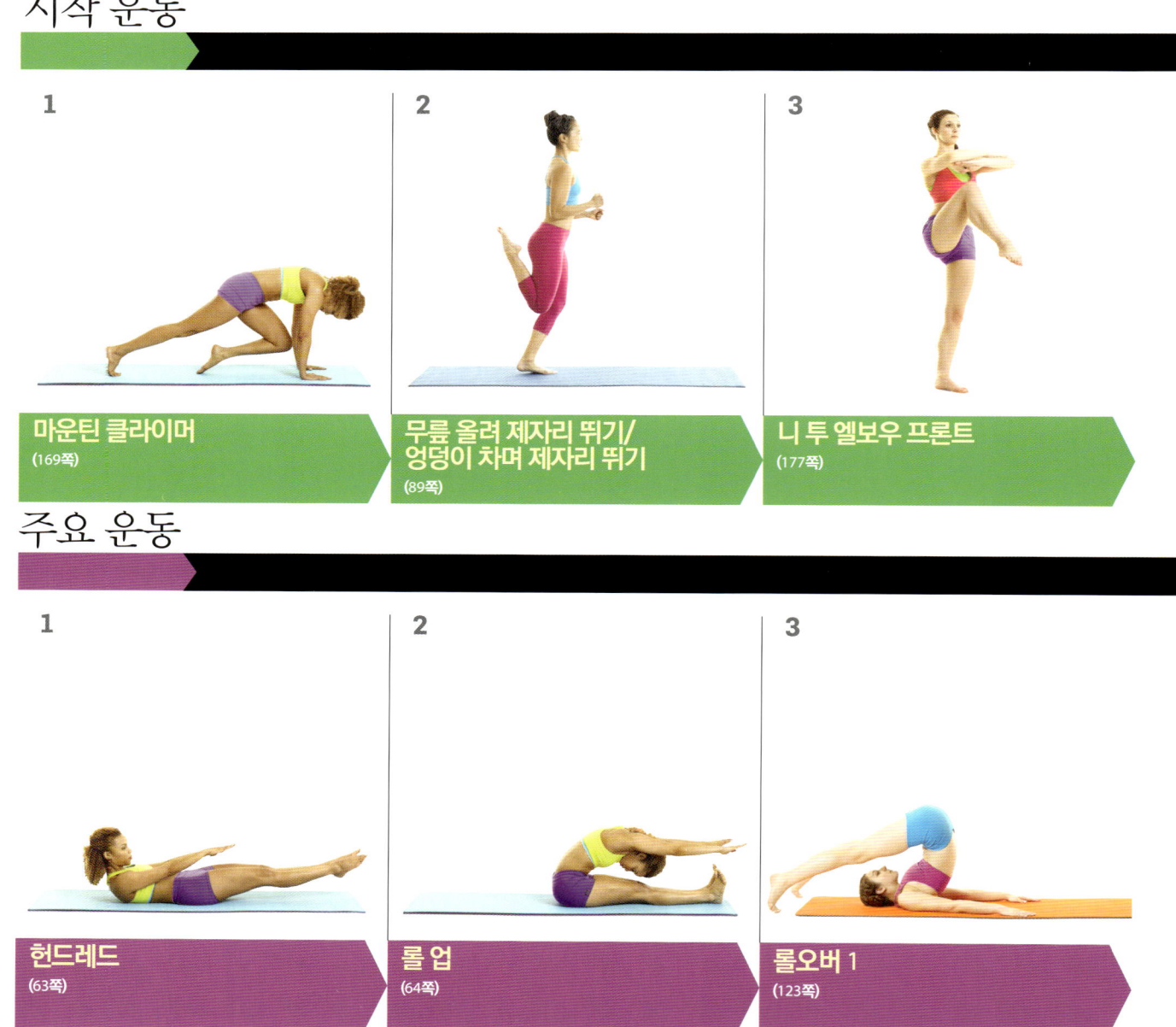

시작 운동

1. 마운틴 클라이머 (169쪽)
2. 무릎 올려 제자리 뛰기/엉덩이 차며 제자리 뛰기 (89쪽)
3. 니 투 엘보우 프론트 (177쪽)

주요 운동

1. 헌드레드 (63쪽)
2. 롤 업 (64쪽)
3. 롤오버 1 (123쪽)

Chapter 10

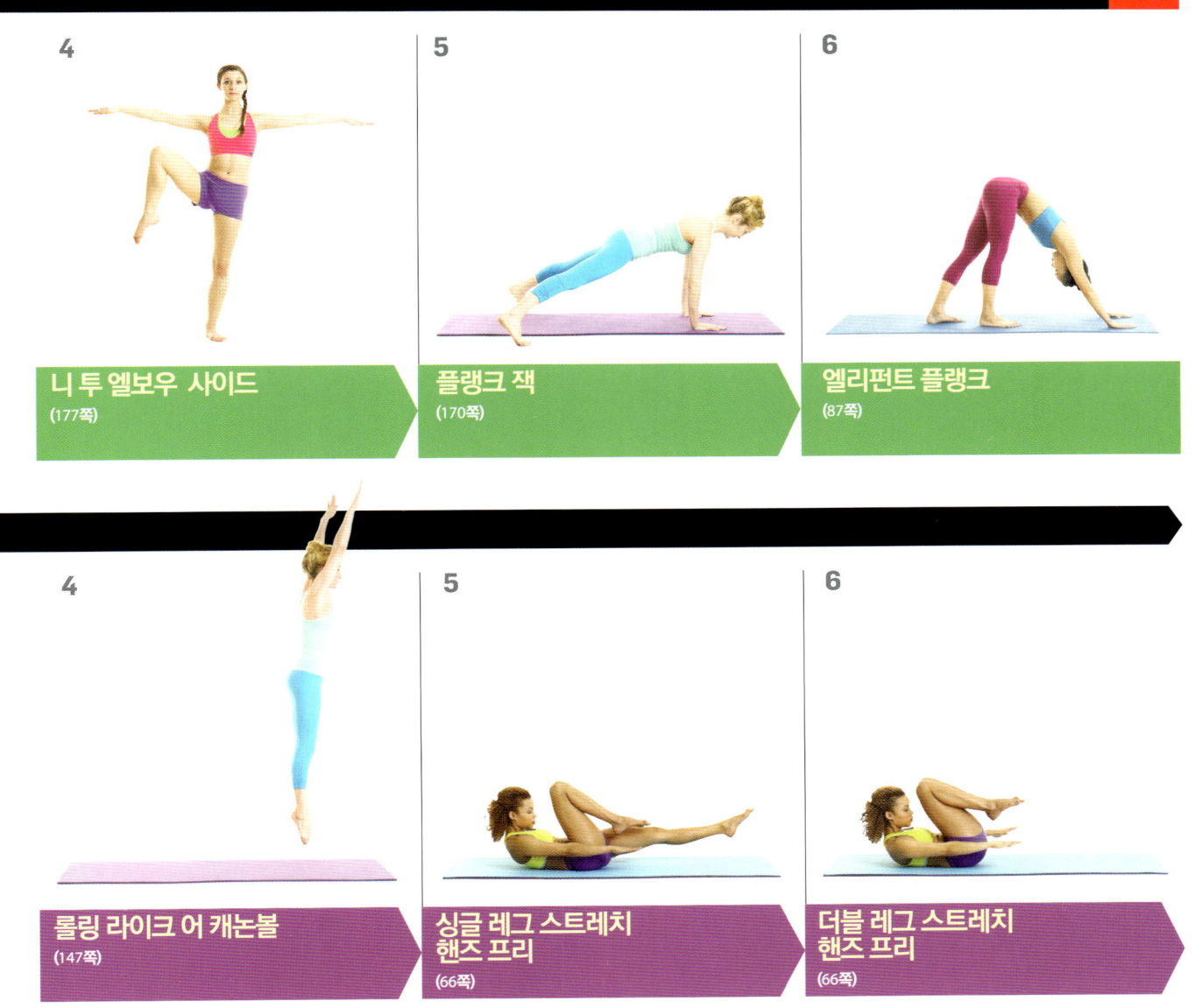

4 니 투 엘보우 사이드 (177쪽)

5 플랭크 잭 (170쪽)

6 엘리펀트 플랭크 (87쪽)

4 롤링 라이크 어 캐논볼 (147쪽)

5 싱글 레그 스트레치 핸즈 프리 (66쪽)

6 더블 레그 스트레치 핸즈 프리 (66쪽)

목적별 필라테스: 더 나은 유산소 운동과 칼로리 연소

주요 운동 (계속)

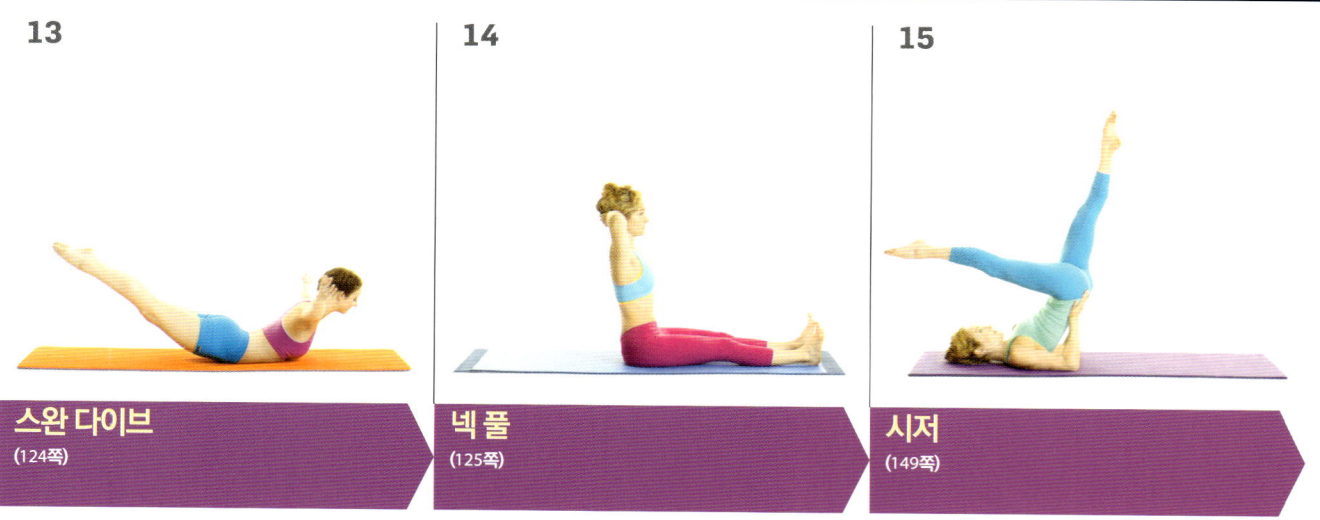

7 싱글 스트레이트-레그 스트레치 핸즈 프리 (92쪽)

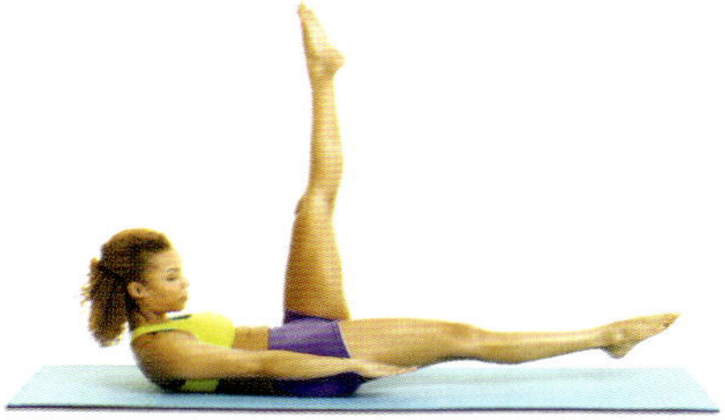

8 더블 스트레이트-레그 스트레치 프렙 핸즈 프리 (92쪽)

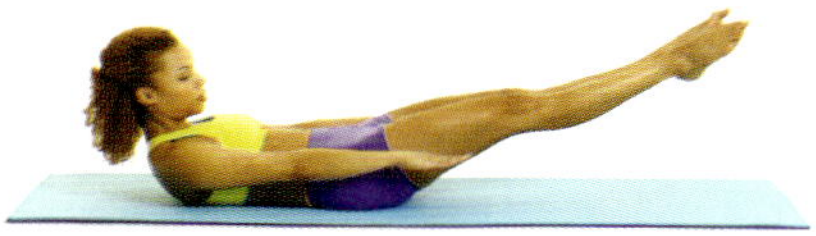

9 크리스크로스 (123쪽)

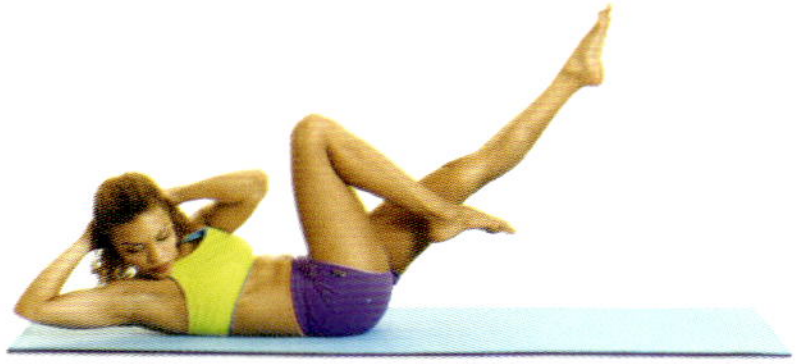

13 스완 다이브 (124쪽)

14 넥 풀 (125쪽)

15 시저 (149쪽)

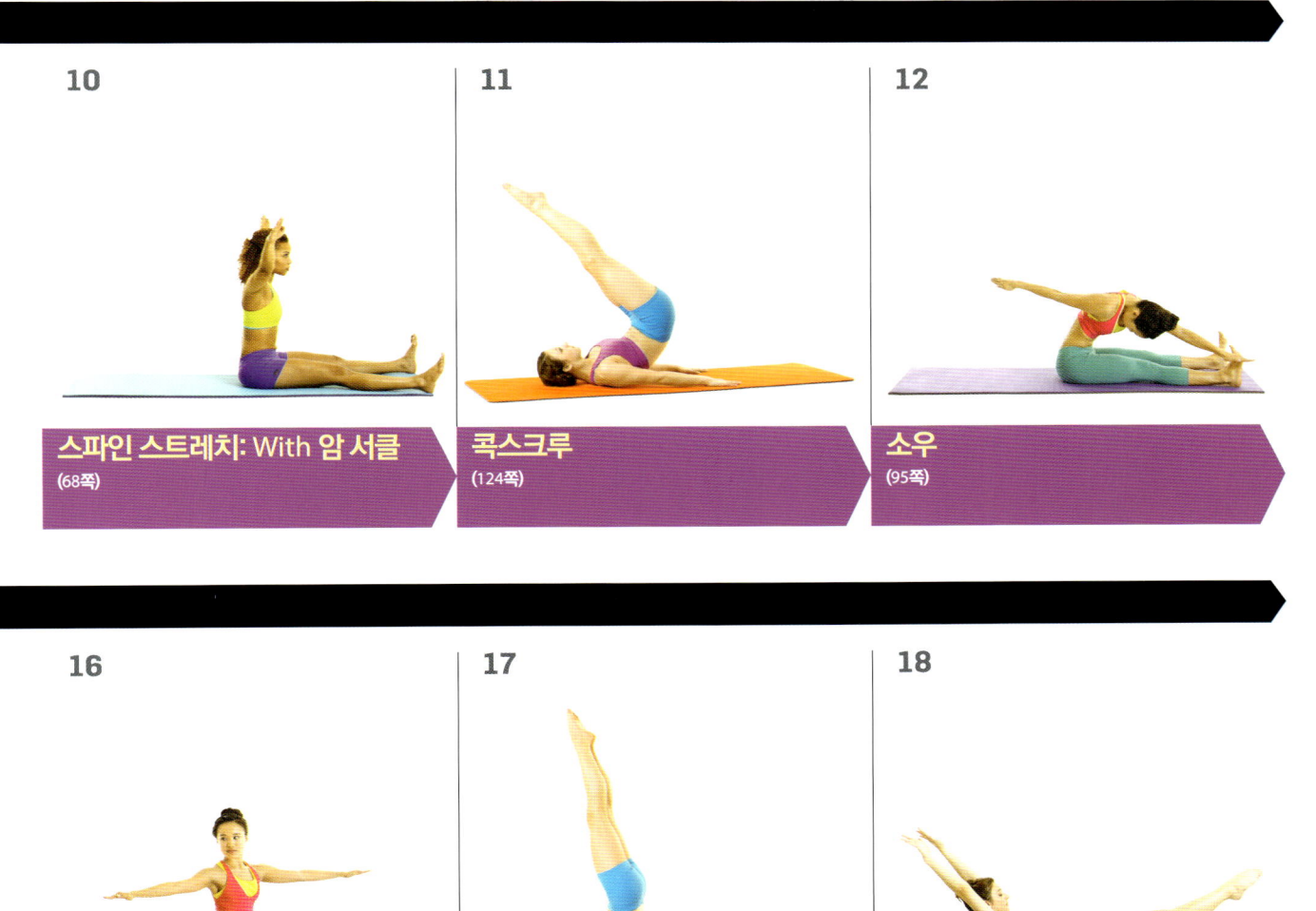

목적별 필라테스: 더 나은 유산소 운동과 칼로리 연소

주요 운동 (계속)

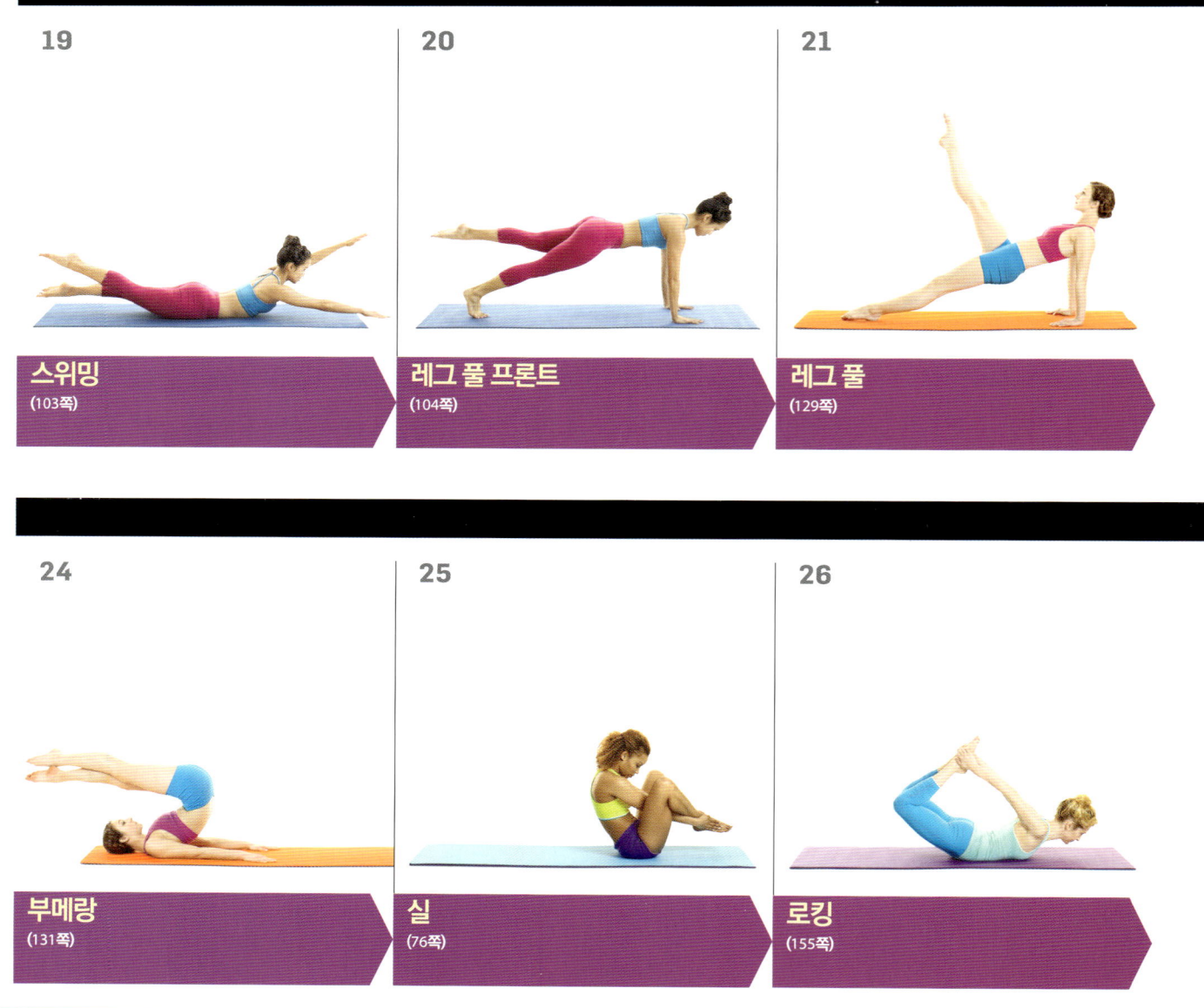

Chapter 10

운동 팁

• 당신의 산소 용량(1분당 산소 소비량)을 증가시키는 또 다른 요인은 근육 세포 내의 미토콘드리아 밀도를 증가시키는 것이다. 철인 3종 경기 전문가 벤 그린필드는 이렇게 말했다. "미토콘드리아는 산소가 에너지로 전환될 수 있도록 해주는 세포의 작은 동력원이다. 미토콘드리아가 많으면 많을수록 더 많은 산소를 사용할 수 있다. 대부분의 연구를 통해 미토콘드리아 밀도를 향상시키는 것은 짧고 매우 강도 높은 노력이며, 낮은 강도로 1시간 이상 훈련하면 큰 이득을 얻지 못한다는 것을 알 수 있다."

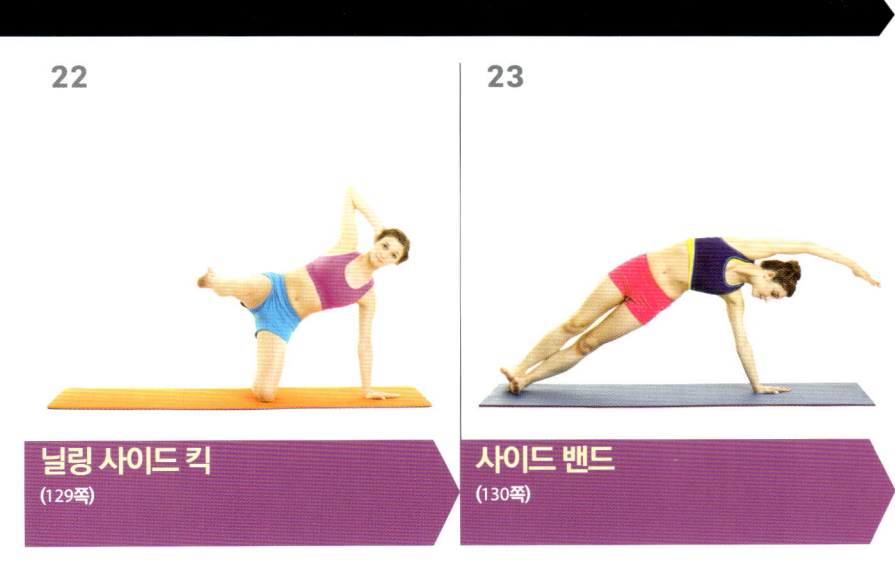

22 닐링 사이드 킥 (129쪽)

23 사이드 밴드 (130쪽)

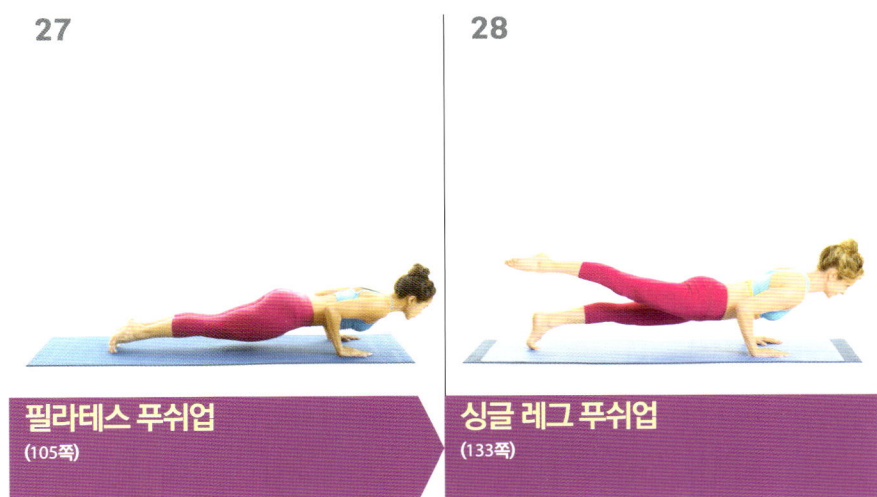

27 필라테스 푸쉬업 (105쪽)

28 싱글 레그 푸쉬업 (133쪽)

목적별 필라테스: 더 나은 유산소 운동과 칼로리 연소

마무리 운동

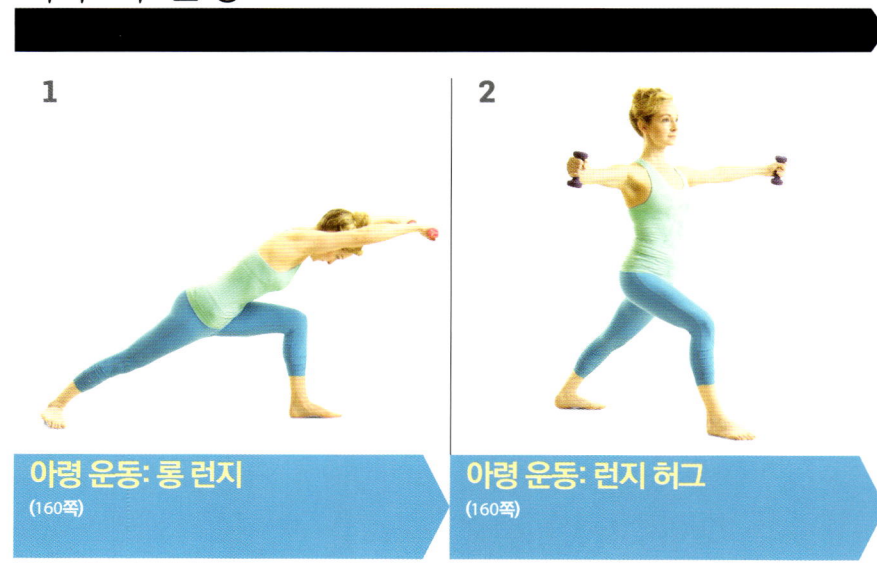

1. 아령 운동: 롱 런지 (160쪽)
2. 아령 운동: 런지 허그 (160쪽)

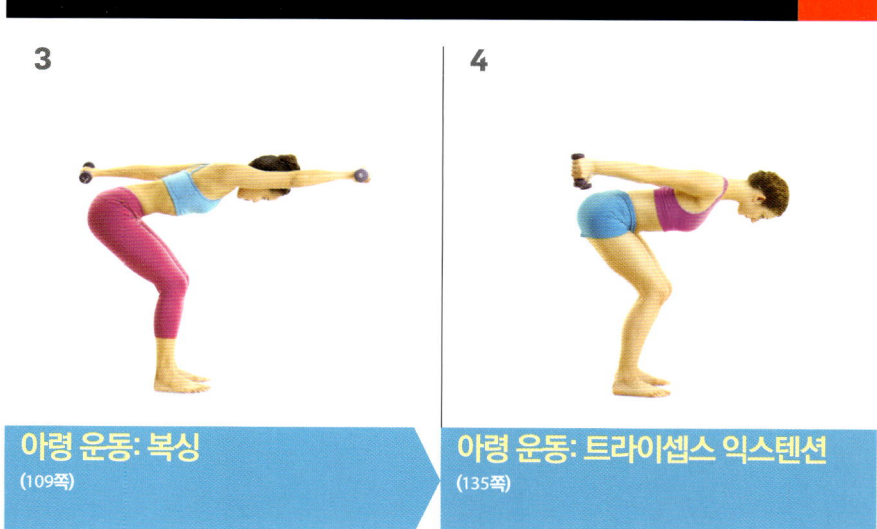

3. 아령 운동: 복싱 (109쪽)
4. 아령 운동: 트라이셉스 익스텐션 (135쪽)

호흡과 지구력을 위한 운동

대부분의 호흡 및 지구력 문제는 가슴, 목, 흉곽 주변의 근육 조직을 압박하고 뻣뻣하게 만들어 호흡을 어렵게 하는 나쁜 자세의 습관으로부터 온다. 호흡기 근육이 약하면, 흉강 내에 충분한 용량을 유지하기 어렵다.

운동 팁

- 위쪽 등, 가슴 및 옆구리 주위에 공간을 만든다
- 갈비뼈, 목, 어깨 주위에 공간을 만든다.
- 여러 다른 호흡 패턴을 시도해 본다(들숨이나 날숨을 참아본다).
- 호흡의 리듬을 따라 움직인다.
- 운동을 하나씩 걸러, 동작을 천천히 시작하여 점점 빠르게 실행한다.
- 근육을 사용하여 숨을 완전히 내뱉고, 들이쉬는 숨은 저절로 들어오도록 한다.

전문가의 말

"호흡의 메커니즘을 이해하는 가장 간단한 방법은 그것을 복부와 흉강의 모양 변화로 인식하는 것이다. 척추가 두 부분의 뒤쪽에 있기 때문에 척추와 호흡 운동은 밀접하게 연결되어 있다.
또 다르게 표현하면 호흡은 우리 몸의 공간을 움직이는 방법이며, 자세는 공간 속에서 우리의 몸을 안정시키는 방법이다. 따라서 잘 조정된 호흡은 잘 조정된 자세와 동의어이다. 각각의 상태가 서로가 없이는 발생할 수 없기 때문이다. 그것이 필라테스, 요가, 혹은 다른 호흡에 초점을 맞춘 시스템 같은 자연스러운 운동이 효율적인 자세, 더욱 자연스러운 호흡, 그리고 더 우아한 움직임을 위한 최고의 방법인 이유이다."

- 레슬리 카미노프(LESLIE KAMINOFF), 요가 지도자

목적별 필라테스: 더 나은 호흡과 지구력을 위하여

시작 운동

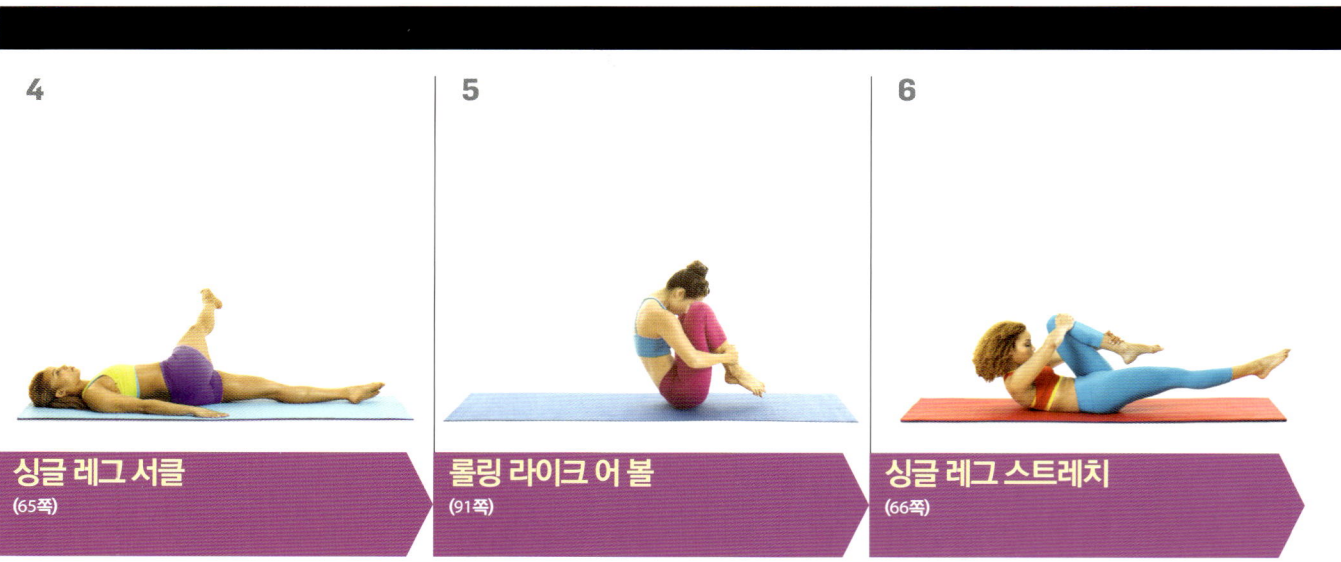

1. 스탠딩 소우 (88쪽)
2. 업-스트레치 콤보 (119쪽)
3. 롤-백 (59쪽)
4. 싱글 레그 서클 (65쪽)
5. 롤링 라이크 어 볼 (91쪽)
6. 싱글 레그 스트레치 (66쪽)

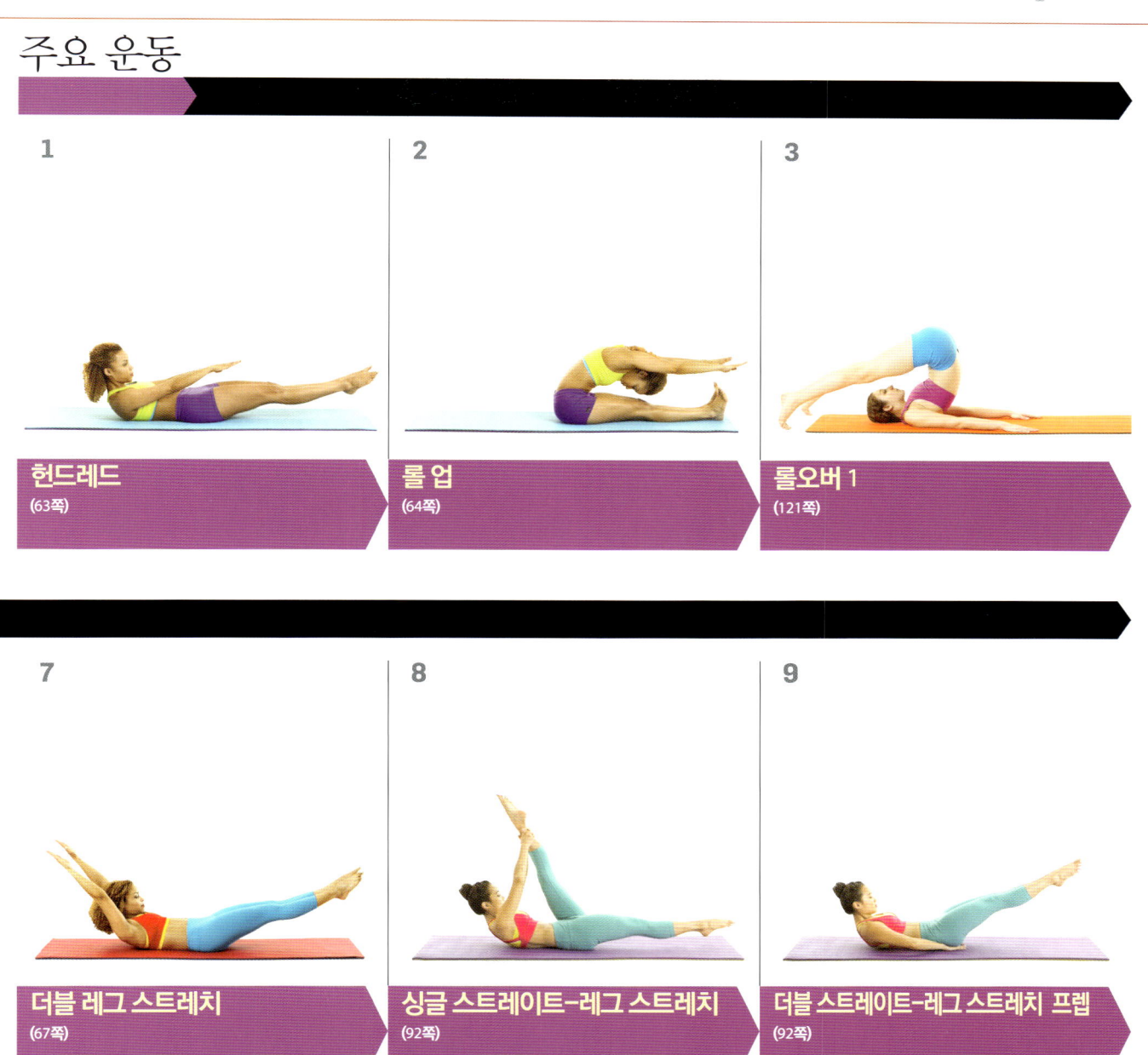

목적별 필라테스: 더 나은 호흡과 지구력을 위하여

주요 운동 (계속)

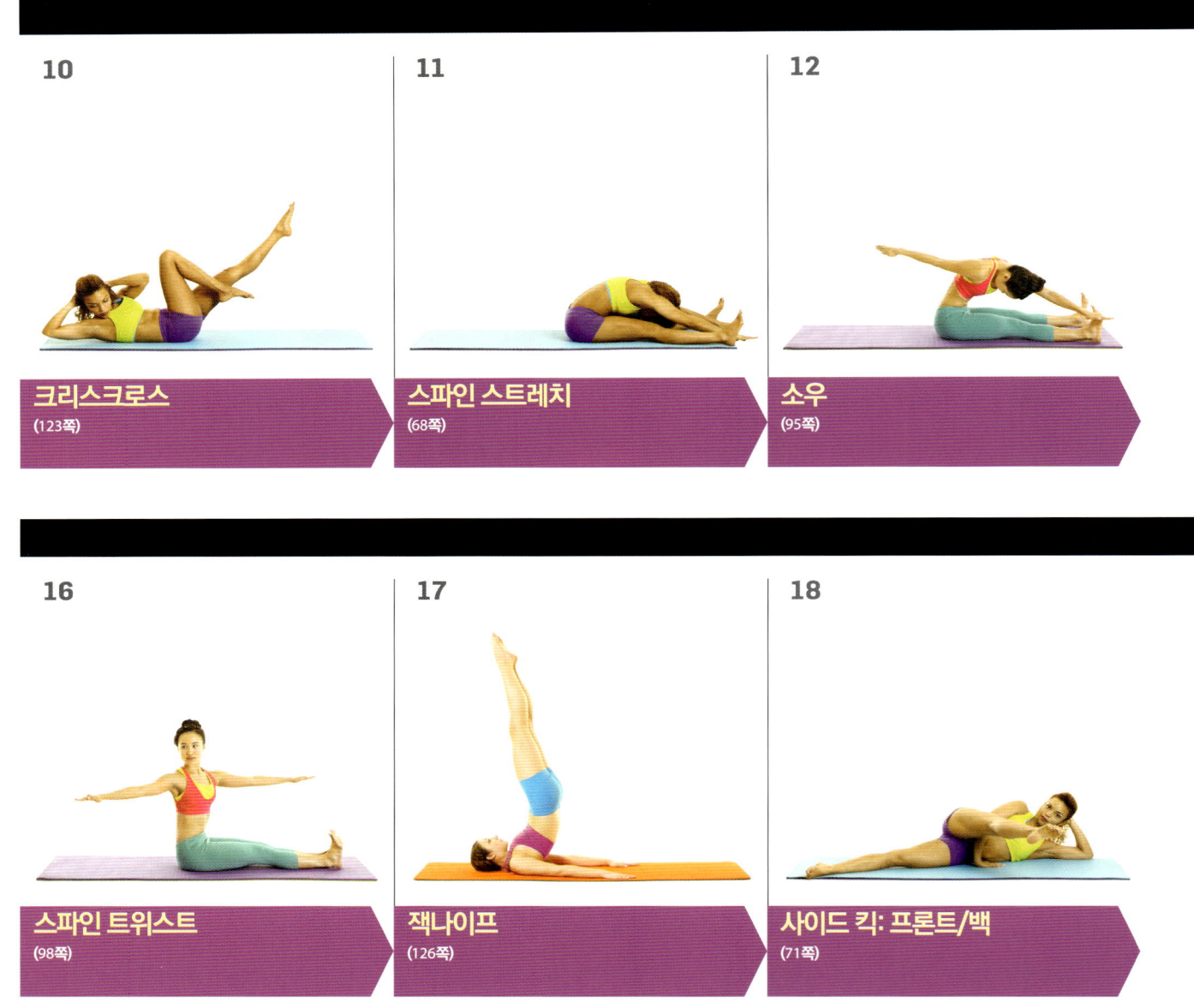

Chapter 10

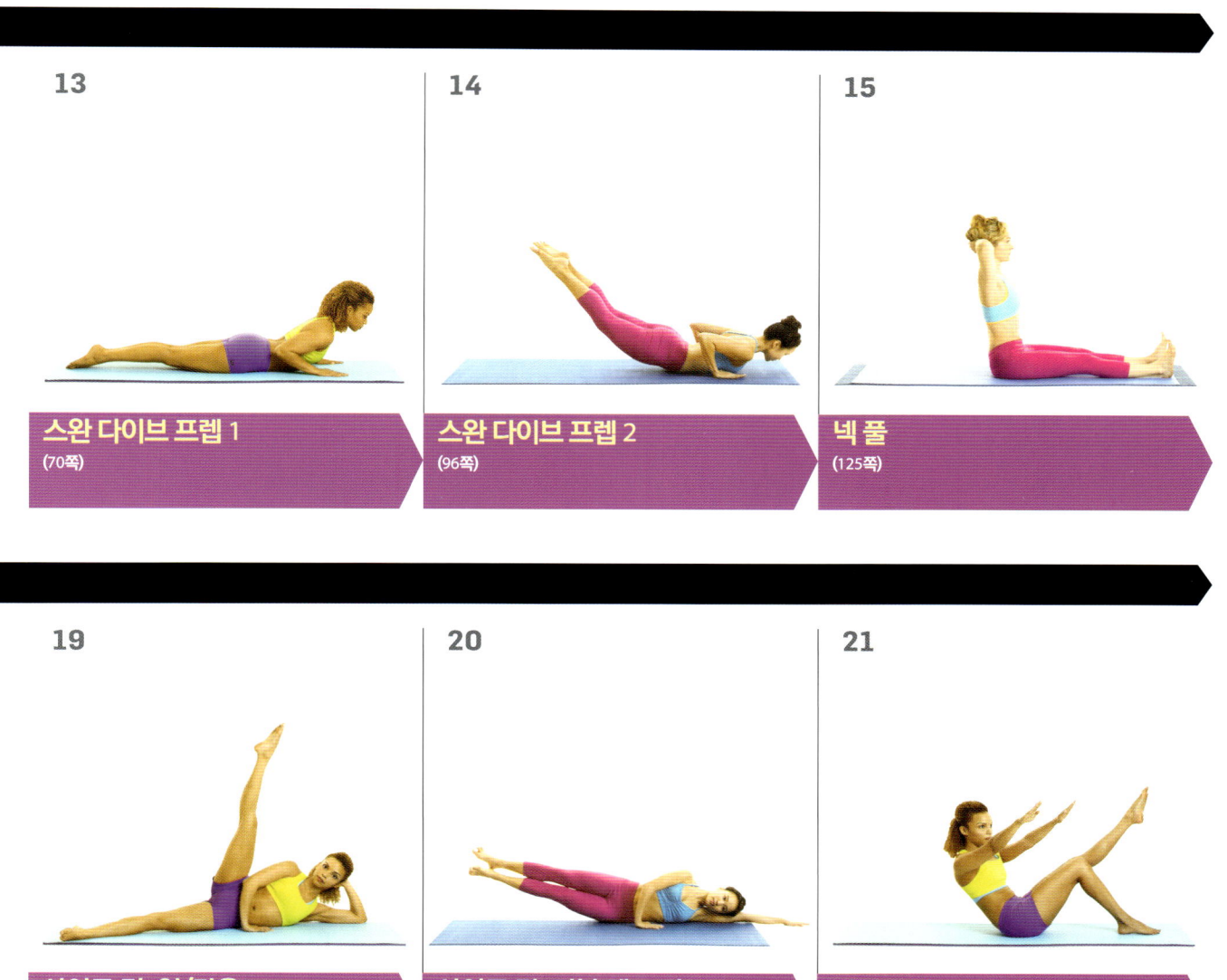

목적별 필라테스: 더 나은 호흡과 지구력을 위하여

주요 운동 (계속)

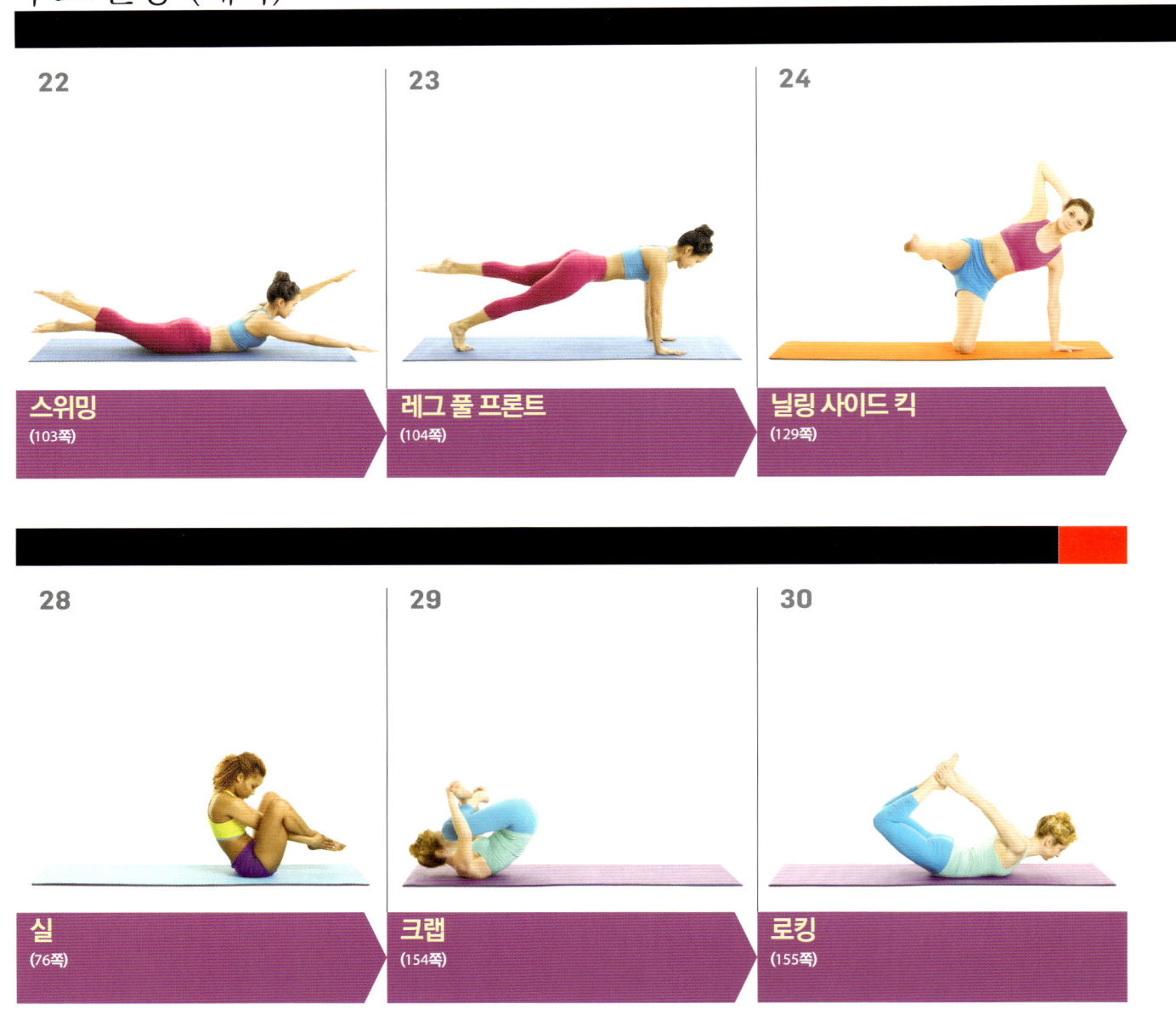

Chapter 10

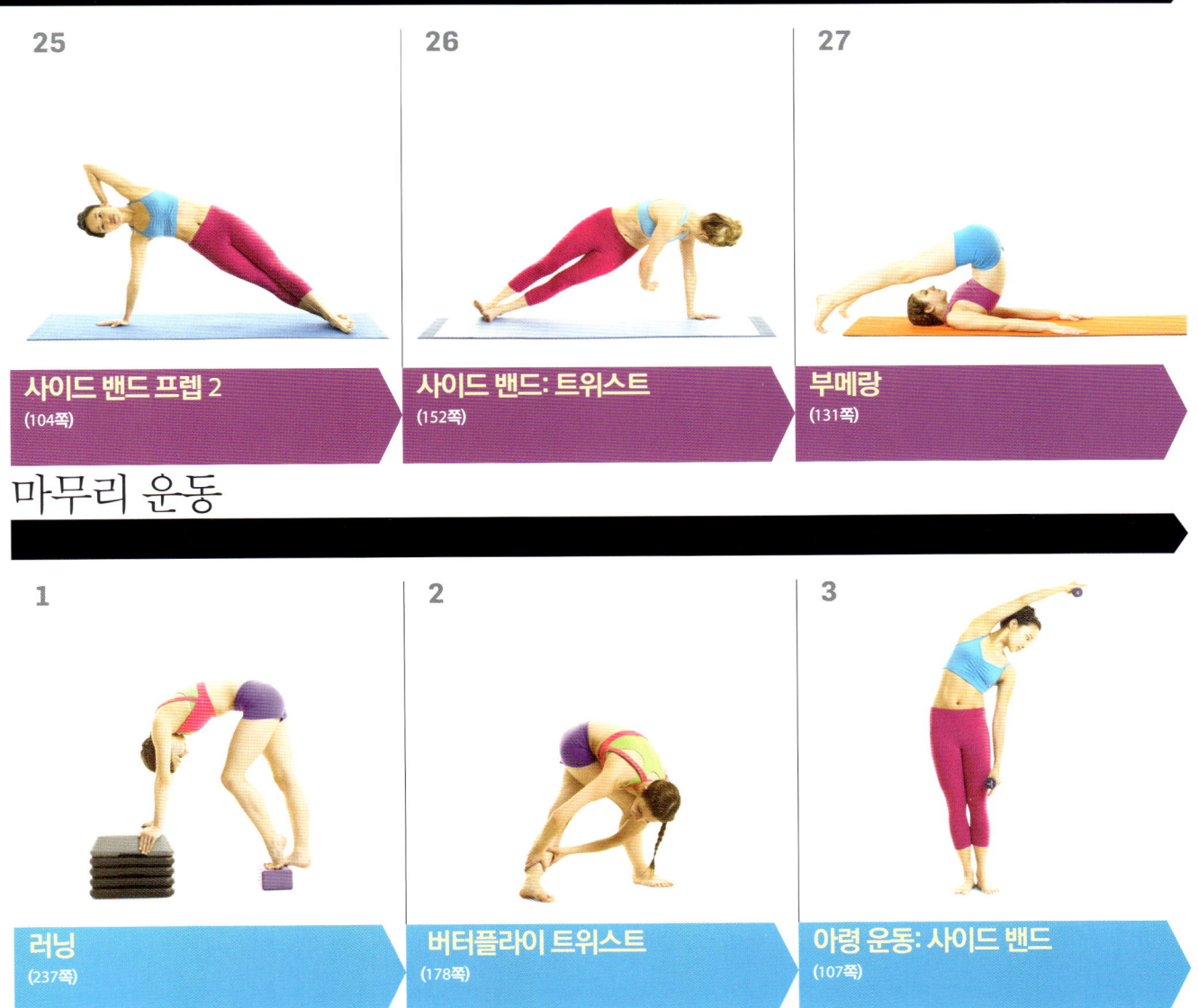

마무리 운동

목적별 필라테스: 더 나은 호흡과 지구력을 위하여

마무리 운동 (계속)

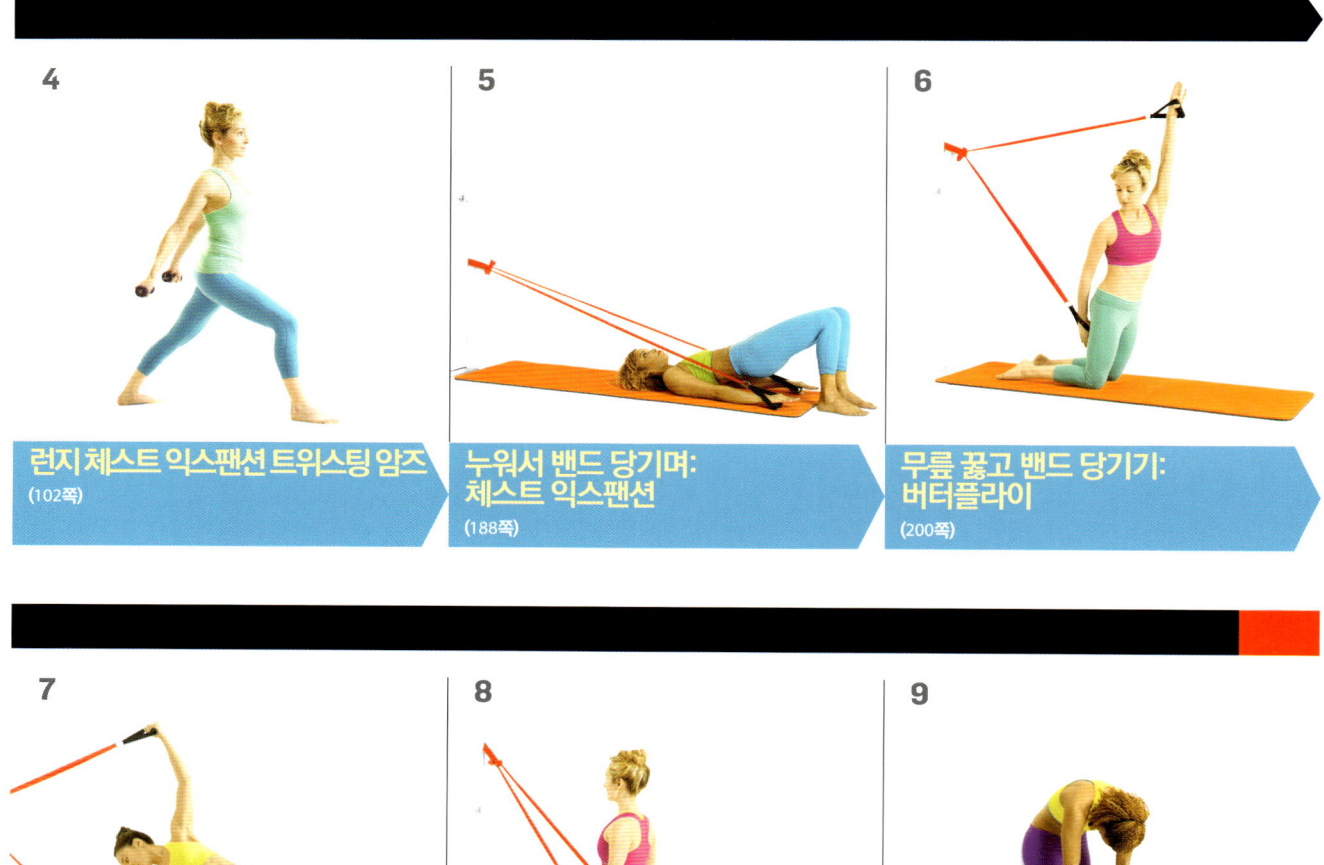

Chapter 10

유연성과 가동성 운동

이 운동들은 다양한 유형의 스트레칭(정적, 동적 및 기타)을 제시하고 특별한 스트레칭 방식을 통해 전반적인 유연성을 향상해 몸을 내부로부터 가열하고 가동 범위를 넓힌다. 마음껏 스트레칭하라!

운동 팁

- 몸을 가장 빨리 가열하는 방법으로 운동 속도를 늘릴 수 있다. 그러나 몸이 굳어져 있다면(깨자마자 운동할 때와 같이), 조심하는 것이 좋다.
- 무릎을 완전히 펴지 못해도 괜찮다! 몸을 무리해서 사용하지 마라. 현재 할 수 있는 것을 하면 된다.
- 정적 스트레칭을 할 때 밴드, 스트랩 혹은 수건을 사용한다.
- "준비"단계를 능가했다고 생각하면 적합한 단계의 운동으로 옮겨간다.

"진정한 유연성은 모든 근육이 고르게 발달했을 때 얻어진다."
- 조셉 필라테스

전문가의 말

건강한 근골격계에 포함되는 많은 요소가 있지만 가장 중요한 세 가지는 강한 근육 조직, 유연한 연조직 및 적절한 신경 조절이다.

근육의 힘은 종종 얼마나 많은 중량을 들어 올릴 수 있는지 혹은 얼마나 멀리 그리고 빨리 뛸 수 있는지의 관점에서 생각된다. 그러나 건강 훨씬 더 중요한 또 다른 요소가 있다. 그것은 우리의 "내재한" 근육이 얼마나 강한 가이다. 내재 근육은 겉으로 드러나지 않으며 이두근이나 가슴 흉근처럼 잘 알려지지도 않다. 내재 근육은 관전들 주변, 몸속 깊은 곳에 있다. 몸의 모든 근육을 강화하는 것이 중요하지만, 핵심 내재 근육을 강화하는 것이 관절을 보호하고 안정화하기 때문에 실제로 가장 중요하다.

연조직의 유연성은 근육, 힘줄, 인대 및 다른 근육 조직들이 늘어나고 길어질 수 있음을 뜻한다. 이것이 중요한 이유는 우리가 몸을 움직이기 위해 근육을 수축할 때마다, 움직임이 일어나기 위해서는 그 반대쪽에 있는 근육들 및 연조직이 길어져야 하기 때문이다. 따라서 유연성을 통해 이동성을 확보할 수 있다.

안정성과 유연성은 대립하는 개념이다. 하나가 늘어나면 다른 하나가 줄어든다. 그러나 둘 다 건강에 중요하므로 둘 사이에 균형을 유지해야 한다. 필라테스 세계에서는 이런 격언이 있다. "몇 개가 아니라 어떤 방법인지에 달려 있다." 즉 중요한 것은 운동의 양이 아니라 움직이는 형태의 질인 것이다.

운동의 패턴은 신경계에서 비롯되며 신경 조절의 결과라고 알려졌다. 우리가 움직이는 형식은 실제로 우리의 신경계가 여러 근육들에 수축하라고 명령한 것의 결과이다. 사실 우리가 어떤 사람이 몸을 조화롭게 움직인다고 말할 때 우리가 진짜로 의미하는 것은 그 사람의 신경계가 근육들에 효율적이고 우아하게 움직이라고 명령할 수 있다는 것이다.

힘을 유연성 및 신경 조절과 결합하는 것이 강하고 우아할 뿐 아니라 건강한 신체의 열쇠이다.

- 조 무스콜리노(JOE MUSCOLINO),
세계적인 강연자이자 《KNOW THE BODY》와
《THE MUSCULAR SYSTEM MANUA》의 저자

목적별 필라테스: 더 나은 유연성과 가동성을 위하여

시작 운동

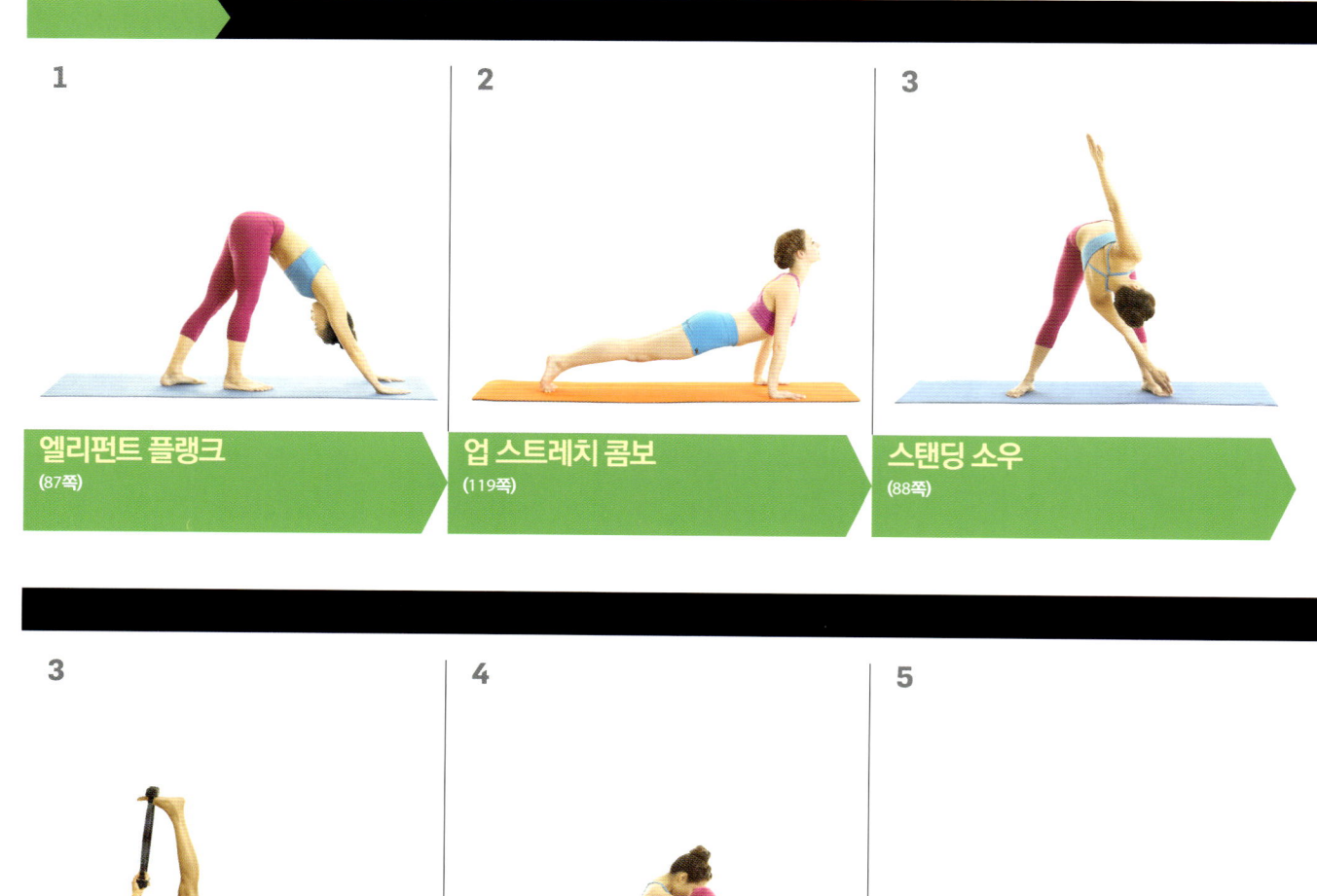

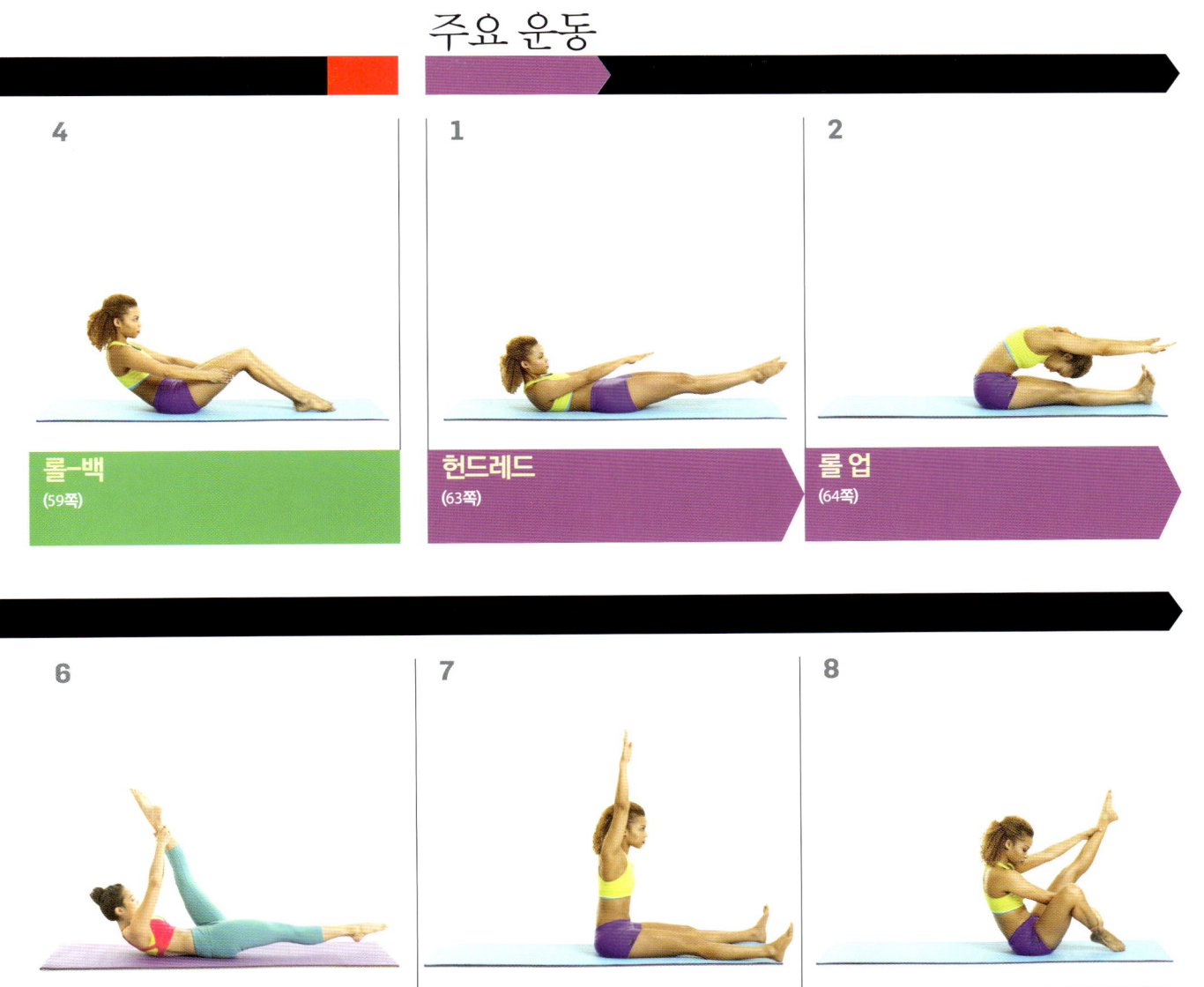

목적별 필라테스: 더 나은 유연성과 가동성을 위하여

주요 운동 (계속)

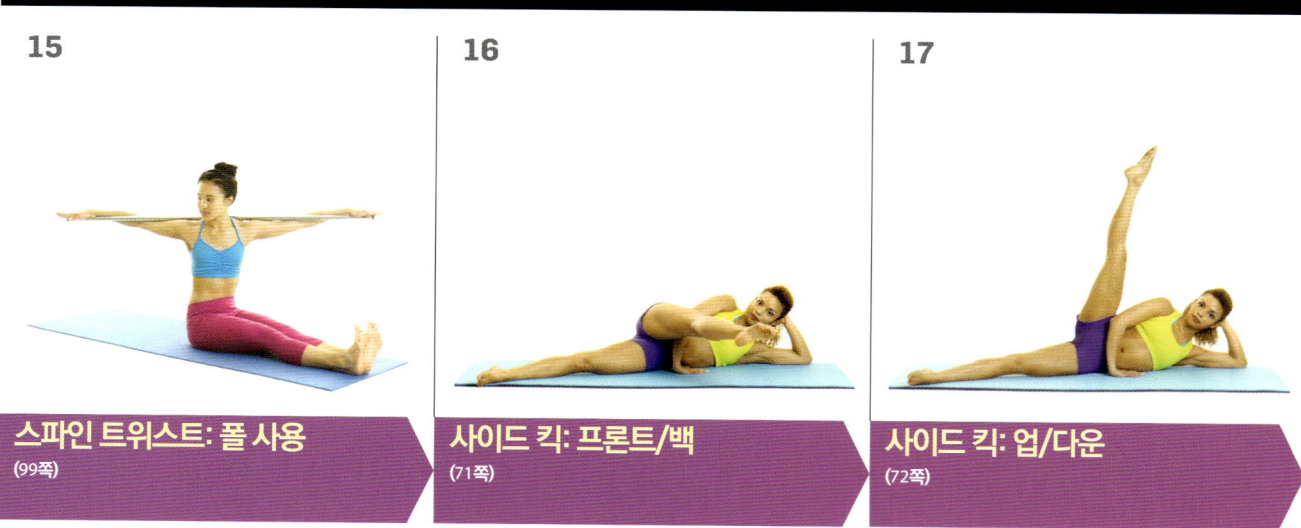

9	10	11
콕스크루 프렙 2 (93쪽)	소우 (95쪽)	스완 다이브 프렙 2 (96쪽)

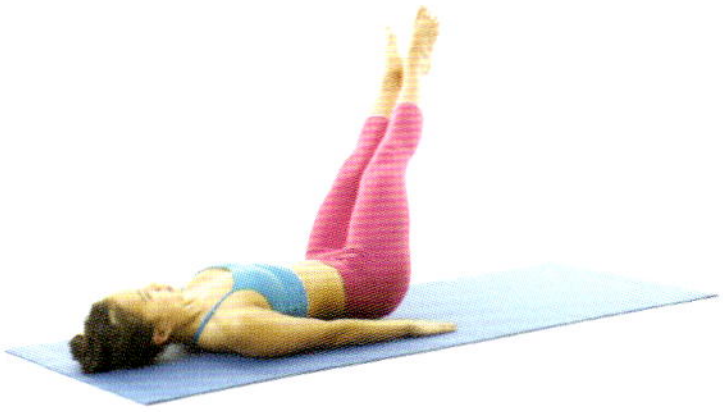

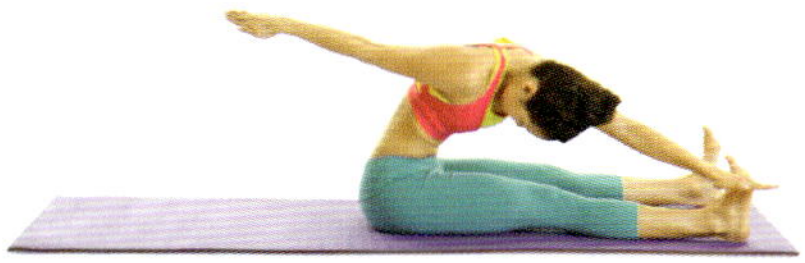

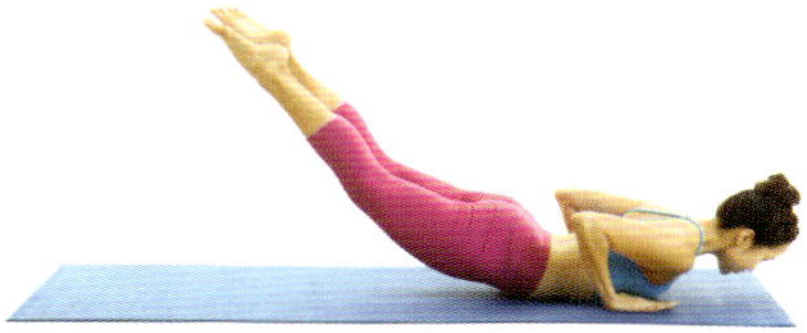

15	16	17
스파인 트위스트: 폴 사용 (99쪽)	사이드 킥: 프론트/백 (71쪽)	사이드 킥: 업/다운 (72쪽)

Chapter 10

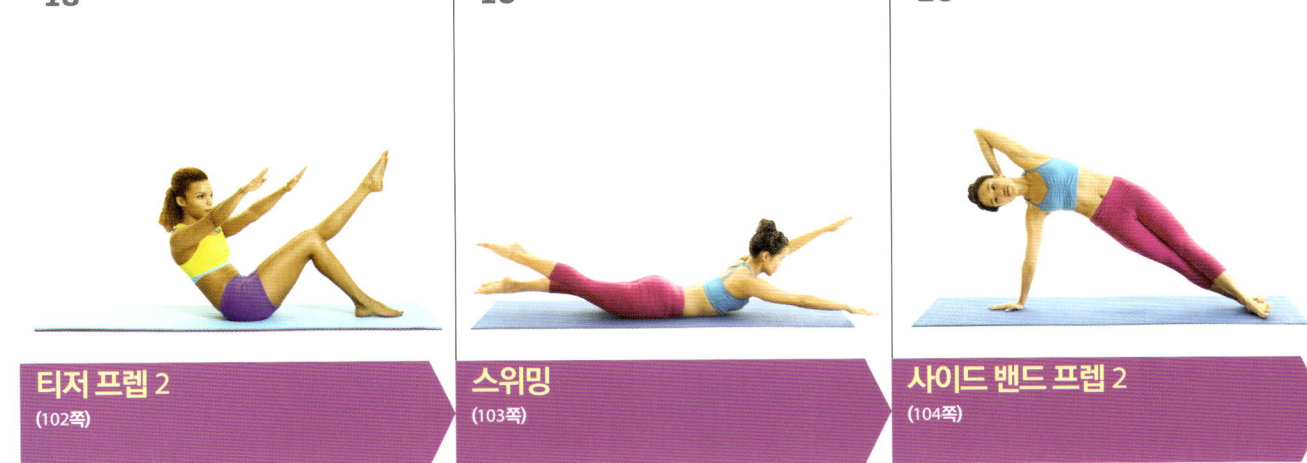

12 싱글 레그 킥 (70쪽)

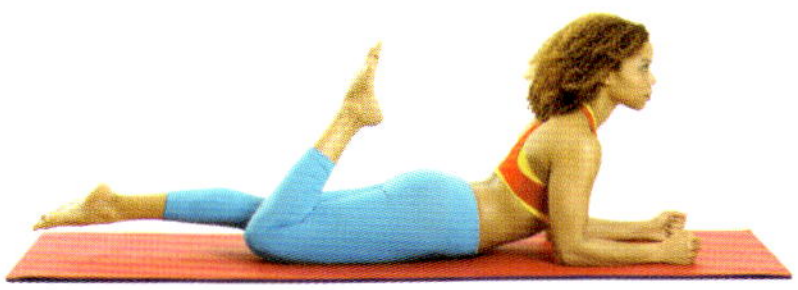

13 더블 레그 킥 (97쪽)

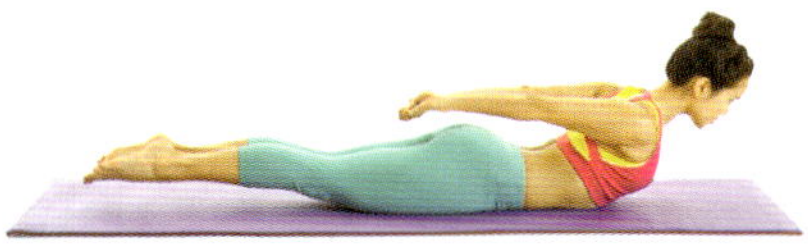

14 펠빅 리프트 (60쪽)

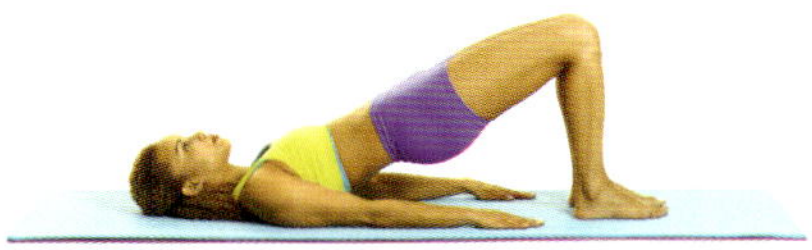

18 티저 프렙 2 (102쪽)

19 스위밍 (103쪽)

20 사이드 밴드 프렙 2 (104쪽)

목적별 필라테스: 더 나은 유연성과 가동성을 위하여

주요 운동 (계속) | 마무리 운동

21 실 (76쪽)

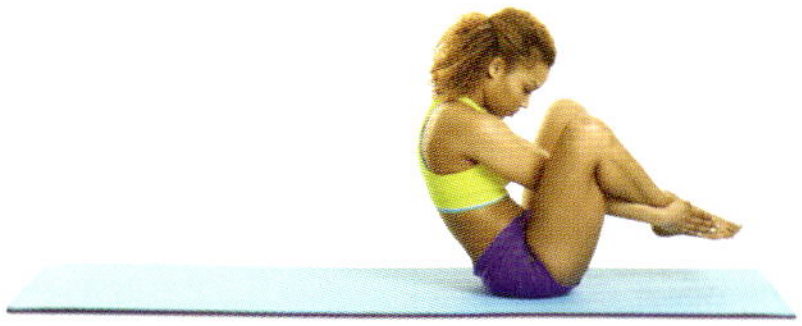

22 싱글 레그 푸쉬업 (133쪽)

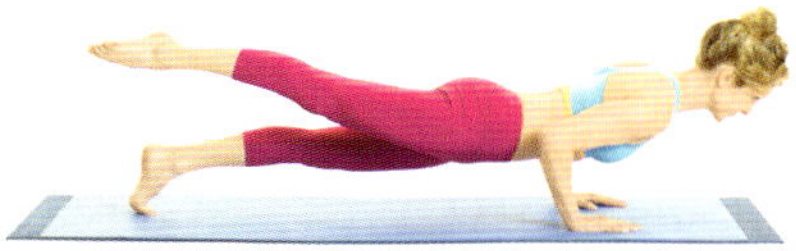

1 아령 운동: 사이드 밴드 (107쪽)

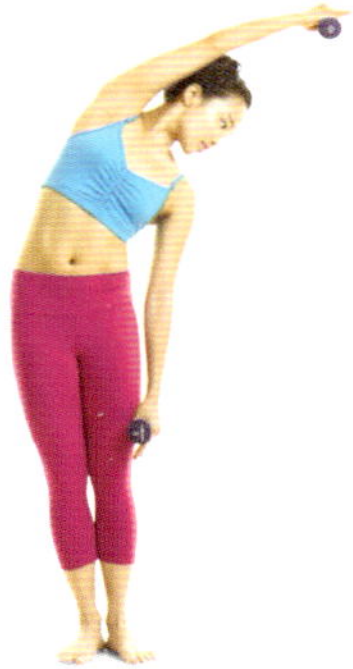

5 짐볼 운동: 소우 (215쪽)

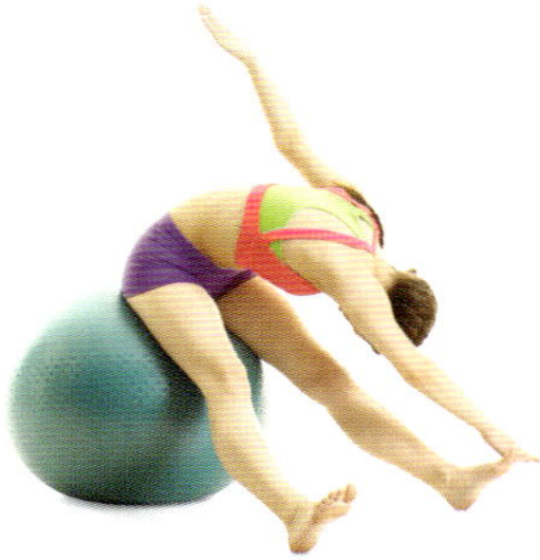

6 중간 크기 공: 레그 시리즈 (229-31쪽 중 어느 하나쪽)

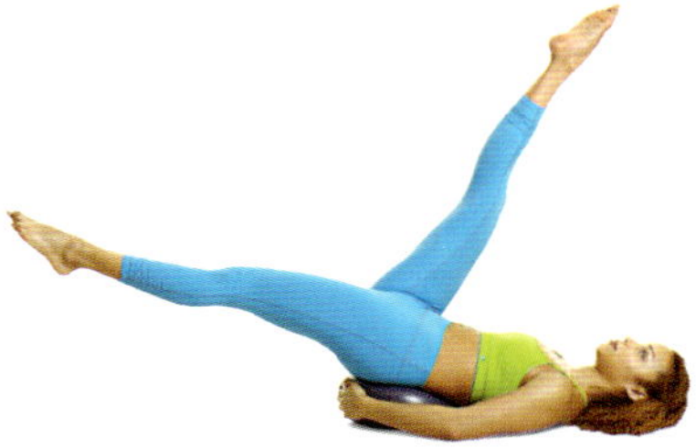

7 중간 크기 공: 암 시리즈 (227-28쪽 중 어느 하나쪽)

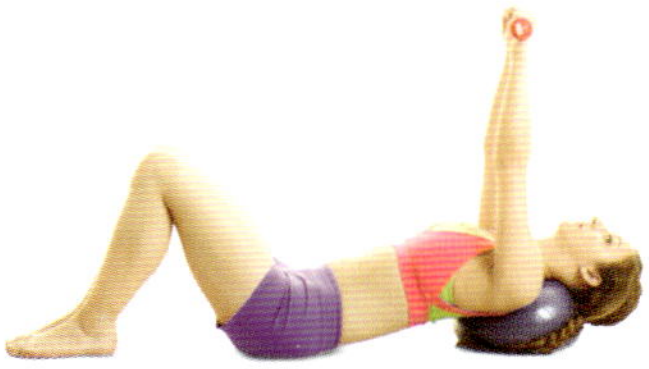

Chapter 10

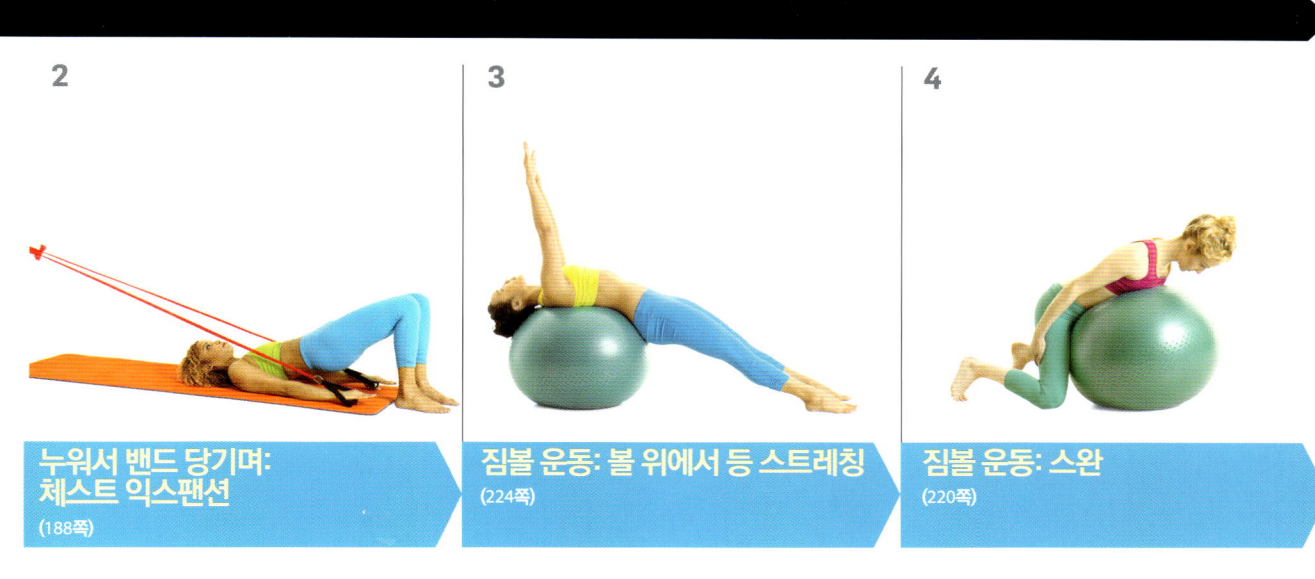

2 누워서 밴드 당기며: 체스트 익스팬션 (188쪽)

3 짐볼 운동: 볼 위에서 등 스트레칭 (224쪽)

4 짐볼 운동: 스완 (220쪽)

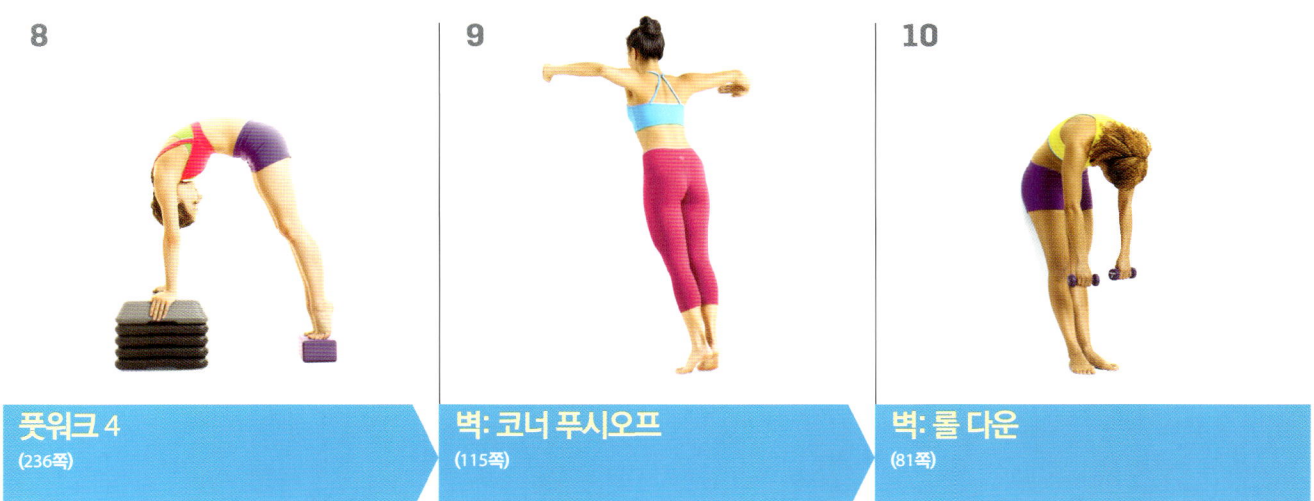

8 풋워크 4 (236쪽)

9 벽: 코너 푸시오프 (115쪽)

10 벽: 롤 다운 (81쪽)

근력과 안정성 운동

연구에 따르면 스무 살 이후에 강도 훈련을 하지 않으면 10년마다 약 2에서 3킬로그램의 근육을 잃게 된다. 운동에 무게와 저항을 추가하는 것은 필수이다. 근력 트레이닝에서는 몸의 체중을 "중량"으로 계산하므로 앵클 스트랩 혹은 작은 공을 들고 운동해도 되지만, 플랭크나 푸쉬업을 하거나 다리나 팔을 들고 운동을 하는 것 역시 모두 도움이 된다. 힘은 그것을 동반하는 유연성이 없다면 아무런 소용이 없다. 몸의 균형을 유지하려면, 두 가지를 고르게 갖추어야 한다.

운동 팁

- 극도의 집중이 힘을 기르기 위한 최고의 방법이다. 원하는 효과를 거두려면 각 동작에 완전히 집중한다.
- 매직 서클(239쪽 참조)과 텐사토너(246쪽 참조), 밴드(184쪽 참조), 혹은 힘과 안정성에 도움이 될 만한 소도구를 활용한다.
- 불안정한 표면에서 운동하거나 비대칭 운동(한쪽 다리나 한쪽 팔을 사용한 운동)을 추가한다.
- 중량과 저항을 더한다.
- 관절 가동 범위를 제한한다.

Chapter 10

시작 운동

1 니-인 (169쪽)

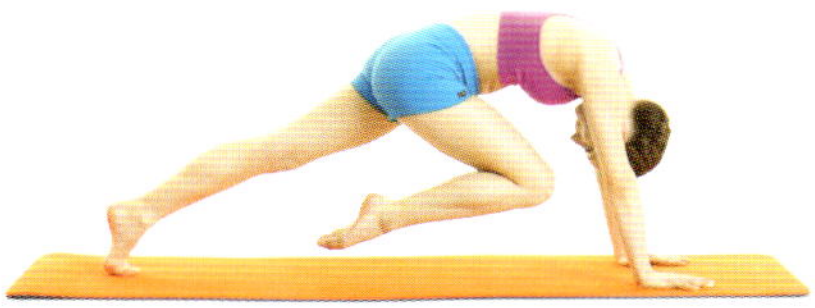

2 수퍼맨 플랭크 (171쪽)

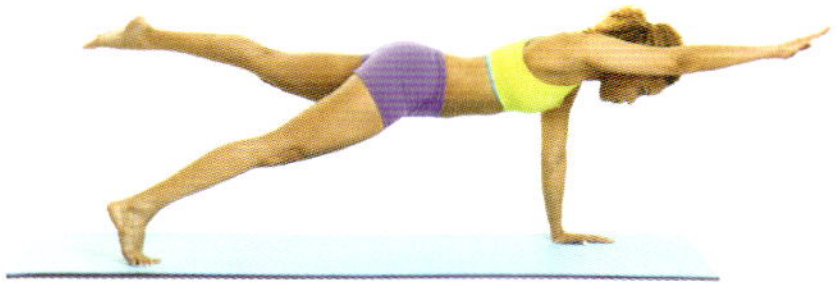

3 스파이더 플랭크 (171쪽)

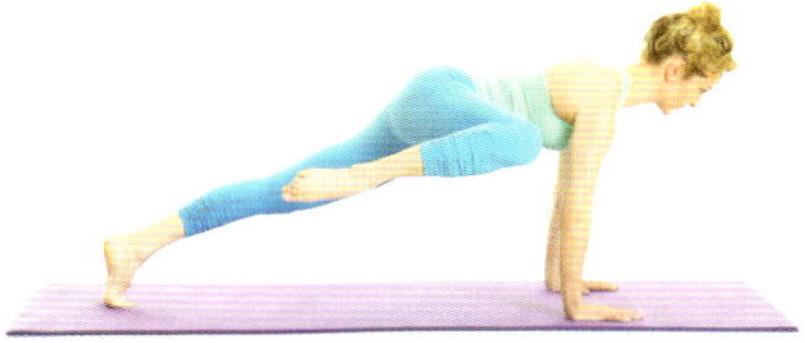

주요 운동

1 헌드레드 (63쪽)

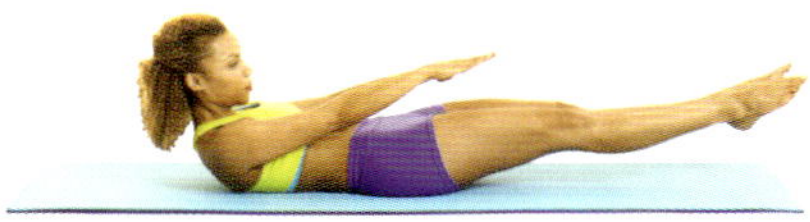

2 롤업 (64쪽)

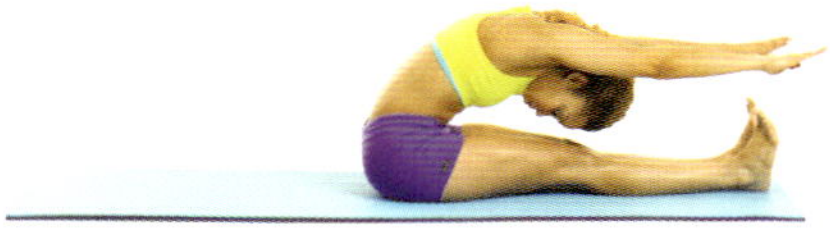

3 롤오버 1 (121쪽)

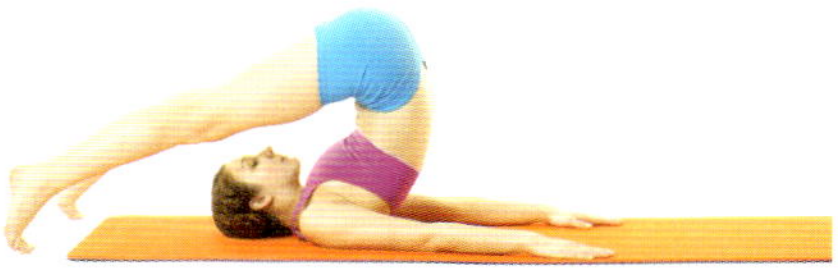

363

목적별 필라테스: 근력과 안정성 향상을 위하여

주요 운동 (계속)

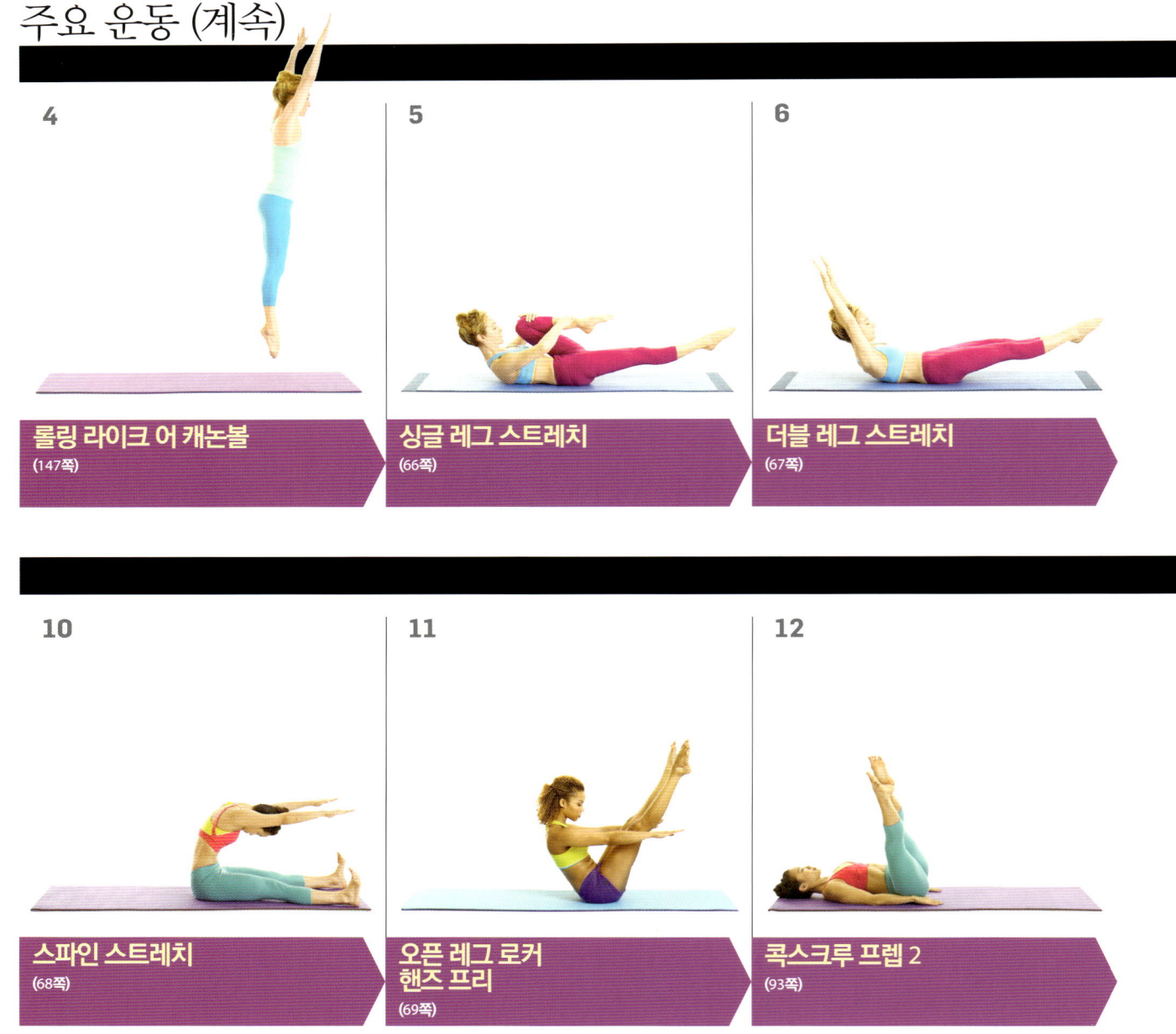

4 롤링 라이크 어 캐논볼 (147쪽)

5 싱글 레그 스트레치 (66쪽)

6 더블 레그 스트레치 (67쪽)

10 스파인 스트레치 (68쪽)

11 오픈 레그 로커 핸즈 프리 (69쪽)

12 콕스크루 프렙 2 (93쪽)

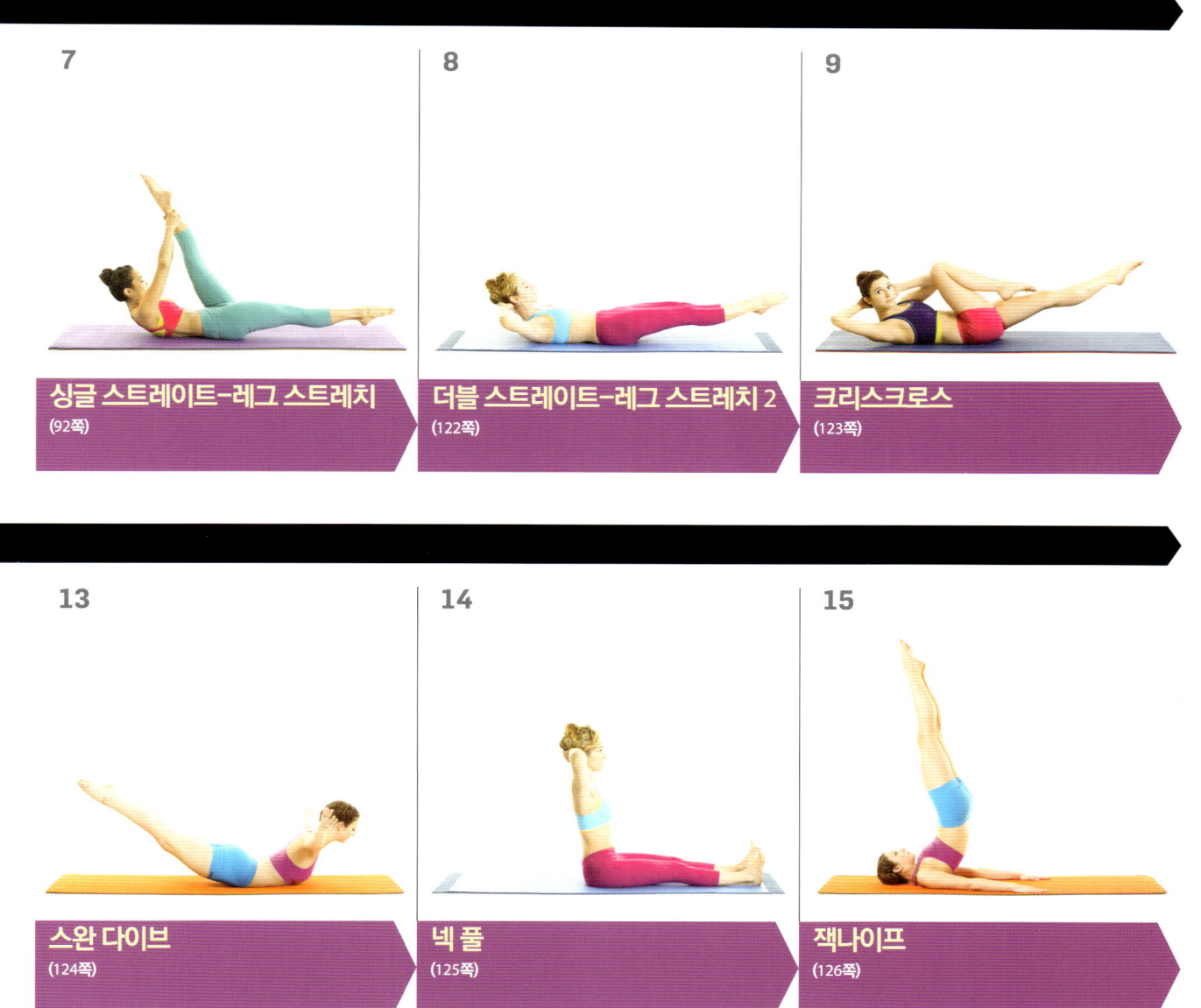

목적별 필라테스: 근력과 안정성 향상을 위하여

주요 운동 (계속)

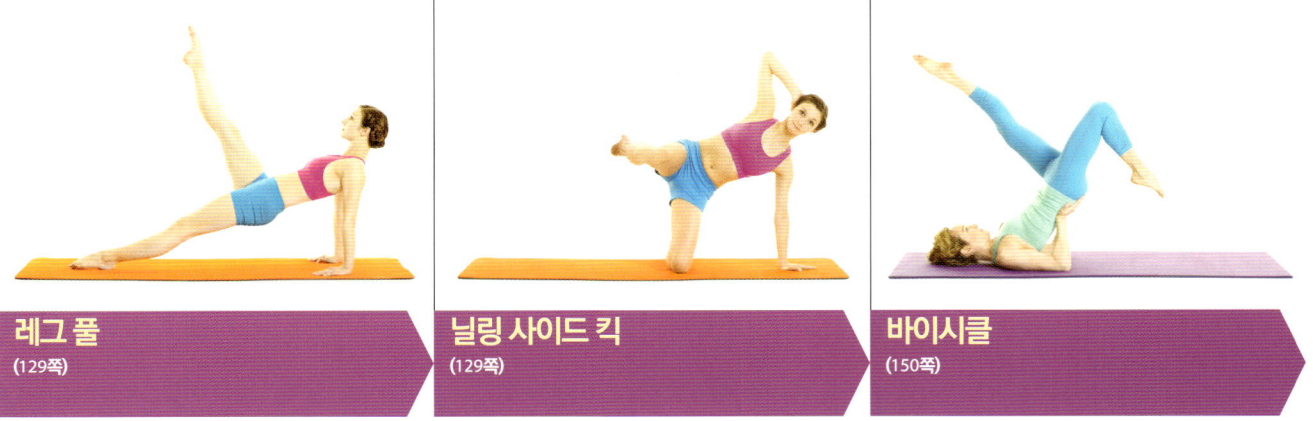

16 사이드 킥: 서클 (72쪽)

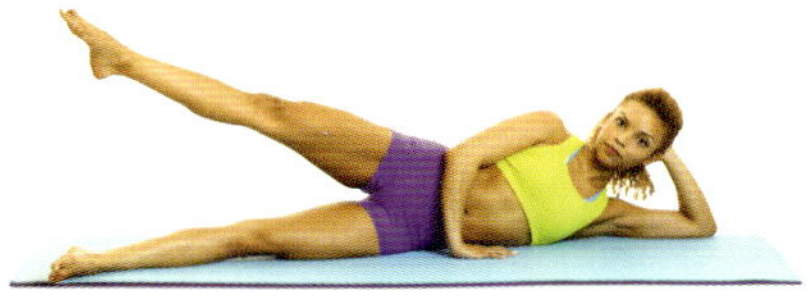

17 사이드 킥: 더블 레그 리프트 (101쪽)

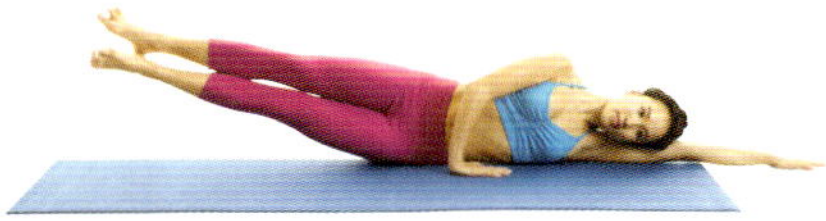

18 티저 (102, 128, 151쪽 중 어느 하나쪽)

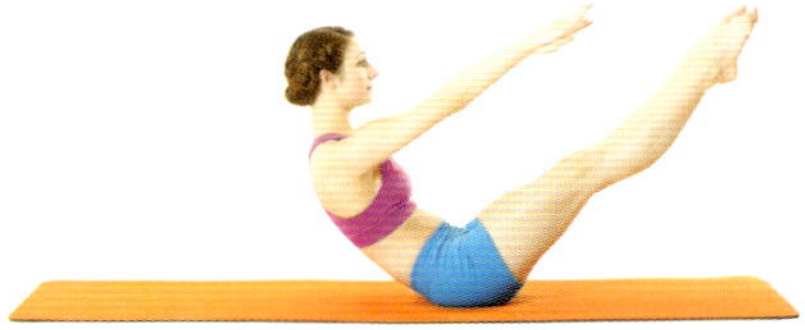

22 레그 풀 (129쪽)

23 닐링 사이드 킥 (129쪽)

24 바이시클 (150쪽)

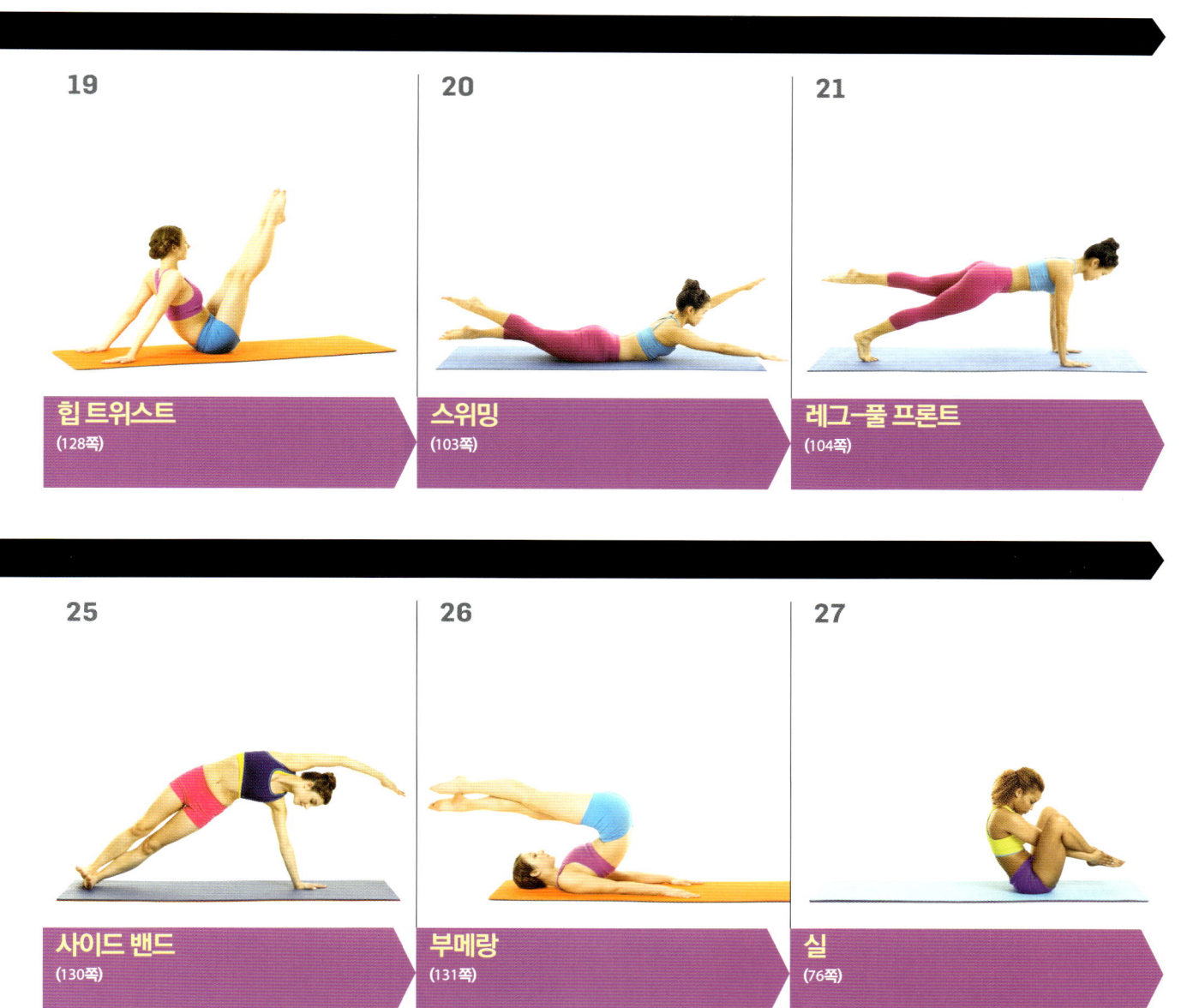

목적별 필라테스: 근력과 안정성 향상을 위하여

주요 운동 (계속)

28 컨트롤 밸런스 (156쪽)

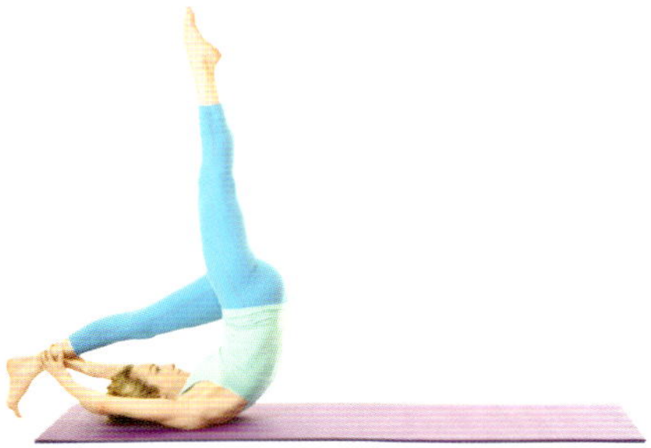

29 싱글 레그 푸쉬업 균형 유지 (133쪽)

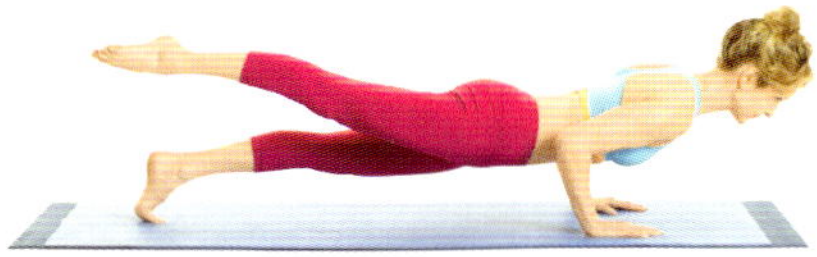

마무리 운동

1 밴드 스탠딩 업: 스쾃 (210쪽)

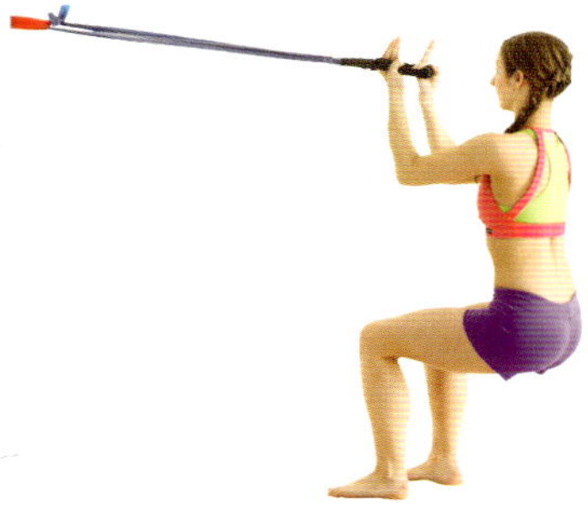

5 짐볼 운동: 헌드레드 (217쪽)

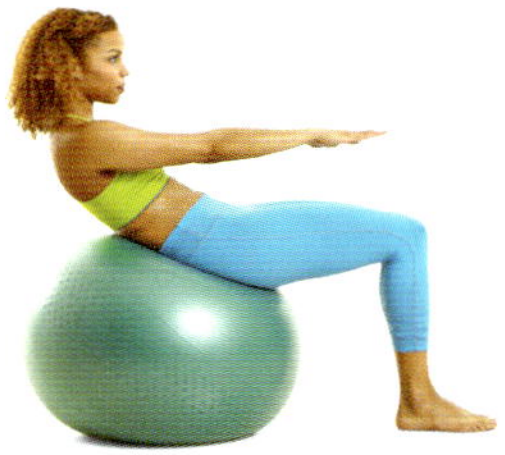

6 짐볼 운동: 풀업 (224쪽)

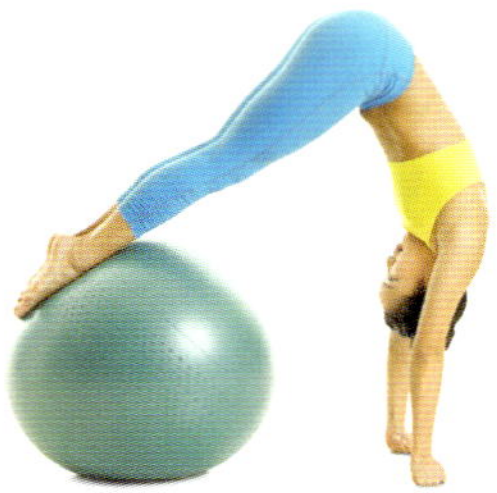

7 짐볼 운동: 스위밍 (221쪽)

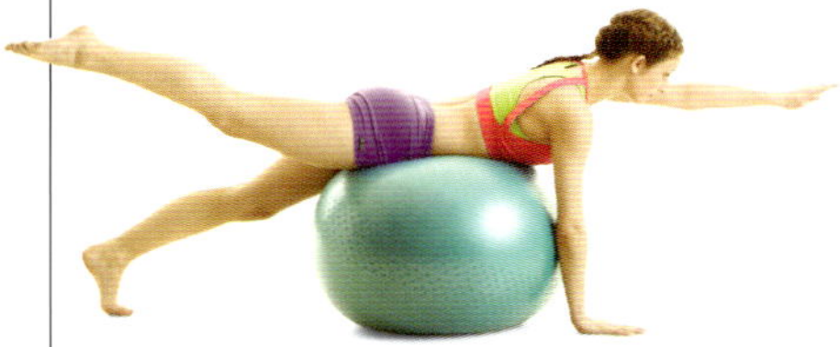

Chapter 10

2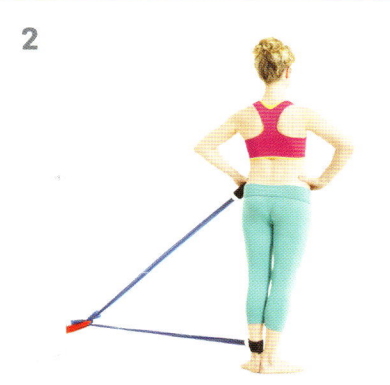
밴드 스탠딩 업:
스탠딩 사이드 킥: 허벅지 안쪽
(211쪽)

3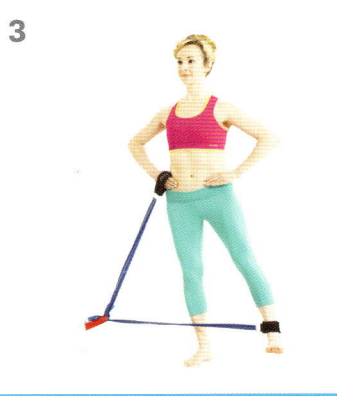
밴드 스탠딩 업:
스탠딩 사이드 킥: 허벅지 바깥쪽
(211쪽)

4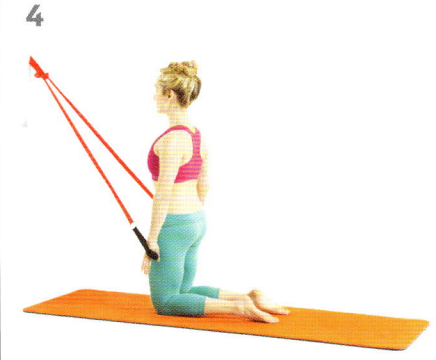
체스트 익스팬션
(198쪽)

8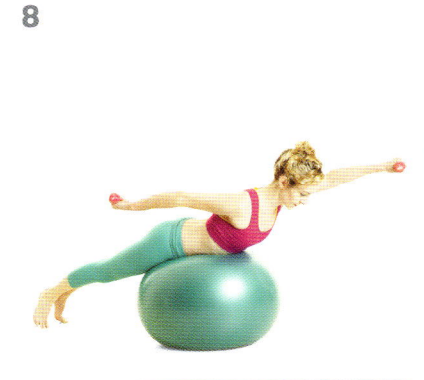
짐볼 운동: 암 웨이트 온 더 볼
(225쪽)

9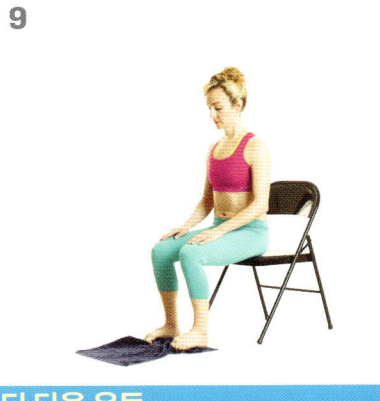
티 타올 운동
(255쪽)

10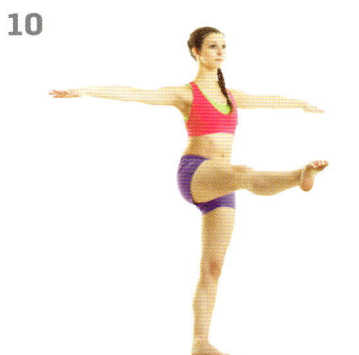
싱글 레그 싱글 레그 발란스 프론트
(178쪽)

목적별 필라테스: 근력과 안정성 향상을 위하여

주요 운동 (계속)

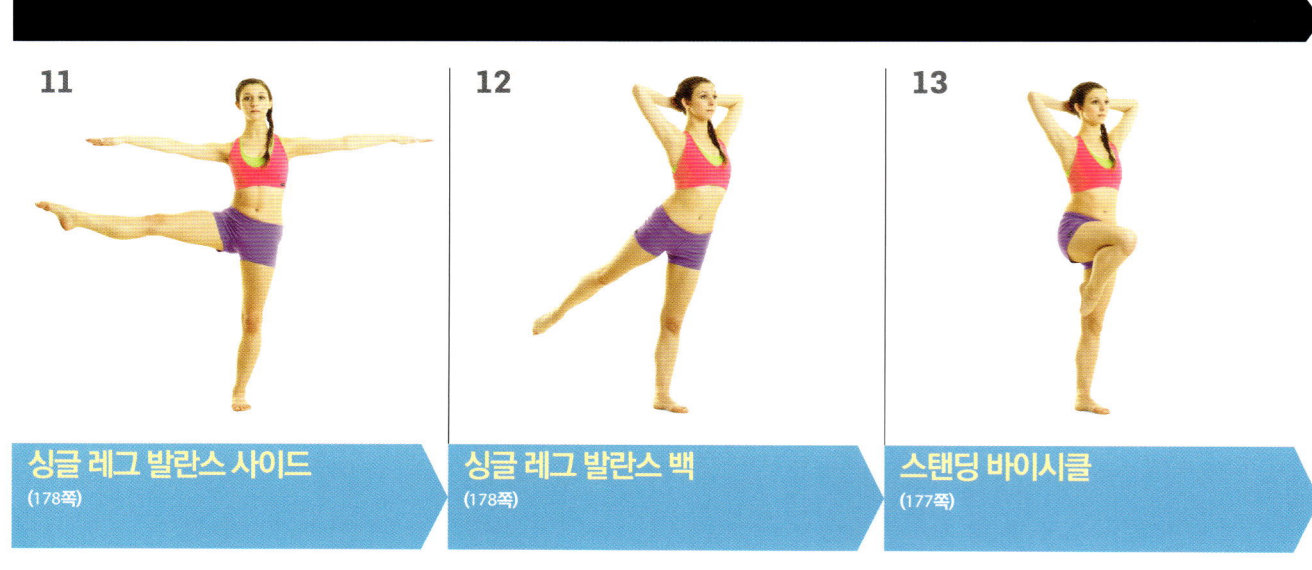

11 싱글 레그 발란스 사이드 (178쪽)
12 싱글 레그 발란스 백 (178쪽)
13 스탠딩 바이시클 (177쪽)

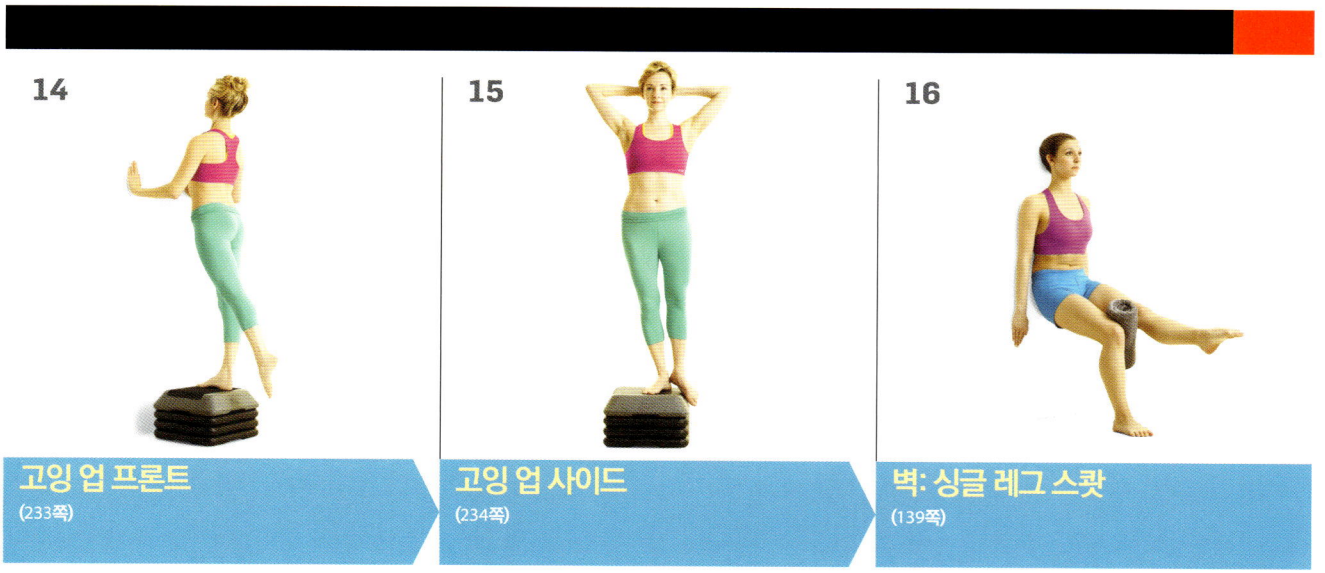

14 고잉 업 프론트 (233쪽)
15 고잉 업 사이드 (234쪽)
16 벽: 싱글 레그 스쾃 (139쪽)

Chapter 10

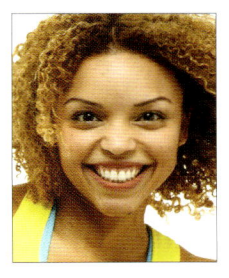

벨리사 세이버리
(Belissa Savery)

벨리사는 현재 브룩 실러 (Brooke Siler)의 re:AB 필라테스 지도자 과정 (Pilates Teacher Training Program)을 통해 훈련 중이다.

나는 2001년, 대학교 일 학년 때 필라테스 운동 비디오를 구입하면서 처음 필라테스를 접했다. 그렇지만 2010년에 브룩의 스튜디오를 방문하고서야 이 방법의 본질을 진짜로 발견했다. 수년간의 근력 강화운동, 복싱 그리고 춤은 내 몸에 단기간의 변화만을 가져왔고, 여러 가지 통증과 부상을 유발했다. 필라테스가 나의 신체, 마음, 정신에 가져온 변화는 놀랍다. 나는 앞으로 내 필라테스에 대한 전문 지식을 건강과 신체 관리에 대한 교육이나 자료가 부족한 지역에서 나눌 계획이다.

"단지 이 주 만에 내 몸에 극적인 변화가 생겼고, 그때 나는 필라테스는 앞으로 내 인생의 일부가 될 것이라는 걸 알았다."

CHAPTER 11
활동별 필라테스

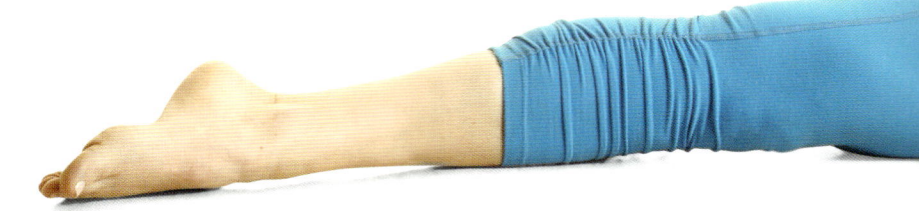

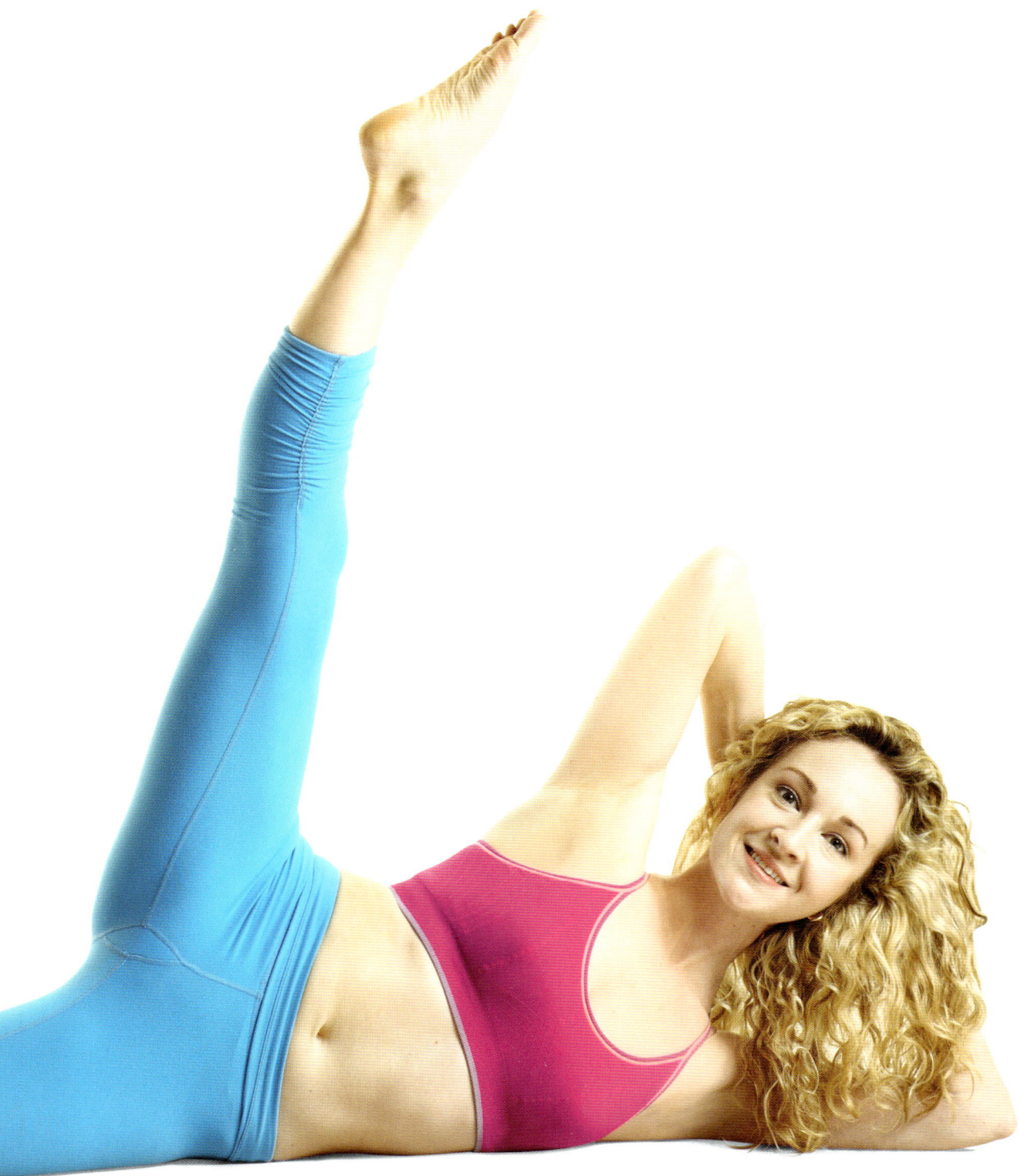

활동별 필라테스

운동 기량을 향상시키자

스포츠는 정상적인 일상 활동에서는 필요하지 않은 특별한 신체 기능을 필요로 한다. 테니스나 골프는 몸의 한쪽만을 사용한다(보통 스윙을 할 때 한쪽 팔을 선호한다). 그러므로 그런 운동을 할 때는 올바른 신체 인식을 통해 부상으로 이르게 하는 불균형을 발전시키지 않는 데 중요하다. 물리 치료사 로버트 도나텔리(Robert Donatelli) 박사에 따르면 신체에서 힘을 가장 잘 상쇄할 수 있는 것은 바로 근육이라고 한다. 우리의 관절은 움직임을 시작하고, 움직임을 늦추며, 뼈의 움직임을 조절하는 근육으로 둘러싸여 있다. 즉 근육은 신체의 가장 좋은 충격 흡수제이며, 도나텔리 박사는 이러한 수행을 하기 위해 한 근육군이 움직임을 시작하고 다른 근육 군은 움직임을 제어한다고 설명한다. 이러한 근육들을 주동근과 길항근이라고 부른다. 근육 불균형은 근육의 약함, 유연성 부족, 그리고 주동근과 길항근의 내구성 부족 때문에 발생한다.

불균형의 문제를 해결하기 위해 레벨 및 목적(유연성, 힘 또는 지구력)에 따라 자신에게 가장 필요한 운동을 이전 장에서 선택하여 실행하고, 그다음 당신이 하는 스포츠에 따라 다음의 추천 운동을 추가해 보자.

운동 패턴 자가 테스트

1. 내가 평소에 하는 운동은 어떤 방향으로 내 몸을 움직이는가?

2. 내가 하는 운동은 몸의 어떤 부분을 집중적으로 사용하는가?

3. 더 효율적으로 움직이고 부상을 방지하기 위해 근육의 균형을 되찾으려면 어떻게 해야 하는가?

Chapter 11

유산소와 칼로리 연소 운동

7천 5백만 명이 넘는 미국인이 달리기를 한다. 우리가 달리려면 발에 있는 26개의 뼈, 33개의 관절, 112개의 인대, 그리고 힘줄, 신경 및 혈관 네트워크가 모두 동시에 작동해야 한다. 이 작업을 제대로 준비하려면 발을 강하고 유연하게 유지해야 하지만, 땅에 발이 강하게 닿는 것의 영향을 줄이려면 단순히 발이 아닌, 신체 전체의 근육이 함께 일해야 한다. 바로 이것이 필라테스가 필요한 영역이다.

필라테스를 통해 새롭게 발견한 코어 근육이 힘들이지 않고 똑바로 서는 것과 완전한 호흡을 도울 것이다. 필라테스는 긴장과 이완의 기술을 가르쳐서 복부, 엉덩이, 허벅지는 가동하면서 몸통, 어깨, 목의 긴장은 풀 수 있도록 한다.

운동 팁

- 복부, 엉덩이, 발, 발-무릎-골반의 정렬, 옆구리를 강화 및 안정화한다.
- 골반의 가동성과 호흡기 근육의 효율을 높인다.
- 253쪽의 "나의 발 만나기" 부분을 참조한다.

"모든 근육이 적절하게 발달하면, 최소의 노력과 최대의 즐거움으로 움직일 수 있다."
- 조셉 필라테스

활동별 필라테스: 달리기

개선을 위한 동작들

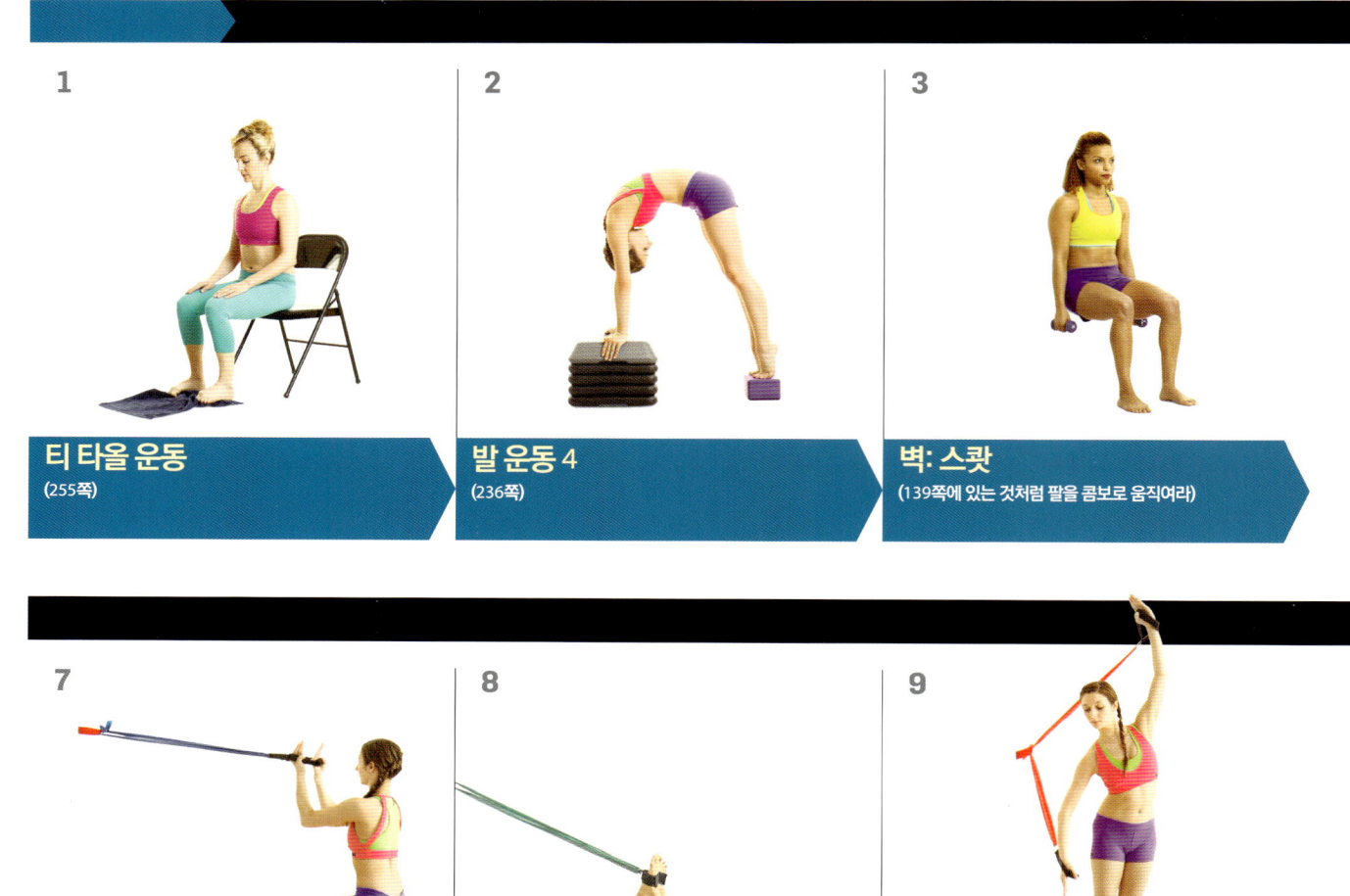

Chapter 11

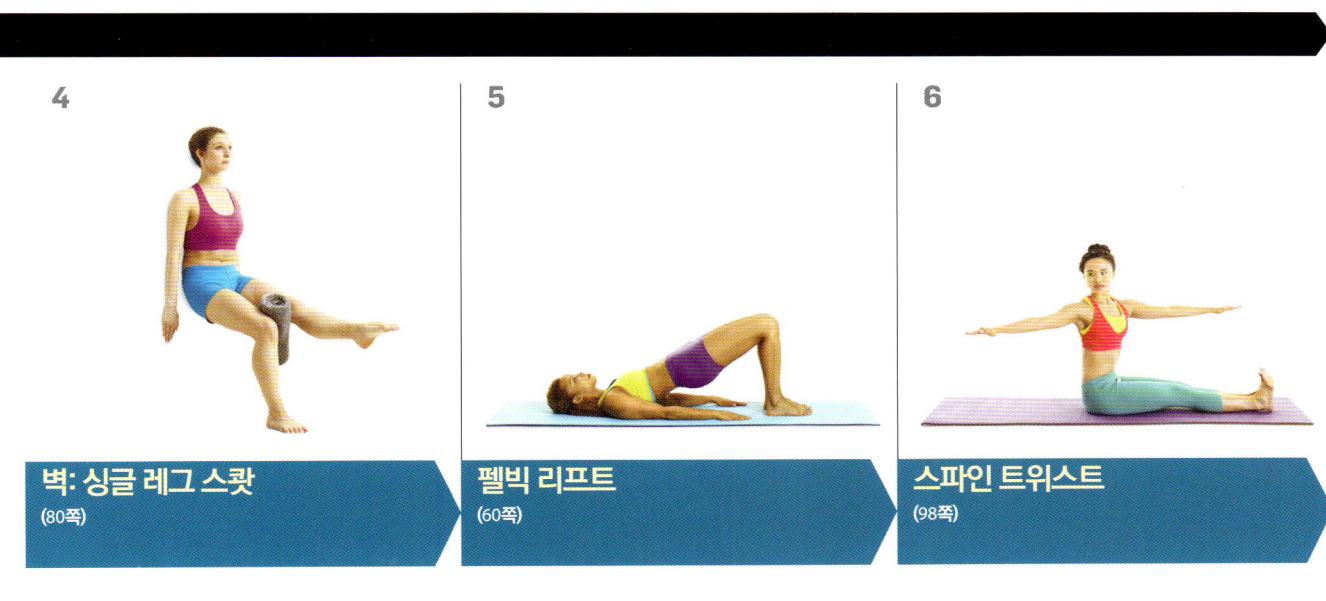

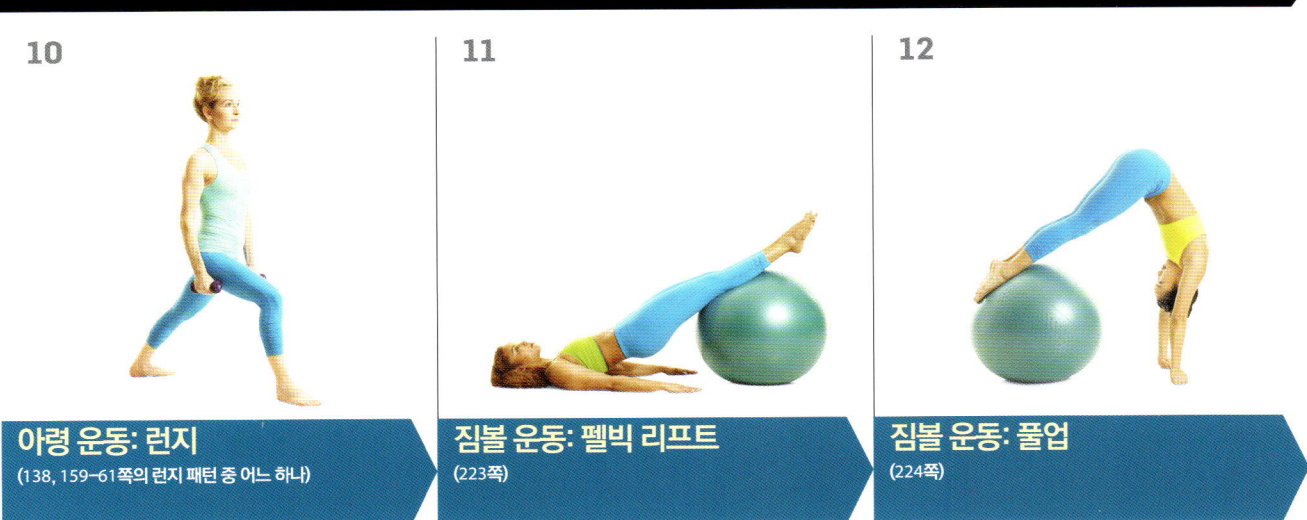

활동별 필라테스: 달리기

개선을 위한 동작들 (계속)

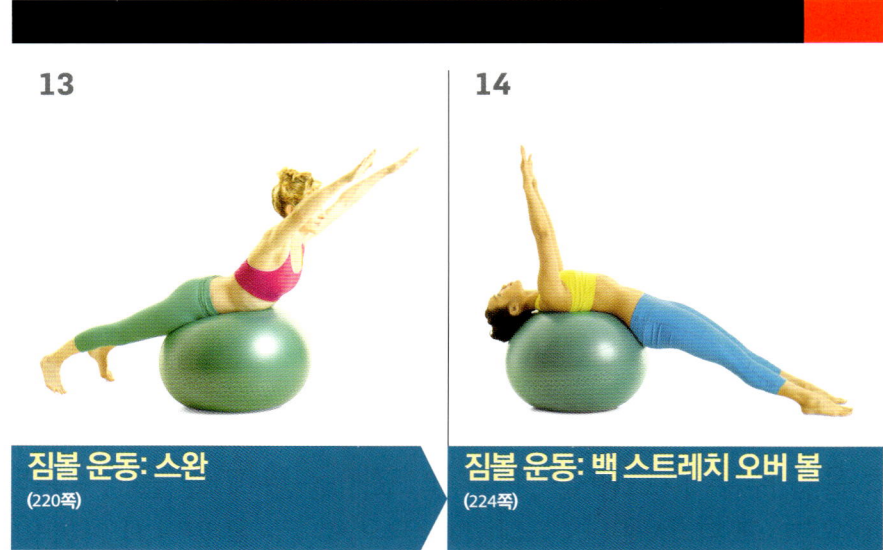

13
짐볼 운동: 스완
(220쪽)

14
짐볼 운동: 백 스트레치 오버 볼
(224쪽)

Chapter 11

사이클링

어렸을 때 아버지는 나를 교통량이 많은 거리를 통해 센트럴 파크에 자전거를 타고 가게 하려고 시도한 적이 있었다. 나는 한 블록을 지나고 얼어붙었다. 나는 더는 갈 수 없었다. 시간이 지나 20대가 되었을 때 나는 남자친구로부터 멋진 게리 피셔 하이브리드 사이클을 생일 선물로 받았다. 그 자전거와 나는 떨어지지 않았다. 나는 그 자전거를 타고 막히는 거리를 스커트와 하이힐부터 가죽 바지까지 생각 가능한 모든 복장으로 헤집고 다녔다. 그로부터 20년이 더 지나, 아이가 둘이 생기고 20파운드는 더 무거워진 몸으로 나는 자전거를 창고에서 꺼내 새로 손을 보았다. 최근에 자전거를 타면서 많은 것을 깨달았다. 예를 들어 사이클링을 제대로 하려면 굉장한 코어의 힘이 필요하며, "안과 위로" 당기는 복근의 힘을 사용해야 한다는 것이다! 자전거 타기는 관절의 운동성과 안정성을 증가시키는, 안전하고 관절 부담이 적은 운동이다. 게다가 재미있다!

운동 팁

- 복사근, 둔근, 목의 굴근, 흉추를 안정화 및 강화시킨다.
- 대퇴사두근, 골반의 굴근, 비복근과 가자미근을 활성화 시킨다(268쪽의 척추전만 자세 시리즈를 참조하라).

활동별 필라테스: 사이클링

개선을 위한 동작들

1 업 스트레치 콤보 (119쪽)

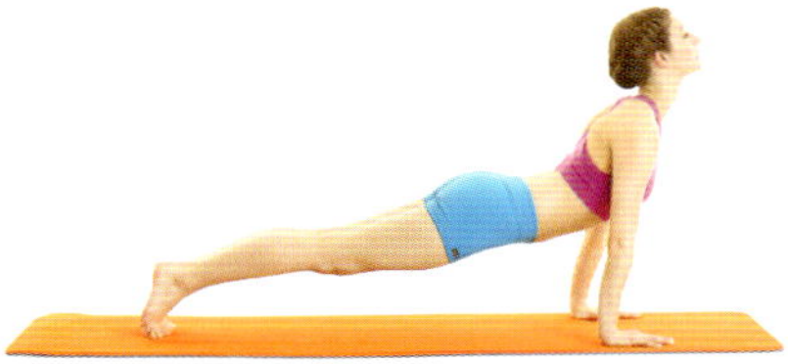

2 사이드 플랭크 (171쪽)

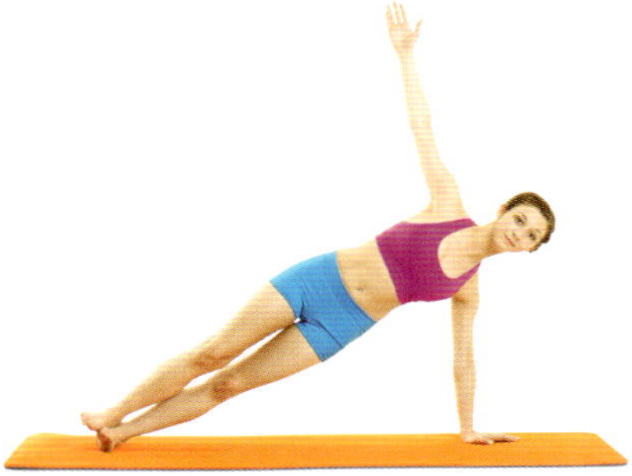

3 매직 서클: 매직 서클을 머리에 대고 하기 (241쪽)

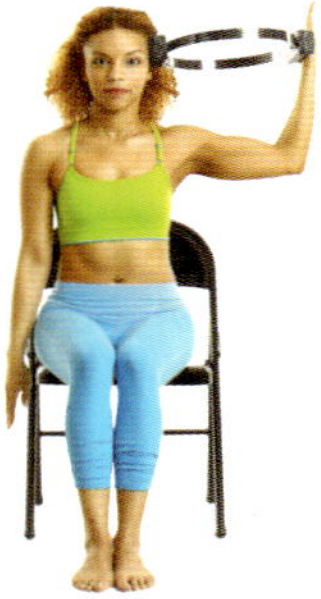

7 짐볼 운동: 암 웨이트 온 더 볼 (페이지에서 하나 선택, 225쪽)

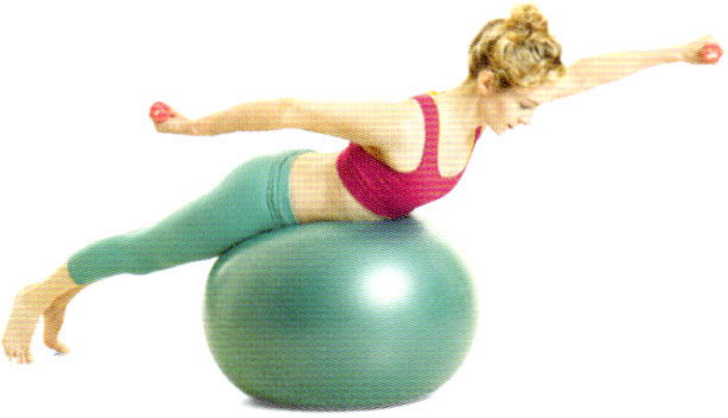

8 짐볼 운동: 소우 (219쪽)

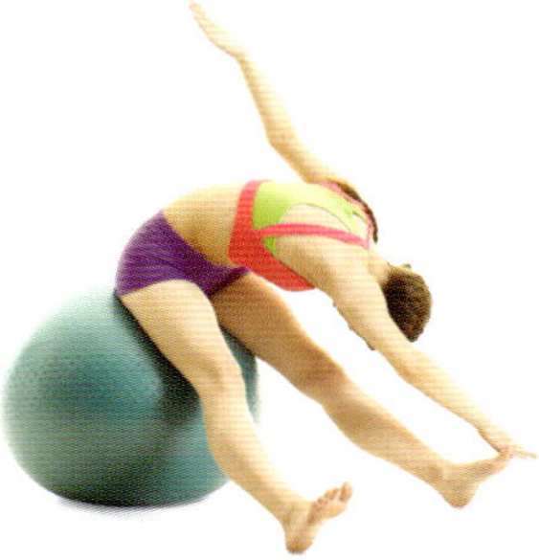

9 짐볼 운동: 볼 위에서 등 스트레칭 (224쪽)

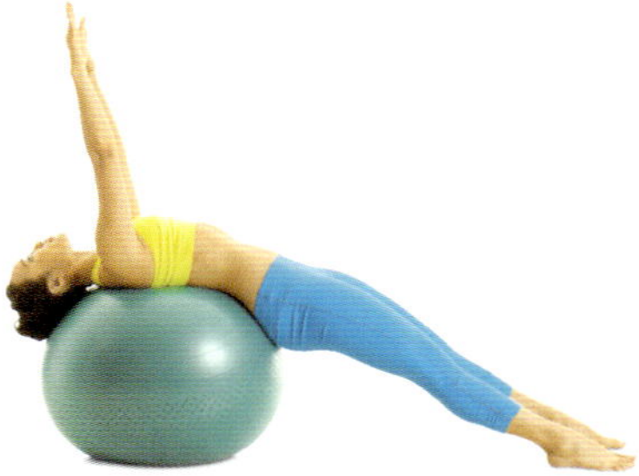

Chapter 11

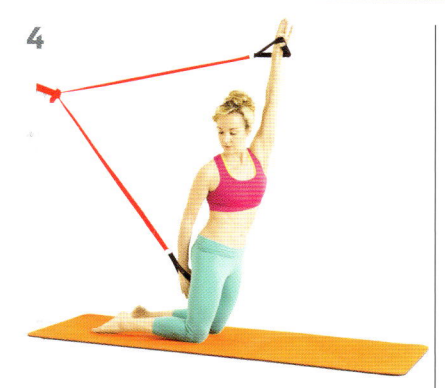

4

닐링 암 스프링: 버터플라이
(200쪽)

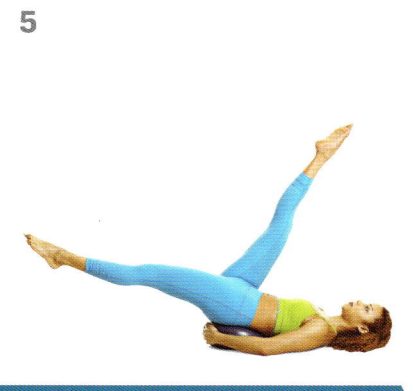

5

중간 크기 볼: 레그 시리즈
(229-30쪽)

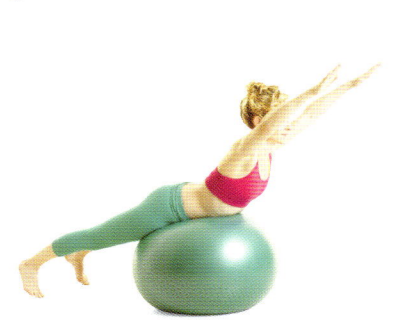

6

짐볼 운동: 플라잉 스완
(220쪽)

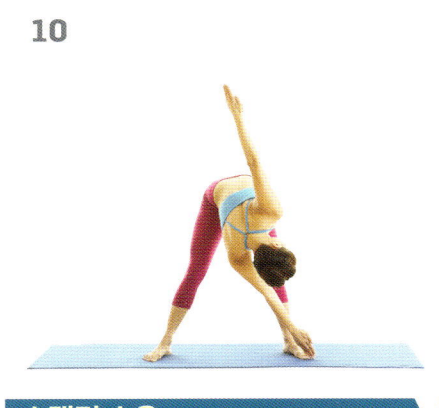

10

스탠딩 소우
(179쪽)

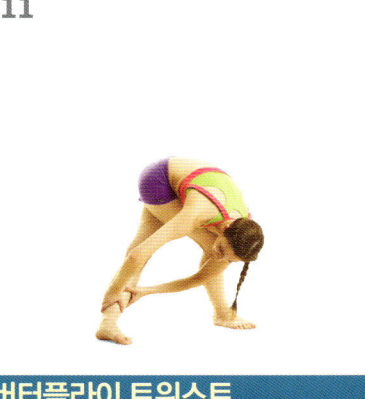

11

버터플라이 트위스트
(178쪽)

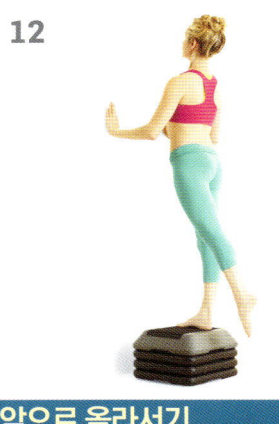

12

앞으로 올라서기
(233쪽)

활동별 필라테스: 사이클링

개선을 위한 동작들 (계속)

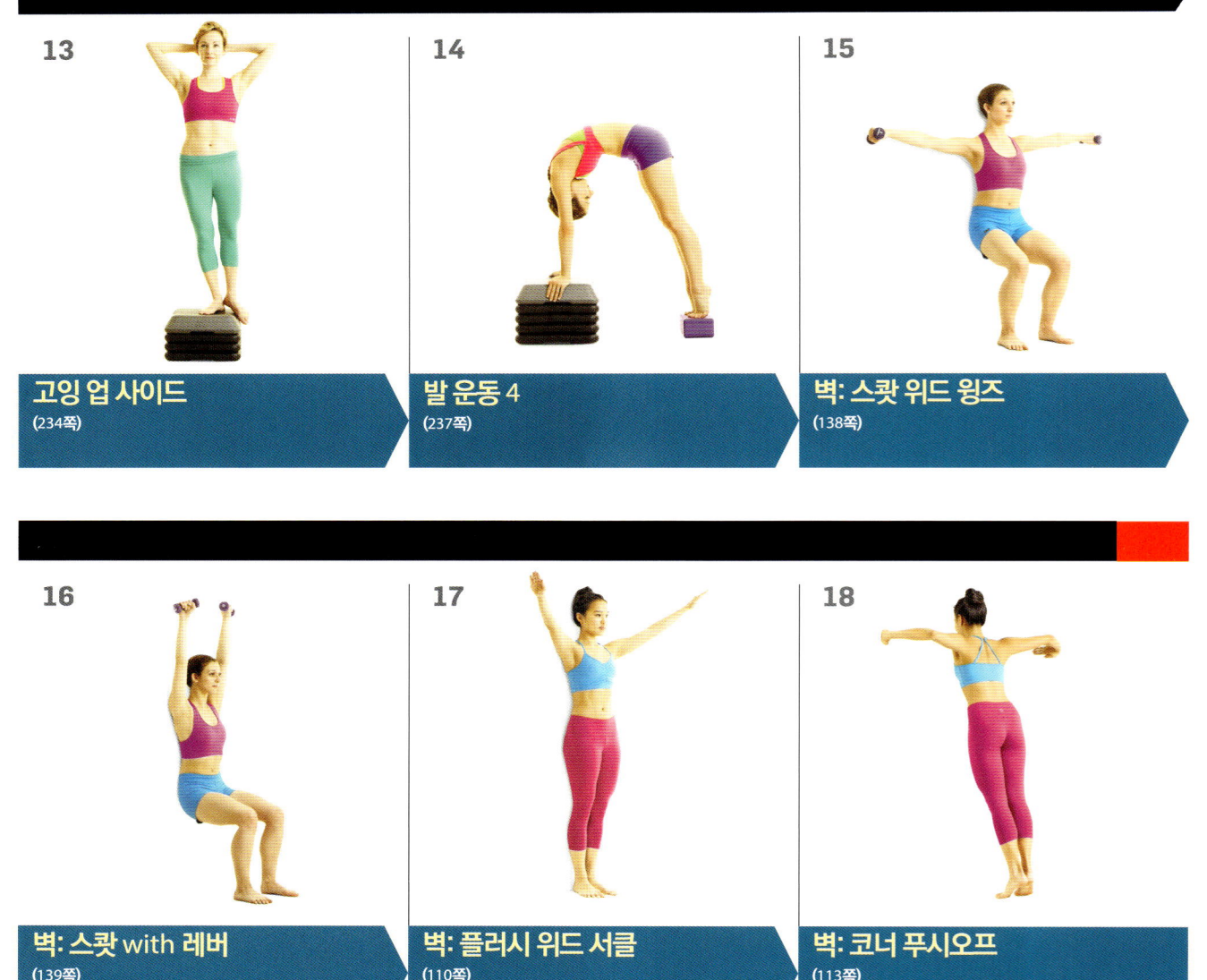

13 고잉 업 사이드 (234쪽)

14 발 운동 4 (237쪽)

15 벽: 스쾃 위드 윙즈 (138쪽)

16 벽: 스쾃 with 레버 (139쪽)

17 벽: 플러시 위드 서클 (110쪽)

18 벽: 코너 푸시오프 (113쪽)

수영

나는 매년 오로지 한 가지 이유 때문에 지역 체육관 회원권을 갱신한다. 바로, 수영장이다! 수영은 내가 가장 좋아하는 취미생활이고 부정할 여지없이 선호하는 운동 중 하나이다. 수영의 장점은 많지만 특히 천식 환자에게 좋다. 수영은 유산소와 무산소 운동으로 폐를 강하게 해 주기 때문에 심혈관 시스템을 강화하는 데 대단하고 독특한 이점을 제공한다. 나는 임신 기간, 심장수술 전후, 그리고 "훈련 모드"에 들어갈 때마다 수영을 했다. 수영할 때 필라테스와 마찬가지로 많은 근육을 조화롭게 쓰이기 때문에 운동의 장점을 취할 수 있는 사람들이 다른 스포츠에 비해 훨씬 많다.

운동 팁

- 가슴, 활배근, 어깨, 어깨뼈 주위, 허리, 복근을 안정화하고 강화시킨다. 팔이 아닌 몸으로 움직여라!
- 출발할 때 엉덩이와 허벅지를 사용한다.
- 가슴, 어깨, 다리의 뒷부분, 허벅지 안쪽을 활성화하고, 활배근의 회전을 사용한다.

"지면에서 하는 운동에서 사용되는 집중력이 수영에서는 코어에 쓰인다. 코어가 힘을 전달하며, 우리는 상체와 하체 사이에서 에너지가 누락되지 않도록 늘 신경 쓴다."

- 제이슨 디어킹(Jason Dierking), 루이빌 대학교 (University of Louisville) 올림픽 스포츠 경기 부감독

활동별 필라테스: 수영

개선을 위한 동작들

1

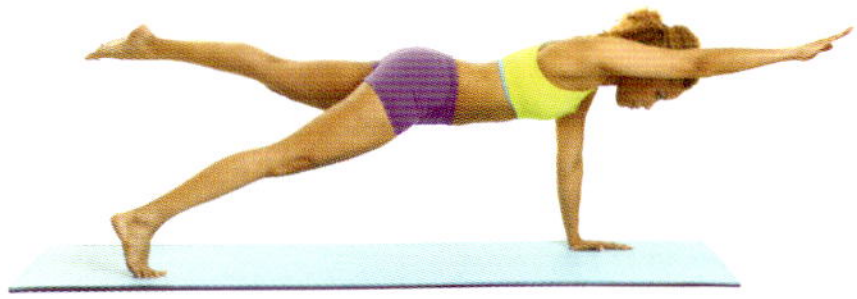

수퍼맨 플랭크
(171쪽)

2

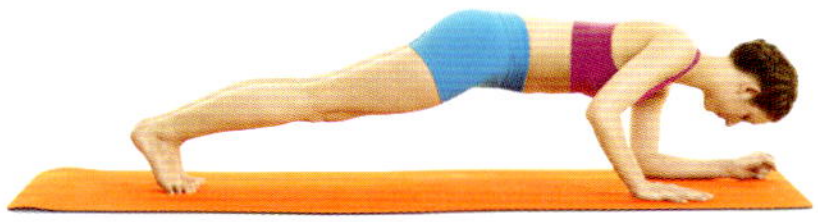

웨이브
(118쪽)

3

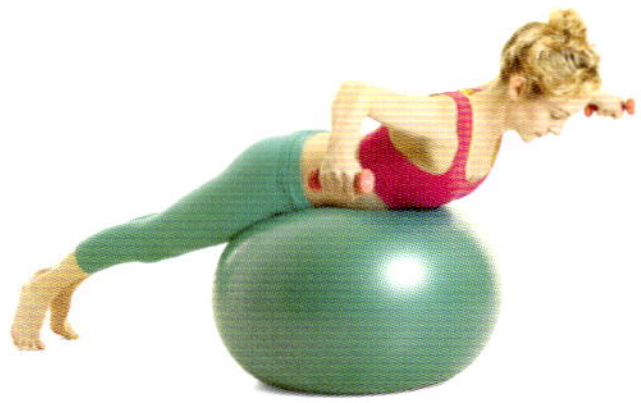

짐볼 운동: 볼 위에서 암 웨이트
(225쪽 중 하나 혹은 모두)

7

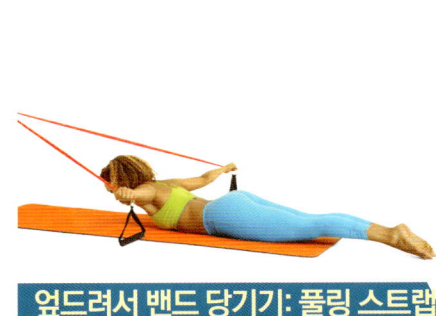

엎드려서 밴드 당기기: 풀링 스트랩
(190쪽)

8

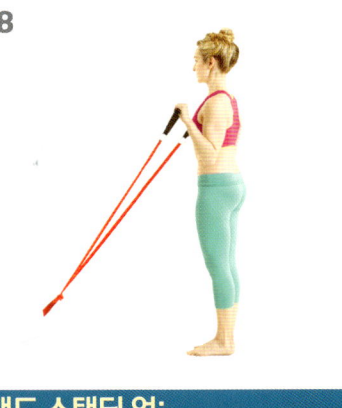

밴드 스탠딩 업:
바이셉스컬: 오버핸드
(213쪽)

9

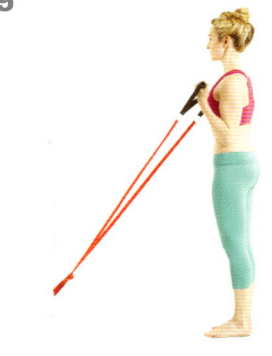

밴드 스탠딩 업:
바이셉스컬: 언더핸드
(213쪽)

Chapter 11

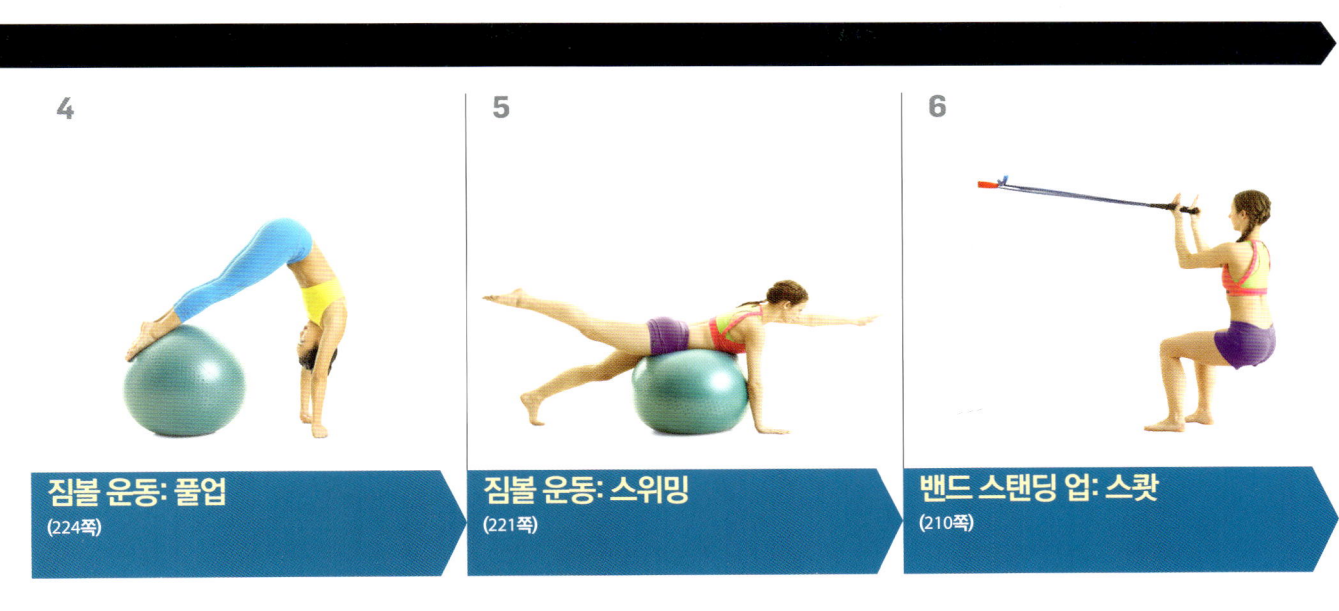

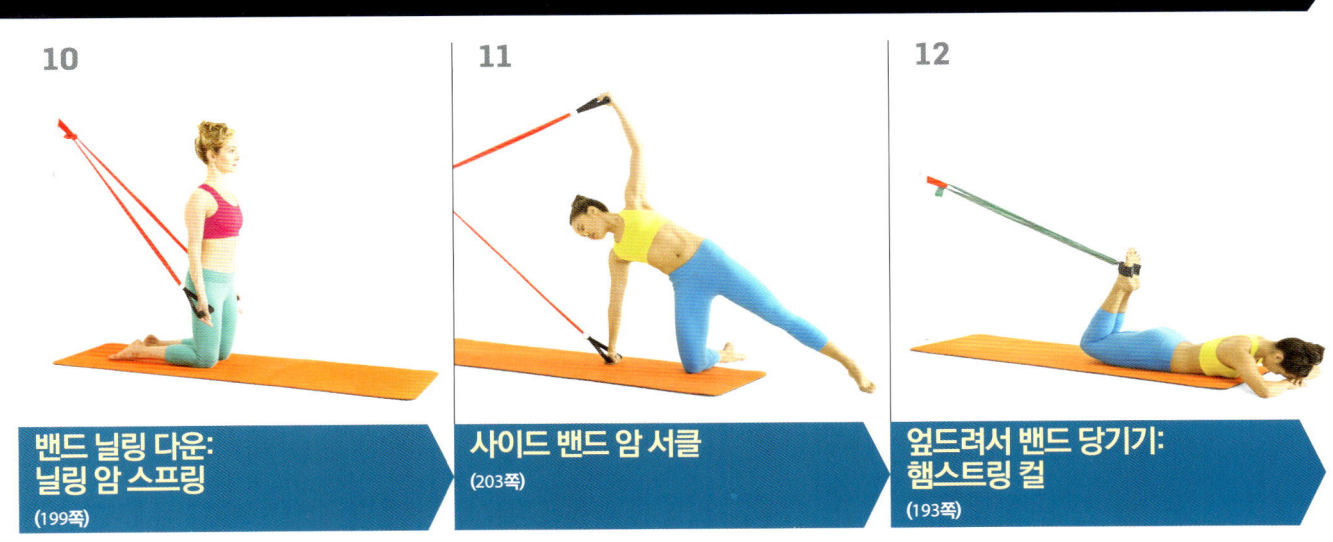

활동별 필라테스: 수영

개선을 위한 동작들 (계속)

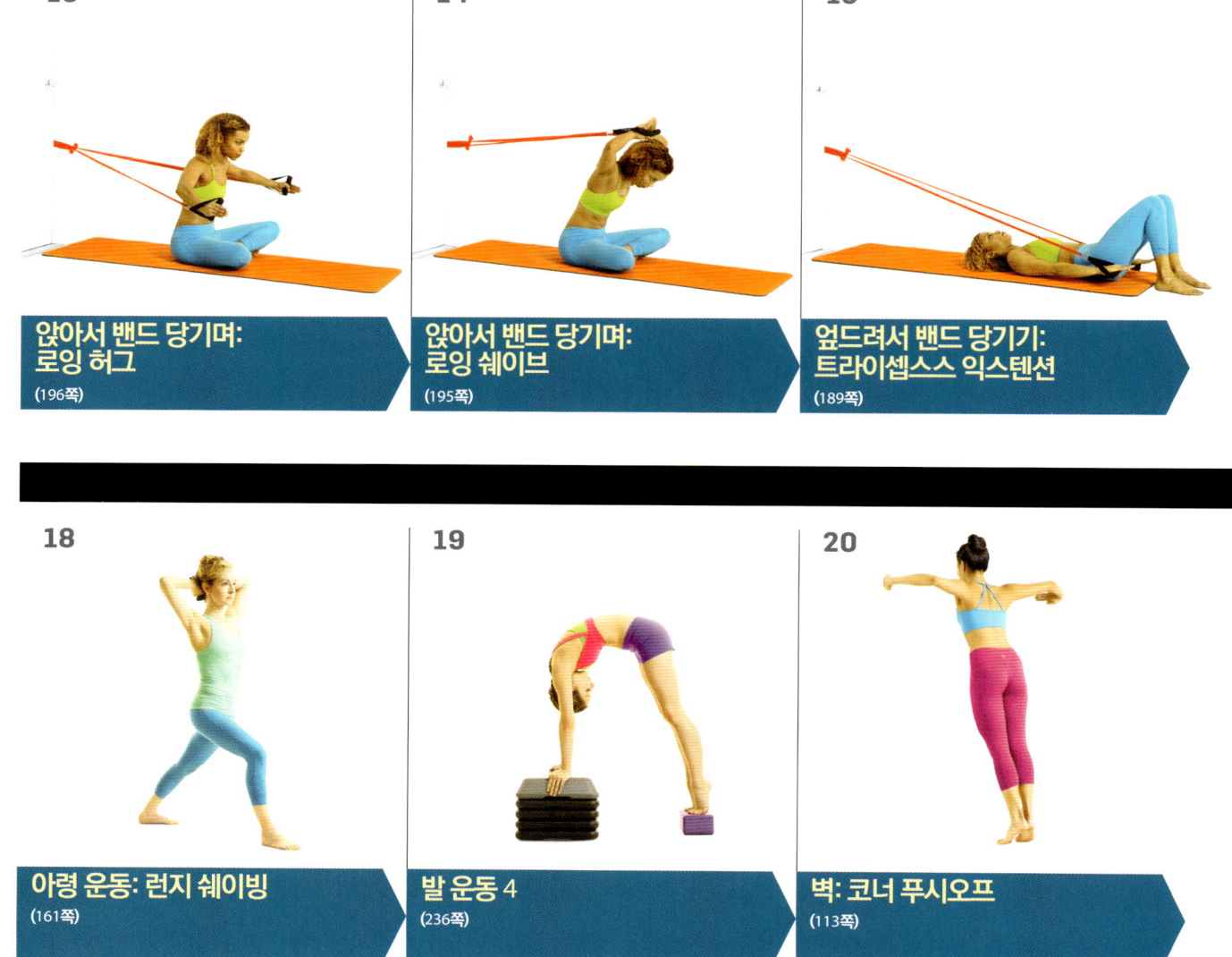

13 앉아서 밴드 당기며: 로잉 허그 (196쪽)

14 앉아서 밴드 당기며: 로잉 쉐이브 (195쪽)

15 엎드려서 밴드 당기기: 트라이셉스스 익스텐션 (189쪽)

18 아령 운동: 런지 쉐이빙 (161쪽)

19 발 운동 4 (236쪽)

20 벽: 코너 푸시오프 (113쪽)

Chapter 11

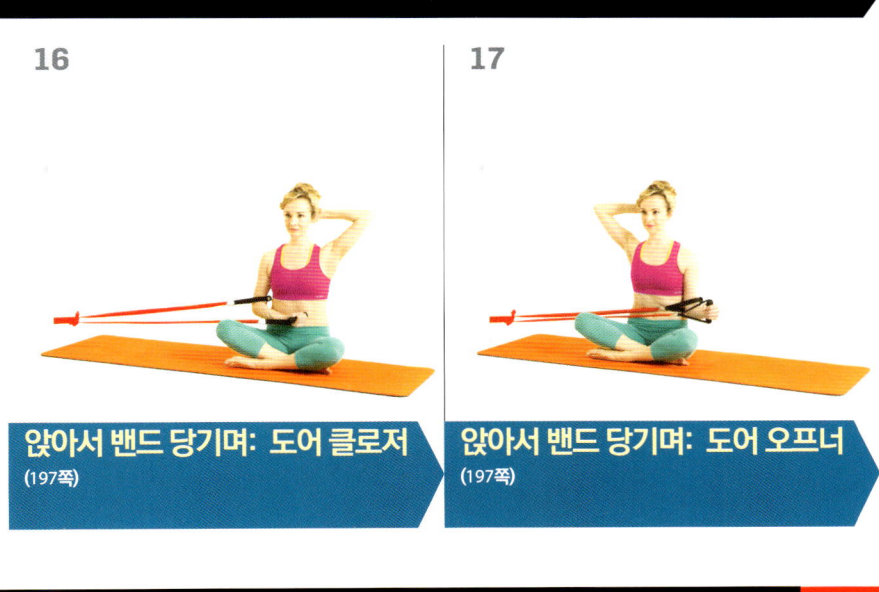

16 앉아서 밴드 당기며: 도어 클로저 (197쪽)

17 앉아서 밴드 당기며: 도어 오프너 (197쪽)

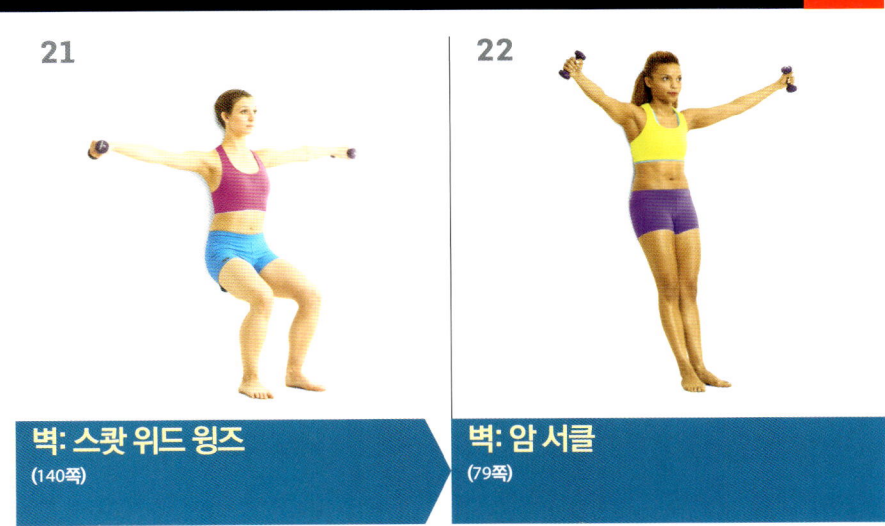

21 벽: 스쾃 위드 윙즈 (140쪽)

22 벽: 암 서클 (79쪽)

CHAPTER 12

치료를 위한 필라테스

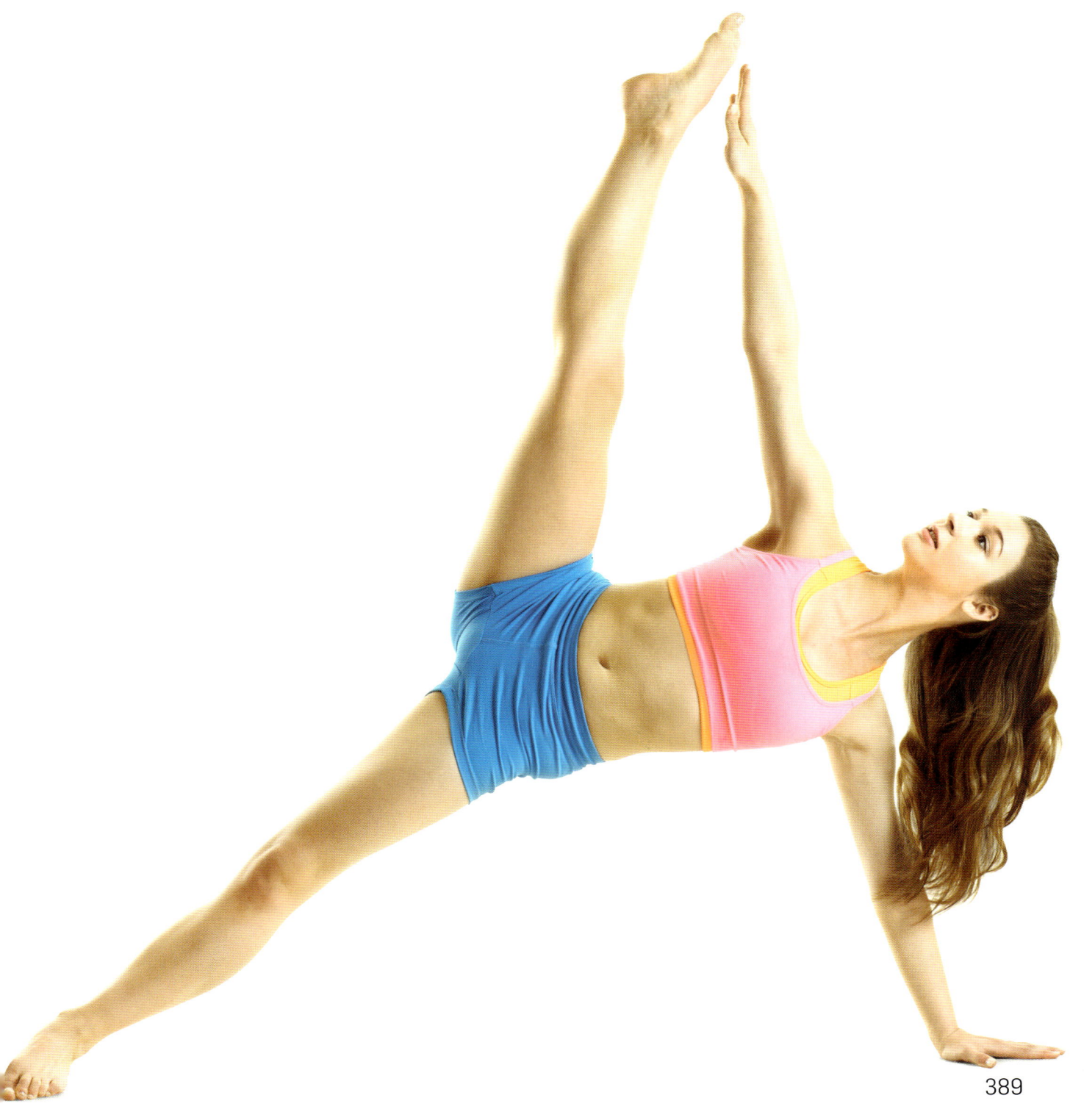

치료를 위한 필라테스
만성 통증과 통증 완화

대부분의 만성 통증은 우리 몸의 불균형 결과이다. 조는 "잘못된 습관이 대부분의 질병의 원인이다"라고 단언했다. 대부분의 사람이 가진 습관들에 대해 생각해 보자. 한쪽 어깨로만 핸드백 메기, 매일 같은 신발을 신기, 한쪽 발에 무게를 실어서 서기, 한쪽 다리로만 꼬기, 한쪽으로 핸드폰을 사용하기, 아이들과 장본 것들을 한쪽으로 들기, 등등… 이런 모든 습관이 쌓여서 영향을 미친다.

《Body Solution》의 저자 스티브 영(Steve Young) 박사는 생리학적 수준의 부상은 "신체의 적응 실패"로 정의할 수 있다고 말한다. 우리는 크고 작은 모든 근육을 활용하고, 여러 가지 다른 패턴의 운동, 움직임, 그리고 호흡을 점점 난이도를 높여가며 실행함으로써 신체의 힘을 점진적으로 기르는 훈련을 할 수 있다. 몸을 속이려 하고자 하는 것이 아니라 지능적인 운동 시스템의 실행을 통해 몸에 지시하려는 것이다.

필라테스는 재활운동이지만 물리치료는 아니다! 이것을 이해하는 것은 매우 중요하다. 필라테스 지도자로서 나는 몸을 재활시키는 많은 방법을 알고 있지만, 부상을 없애는 것은 그중 하나가 아니다. 대신 필라테스 운동은 증상이 아닌 원인을 찾는 방법을 통해 몸을 전체적으로 고려하도록 만들어졌다. 이 책에서는 모든 장비가 있는 스튜디오에서 운동하는 것이 아니기 때문에 도움이 되는 소도구를 사용하여 도움이 될 만한 운동을 제안한다. 당신의 역할은 문제가 완화될 때까지 안전하고 통증 없이 운동할 수 있도록 동작을 수정해 가면서 이 운동들을 당신이 고른 매트 운동과 함께 실행하는 것이다.

"내가 옳은 것이 확실하다. 나는 아스피린을 먹지 않는다. 내 삶에 부상은 없다. 온 나라, 온 세상이 나의 운동을 해야 한다." - 조셉 필라테스

Chapter 12

때때로 통증은 자신에 대해서 배우는 데 유용하다. 당신이 서 있거나, 앉아 있거나, 활동하는 방식에 대해 몸이 무엇을 말하고자 하는가? 어떨 때 몸이 편안한가? 몸이 편안한 방식으로 계속 움직여라.

만약 당신이 당신의 첫 필라테스 경험을 이번 장에서 시작한다면, 잠시 만성 통증과 급성 통증을 구분하고 넘어가고 싶다. WebMD(건강과 의학 뉴스 및 정보를 제공하는 미국의 대표적인 의료 웹사이트)는 다음과 같이 설명한다. "급성 통증은 갑자기 시작되고 보통 오래가지 않는다. 만성 통증은 몇 주, 몇 달, 심지어 몇 년 동안 지속한다. 어떤 경우에는 통증이 생겼다가 저절로 사라지기도 한다." 그러나 "이 부분은 사용하지 말아야지"라는 생각을 주는 통증과 "이것인 항상 나를 괴롭혀 왔어"라는 자각을 주는 통증을 구분하는 것은 까다롭다. 당신이 급성 통증을 앓고 있다면 의사를 만나보기를 강력히 권한다. 의사가 운동을 허락하면, 그때 필라테스 프로그램을 시도해 보라(나는 기다릴 수 있다!). 만약 당신의 통증이 쑤시고 지속하는 성질을 갖고 있다면, 지성, 직감, 그리고 주의력을 사용하며 운동해야 한다. 이것을 기억하자: 필라테스의 어떠한 운동도 통증을 유발해서는 안 된다! 천천히 진행하고 몸에 귀를 기울여라.

> "한쪽 관절의 움직임이 제한되면, 근접한 관절은 더 많이 움직여 보완한다. 척추에서의 보완은 위쪽에서 생길 수도, 아래쪽에서 생길 수도 있다. 사지에서의 보완은 몸의 같은 쪽이나 반대쪽에서 생길 수 있다. 시간이 지나면 보상 작용이 더 커지기 때문에 몸의 한 부분이 혹사당하여 통증이 생긴다."
> - 조 무스콜리노 (Joe Muscolino) 박사

치료를 위한 필라테스

어깨

어깨는 움푹 들어간 곳과 볼록하게 튀어나온 부위가 결합된 절구관절로 이루어져 있어 몸에서 가장 유동성이 높은 종류의 관절이다. 그러나 높은 유동성은 불안정성과 부상의 위험 또한 동반한다. 마치 티 위에 있는 골프공처럼 위쪽 팔의 둥근 근육 부위가 어깨뼈에서 움푹 들어간 부위보다 두 배로 크기 때문에 팔 근육을 안정시키기 위해서 주변 근육과 힘줄의 도움이 필요하다. 그것이 회선건판이 필요한 부분이다.

회선건판은 위팔의 둥근 근육 부위와 견갑골을 연결하는 네 개의 심근으로 구성된 근육과 힘줄이다. 견갑골이 뒤로 움직이면 전체 소켓도 움직이므로 부상 위험이 줄어든다. 그래서 "어깨뼈를 등 위에 올려놓으면" 안정성이 생기고 어깨의 올바른 위치로부터 더 많은 가동 범위를 확보할 수 있다.

운동 팁

- 의심되는 동작은 하지 않는다(어떤 동작도 아프지 않아야 한다!).
- 운동 범위(관절 가동 범위)를 제한한다.
- 팔굽혀펴기를 할 때 팔꿈치 아래로 내려가지 않는다.
- 어깨뼈를 등 위에 올려놓는다.

Chapter 12

안정성 운동

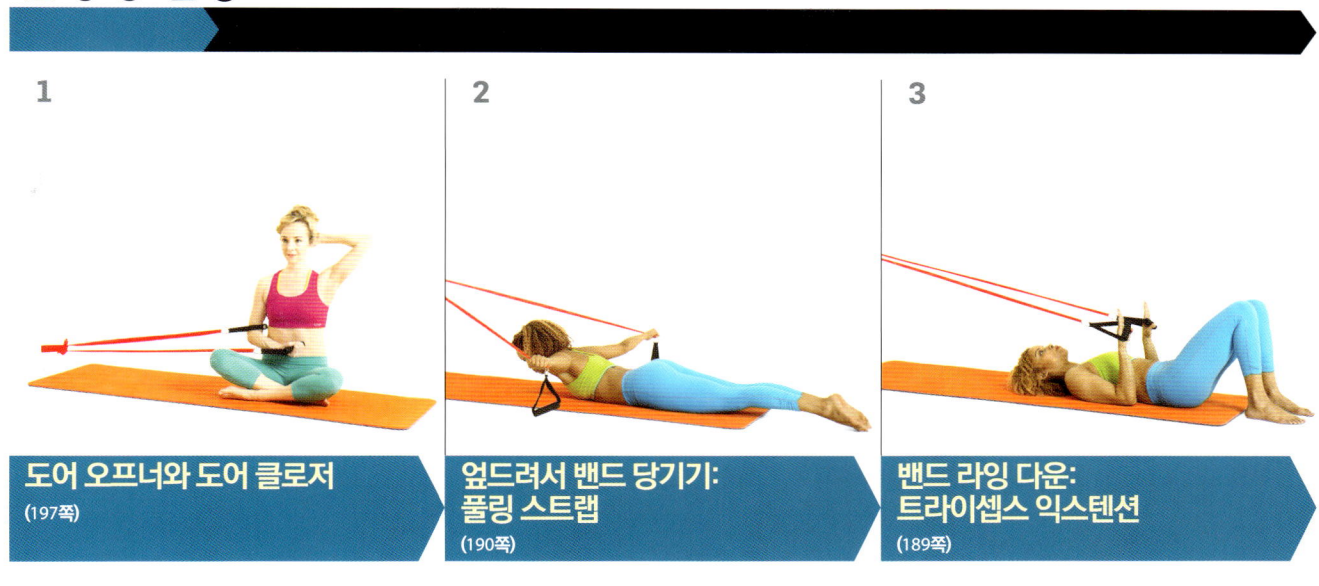

1. 도어 오프너와 도어 클로저 (197쪽)
2. 엎드려서 밴드 당기기: 풀링 스트랩 (190쪽)
3. 밴드 라잉 다운: 트라이셉스 익스텐션 (189쪽)

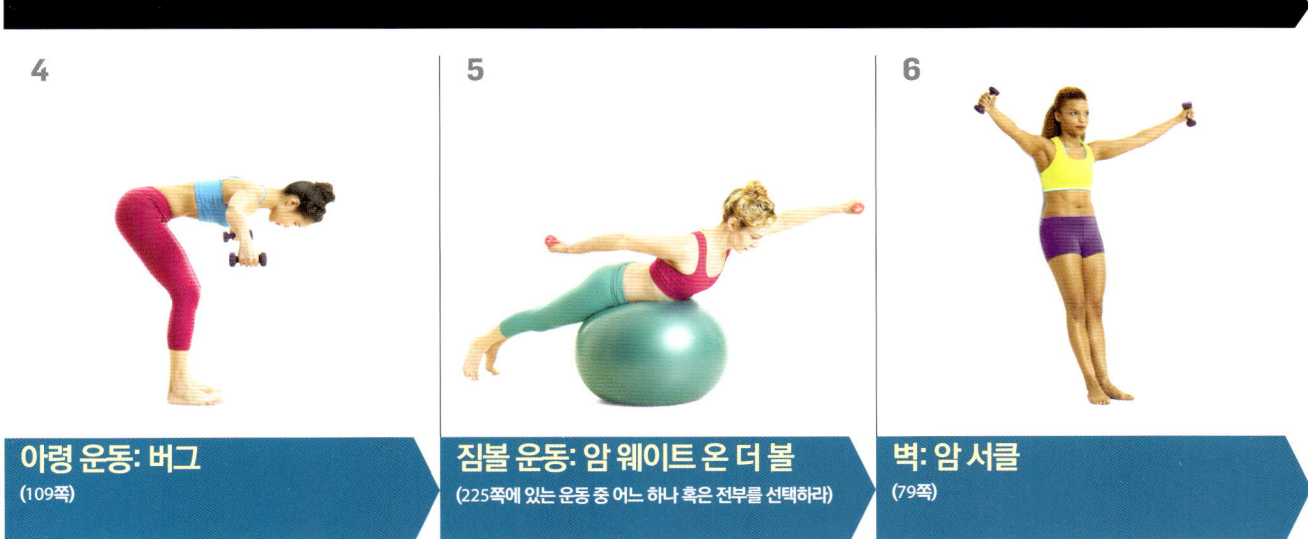

4. 아령 운동: 버그 (109쪽)
5. 짐볼 운동: 암 웨이트 온 더 볼 (225쪽에 있는 운동 중 어느 하나 혹은 전부를 선택하라)
6. 벽: 암 서클 (79쪽)

치료를 위한 필라테스: 어깨

안정성 운동 (계속)   가동성 운동

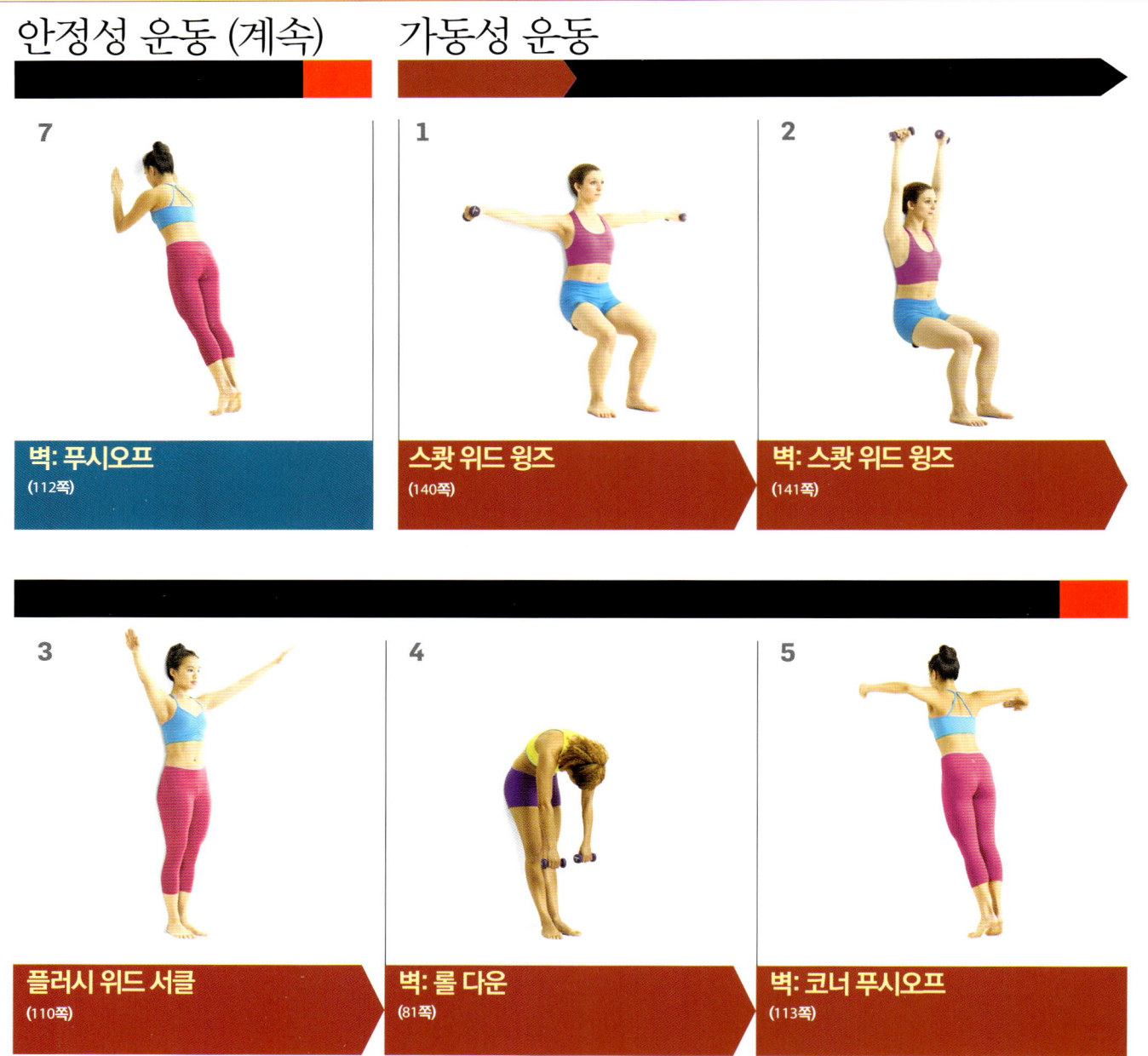

7 벽: 푸시오프 (112쪽)

1 스쾃 위드 윙즈 (140쪽)

2 벽: 스쾃 위드 윙즈 (141쪽)

3 플러시 위드 서클 (110쪽)

4 벽: 롤 다운 (81쪽)

5 벽: 코너 푸시오프 (113쪽)

등

요근(psoas)은 요추를 허벅지뼈의 안쪽까지 이어준다. 이 근육이 수축하면 허리가 앞으로 밀리고 등은 척추 전만 자세에 잠겨 버린다. 굳어지면 요추의 디스크가 압축되어 퇴행을 일으키고 부상에 쉽게 노출될 수 있다.

한쪽이 짧고 경직된 경우, 요근은 척추나 골반을 불균형하게 끌어당겨 척추 측만을 비롯한 수많은 문제를 유발할 수 있다.

둔근은 요근에 반대 작용을 하는 근육 중 하나이기 때문에 엉덩이 근육이 약하면 다른 등 근육이 보상 작용을 하게 만들 수 있다.

결론적으로 다차원적으로 힘의 균형을 유지하여 복근, 등, 둔근에 골고루 체중을 분산시켜야 한다.

운동 팁

- 의심되는 동작은 하지 않는다(어떤 동작도 아프지 않아야 한다!).
- 등을 편평하게 유지하는 동작들 터 시작한다.
- 필요하면 무릎을 굽힌다.
- 필요하면 손이나 소도구로 허리를 지지한다.
- 코어의 근육이 움직임을 지지하도록 한다(복근을 안과 위로 끌어당기고, 엉덩이에 힘주고, 안쪽 허벅지를 바깥으로 돌려 단단히 붙인다).

치료를 위한 필라테스: 등

안정성 운동

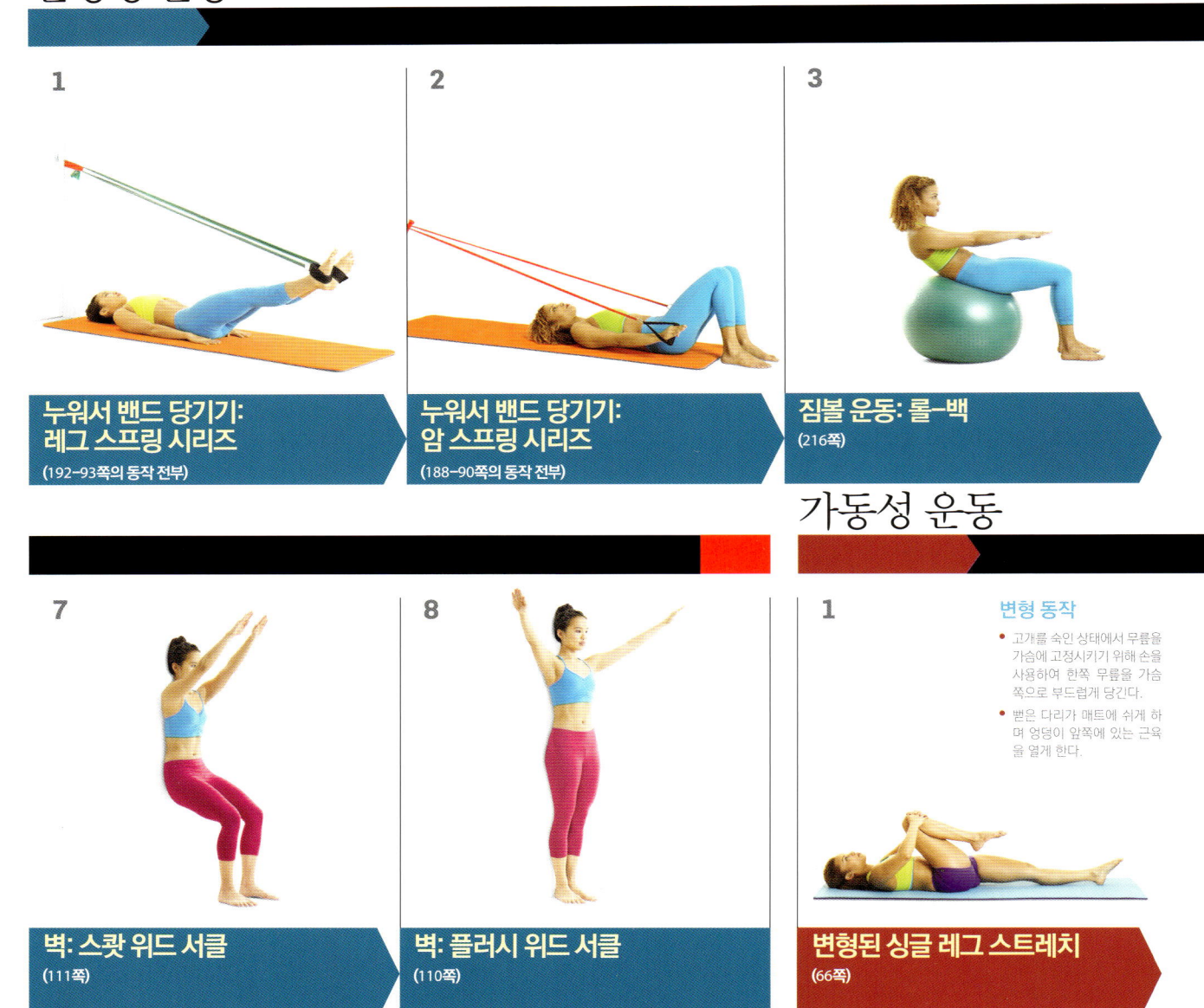

1 누워서 밴드 당기기: 레그 스프링 시리즈 (192-93쪽의 동작 전부)

2 누워서 밴드 당기기: 암 스프링 시리즈 (188-90쪽의 동작 전부)

3 짐볼 운동: 롤-백 (216쪽)

가동성 운동

7 벽: 스쾃 위드 서클 (111쪽)

8 벽: 플러시 위드 서클 (110쪽)

1 변형된 싱글 레그 스트레치 (66쪽)

변형 동작
- 고개를 숙인 상태에서 무릎을 가슴에 고정시키기 위해 손을 사용하여 한쪽 무릎을 가슴쪽으로 부드럽게 당긴다.
- 뻗은 다리가 매트에 쉬게 하며 엉덩이 앞쪽에 있는 근육을 열게 한다.

Chapter 12

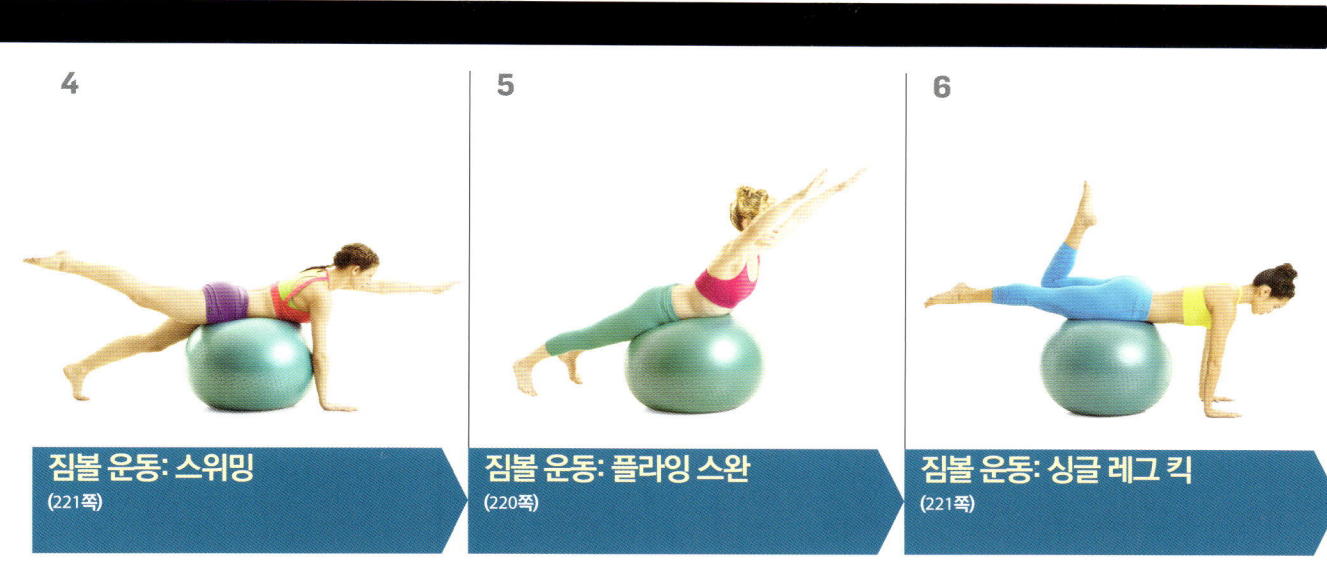

4 짐볼 운동: 스위밍 (221쪽)

5 짐볼 운동: 플라잉 스완 (220쪽)

6 짐볼 운동: 싱글 레그 킥 (221쪽)

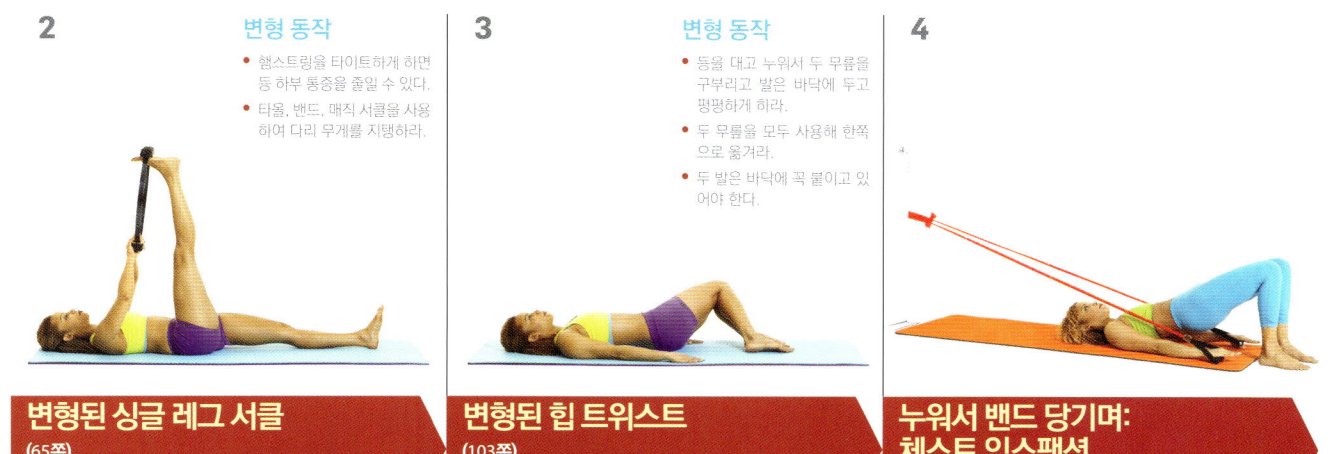

2 변형된 싱글 레그 서클 (65쪽)

변형 동작
- 햄스트링을 타이트하게 하면 등 하부 통증을 줄일 수 있다.
- 타올, 밴드, 매직 서클을 사용하여 다리 무게를 지탱하라.

3 변형된 힙 트위스트 (103쪽)

변형 동작
- 등을 대고 누워서 두 무릎을 구부리고 발은 바닥에 두고 평평하게 하라.
- 두 무릎을 모두 사용해 한쪽으로 옮겨라.
- 두 발은 바닥에 꼭 붙이고 있어야 한다.

4 누워서 밴드 당기며: 체스트 익스팬션 (188쪽)

치료를 위한 필라테스: 등

가동성 운동 (계속)

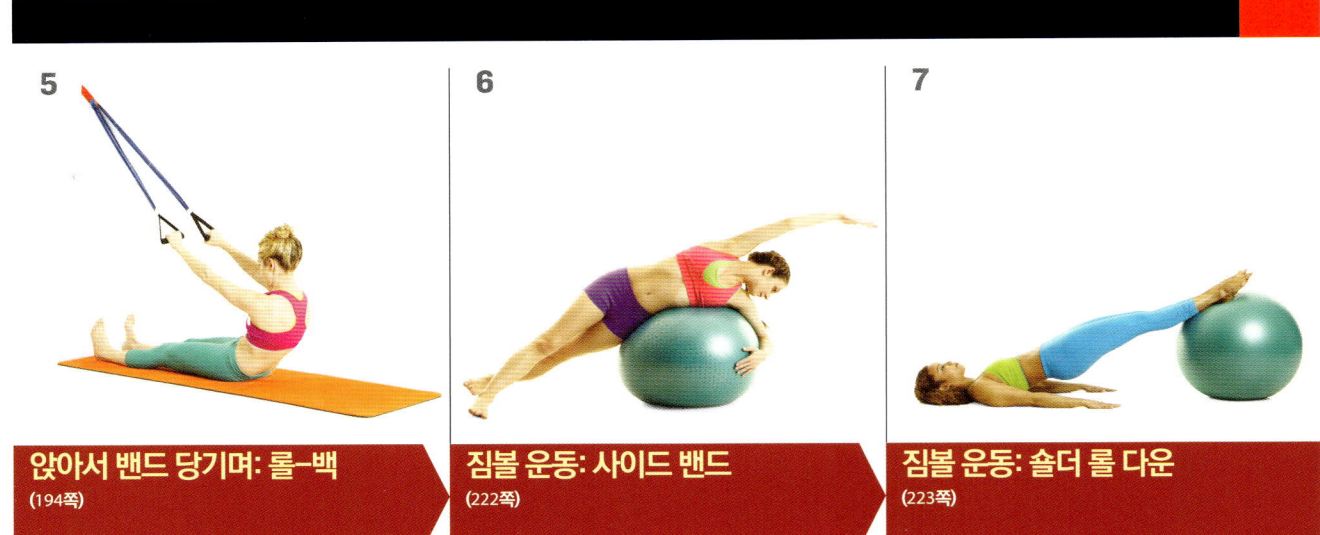

5 앉아서 밴드 당기며: 롤-백 (194쪽)

6 짐볼 운동: 사이드 밴드 (222쪽)

7 짐볼 운동: 숄더 롤 다운 (223쪽)

목

목에는 33개의 관절이 있어 놀랍도록 자유롭게 움직일 수 있다. 그러나 목 근육이 충분히 지지해 주지 않으면 관절이 머리의 무게를 지탱해야 하며, 그것은 목의 작은 근육과 조직에 부담할 정도의 일을 부과한다. 믿기 어려울지도 모르지만, 복근을 강화하고(몸을 바로 세우도록) 호흡을 더 완전하게 하면(어깨 구조를 지탱하기 위해) 목의 통증을 완화하는 데 도움이 된다. 스트레스, 정서적 긴장 및 장기간의 강도 높은 작업은 머리, 목, 어깨를 잇는 근육들을 경직시키고 수축시킬 수 있다. 일반적으로 목의 통증은 머리나 어깨를 좋지 않은 자세에 노출했을 때 발생한다(컴퓨터를 오래 사용하는 것은 어떠한가?). 그러니 나쁜 습관을 확인하고 목을 앞으로 쭉 빼지 말아야 한다!

운동 팁

- 의심되는 동작은 하지 않는다(어떤 동작도 아프지 않아야 한다!).
- 베개나 수건을 머리 아래나 목덜미에 둔다.
- 고개를 드는 대신 숙이고 운동한다.
- 바닥에서 상체를 드는 동작으로 운동을 시작하지 않는다(예를 들어 롤 업 대신 롤 백 동작을 한다).
- 고개를 들기 전에 혓바닥으로 입천장을 눌러 깊은 목의 굴근을 강화한다.
- 264쪽의 자세 확인을 위한 테스트를 다시 실행해서 문제를 확인한다.

치료를 위한 필라테스: 목

안정성 운동

1
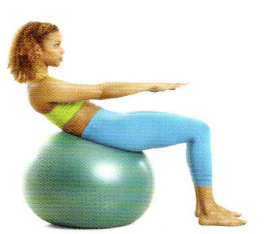
짐볼 운동: 롤-백
(216쪽)

2
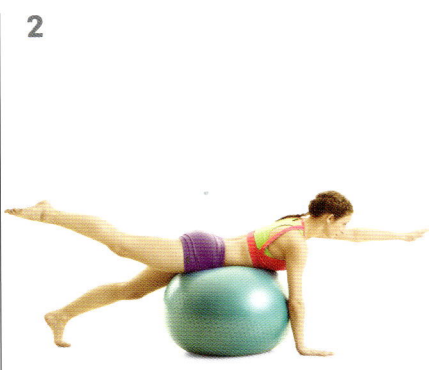
짐볼 운동: 스위밍
머리와 척추가 일렬이 되도록 하라.
(221쪽)

3
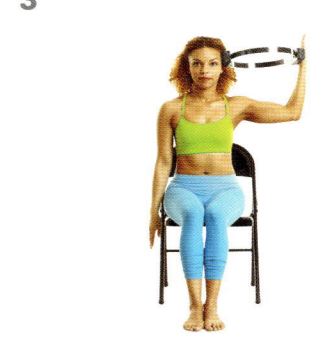
매직 서클:
머리에 매직 서클 붙이기
(241쪽)

가동성 운동

1
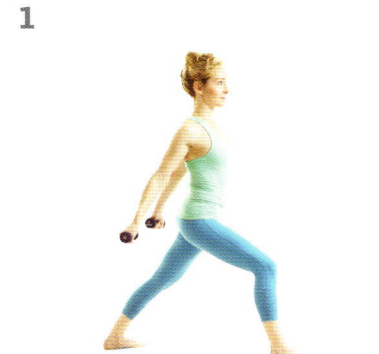
아령 운동 : 가슴 펴기
(137쪽)

2
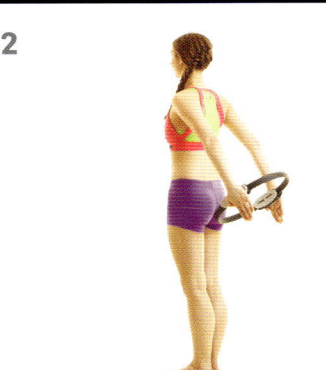
선 자세: 매직 서클을 손바닥 사이에 끼우고 하는 운동
(242쪽)

3
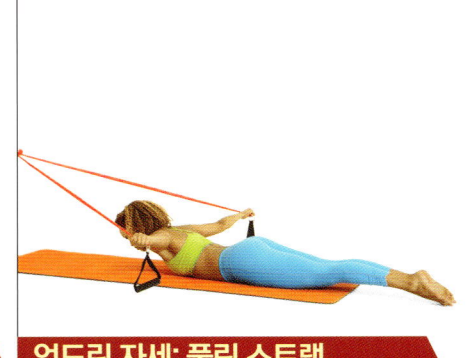
엎드린 자세: 풀링 스트랩
머리와 척추가 일렬이 되도록 하라.
(190쪽)

Chapter 12

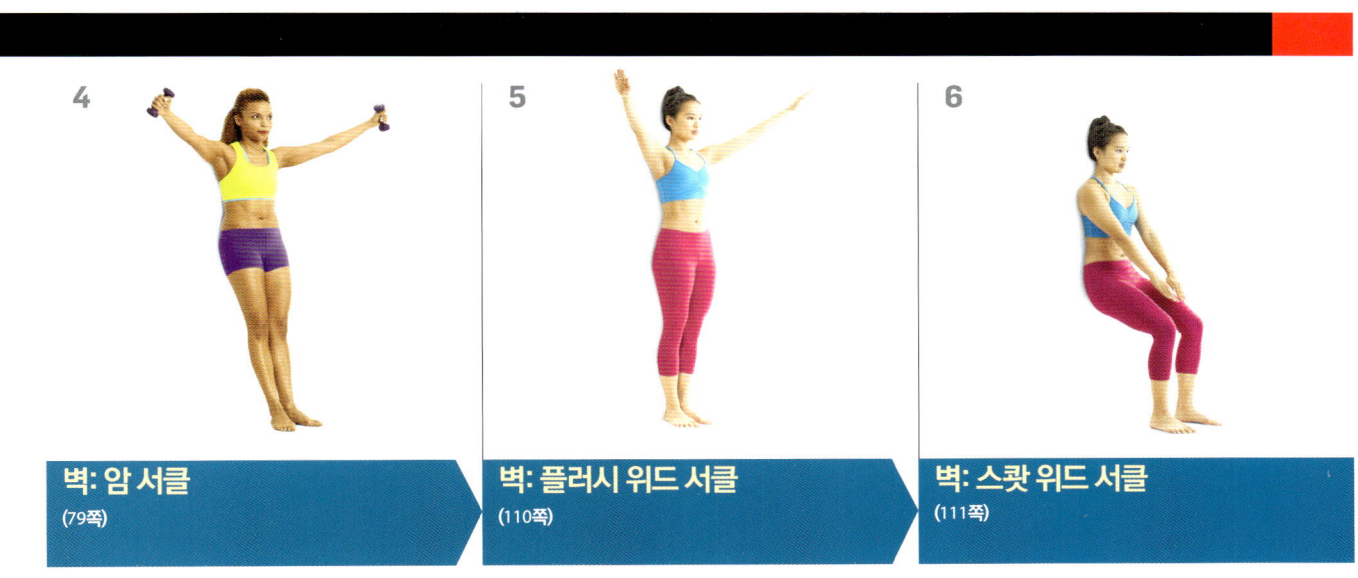

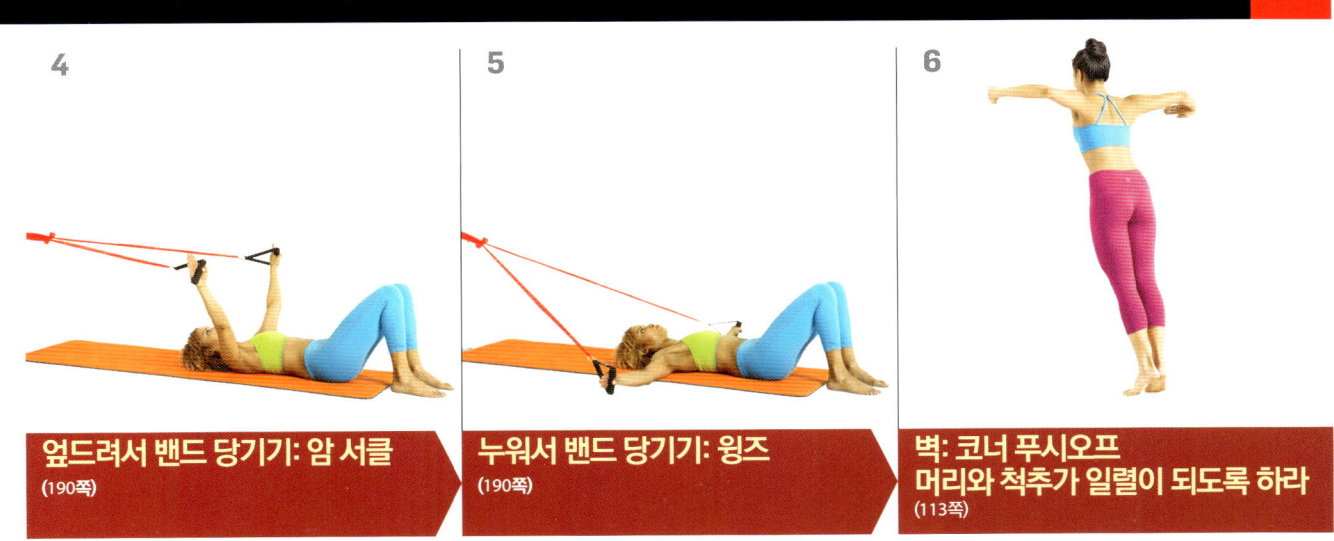

치료를 위한 필라테스

무릎

무릎은 근육의 불균형 때문에 혹사당하여 부상을 입기 쉽다. 무릎을 가장 불안정하게 만드는 원인은 약한 대퇴사두근과 뻣뻣한 다리 뒤쪽 근육(햄스트링)이 슬개골에 압력을 가하는 것이다. 또한 허벅지 바깥쪽을 따라 펼쳐진 광범위한 결합 조직, 즉 엉덩정강근막띠(IBT)는 너무 오래 앉아 있는 습관이나 약한 엉덩이 바깥 근육 때문에 짧아질 수 있다. 이러한 불균형은 슬개골이 효과적으로 움직이는 능력을 변화시키고, 시간이 지나면 연골 손상과 통증으로 발전될 수 있다. 복근을 안과 위로 끌어당기고, 무릎을 엉덩이와 발뒤꿈치에 정렬시키는 것이 슬개골이 적절하게 움직이도록 유도하는 훈련법이다.

운동 팁

- 의심되는 동작은 하지 않는다(어떤 동작도 아프지 않아야 한다!).
- 무릎을 과도하게 구부리지 않는다(예를 들어 싯 투 힐즈(Sit to Heels) 자세에서 공이나 베개를 뒤꿈치와 엉덩이 사이에 놓는다. 무릎을 가슴으로 끌어당기는 동작에서는 손을 무릎 위가 아닌 무릎 뒤에 둔다).
- 90도 이상으로 스쾃하지 않는다.
- 다리를 펼 때 무릎을 꽉 조이지 않는다.
- 약한 엉덩이의 바깥쪽(외전근)과 둔근을 강화한다.
- 무릎, 발목, 발의 아치가 안쪽으로 말리지 않도록 한다. 그렇지 않으면 슬개골이 부드럽게 움직이는 것은 거의 불가능하다.
- 대부분의 필라테스 매트 운동은 중량을 사용하지 않으므로 통증이 있는 무릎에 특히 적절하다.

Chapter 12

안정성 운동

1

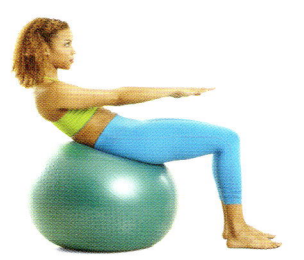

짐볼 운동: 롤-백
한 발 혹은 양발을 바닥에서 들어 올리고 할 수도 있다.
(216쪽)

2

짐볼 운동: 닐링 사이드 킥
(222쪽)

3

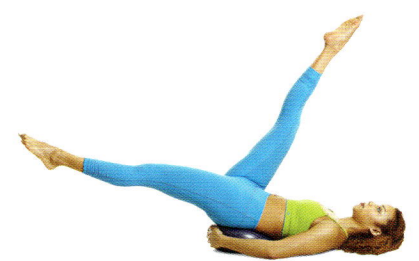

중간 크기 공: 헬리콥터
(230쪽)

가동성 운동

4

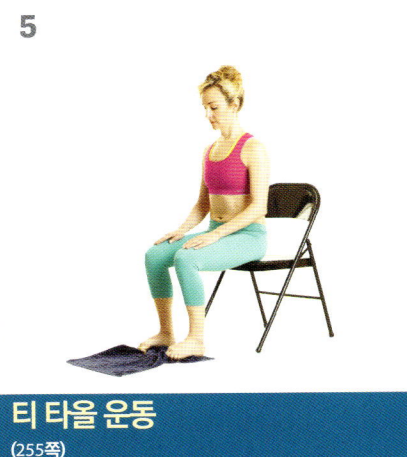

발 운동 4
(236쪽)

5

티 타올 운동
(255쪽)

1

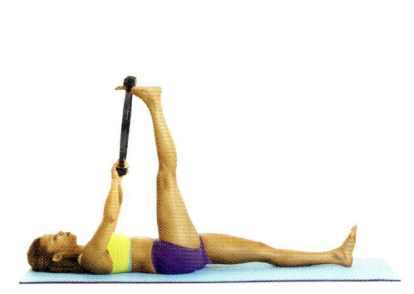

변형된 싱글 레그 서클
타월, 밴드, 혹은 매직 서클을 사용해서 다리를 중간 쯤에서 장경인대까지 가동하도록 해보라. (65쪽)

치료를 위한 필라테스: 무릎

가동성 운동 (계속)

2

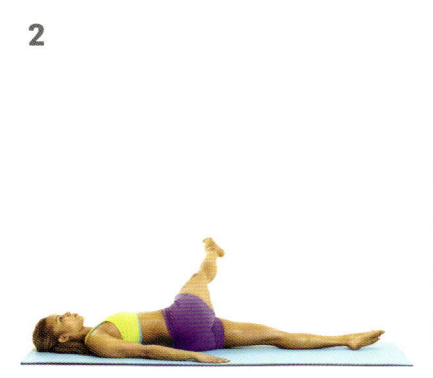

싱글 레그 서클 1: 힙 오프
허벅지가 고관절 안쪽으로 돌아가지 않게 주의하라.
(65쪽)

3

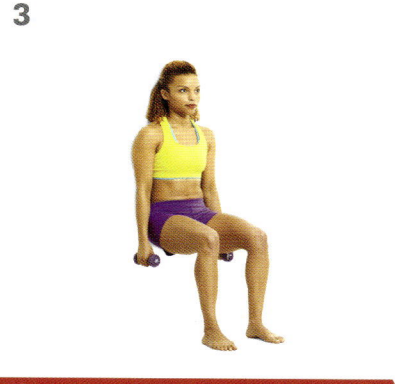

벽: 스쾃
무릎에 강한 힘을 주도록 하라!
(80쪽)

4

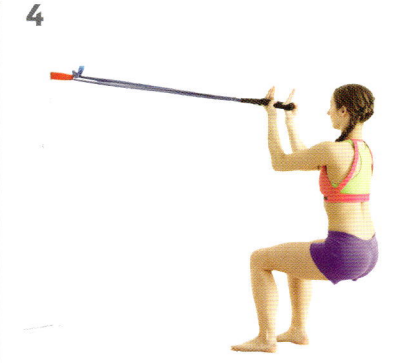

밴드 스탠딩 업: 스쾃
무릎에 강한 힘을 주도록 하라!
(210쪽)

5

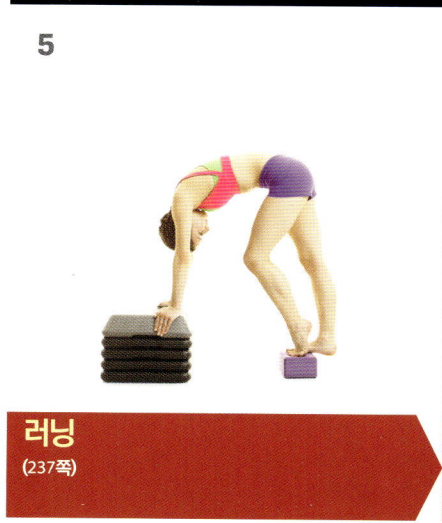

러닝
(237쪽)

6

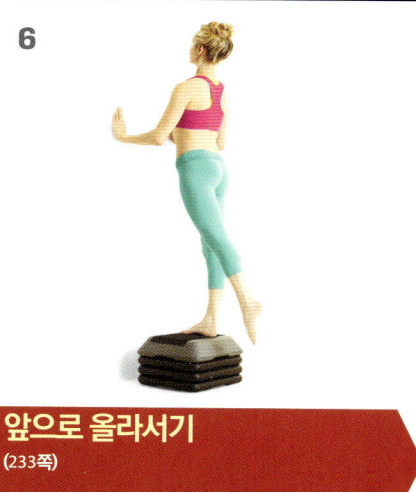

앞으로 올라서기
(233쪽)

7

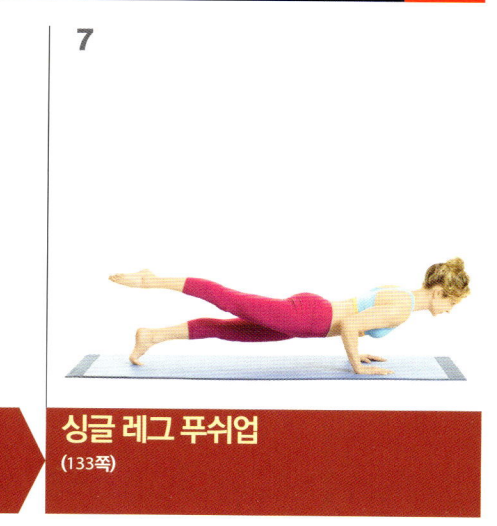

싱글 레그 푸쉬업
(133쪽)

Chapter 12

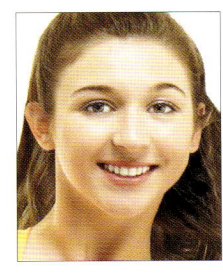

조 로스-내쉬
(Zoe Ross-Nash)

조는 유명한 필라테스 지도자인 캐서린 로스-내쉬 (Katherine Ross-Nash)의 딸이자 학생이다.

"필라테스는 항상 내 삶의 일부였다. 엄마가 필라테스 선생님이기 때문에 나는 스튜에서 자랐다(어렸을 때 배럴에서 잠이 들거나 배럴을 보트라고 상상하며 놀았다). 발레리나로서의 커리어를 쌓으면서 나는 필라테스가 나를 다음 단계로 성장시켜 주는 완벽한 훈련 시스템이라는 것을 깨달았다. 내가 부상을 당했을 때조차도 나는 더 나은 무용수가 될 수 있었다. 발목 인대가 찢어졌을 때는 발 교정기를 사용하여 다시 근력을 쌓았다.

더 중요한 것은 필라테스가 일상생활 속에서 건강하게 움직이는 습관을 가르쳐 줌으로써 나의 몸을 변화시켰다는 것이다."

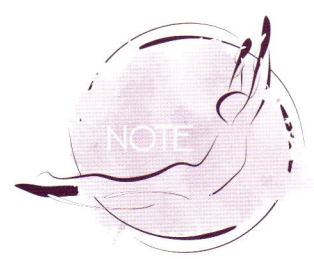

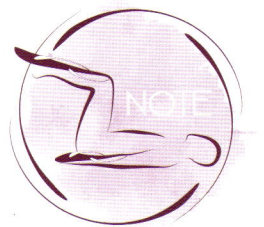